尘螨与过敏性疾病

刘志刚　胡赓熙　主编

科学出版社
北京

内 容 简 介

过敏性疾病(变态反应疾病)被世界卫生组织认为是21世纪重点防治的三大疾病之一,是当今世界性的重大卫生问题,在引起过敏性疾病众多的过敏原中,尘螨是最主要的过敏原。本书是作者在近十年主持承担并完成多项国家"863"计划和国家自然科学基金项目的基础上,总结其科研成果并参考国内外资料编著而成的。本书是国内外第一部专门论述尘螨与过敏性疾病的专著,书中对尘螨生物学进行了系统论述,包括尘螨的分类、形态与外部结构、内部结构与抗原定位、生活史与生态学、生物化学与分子生物学、基因组学和蛋白质组学及尘螨过敏原的致病机理和标准化等内容;从尘螨过敏原诱发过敏性疾病,系统论述了过敏性疾病及尘螨过敏的预防、过敏性疾病的诊断和免疫治疗等内容。本书反应了该领域的最新进展,总结了我国尘螨生物学及尘螨疫苗研究取得的成就,内容侧重于尘螨生物学和尘螨所致过敏性疾病的预防、诊断和治疗。

本书可供变态反应学临床和科研人员、卫生防疫工作人员、医科大学基础医学教学人员,以及相关学科的本科生、研究生阅读参考。

图书在版编目(CIP)数据

尘螨与过敏性疾病/刘志刚,胡赓熙主编.一北京:科学出版社,2014.5
ISBN 978-7-03-039959-5

Ⅰ.尘… Ⅱ.①刘… ②胡… Ⅲ.螨病-变态反应病 Ⅳ.R①757.3②R593.1

中国版本图书馆CIP数据核字(2014)第040453号

责任编辑:矫天扬 刘 晶 王海光/责任校对:赵桂芬
责任印制:钱玉芬/封面设计:北京铭轩堂广告设计有限公司

科学出版社 出版
北京东黄城根北街16号
邮政编码:100717
http://www.sciencep.com
北京凌奇印刷有限责任公司 印刷
科学出版社发行 各地新华书店经销
*
2014年5月第 一 版 开本:787×1092 1/16
2014年5月第一次印刷 印张:23 3/4
字数:550 000

POD定价: 138.00元
(如有印装质量问题,我社负责调换)

序

尘螨是公认最主要的室内过敏原，是过敏性哮喘、过敏性鼻炎等多种过敏性疾病的主要诱因。我国过敏性哮喘患者数量约3000万，临床研究表明，在我国南方超过70%的过敏性哮喘患者尘螨过敏原特异性IgE反应呈阳性；广州地区中小学哮喘流行病学调查显示，1988年发病率为2.14%；2006年为5.9%，哮喘发病率较20年前显著增高，且发病率的升高与尘螨过敏密切相关。如何预防和治疗尘螨诱发的过敏性疾病已成为当前重要的医学问题。

过敏反应学(变态反应学)在我国创立已50余年，但长久以来一直缺乏针对尘螨致过敏现象的系统性研究。刘志刚教授课题组近20年来一直从事尘螨与过敏性疾病的相关研究，目前已成功实现了屋尘螨和粉尘螨大规模纯培养、尘螨过敏原的标准化，并参与尘螨过敏原诊断试剂和疫苗的开发研究；在此基础上，首次对粉尘螨基因组学和转录组学进行系统深入研究，发现并证实相关尘螨新过敏原，开展了尘螨致哮喘机理研究及免疫治疗方面的探索，并取得了一系列的成绩。

该书收集了刘志刚教授、胡赓熙研究员课题组十余年来的研究成果，并结合国内外同行在该领域内所做的大量工作，重点介绍了尘螨过敏原、致敏机理和尘螨过敏性疾病及诊断、免疫治疗与预防等当前国际过敏反应学界的热点问题。全文内容丰富，将进一步促进我国尘螨过敏性疾病基础研究和防治工作的开展，对过敏反应学科的发展和建设具有重要意义。

中国工程院院士、教授、博导

广州医科大学呼吸疾病国家重点实验室主任

2014年1月16日

前 言

过敏性疾病(变态反应性疾病)是临床上的常见病、多发病,如哮喘、过敏性鼻炎等,在我国过敏性疾病发病率达 10%～30%,且近些年仍呈上升趋势,仅哮喘患者全国约 3000 万、过敏性鼻炎患者达 5000 万之多。过敏性疾病不但严重影响患者的生活质量,还给患者个人、家庭和社会带来巨大的经济负担。

《尘螨与过敏性疾病》一书从尘螨的分类、形态、内部结构、生态以及尘螨过敏原分子生物学、蛋白质组学及基因组学的最新进展进行了论述,同时,系统阐述了尘螨过敏原致病机理和尘螨过敏原的标准化,以及尘螨过敏性疾病(如哮喘、过敏性鼻炎、过敏性皮炎、过敏性眼结膜炎等)的防治,尘螨过敏原的诊断及其免疫治疗,是对近 10～20 年来国内外过敏反应学该领域进展的一次总结。

本书力求反映当代尘螨生物学、尘螨过敏原及尘螨相关过敏性疾病的研究最新进展和学科前沿,并结合作者的科研、教学经验,使之成为一本理论与实践兼备的教材和参考书,以此奉献给读者。在编写过程中,作者虽竭尽全力、渴求完善,但由于现代科学技术发展迅速,文献浩瀚,兼之作者水平有限,所以疏漏和缺点在所难免,不当之处恳望读者批评指正。此外,在该书编著过程中,深圳大学医学院杨平常特聘教授给予审校,杨小猛博士、张露、闫浩、肖小军、赵学影、王月明硕士、龚苗研究助理在文字编辑上做了大量的工作,在此一并谢忱!

衷心感谢科学出版社和热诚帮助我们的朋友!

刘志刚　胡赓熙

2014 年 2 月 28 日

目　　录

第一篇　尘螨生物学

第二篇　尘螨与疾病

第一篇　尘螨生物学

第一章 绪 论

过敏原是过敏性疾病(如哮喘、过敏性鼻炎和特应性皮炎等)的主要诱因。自1964年尘螨被鉴定为主要室内过敏原开始,关于尘螨与过敏性疾病的研究取得了较大的进展。当前,研究人员已经使用多种技术手段对尘螨展开跨学科的研究,涉及基因组学、分子生物学、免疫学、临床医学、蜱螨学和流行病学等。本章将对尘螨过敏性疾病的研究史进行简要的概述。

一、尘螨及过敏性疾病概述

尘螨与人类生活密切相关,但由于尘螨形体微小,人类肉眼无法观察到,所以人们对尘螨与人类疾病的关系一直不甚了解。尘螨种属的鉴定研究工作大约是在20世纪初期开始展开的。尘螨隶属于节肢动物门(Arthropoda)、蛛形纲(Arachnida)、真螨目(Acariformes)、粉螨亚目(Acaridida)、麦食螨科(Pyroglyphidae),能引起人体变态反应的尘螨主要包括粉尘螨(*Dermatophagoides farinae*)、屋尘螨(*Dermatophagoides pteronyssinus*)、埋内欧尘螨(*Euroglyphus maynei*)和小角尘螨(*Dermatophagoides microceras*),其中最主要的为粉尘螨和屋尘螨。粉尘螨和屋尘螨可引起过敏性哮喘、过敏性鼻炎、特应性皮炎等多种过敏性疾病(变态反应性疾病),是室内主要气传过敏原(变应原)之一。由尘螨介导的过敏性疾病主要属于Ⅰ型超敏反应性疾病,由螨抗原引起的过敏性疾病占临床上各种变态反应疾病的70%左右。大规模流行病学调查资料显示,尘螨抗原皮试阳性率与哮喘发病率显著相关,是哮喘发病的主要危险因子。世界卫生组织(WHO)与国际免疫学会联盟(IIA)曾联合举办过3次国际性尘螨过敏工作会议,并拟定了相关指导文件,在全球范围推动了尘螨与过敏性疾病的研究工作。

二、尘螨过敏原研究简史

人们早在1000多年前就已经对螨有所了解。我国古代论著《论衡商虫》和《诸病源候论》中都有对螨类的记载。1578年,我国古代医学家李时珍在其著作《本草纲目》中对蜱螨的简单形态、发育过程、生活习性及危害等有比较详细的描述。国外关于尘螨的记载,最早可追溯到古希腊的文学作品中;但是对尘螨展开较细致的形态学观察是从17世纪开始的,得益于光学显微技术的进步。August Hauptmann于1659年首次描述了疥螨的基本形态。显微镜的发明人列文虎克(Leeuwenhoek Anton Van)1693年通过观察,细致地描述了粉螨(acarid mite)的生活史。Robert Hooke在他出版的*Micrographia*中描述了粉螨的显微结构。

20世纪20年代,荷兰科学家Willem大胆猜测螨虫就是当时“神秘莫测”的屋尘生态系统中的重要过敏原。但是他没能证明螨虫与屋尘的致敏性有直接的关系。直到 1964 年，荷兰学者 Voorhorst 和 Spieksma 通过实验方法证实了尘螨是屋尘生态系统中主要的过敏原，并且证明屋尘的过敏原性与其中尘螨的数量呈正比。1967 年，第一篇关于描述尘螨是屋尘过敏原重要来源的文章在《变态反应杂志》(*Journal of Allergy*)上发表。自此，尘螨的研究开始受到欧洲，以及美国、以色列、日本和中国等国过敏反应学者的重视。随后的研究进一步证明了尘螨过敏原主要来自于屋尘螨(*Dermatophagoides pteronyssinus*)和粉尘螨(*Dermatophagoides farinae*)，可引起支气管哮喘、过敏性鼻炎以及过敏性皮炎等过敏性疾病。据调查，哮喘的发病率在欧美发达国家一直居高不下，近年来在发展中国家也呈现上升趋势。调查分析表明，过敏性哮喘在过敏性疾病中的比例达 30%，其中尘螨特异性过敏性哮喘为 18%(Sunyer et al.，2004)。

在 20 世纪 80 年代之前，尚无检测尘螨过敏原的方法，人们对尘螨的致敏成分尚不了解。直到 80～90 年代，随着生物化学、免疫学等新技术、新方法的出现，人们才逐渐认识尘螨过敏原。1981 年，Tovery 等认为 99%的过敏原来自螨粪，其余来自螨的皮屑或脱皮；其中多为尘螨新陈代谢相关的酶类或者体液可溶蛋白。Le 等在 1983 年用免疫电泳和放射免疫电泳分析粉尘螨(Der f)和屋尘螨(Der p)提取物的过敏原成分，发现 Der f 有 11 种过敏原成分，而 Der p 有 7 种过敏原成分。随后，Chapman 等将单克隆抗体技术应用到尘螨过敏性疾病的诊断中，建立了双单克隆抗体夹心 RIA 方法，用来检测尘螨不同组别过敏原的免疫原性。1989 年 Heymann 等证实 Der f 1 和 Der f 2 为尘螨的两种主要过敏原，这两种成分与螨过敏患者血清 IgE 结合率达到 70%～80%。随后，Heymann 等首次报道了尘螨体内的胰蛋白酶过敏原，并被命名为 Der p 3。而 Weghofer 等利用双向电泳和免疫印迹等方法发现 Der f(p)4、5、7，它们与螨过敏患者血清 IgE 结合率仅达到 30%，为尘螨次要过敏原。

20 世纪 80 年代末，随着分子生物学技术的兴起，尘螨过敏原的研究进入一个更高的阶段。Chua 等首次成功合成 Der p 1 过敏原的 cDNA 序列，并证明其相对分子质量为25 000，证实其为含有 222 个氨基酸残基的蛋白质序列；1990 年又成功分离克隆出 Der p 2。目前，20 余种尘螨过敏原成分已经被鉴定出来。

经 cDNA 序列比对分析后发现，Der p 1 和 Der f 1 为半胱氨酸蛋白酶，与肌动蛋白和木瓜蛋白酶属同一家族。Der p 2 和 Der f 2 含 129 个氨基酸，经测定发现与谷胺酰胺转移酶凝血因子Ⅷ有很高的结构同源性。Der p 3 和 Der f 3 的 cDNA 序列同源性约 84%，具有类胰蛋白酶活性，通过克隆深圳地区 Der f 3 基因发现，Der f 3 的序列具有一定的基因多态性。尘螨属第 4 组过敏原组分为一种相对分子质量 56 000～63 000 的蛋白质，其中 Der p 4 具淀粉酶活性。Der p 5 和 Der f 5 为尘螨属第 5 组过敏原组分，其氨基酸序列全长由 132 个残基组成。尘螨属第 6 组过敏原(Der p 6 和 Der f 6)的相对分子质量均为 25 000，而且均具有胰凝乳蛋白酶活性，但其抗原性相对来说却很弱。另外，尘螨属第 7～24 组过敏原都已经被报道。

自 1986 年美国科学家 Thomas Roderick 首次提出了基因组学以来，该技术得到了广泛的应用和发展。深圳大学过敏反应与免疫学研究所与香港中文大学展开合作，在国际上首次针对粉尘螨展开基因组学研究工作。研究结果不仅补充了 1～23 组过敏原中尚未被发现的 Der f 5、Der f 8、Der f 20、Der f 22 组分粉尘螨过敏原空白，还完善了数种仅仅知道部分序列的粉尘螨过敏原，从而进一步完善了螨类过敏原谱，且国际上首次发现、证实 Der f 24 新过敏原并正式命名。

表 1-1 尘螨过敏反应历史事件一览表

年代	代表人物	科学贡献
1662	Helmont	首先提出接触尘埃(室尘)可引发哮喘的观点
1693	Leeuwenhoek	描述螨的形态和生活史
1924	Willem Storm van Leeuwen	提出螨虫可能是灰尘中的重要过敏原
1956	张庆松	在北京协和医院开办中国第一个变态反应学科(1939 开办第一个变态反应门诊)
1964	Voorhorst R Spieksma FThM	证实尘螨是灰尘中的重要过敏原
1966	Kimishige Ishizaka　Teruko Ishizaka	首先发现速发型变态反应抗体 IgE
1967	Voorhorst R Spieksma FThM	第一篇关于尘螨过敏原的文章在 *Allergy* 杂志发表
1970～1978	叶世泰	在我国首次调查发现床尘中含螨量最高
1973	彭志康、温庭恒	我国首次报道将尘螨浸取液用于临床诊断和特异性脱敏治疗
1981	Tovery	提出尘螨过敏原主要来自尘螨的排泄物和皮屑
1983	Le Mao J	免疫电泳和放射免疫电泳分析粉尘螨(Der f)和屋尘螨(Der p)提取物的过敏原成分
1989	Heymann	首次运用生物化学和分子生物学技术，证实 Der f 1 和 Der f 2 为尘螨主要过敏原
2001	中华医学会	在江西南昌成立变态反应学分会
2006	浙江我武生物科技股份有限公司	我国首个自主研制的尘螨舌下脱敏药物获国家食品药品监督管理总局(SFDA)批文
2007	刘志刚	国际上首次报道空调滤网灰尘中有大量尘螨的孳生，提出并证实通过空调送风是尘螨过敏原一种重要的传播方式
2008	张莺莺、刘志刚	首次运用三维重建技术，阐明了尘螨消化、生殖系统的内部结构
2008	浙江我武生物科技股份有限公司	我国首个自主研制的粉尘螨皮肤点刺诊断试剂盒获国家食品药品监督管理总局(SFDA)批文
2005～2009	李靖、钟南山	我国临床首次采用双盲实验对尘螨疫苗免疫治疗进行研究
2005～2010	刘晓宇、刘志刚	首次对我国不同区域尘螨区系进行大规模调查
2011～2013	徐国荣、刘志刚、吉坤美	首次对粉尘螨基因组和转录组进行大规模测序和生物信息学分析，发现、证实 Der f 24 新过敏原并正式命名

三、尘螨过敏性疾病研究简史

人们认识尘螨的历史与过敏性疾病的历史是紧密相连的，要想全面了解尘螨过敏性疾病，对尘螨与变态反应之间关系的了解也必不可少。

1. 尘螨与过敏性哮喘

早在 1662 年 Helmont 就首先提出了接触尘埃可致哮喘发作的观点。1921 年，Kern 首次报道屋尘浸液可导致哮喘患者的皮肤产生速发型过敏反应，表明哮喘发生与患者对屋尘敏感性之间有一定联系。1928 年，德国医生 Dekker 在哮喘患者卧室中的被褥和沙发填充物内首次发现螨，提出螨可能是引起哮喘发作的原因。1929 年，Storn 报道一例农民由于吸入了严重污染螨的燕麦尘土而引起哮喘，但未引起临床界的重视。直到 20 世纪 60 年代初期，Voorhorst 和 Spieksma 提出并证实尘螨为屋尘中的主要过敏原后，尘螨作为吸入性过敏原在过敏性疾病中所起到的作用才越来越受到人们的重视。世界各国学者通过大量临床观察、尘螨特异性皮试、尘螨特异性抗体及 T 淋巴细胞测定等肯定了尘螨是过敏性哮喘最主要的过敏原。1987 年和 1990 年的关于尘螨与支气管哮喘关系的国际协作会议报道了大量有关尘螨过敏性哮喘的基础和临床研究，制定了防治标准，为尘螨过敏性疾病提供了丰富的理论和临床资料。

2. 尘螨与其他过敏性疾病

1932 年有报道称，将患有过敏性皮炎的患者置于无尘环境中，过敏症状得到缓解。该结论在 20 世纪 90 年代被 Kumei 和 Okada 等通过临床试验得到证实，并且发现尘螨是诱导过敏性皮炎的主因。有统计发现，尘螨引起的过敏性结膜炎占总结膜炎患者数量的 58%。2001 年，Asero 等研究发现，尘螨作为过敏性鼻炎最主要的过敏原之一，可通过长期诱导鼻黏膜炎症，进一步在发展为鼻息肉的过程中起作用。

3. 临床诊断和治疗

早在 19 世纪初期，过敏原提取物就被西方变态反应学者用于临床特异性诊断 I 型过敏性疾病。针对尘螨引起的过敏性疾病，目前国内外常用的诊断方法主要有皮肤点刺法和体外血清学检测特异性抗体两种。1973 年初，我国上海第一医学院（现为复旦大学医学院）医学寄生虫学教研室首次用尘螨浸取蛋白进行皮肤点刺诊断。随着分子生物学技术和蛋白标准化技术突飞猛进的发展，临床诊疗水平不断提高。20 世纪 80 年代后期，国际上一些大的医药公司（如美国 Pharmacia 公司和日本 HITACHI 公司）在对其系列过敏原进行分析、纯化以及标准化的基础上，分别生产出相应的过敏原体外免疫诊断试剂，通过在体外检测过敏患者血清中的 IgE 水平进行诊断，从而避免了皮内实验的危险性。2008 年浙江我武生物科技股份有限公司研制出我国首个粉尘螨皮肤点刺诊断试剂盒，获国家食品药品监督管理局（SFDA）批文，不仅具有良好的临床效果，而且简化了皮肤点刺试验的程序。

自 1911 年 Noon 和 Freeman 首次用花粉过敏原治疗该花粉所致的过敏性鼻炎取得成功以来，特异性免疫治疗（SIT）已有 100 年的历史。世界卫生组织在 1998 发表的《WHO 有关脱敏治疗的指导文件》报告中，首次肯定 SIT 是过敏性疾病唯一的对因治疗办法。国外制药公司如德国默克公司和丹麦 ALK 公司以尘螨为材料生化提取过敏原并添加 $Al(OH)_3$ 佐剂，分别生产出了粉尘螨注射液疫苗和屋尘螨注射液疫苗，治疗过敏性疾病取得了良好的临床效果。我国在 1973 年，上海华山医院首次用尘螨浸取蛋白对尘螨过敏患者进行特异性脱敏治疗，治愈率达到 76.5%，对过敏性皮炎患者治愈率更达到 88.7%，同时副作用微小。1978 年尘螨浸取蛋白注射液被批准作为脱敏制剂进入国内医药市场。2006 年浙江我武生物科技股份有限公司研制出尘螨滴剂（商品名“畅迪”），其与上述国内外注射疫苗具有同样的疗效，并且与注射疫苗相比，使用方便，副作用小，不受过敏患者的年龄限制。

随着基因重组技术的到来，更多的技术策略被应用到降低尘螨疫苗副作用中，从而衍生出多种形式的过敏原疫苗，如类过敏原疫苗(allergoid vaccine)、重组过敏原疫苗(ecombinant allergen vaccine)、DNA 疫苗(DNA vaccine)、T 细胞表位疫苗(T-cell epitope peptide vaccine)及纳米疫苗等。Cosmi 等使用屋尘螨重组过敏原舌下免疫治疗尘螨过敏性哮喘患者 6 个月后，效果较明显。Smith 和 Chapman 通过定向诱变技术合成屋尘螨Ⅱ类过敏原(Der p 2)的异构体，其 IgE 结合能力比天然过敏原低 10～100 倍，而与天然 Der p 2 刺激 T 细胞应答的能力相当，从而达到治疗的目的。Huang 等给 BALB/c J 小鼠哮喘模型注射质粒 Der p 1 DNA 疫苗后，发现具有较好的治疗效果。Hoyne 通过雾化吸入给予小鼠 Der p 2 的 T 细胞表位肽，下调了 T 细胞和抗体反应，从而避免了小鼠模型致敏。

我们相信，随着对过敏性疾病发病机制的深入研究，以及对免疫系统在过敏性疾病中的调控作用的不断认识，使得我们能够更深层次地了解过敏性疾病的发生与发展，并在指导临床对过敏性疾病的预防与治疗中起到重要作用。而新型疫苗的出现则使我们拥有更多的方案治疗过敏性疾病，改善疗效，提高患者的生活质量。

4. 尘螨的预防和清除

在人们还没有认识尘螨时，通常认为是屋内的灰尘导致了患者的过敏性疾病。所以，最早的尘螨防治是通过清除屋内的尘土进行的。随后，杀螨剂开始出现，到了 20 世纪初，人们开始用硫磺和无机硫制剂制作杀螨剂。第二次世界大战后，一批有机氯、有机硫、硝基苯类杀螨剂出现在市场上，但是由于上述产品可以使螨虫产生抗药性，同时对环境造成污染，所以逐渐被新的杀螨剂(乙螨唑、氟螨嗪等)代替。进入 20 世纪末，家用空气净化器出现，其不仅可以清除空气中的有毒物质，更能清除空气中的细菌、病毒、灰尘等。新型具备清除尘螨及其过敏原功能的除螨空气净化器也可以作为尘螨防治的主要手段。此外，近些年来，运用新型材料制成的防螨床垫和防螨枕芯、被芯，因具有阻融尘螨及其排泄物、分泌物和虫体死亡的降解产物，以及具有良好的透气性，也已在过敏性疾病患者家庭推广使用。

四、展　　望

不可否认，在未来很长一段时间，尘螨仍会是危害人类健康的主要吸入性过敏原，但随着基因组学和蛋白质组学研究的不断深入，人们会对尘螨过敏原以及尘螨引起的过敏性疾病的机理有更深入、更全面的认识。基因芯片技术和基因重组技术的不断发展也会为尘螨过敏的临床诊断和治疗带来更多、更新的方法。此外，随着医学生物工程技术的发展，也会有越来越多针对尘螨防治的设备(如除螨空气净化器)出现在普通家庭。总之，随着人们利用各种技术和方法对尘螨展开全面深入的研究，人类终会攻克尘螨过敏这一疾病。

主要参考文献

何韶衡，刘志刚. 2009. 基础过敏反应学. 北京：科学出版社.

李隆术，李云端. 1988. 蜱螨学. 重庆：重庆出版社.

李朝品，2009. 医学节肢动物学，北京：人民卫生出版社.

休斯 A M，忻介六，沈兆鹏，等. 1983. 贮藏食物与房舍的螨类. 北京：农业出版社.

叶世泰. 1998. 变态反应学. 北京：科学出版社.

AdkinsonN F, Bochner B S, Holgate W W, et al. 2009. Middleton's Allergy: Principles and Practice (seventh edition). Elsevier Inc.

Asero R, Bottazzi G. 2001. Nasal polyposis: a study of its association with airborne allergen hypersensitivity. Ann Allergy Asthma Immunol, 86(3): 283～285.

Bronswijk J. 1981. House Dust Biology: for Allergsts, Acarologisis and Mycologists. Zomlmond: NIB Publishers, 316.

Cosmi L, Santarlasci V, Angeli R, et al. 2006. Sublingual immunotherapy with *Dermatophagoides monomeric* allergoid down-regulates allergen-specific immunoglobulin E and increases both interferon-gamma-and interleukin-10-production. Clin Exp Allergy, 36(3): 261～272.

Chua K Y, Huang C H, Shen H D, et al. 1996. Analysis of sequence polymorphism of a major mite allergen, Der p 2. Clin Exp Allergy, 26(7): 829～837.

Chu J C L, Wen T H, Chen X J. 1981. Treatment of asthmatic patients sensitive to mites (*Dermatophagoides farina*). A four-year study of immunotherapy with *Dermatophagoides farinae*. Ann Allergy, 47(2): 107～109.

Hewitt C R, Foster S, Phillips C, et al. 1998. Mite allergens: significance of enzymatic activity. Allergy, 53(48 Suppl): 60～63.

Heymann P W, Chapman M D, Aalberse R C. 1989. Antigenic and structural analysis of group II allergens (Der f II and Der p II) from house dust mites (*Dermatophagoides* spp.). J Allergy Clin Immunol, 83(6): 1055～1067.

Hoyne G F, Callow M G, Kuo M C, et al. 1994. Inhibition of T-cell responses by feeding peptides containing major and cryptic epitopes: studies with the Der p I allergen. Immunology, 83(2): 190～195.

Huang T Q, Lee J S, Kim T H, et al. 2005. Effect of radiofrequency radiation exposure on mouse skin tumorigenesis initiated by 7, 12-dimethybenz[alpha]anthracene. Int J Radiat Biol, 81(12): 861～867.

Kawamoto S, Mizuguchi Y, Morimoto K, et al. 1999. Cloning and expression of Der f 6, a serine protease allergen from the house dust mite, *Dermatophagoides farinae*. Biochim Biophys Acta, 1454: 201～207.

Korsgaard J . 1998. House dust mites and asthma. A review on house dust mites as a domestic risk factor for mite asthma. Allergy, 53(Suppl 48): 77～83.

Kumei A. 1995. Investigation of mites in the houses of atopic dermatitis (AD) patients, and clinical improvements by mite elimination. Arerugi, 44(3 Pt 1): 116～127.

Lake F R, Ward L D, Simpson R J, et al. 1991. House dust mite-derived amylase: allergenicity and physicochemical characterization. J Allergy Clin Immunol, 87: 1035～1042.

Le Mao J, Dandeu J P, Rabillon J, et al. 1983. Comparison of antigenic and allergenic composition of two partially purified extracts from *Dermatophagoides farinae* and *Dermatophagoides pteronyssinus* mite cultures. J Allergy Clin Immunol, 71 (6): 588～596.

Lin K L, Hsieh K H, Thomas W R, et al. 1994. Characterization of Der p V allergen, cDNA analysis, and IgE-mediated reactivity to the recombinant protein. J Allergy Clin Immunol, 94(6 Pt 1): 989～996.

Nelson H S. 2000. The importance of allergens in the development of asthma and the persistence of symptoms. J Allergy Clin Immunol, 105 (6 Pt 2): S628～632.

Okada K, Sakai A, Hidaka K, et al. 1994. Systematic cleaning of the mite antigens in home environment and its effects on atopic dermatitis. Nihon Koshu Eisei Zasshi, 41(2): 165～171.

Pan X L, Geng Y C, Wang S A, et al. 2001. Comparison of the curative efficacies of child asthma between oral and injection dust mite vaccines. Chin J Appl Immun Allergy Asthma, 5(3): 225～227.

Peng Z, Wen T, Hong S S, et al. 1985. Skin prick test, nasal provocation test and measurement of specific IgE with dust mite extract in allergic asthmatic patients. Shanghai J Immunol, 5: 29～33(in Chinese).

Smith A M, Chapman M D. 1997. Localization of antigenic sites on Der p 2 using oligonucleotide-directed mutagenesis targeted to predicted surface residues. Clin Exp Allergy, 27(5):593～599.

Thomas W R, Smith W. 1998. An update on allergen: house dust mite allergens. Allergy, 53: 821～832.

Thomas W R, Smith W A, Hales B J, et al. 2002. Characterization and immunobiology of house dust mite allergens. International Archives of Allergy and Immunology, 129：1～18.

Voorhorst R, Spieksma F Th M, Varekamp H, et al. 1967. The house-dust mite (*Dermatophagoides pteronyssinus*) and the allergens it produces. Identity with the house-dust allergen. J Allergy, 39：325～339.

Wen T, Cai Y Y, Chen X J, et al. 1998. Safety analysis of diagnosis and immunotherapy with *Dermatophagoides farinae* extract in allergic patients in China. Syst Appl Acarol, 3：105～112.

（刘志刚）

第二章　尘螨的分类

近代蜱螨学的分类学研究可追溯到1735年，生物分类学的奠基者林奈(Carolus Linnaeus)在其《自然系统》(*Systema Naturae*)的第一版中，就已将蜱螨当作一个属 *Acarus* 进行了描述。而到了1758年，在《自然系统》第十版中，*Acarus* 属的螨类已增加到了30种。此后100多年，De Geer(1778)、Latreille(1806)、Leach(1815)、Duges(1839)和Koch(1842)等学者，陆续对蜱螨的分类学和形态学开展了一系列研究。英国学者Micheal(1884)还先后编写了英国的粉螨和甲螨两部专著。

进入20世纪，蜱螨学的研究发展迅速，德国学者Vitzthum和法国学者Oudemans(1929，1931，1940)做了大量的蜱螨分类工作；一些专著也纷纷问世，如Baker和Wharton(1952,1958)出版的《蜱螨学导论》(*Instruction of Acarology*)和《螨类分科指南》(*Guide to the Families of Mites*)，Hughes(1948，1960，1976)出版和修订的《贮藏食物与房舍的螨类》(*The Mites Associated with Stored Food Products*)。

Evans等(1961)在前人工作的基础上，将蜱螨亚纲(Acari)分为7个目。Krantz(1970)重新对蜱螨亚纲进行了划分，下设3目7亚目69总科。到了1978年，Krantz又在此基础上进行了修订，在蜱螨亚纲下分为2目7亚目105总科。这也构成了目前国内外学者普遍采用的分类系统。

第一节　尘螨的分类

尘螨(house dust mite)是一类体型微小的螨类，隶属于节肢动物门(Arthropoda)、蛛形纲(Arachnida)、蜱螨亚纲(Acari)、真螨目(Acariformes)、粉螨亚目(Acaridida)、麦食螨科(Pyroglyphidae)(Krantz，1978)。Bogdanow于1864年首次在屋尘中发现了麦食螨科的螨类，并以 *Dermatophagoides scheremetewskyi* Bogdanow，1864为模式种建立了尘螨属 *Dermatophagoides* Bogdanow，1864。随后越来越多的研究发现，麦食螨科螨类广泛分布于人类的居室和工作环境的各种灰尘中。

Wharton(1976)对麦食螨科的螨类进行了系统总结，将麦食螨科分为了2亚科13属35种。这一系统也获得了广大学者的支持。随后，一些学者(Dusbabek et al.，1982；Galvao and Guitton，1986)又陆续发现了一些新的物种，使得麦食螨科的物种数增加到了39种。此外，一些学者(Gaud，1968)还建议将羽螨中的3个属也归入麦食螨科，使得该科的螨类增加到了16属47种，其中至少有12种螨类可见于各种屋尘中。屋尘螨(*Dermatophagoides pteronyssinus*)、粉尘螨(*D. farinae*)和埋内欧尘螨(*Euroglyphus maynei*)是屋尘中最为常见的尘螨种类，可占整个尘螨系组成的90%以上(Blythe et al.，1974)，也是室内螨类致敏原的主要来源。因此，如果没有特别说明，本文中的尘螨主要指这3种螨类。

一些仓储螨类[如粉螨科(Acaridae)、食甜螨科(Glycyphagidae)和嗜渣螨科(Chortoglyphidae)]和肉食螨类[如肉食螨科(Cheyletidae)]也是居室中较为常见的螨类，因此在第二届国际尘螨过敏原和哮喘的研讨会上，通过了使用居家螨类(domestic mite)一词来统称居室中的各种螨(图 2-1)。

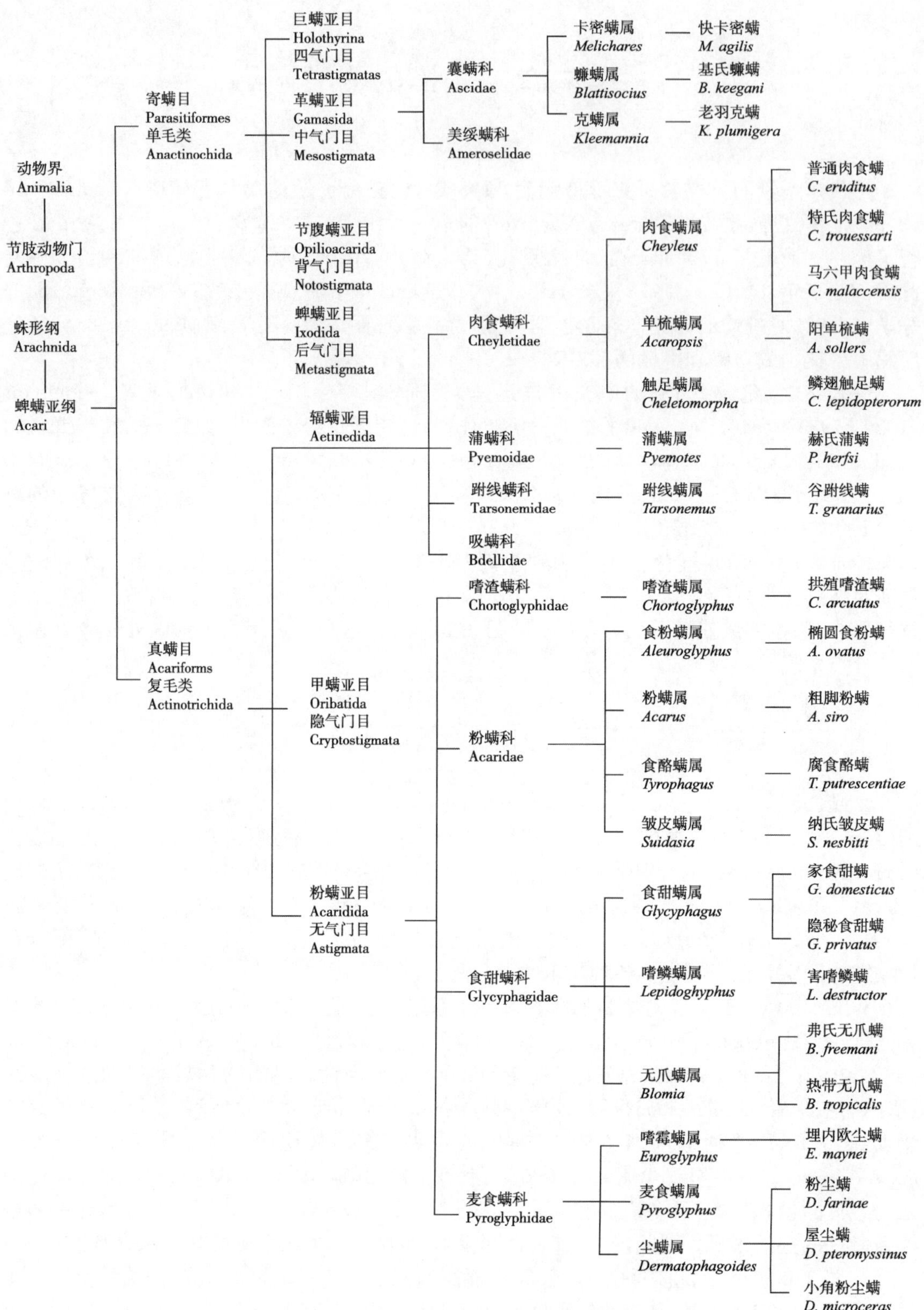

图 2-1 尘螨分类系统:常见居家螨类一览表(依据 Krantz,1978)

第二节 尘螨和常见居家螨类的分类鉴定

居家螨类的物种组成较为丰富，除了尘螨外，还包括一些仓储螨类、肉食螨类和甲螨，主要涉及真螨目（Acariformes）中的粉螨亚目（Acaridida）、辐螨亚目（Actinedida），以及寄螨目（Parasitiformes）中的革螨亚目（Gamasida）。

常见居家螨类分亚目检索表

按气门分目

（1）无气门和气门沟，Ⅰ、Ⅱ足胫节末端背面具一条长鞭状感棒，其长超过胫节长 ………………………………………………………………………………………… 无气门亚目

（2）具气门或气门沟，Ⅰ、Ⅱ足胫节末端背面不具上述感棒 …………………… 有气门亚目

按种属分目

（1）体表充分骨化，前足体背后缘具一对明显的假气门器 ……………… 甲螨亚目 Oribatida

（2）体表顶多轻微骨化，无假气门器 ……………………………………… 粉螨亚目 Acaridida

（3）气门明显，位于躯体侧面，并与管状气门沟相连 …………………… 革螨亚目 Gamasida

（4）气门不明显，常位于颚体上或基部，与气门沟相连 ………………… 辐螨亚目 Actinedida

一、粉螨亚目 Acaridida

粉螨亚目是螨类中一个较大的类群，也是与人类生活关系较为紧密的一个类群，多为啮噬性的自由生活螨类，也有很多寄生性螨类，广泛分布于自然环境及家居和仓储等环境。很多重要的仓储害螨和引起人类各种疾病的螨类都属于这个亚目。

粉螨亚目的种类大多体型微小（120～500μm），体色多样，具柔软的体表，身体多卵圆形，螯肢发达，躯体背面具各式刚毛，但很少超过16对。缺少用于呼吸的气门是其区别于其他螨类的重要分类特征。

粉螨亚目中常见于室内环境的主要有粉螨科（Acaridae Ewing & Nesbitt，1942）、嗜渣螨科（Chortoglyphidae Berlese，1897）、食甜螨科（Glycyphagidae Berlese，1887）和麦食螨科（Pyroglyphidae Cunliffe，1958；sensu Fain，1965）中的一些螨类。

粉螨亚目主要居家螨类的分科检索表

（1）雌雄至少具一对顶毛；体表无明显皱纹；Ⅰ足跗节 ω_1 感棒位于该节基部 ……………… 2

雌雄无顶毛；体表具明显皱纹；Ⅰ足跗节 ω_1 感棒位于该节末端 ………………………………………………………………………… 麦食螨科 Pyroglyphidae

（2）前足体和后半体之间无横沟 ……………………………………………………………… 3

前足体和后半体之间具明显横沟 ………………………………………… 粉螨科 Acaridae

（3）躯体背面具较长的栉齿毛；体表具细密的乳状颗粒；雄螨具明显的肛门吸盘 ………………………………………………………………………… 食甜螨科 Glycyphagidae

躯体背面背毛多短小；体表光滑；雄螨无肛门吸盘 ………… 嗜渣螨科 Chortoglyphidae

(一)麦食螨科(Pyroglyphidae Cunliffe, 1958 sensu Fain, 1965)

该科顶毛缺如,前足体和后半体横沟不明显,多具前足体背板和后半体背板;体表具皱纹,刚毛多较短。雄性肛门两侧具明显的吸盘,并为一骨化的环所围绕;其跗吸盘为短圆柱状。雌螨生殖孔呈内陷"U"形,可与其他近似螨类区分。

该科螨类多数为寄生性螨类,但一些种类可在居室环境中大量孳生。目前在室内记录到的麦食螨科螨类有5属12种,其中与人类过敏性疾病关系紧密,并且为居家螨类中优势类群的螨类,主要为嗜霉螨属(*Euroglyphus* Fain, 1965)和尘螨属(*Dermatophagoides* Bogdanow, 1864)中的一些物种。

麦食螨科主要居家螨类分属检索表

前足体前缘向前延伸至颚体之上,胛毛短小,末体后缘无明显长刚毛 ……………………………………………………………………………………… 嗜霉螨属 *Euroglyphus*

前足体前缘未延伸至颚体之上,胛毛 sce 很长,至少为 sci 的 5 倍以上,末体后缘的肛后毛 pa_1 和骶毛 sai 较长,可达体长的一半 ……………………………… 尘螨属 *Dermatophagoides*

1. 嗜霉螨属(Euroglyphus Fain, 1965)

Ⅰ～Ⅲ足转节和Ⅳ足胫节上有刚毛;Ⅲ足跗节上有5条刚毛;Ⅳ足跗节上有4条刚毛。雌、雄螨均具1对肛毛和1～2对生殖毛。雌螨生殖板不完全覆盖生殖孔。

该属主要的居家螨类为埋内欧尘螨[*Euroglyphus maynei* (Cooreman, 1950)]。

埋内欧尘螨(梅氏嗜霉螨)*Euroglyphus maynei* (Cooreman, 1950)

雄螨:体长约200μm(图2-2)。

体形长椭圆形,白色,体表具皱纹,但皱纹间距较粉尘螨(*Dermatophagoides farinae*)宽,身体后缘略横截。前足体背板短小,具两条隆起的脊,后半体背板长,可向前延伸至 d_2 背毛。胛毛 sce 短,仅略长于 sci。背毛短小,肛后毛2对,外侧一对较长,内侧一对较短小。肛门两侧吸盘明显。各足前跗节为囊泡状突起,缺爪,Ⅳ足略短于Ⅲ足。

雌螨:体长200～290μm(图2-3)。

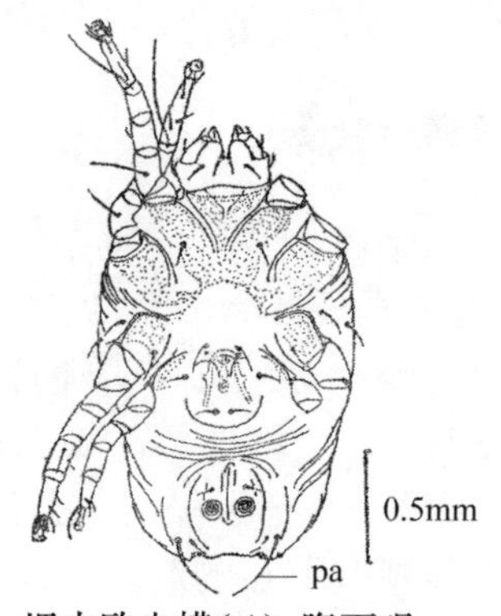

图2-2 埋内欧尘螨(♂);腹面观
pa,后肛毛

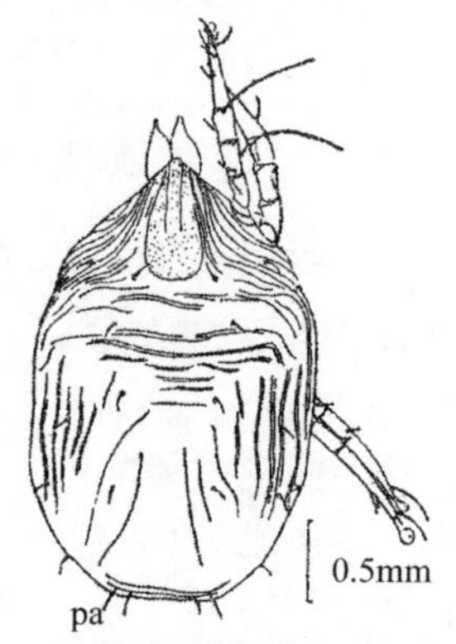

图2-3 埋内欧尘螨(♀);腹面观
pa,后肛毛

体形与雄螨相似，但后半体具宽阔和少皱纹的角化区。毛序与雄螨相似，但两对肛后毛均短小，约等长。生殖孔仅部分被生殖板掩盖。足细长，足Ⅳ长于足Ⅲ。

生物学：该螨最早见于棉籽饼中，在床褥灰尘和其他房屋灰尘中也较为常见。

地理分布：世界性分布。在欧洲的局部地区成为屋尘中的优势螨类，在我国则数量较少。

2. 尘螨属（Dermatophagoides Bogdanow, 1864）

体表具细密皱纹，胛毛 sce 长度超过 sci 4 倍，雌螨无后半体背板，后生殖板不骨化，生殖前板月牙形，不与Ⅰ足基节相连。

该属主要的居家螨类为粉尘螨 *Dermatophagoides farinae* Hughes，1961、小角尘螨 *D. microceras* Griffiths & Cunnington，1971 和屋尘螨 *D. pteronyssinus*（Trouessart，1897）。

尘螨属主要居家螨类分种检索表

(1)雄螨Ⅱ足约与Ⅰ足等宽；雌螨生殖孔前缘前突，似"人"字形，Ⅳ足短于Ⅲ足 ……………………………………………………………………… 屋尘螨 *Dermatophagoides pteronyssinus*

雄螨Ⅱ足最宽处约为Ⅰ足宽度的两倍；雌螨生殖孔为倒"U"形，Ⅳ足与Ⅲ足等长 …… 2

(2)雄螨Ⅰ足跗节 s 突缺如，雌螨Ⅰ足跗节 s 突小，为钝形突起 ……………………………………………………………………… 小角尘螨 *Dermatophagoides microceras*

雄螨Ⅰ足跗节具 s 突，雌螨Ⅰ足跗节 s 突明显而尖锐 ……………………………………………………………………… 粉尘螨 *Dermatophagoides farinae*

粉尘螨（Dermatophagoides farinae Hughes, 1961）

雄螨：体长 260～360μm（图 2-4）。

躯体长椭圆形，乳白色，体表具皱纹，前足体和后半体间横沟不明显，前足体背板形态多样，后半体背板宽短。Ⅰ足表皮内突可在中线愈合。Ⅲ足表皮内突向内弯曲，几乎成直角。肛门在围肛环内两侧具两个明显的圆形吸盘。

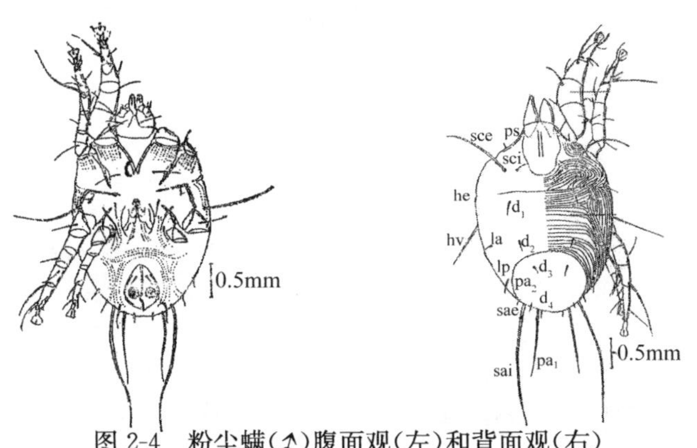

图 2-4　粉尘螨(♂)腹面观(左)和背面观(右)

躯体背面的刚毛：sce、sci、he、hv、d_1～d_4、la、lp、sae、sai、pa_1、pa_3、ps

胛毛 sce 长超过 sci 的 4 倍以上，肩毛 hv 位于Ⅲ足基节前外侧，约与 sce 等长。背毛 4 对，较短。侧毛 la 和 lp、骶毛 sae、肛后毛 pa_2 等均约与背毛等长。肛后毛 pa_1 和骶毛 sai 较长，其中 sai 长度超过体长一半。

Ⅰ足中部明显增粗，最宽处约为Ⅱ足的两倍。Ⅲ足明显地比Ⅳ足长且粗，Ⅳ足跗节末端具一对退化了的圆形吸盘。

雌螨：体长 360～440μm。

躯体略长于雄螨，无后半体背板。Ⅰ足表皮内突间隔较远，Ⅲ足表皮内突不弯曲成直角。生殖孔呈"人"字形，前面具月牙形生殖板。毛序与雄螨相似。Ⅰ足和Ⅱ足长度和宽度接近相同，Ⅲ足与Ⅳ足等长，Ⅳ足跗节无吸盘。交配囊较骨化，通过交合囊管与受精囊连接。

生物学：该螨可在饲料和粮食中大量孳生，也可见于床、枕、地毯和沙发等的灰尘中，为屋尘中的优势螨类。在美国和韩国一些地区，粉尘螨数量要多于屋尘螨。在我国的南方如深圳、广州等地，粉尘螨为优势种，而在南昌、上海、北京、沈阳等地，粉尘螨为仅次于屋尘螨的室内优势螨类。

地理分布：世界性分布。

小角尘螨(Dermatophagoides microceras Griffiths & Cunnington, 1971)

雄螨的大小、外形与粉尘螨 *D. farinae* 相似，但Ⅰ足跗节末端爪状突起外侧缺少 s 突(图 2—5a)，Ⅱ足跗节 s 突亦缺如。

雌螨也与粉尘螨 *D. farinae* 相似，但Ⅰ足跗节末端 s 突为较小的钝形突起(图 2-5b 和图 2—5c)，交配囊仅在细管连接瓶颈处骨化。

生物学：可见于居室和床褥的灰尘以及羽毛垫子等的内部。

地理分布：世界性分布。

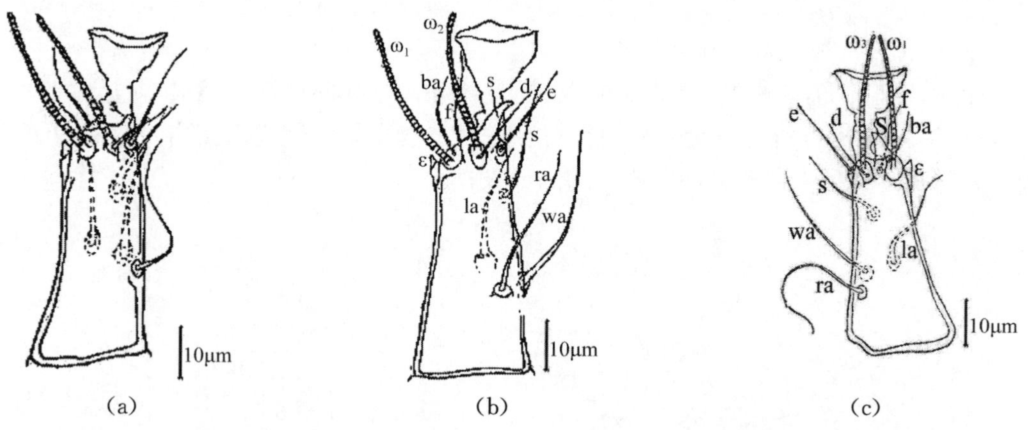

图 2-5 小角尘螨Ⅰ跗节♀(a)；小角尘螨♂(b)；粉尘螨♀(c)
感棒：ω_1、ω_3；刚毛：d、e、f、ba、la、ra、wa；芥毛：ε；
S，几丁质突起(Griffiths and Cunnington，1971)

屋尘螨[Dermatophagoides pteronyssinus (Trouessart, 1897)]

体形与粉尘螨雄螨相似，但两者的区别是：屋尘螨后半体背板较大，向后伸展到 d_1 和 d_2 的中央处。

雄螨:体长 240～280μm(图 2-6)。

Ⅰ足表皮内突中间分离较远。Ⅰ足几乎与Ⅱ足等长、等宽,Ⅰ跗节末端的粗大突起不明显。Ⅲ足粗长,Ⅳ足短小。

雌螨:体长 290～380μm(图 2-7)。

与粉尘螨雌螨相似,但背部背毛 d_2 和 d_3 间条纹明显,较直。Ⅲ足几乎与Ⅳ足等长、等宽。生殖孔中间凸起明显,约呈"人"字形。受精囊与交合囊细管连接处外壁凹陷,并有特殊的花瓣外形。

生物学:该螨可见于仓储、食品加工、中药材和居室灰尘等各种环境中。

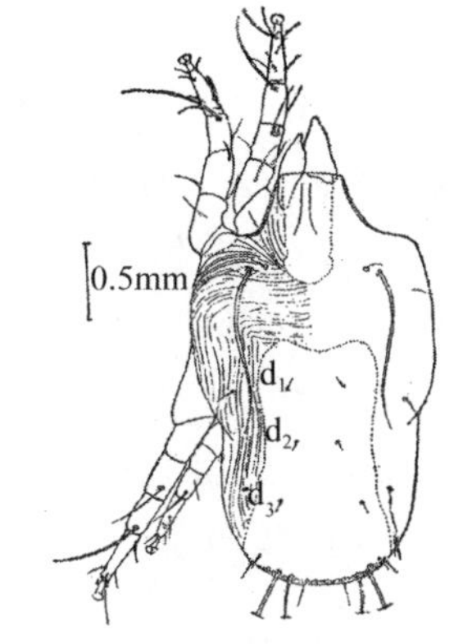

图 2-6 屋尘螨(♂)背面观

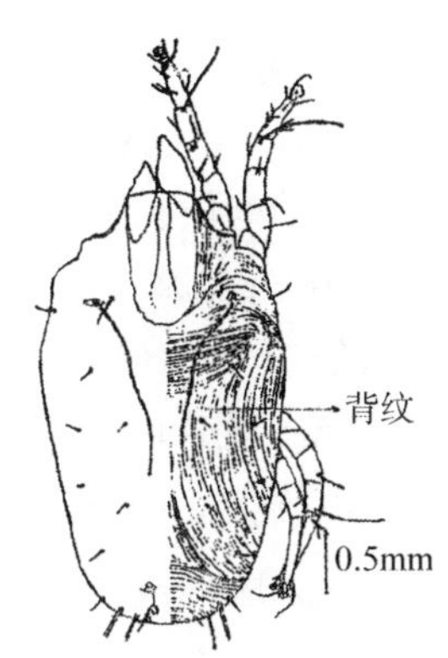

图 2-7 屋尘螨(♀)背面观

地理分布:世界性分布。我国深圳、广州、香港、南昌、上海、北京、沈阳、哈尔滨、西安和重庆等地区的调查显示,该螨也是上述地区屋尘中的主要优势螨类。

(二)粉螨科 Acaridae Ewing & Nesbitt, 1942

粉螨科的主要分类特征为:至少具 1 对顶毛,前足体和后半体之间具横沟;体表无皱纹,刚毛多光滑;雄螨常具 1 对肛吸盘,Ⅳ跗节具 1 对吸盘;雌螨生殖孔纵形,具 1 对生殖褶。

该科螨类多营自由生活,为重要的仓储螨类,但居室环境也可大量孳生,其中常见的居家螨类为食粉螨属 *Aleuroglyphus* Zachvatkin, 1935、粉螨属 *Acarus* L., 1758、食酪螨属 *Tyrophagus* Oudemans, 1924 和皱皮螨属 *Suidasia* Oudemans, 1905。

粉螨科常见居家螨类分属检索表

(1)顶毛 ve 与 vi 位于同一水平上或稍后;体表无细致皱纹和鳞纹 ························ 2

顶毛 ve 缺如,若有,则位置靠近前足体背板侧缘中间;体表具细致皱纹或鳞纹·········· ······························· 皱皮螨属 *Suidasia*

(2)Ⅰ足膝节 σ_1 不及 σ_2 长的 3 倍;雄螨Ⅰ足股节不膨大,无锥形突起 ························ 3

Ⅰ足膝节 σ_1 比 σ_2 长 3 倍以上;雄螨Ⅰ足股节膨大,腹面具锥形突起 ······ 粉螨属 *Acarus*

(3)胛毛 sci 比 sce 长;螯肢和足稍有颜色 ························ 食酪螨属 *Tyrophagus*

sci 短于 sce;螯肢和足呈淡棕色 ························ 食粉螨属 *Aleuroglyphus*

1. 食粉螨属(Aleuroglyphus Zachvatkin, 1935)

顶毛 ve 具栉齿,长度超过 vi 一半,与 vi 位于同一水平位置。胛毛 sci 短于 sce。基节上毛明显,具粗刺。跗节的背端毛 e 为毛发状。跗节具 3 个明显的腹刺,位置相互靠近。

该属常见的居家螨类为椭圆食粉螨 *Aleuroglyphus ovatus* (Troupeau, 1878)。

椭圆食粉螨[Aleuroglyphus ovatus (Troupeau, 1878)]

雄螨:体长 480～550μm(图 2-8)。

长椭球形,白色,但足和螯肢颜色为深棕色。前足体背板长方形,侧缘微凹,表面可见刻点。胛毛 sci 短,约为 sce 的 1/3;背毛 d_1～d_3、侧毛 la 和肩毛 hi 长度与 sci 相当,d_4 和侧毛 lp 略长;骶毛 sae 和 sai 较长;基节上毛呈叶状,侧缘具细长的芒刺状突起。Ⅰ足和Ⅱ足跗节 ω_1 感棒细长,末端略成棒槌状,与芥毛 ε 着生于同一个凹陷内;跗节端部具 p＋u、q＋v 和 s 三个粗大的腹刺,外侧两个腹刺端部呈弯钩状;背端毛 e 为毛发状;Ⅳ足跗节中部具一对吸盘。阳茎为直管状,支架挺直,后端分叉,3 对肛后毛 pa 几乎横向排列成直线。

雌螨:体长 580～670μm。

体形和毛序与雄螨相似,但肛门周围有 4 对肛毛 a(图 2-9),肛后毛 pa 共有 2 对,较长。

生物学:该螨是一种重要的仓储螨类,常见于小麦、饲料和面粉中,也可见于鸡房和鼠穴中,主要以仓储物中的各种微生物为食,也可少量见于屋尘。

地理分布:世界性分布。

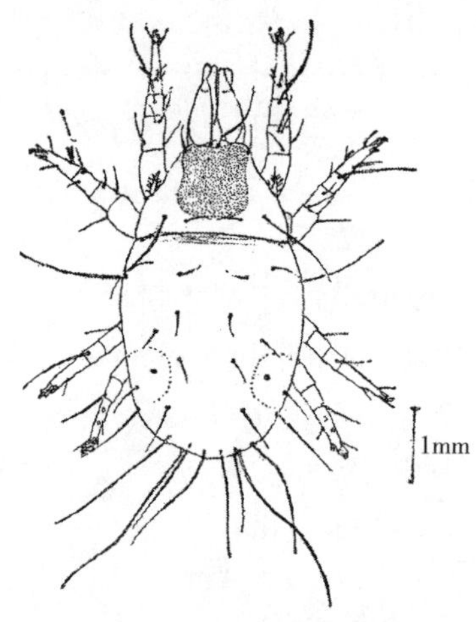

图 2-8 椭圆食粉螨(♂)

vi:内顶毛;ve:外顶毛;Sce:外肩板毛;

Sci:内肩板毛;he:外肩毛;hi:内肩毛;

d1－4:第 1－4 对背毛;la:前侧毛;lp:后侧毛;

p1－3:第 1－4 对后肛毛;Sai:内后毛;Sae:外后毛

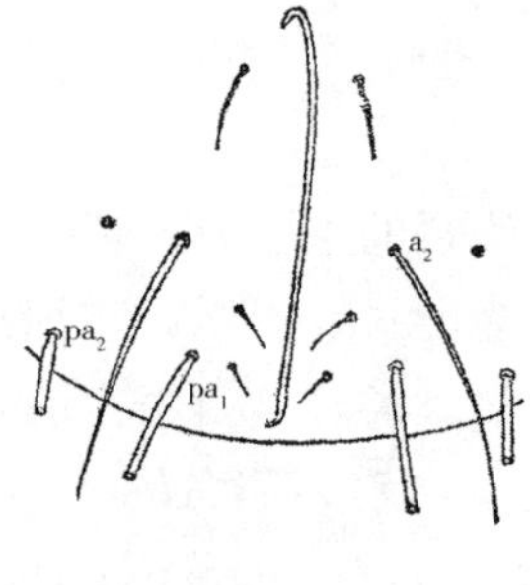

图 2-9 椭圆食粉螨(♀)

躯体的刚毛:a_2、pa_1、pa_2

2. 粉螨属(Acarus L., 1758)

顶毛 ve 长度不及 vi 一半。背毛 d_1 和侧毛 la 均短。Ⅰ足膝节感棒 σ_1 长为 σ_2 的 3 倍以上。雄螨Ⅰ足股节膨大，腹面具粗大的表皮内突，膝节腹面也具一些突起小刺。

该属常见的居家螨类为粗脚粉螨(*Acarus siro* L.，1758)。

粗脚粉螨(*Acarus siro* L., 1758)

雄螨：体长 320～460μm(图 2-10)。

体卵圆形，体色因生活环境和取食条件而多样。前足体背板宽阔，向后几乎到达胛毛；顶毛 vi 长，几乎与螯肢等长，ve 位置靠近前足体背板前侧角，较短，约为 vi 的 1/4；胛毛长，sci 比 sce 略短，几乎位于同一水平；背毛 d_1 最短；体后缘，骶外毛 sae 和肛后毛 pa_3 较短，而骶内毛 sai 和肛后毛 pa_2 较长；基节上毛基部膨大，具刚毛状栉齿。Ⅰ足表皮内突中间愈合。生殖孔位于Ⅳ足基节间，阳茎为弓状弯曲管子，末端钝。肛门两侧具一对肛吸盘。Ⅰ足膝节和股节膨大，在股节腹面具矩状突起，其上具一根股节毛 vF，Ⅰ足跗节末端 u 和 v 愈合成刺；Ⅱ足～Ⅳ足跗节的 s 发达，约与爪等长；Ⅰ足膝节具 2 根感棒，σ_1 长为 σ_2 的 3 倍以上；Ⅳ足跗节具 2 个吸盘，位置靠近跗节基部。

雌螨：体长 350～650μm(图 2-11)。

体形比雄螨更接近卵圆形，背面毛序与雄螨相似。肛门周围具 5 对肛毛，a_3 最长，约为最短的 a_4 的 4 倍。Ⅰ足并不比其他足粗大，Ⅰ足股节也无突起，Ⅰ足跗节 u 和 v 分离，并都小于 s。生殖孔位于Ⅲ足和Ⅳ足基节之间。交配囊与受精囊之间细管较骨化，受精囊壁薄，膨大，与两根输卵管相接。

生物学：为重要的仓储螨类，在面粉较为常见，喜取食谷物上的真菌。该螨也可偶见于屋尘中。

地理分布：世界性分布。

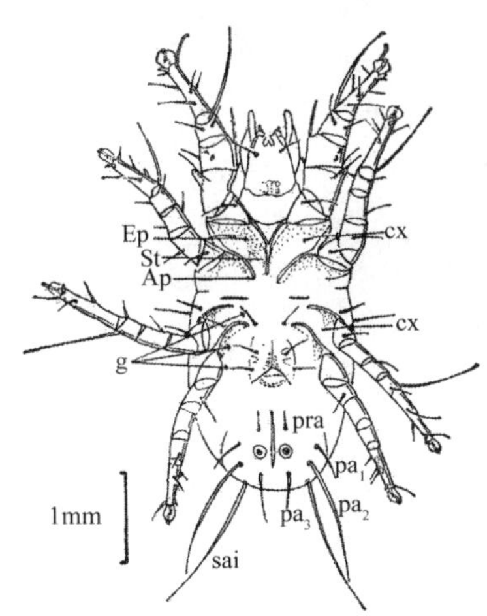

图 2-10　粗脚粉螨(♂)腹面观

躯体上的刚毛：pa_1～pa_3，后肛毛；pra，前肛毛；sai，骶内毛；cx，基节毛；g，生殖毛；Ap，表皮内突；Ep，基节内突；St，胸板

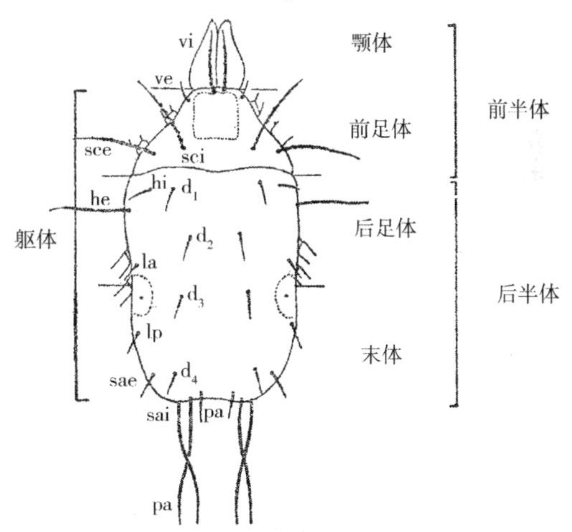

图 2-11　粗脚粉螨(♀)背面观

躯体上的刚毛：ve 和 vi，顶外毛和顶内毛；sce 和 sci，胛外毛和胛内毛；he 和 hi，肩外毛和肩内毛；la 和 lp，前侧毛和后侧后；d_1～d_4，背毛；sae 和 sai，骶外毛和骶内毛；pa，后肛毛

3. 食酪螨属(Tyrophagus Oudemans, 1924)

顶毛 ve 栉齿状,长于Ⅰ足膝节,与 vi 位于同一水平位置。胛毛 sci 长于 sce,背毛 d_1 和侧毛 l_1 几乎等长,但短于 d_3 和 d_4。Ⅰ足跗节背端跗毛 e 为针状,另有 5 条腹跗毛,其中中间 3 条加粗。Ⅰ足胫节 σ_1 长度不超过 σ_2 的 3 倍。雄螨Ⅰ足股节无膨大和腹刺。

该属常见的住家螨类为腐食酪螨 *Tyrophagus putrescentiae* (Schrank, 1781)。

腐食酪螨[Tyrophagus putrescentiae (Schrank, 1781)]

雄螨:体长 280～350μm(图 2-12)。

身体长椭圆形,体表光滑,白色或略黄色。顶毛具栉齿,vi 长可超过螯肢前沿,ve 位置较 vi 靠后,长度长于Ⅰ足膝节;胛毛很长,sci 明显长于 sce;背毛 d_1 较短,d_2 超过其长 2 倍;侧毛 la 约与 d_1 等长;肩毛 hi 长于 he;其余刚毛较长;基节上毛基部膨大具栉齿。肛门两侧具两个明显的吸盘。Ⅳ足跗节中间具一对吸盘。

雌螨:320～415μm(图 2-13)。

体形和毛序与雄螨相似。

生物学:为重要的仓储害螨,可见于小麦、面粉和烟草及各种食品原料中。在床尘和地尘中也有一定的数量。

地理分布:世界性分布螨类。在我国很多地区均有报道。

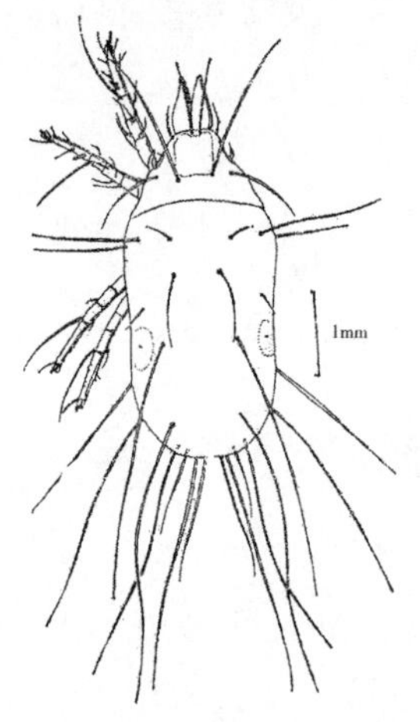

图 2-12 腐食酪螨(♂)背面观

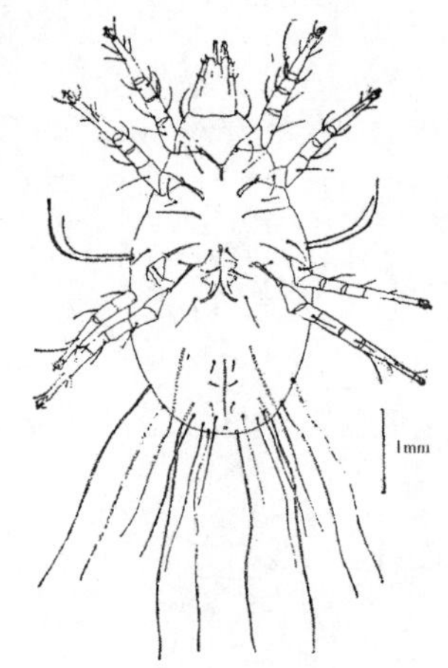

图 2-13 腐食酪螨(♀)腹面观

4. 皱皮螨属(Suidasia Oudemans, 1905)

表皮具皱纹或鳞状花纹。顶毛 ve 位于 vi 之后;胛毛 sci 靠近 sce,较短小,sce 比 sci 长 4 倍以上。后半体侧面刚毛完全,短而光滑。雄螨交配吸盘可缺如。Ⅰ足跗节顶端无背刺,但具 3 个明显腹刺,跗节 ω_1 感棒与Ⅱ足跗节 ω_1 感棒形状不同。

该属常见的居家螨类为纳氏皱皮螨(*Suidasia nesbitti* Hughes, 1948)。

纳氏皱皮螨(*Suidasia nesbitti* Hughes, 1948)

雄螨：体长 260～300μm(图 2-14)。

体形卵圆形，体表具细鳞状花纹(光镜下较难分辨)。顶毛 vi 长，ve 较短，着生前足体背板侧缘中央；胛毛 sce 和 sci 位置接近，sci 较短小，sce 长度超过其 4 倍以上；背毛均短小；肩毛 he 明显长于 hi；侧毛 la 较短；骶毛 sae 长，超过躯体 1/2。腹侧肛门孔可达躯体后缘，其周存在 3 对肛毛；无肛门吸盘。

雌螨：体长 300～340μm。

雌螨与雄螨很相似。肛门孔周有肛毛 5 对。

生物学：多见于麦麸和米糠等粮食作物中，在屋尘中也有一定的数量。

地理分布：世界性分布螨类。我国海口地区的床尘中曾发现具有一定的数量。

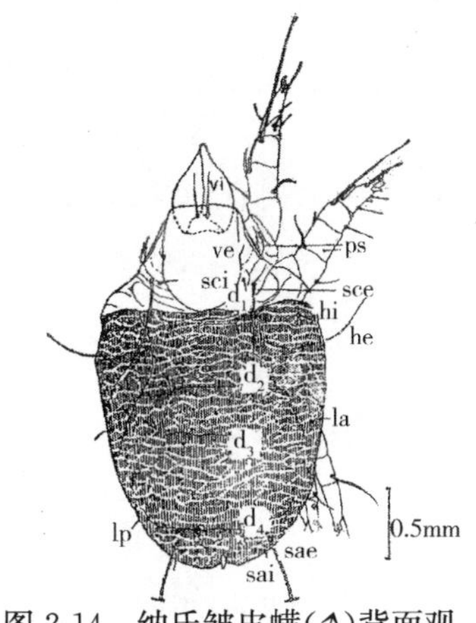

图 2-14　纳氏皱皮螨(♂)背面观
躯体的刚毛：ve、vi、sce、sci、he、hi、d_1～d_4、la、lp、sae、sai、ps 基节上毛

(三)食甜螨科(Glycyphagidae Berlese，1887)

该科螨类的主要分类特征为：体形多卵球形，具长而直的细栉齿毛；前足体和后半体之间无横沟，前足体背板退化或缺如；表皮多粗糙，具小的乳粒；跗节末端爪由 2 个细腱与跗节相连，但有时爪可缺如；雄螨肛门吸盘和跗节吸盘多缺如。

食甜螨科螨类多营自由生活，常与昆虫和小型哺乳动物生活在一起，并可见于鸟类和哺乳动物巢穴。该科的一些螨类也是重要的仓储害螨，在房舍灰尘中有时也会大量发生，常见的住家螨类主要有：害嗜鳞螨 *Lepidoghyphus destructor* (Schrank，1781)、佛氏无爪螨 *Blomia freemani* Hughes，1948、热带无爪螨 *B. tropicalis* Bronswijk，Cock & Oshima，1973。

食甜螨科常见居家螨类分属检索表

(1)顶毛 ve 和 vi 相距较远，vi 水平位置在 ve 之前；具爪 ………………………… 2
　顶毛 ve 和 vi 相互靠拢，vi 水平位置比 ve 靠后；无爪 ………………… 无爪螨属 *Blomia*
(2)前足体背板具头脊；跗节无亚跗鳞片 …………………… 食甜螨属 *Glycyphagus*
　前足体背板无头脊；跗节具亚跗鳞片 …………………… 嗜鳞螨属 *Lepidoghyphus*

1. 食甜螨属(*Glycyphagus* Hering, 1938)

具狭长的前足体背板和头脊。Ⅰ足跗节无亚跗鳞片，膝节感棒 σ_2 比 σ_1 长 2 倍以上。Ⅰ足和Ⅱ足胫节具 2 条腹毛。雌雄螨生殖孔均位于Ⅱ足和Ⅲ足基节之间。

该属常见的居家螨类为家食甜螨 *Glycyphagus domesticus* (De Geer，1778)和隐秘食甜螨 *G. privatus* Oudemans，1903。

食甜螨属主要居家螨类分种检索表

顶毛 vi 位于头脊中部；背毛 d_2与 d_3几乎位于同一水平 ………………………………………………
………………………………………………………… 家食甜螨 *Glycyphagus domesticus*

顶毛 vi 位于头脊前缘；背毛 d_2位于 d_3之前，与 d_1位于同一水平 ……………………………
………………………………………………………… 隐秘食甜螨 *Glycyphagus privatus*

家食甜螨[**Glycyphagus domesticus (De Geer, 1778)**]

雄螨：体长 320～400μm(图 2-15)。

体形卵球形。前足体背面中央具骨化的狭长头脊，向前几乎延伸至前足体前缘。顶毛 vi 着生在头脊中部扩增的部位，ve 位置比 vi 靠后，分开间距较宽；胛毛 sci 比 sce 长，位于同一水平；背毛 d_2最短，与 d_3位置几乎水平；有侧毛 3 对(l_1～l_3)，躯体后缘有肛后毛 3 对和 2 对骶毛；基节上末端毛分叉，侧缘具分叉细毛。Ⅰ足表皮内突中间愈合，Ⅲ足表皮内突有 1 直接向前的突起；跗节无亚跗鳞片，但中部具栉状刚毛 wa；la、ba 和 ra 位于跗节末端和 wa 之间；Ⅰ足跗节 ω_1感棒为细杆状，比Ⅱ足跗节的要长，ω_2长度仅为 ω_1的一半，但明显比芥毛 ε 要长；Ⅰ足膝节 σ_1约与 ω_1等长，但不及 σ_2的一半；Ⅲ足和Ⅳ足胫节 kT 远离该节端部。生殖孔位于Ⅱ足和Ⅲ足基节之间。

雌螨：体长 400～750μm(图 2-16)。

体形和毛序与雄螨相似。生殖孔后缘延伸至Ⅲ足基节后缘，但长度短于其后缘到肛门前缘的距离；生殖折褶前端被一小块新月形生殖板所覆盖，后缘着生有一对生殖毛。肛门前端两侧具 2 对短小刚毛。交配囊位于躯体后缘，为一管状突出。

生物学：该螨广泛的发生于房屋、干草和储藏食物当中，也可见于蜂巢和鸟巢，多以这些环境中的真菌为食。

地理分布：世界性分布。

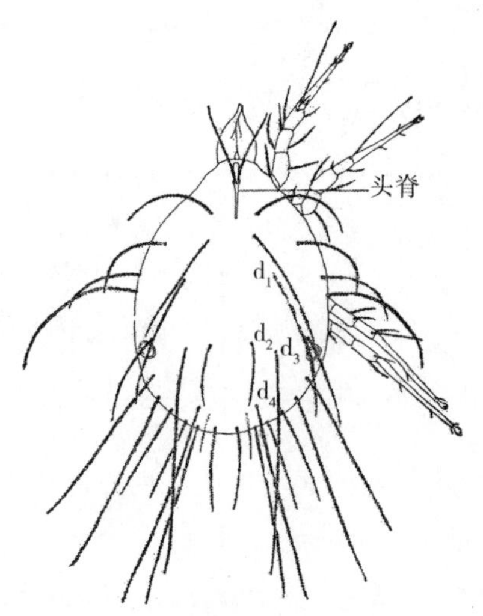

图 2-15 家食甜螨(♂)背面观

背毛：d_1～d_4

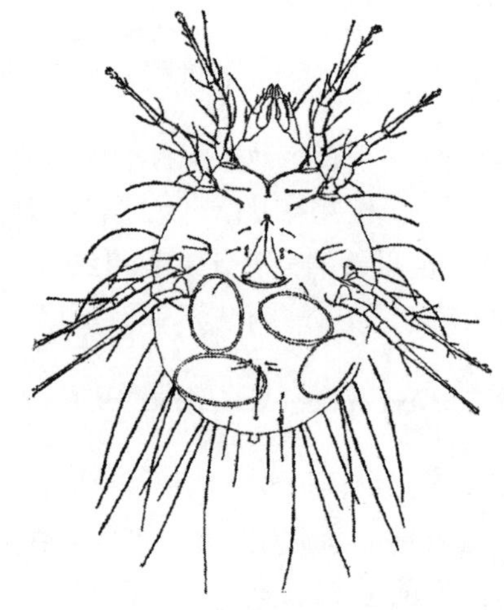
图 2-16 家食甜螨(♀)腹面观

隐秘食甜螨(*Glycyphagus privatus* Oudemans, 1903)

雄螨：体长 280～360μm。

体形毛序与家食甜螨相似，但头脊向后更为延长，可至胛毛之间，因此 vi 着生位置靠近头脊前缘；背毛 d_2 位于 d_3 之前，与 d_1 处于同一水平。Ⅰ足和Ⅱ足跗节刚毛着生位置也与前者相似，但Ⅰ足跗节芥毛 ε 和 ω_2 长度相近，而在Ⅰ足膝节，σ_1 的长度较短，不及 ω_1 的一半长。

雌螨：体长 370～450μm。

生殖孔比家食甜螨长，延伸至Ⅳ足基节窝后缘，长度大于其后缘到肛门前缘的距离。

生物学：该螨可在禾本科植物的种子和鸟巢中发现，房舍灰尘中也有记载。

地理分布：不详。

2. 嗜鳞螨属(*Lepidoglyphus* Zachvatkin, 1936)

前足体无头脊。所有足跗节均被有栉齿的亚跗鳞片所包裹。Ⅰ足膝节感棒 σ_2 比 σ_1 长 2 倍以上。Ⅰ足和Ⅱ足胫节具 2 条腹毛。雌雄螨生殖孔均位于Ⅱ足和Ⅲ足基节之间。

该属常见的居家螨类为害嗜鳞螨 *Lepidoghyphus destructor* (Schrank，1781)。

害嗜鳞螨[*Lepidoghyphus destructor* (Schrank, 1781)]

雄螨：体长 350～500μm(图 2-17)。

体梨形，色灰白，表皮具有微小乳突。刚毛长且直，具细密栉齿。顶毛 vi 很长，超过螯肢前缘，ve 长于 vi，但位置靠后。背毛长，除 d_3 外，其余背毛几位于同一直线。有侧毛 3 对，较长。足跗节细长，均为一叶鞘状的亚跗鳞片 wa 所包裹(图 2－19)。

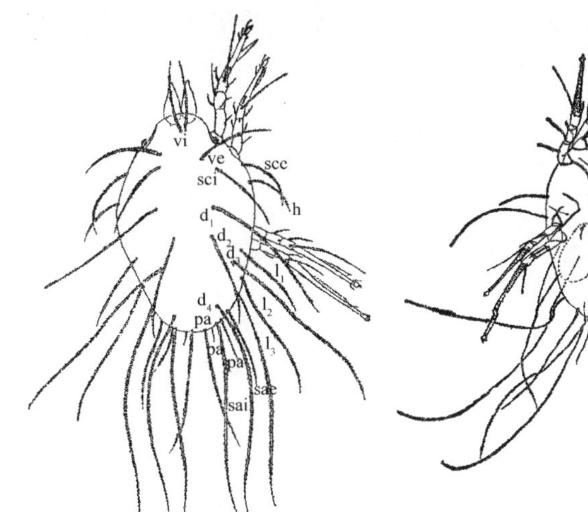

图 2-17　害嗜鳞螨(♂)背面观
躯体的刚毛：ve、vi、sce、sci、h、d_1～d_3、l_1～l_3、sae、sai、pa

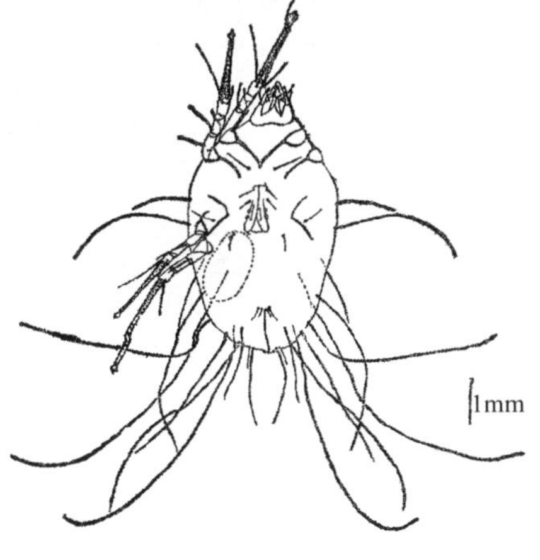

图 2-18　害嗜鳞螨(♀)腹面观

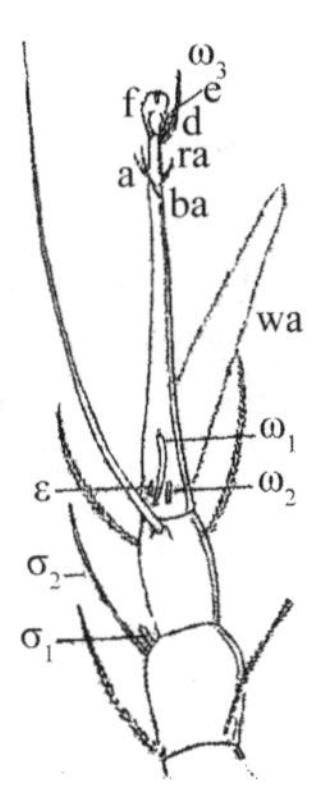

图 2-19　害嗜鳞螨(♂)右Ⅰ足背面观
感棒：ω_1～ω_3、σ_1、σ_2；芥毛：ε；刚毛：d、e、ba、la、ra；跗节鳞片：wa

雌螨：体长 400～560μm(图 2-18)。

体形和毛序与雄螨相似。生殖褶前具一月牙形生殖板。交合囊为一短管，其部分边缘呈叶状。肛门前部两侧具 2 对生殖毛。

生物学：为一种重要的仓储害螨，可危害多种粮食作物。此螨也可见于土壤和一些动物巢穴，在家禽养殖场也具有较高的数量，室内地尘和床尘中也偶有发现。

地理分布：世界性分布。在我国沈阳的调查中发现，该螨在床尘和地尘中也具有一定的数量。

3. 无爪螨属(*Blomia* Oudemans, 1928)

前足体无背板或头脊，顶毛 ve 和 vi 十分接近。跗节无亚跗鳞片，无爪。Ⅰ足膝节仅具一根感棒。雌雄螨生殖孔位于Ⅳ足基节之间。

该属常见的居家螨类为弗氏无爪螨(*Blomia freemani* Hughes，1948)和热带无爪螨(*B. tropicalis* Bronswijk，Cock & Oshima，1973)。

无爪螨属主要居家螨类分种检索表

雄性生殖孔后缘与肛门前缘之间具一对相互靠近的生殖毛；雌性交配囊呈细管状，端部中间凹陷 …………………………………………………… 弗氏无爪螨 *Blomia freemani*

雄性无上述生殖毛；雌性交配囊为端部渐细的管状，中间无凹陷 ……………………………………………………………………………… 热带无爪螨 *Blomia tropicalis*

弗氏无爪螨(*Blomia freemani* Hughes, 1948)

雄螨：体长 320～350μm(图 2-20)。

身体几乎球形，白色或略黄色。体表具细小乳粒。体表刚毛长，具细密栉齿。顶毛 vi 和 ve 长，位置相互接近，ve 在 vi 后；胛毛 sce、sci 和肩毛 hi 几乎位于同一水平上；背毛 d_2 短于其他背毛。各足前跗节无爪；Ⅰ足[图 2-21(a)]跗节 ω_1 感棒呈杆状，头略膨大，ω_2 短小，基部位置与 ω_1 处于同一水平，ba 靠近跗节端部，与 la 和 ra 在同一水平，均和 wa 一样具栉齿；所有足胫节较长，可超过前跗节末端；Ⅳ足图[2－21(b)]跗节明显较其他跗节狭长，并与胫节成一个角度。生殖孔与肛门前缘之间具一对相互靠拢的生殖毛。

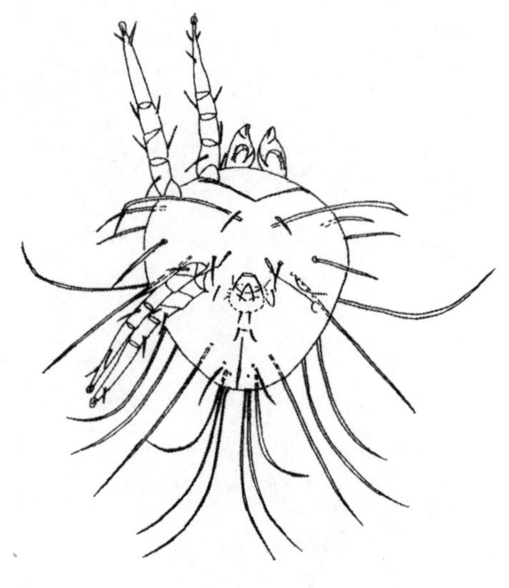

图 2-20 弗氏无爪螨(♂)腹面观

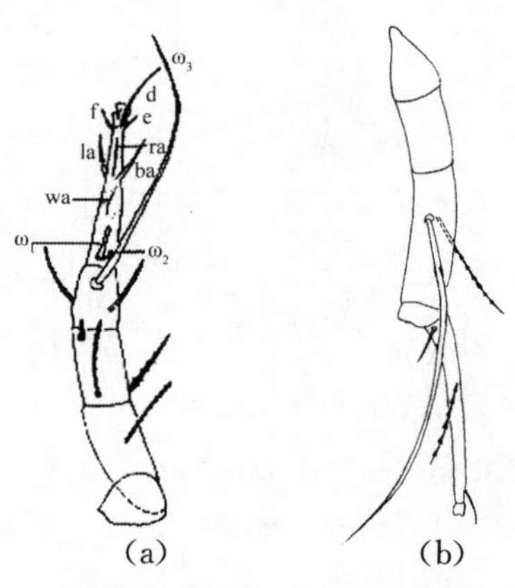

图 2-21 弗氏无爪螨(♂)右足Ⅰ背面观(a)和Ⅳ足背面观(b)

感棒：ω_1～ω_3；刚毛：d、e、f、ba、la、ra、wa

雌螨：体长 440～520μm。

体形略大于雄螨，毛序与雄螨相似。肛门前缘和后缘分别具 2 对和 4 对生殖毛。交配囊位于躯体后缘，成细管状，端部略分叉。

生物学：该螨大量发现于仓储小麦中，在床尘中也偶有发现。

地理分布：世界性分布。

热带无爪螨(*Blomia tropicalis* Bronswijk, Cock & Oshima, 1973)

雄螨：体长 246～406μm。

体形和毛序与弗氏无爪螨非常相似，但热带无爪螨Ⅰ足跗节 ω_1 感棒较弗氏无爪螨长，端部膨大更明显，生殖孔后缘与肛门前缘之间生殖刚毛缺如。

雌螨：体长 320～457μm。

雌螨也与弗氏无爪螨相似，但交配囊为端部渐细的管状，端部中间无凹陷。

生物学：可见于床尘和地尘中，用干燥后的水蚤饲养可获得较高的种群增长速度。

地理分布：南美洲和亚洲东南部热带及亚热带地区，为我国台湾、香港、海南和广东地区室内的优势螨类之一。

(四)嗜渣螨科(Chortoglyphidae Berlese, 1897)

该科体卵圆形，前足体和后半体之间无横沟分开；体表光滑，背面刚毛均短小，无前足体背板；具顶毛 vi；雄螨具肛门吸盘和跗节吸盘；雌螨生殖孔为 2 块骨化板所覆盖。

嗜渣螨科是仓储食品和谷物中常见的类群，也可见于屋尘中。

拱殖嗜渣螨[*Chortoglyphus arcuatus* (Troupeau, 1879)]

雄螨：体长 250～300μm(图 2-22)。

体形卵圆形，体色可因生活环境而不同，前足体前缘隆起于颚体之上。螯肢较大，具明显的齿。顶毛短小，ve 稍长，具明显栉齿，与 vi 几乎位于同一水平位置，约等长，但 ve 具明显栉齿；2 对胛毛短小，位于同一水平位置，长度间距几乎相等；4 对背毛短小，在背面排列成整齐两列；侧毛 2 对；基节上毛细且具栉齿。生殖孔位于Ⅰ足和Ⅱ足之间。无胸板。肛门两侧具一对明显的肛门吸盘，具 1 对肛前毛和 1 对肛后毛。跗节腹中毛 wa 较粗壮，刺状，

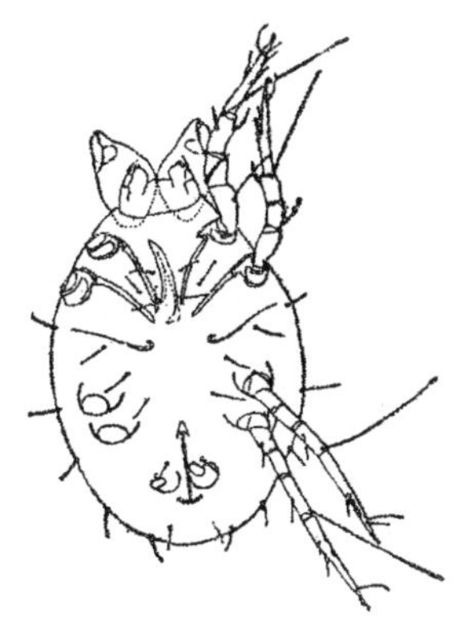

图 2-22 拱殖嗜渣螨(♂)背面观

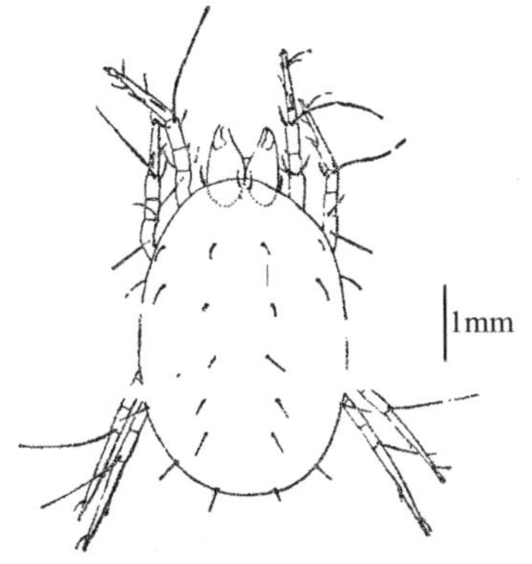

图 2-23 拱殖嗜渣螨(♀)背面观

背中毛 ba 则如细毛状，感棒 ω_1 如长杆状，略弯曲，ω_2 十分短小，与 ω_1 相靠近；膝节具一根感棒，较短小，刚毛 cG 和 mG 与胫节刚毛 gT 和 hT 一样具明显栉齿。

雌螨：体长 350～400μm(图 2-23)。

体形和毛序与雄螨相似。Ⅰ表皮内突中间愈合成胸板；Ⅱ表皮内突发达，几乎横贯躯体腹面；Ⅲ和Ⅳ表皮内突不发达；腹面中部，在Ⅱ足和Ⅲ足之间，还具两条约与Ⅱ表皮内突等长且平行的细长骨片。生殖孔位于Ⅲ足和Ⅳ足之间，为两块宽阔的生殖折褶所覆盖，生殖感觉器缺如。Ⅳ足跗节特别长，超过前两节之和。

生物学：该螨常见于各种仓储谷物和饲料中，也可见于稻草中。屋尘中也曾有大量发生的记录。

地理分布：世界性分布。

二、辐螨亚目Actinedida

该亚目螨类形态差异较大，分布较广，体形 100～10 000μm 不等。该亚目中很多类群为重要的农林业害螨，具有较高的经济意义。

该亚目区别于其他螨类的特征为：体表骨化适中；气门多位于螯肢基部或躯体肩部；Ⅱ足和Ⅳ足爪间垫多为垫状、膜质和放射状，少有爪状和吸盘状；没有明显胸板，生殖板如有则不超过 2 块，生殖孔侧(或其他位置)具吸盘 2～3 对，单眼有或无。

辐螨亚目的一些种类也可见于屋尘和床尘中，捕食其他螨类或取食真菌。常见的居家螨类有肉食螨科 Cheyletidae Leach，1815、跗线螨科 Tarsonemidae Kramer，1877、蒲螨科 Pyemoidae Oudemans，1937 和吸螨科 Bdellidae Duges，1834。

辐螨亚目主要居家螨类分科检索表

(1)躯体分节或在躯体侧毛有分节的痕迹 ………………………………………………… 2

躯体无分节 ………………………………………………………………………………… 3

(2)雌螨Ⅳ足跗节特化，具 2 条长刚毛，产卵 ……………………… 跗线螨科 Tarsonemidae

雌螨Ⅳ足跗节具爪和前跗节，孕期有膨腹现象 ……………………… 蒲螨科 Pyemoidae

(3)颚体延长呈长鼻状，须肢无爪，螯肢钳形 ……………………………… 吸螨科 Bdellidae

颚体延长呈喙但不如长鼻状，须肢胫节具爪，跗节常具 1～2 根梳状毛，螯肢针形 ……
……………………………………………………………………… 肉食螨科 Cheyletidae

(一)跗线螨科(Tarsonemidae Kramer，1877)

该科螨类个体大多较为微小(100～400μm)，多卵圆形，表皮无色或淡黄色。口器刺吸式，螯肢为螯肢鞘所包裹，须肢基部愈合；前足体背面被完整背板覆盖，腹面为基节板所覆盖；后半体背面为多重背板所覆盖，腹面为腹板和基节板所覆盖；前足体背面有时可见一对假气门器；颚体基部具一对气门；雌雄异形现象显著，而且Ⅳ足多特化，雄螨个体较雌螨小很多。

该科螨类多发现于高等植物、真菌和昆虫上。一些种类寄生于蜂类的气管中，造成蜂螨病，因此具有重要的经济意义。能够大量孳生于房舍屋尘中的种类为谷跗线螨 *Tarsonemus granarius* Lindquist，1972。

1. 跗线螨属(*Tarsonemus* Canestrini & Fanzago, 1876)

须肢从不延长成喙。雄螨Ⅳ足股节内缘正常，胫节和跗节弯曲不显著，末端具爪；前足体有 4 对背毛，但第 4 对与前 3 对绝不排列成直线。雌螨气管扩展或气门室缺如和退化，从不裂成两片。前足体背板即使发达，也绝不突出，超过颚体基部的一半。第 1 对前足体腹毛绝不在Ⅰ表皮内突的前方。

该属主要的住家螨类为谷跗线螨 *Tarsonemus granarius* Lindquist，1972。

谷跗线螨(*Tarsonemus granarius* Lindquist, 1972)

雄螨：体长约 100μm(图 2-24)。

个体较雌螨小很多，前足体背板骨化，后半体背面为一块大的前背片及另一块突出于生殖器上的较小的后背片所覆盖。腹面主要为 4 块基节板所覆盖，前足基节板为一片有条纹的表皮所分开。Ⅰ足和Ⅱ足基节板的表皮内有一条纹区。Ⅰ足表皮内突愈合成一块长的胸板，Ⅱ足表皮内突可自由活动。Ⅲ足和Ⅳ足表皮内突延长，在前端彼此愈合后，继续向中部延伸，与一块中骨片愈合。

气门和假气门器缺如。前足体背板有顶毛 2 对，肩毛 2 对，前一对是后一对的两倍长；后半体具两块相互重叠的背板，前一块大，几乎覆盖后半体的大部，具 3 对刚毛和 1 对孔；后一块背板小，有 1 对刚毛和 1 对孔。Ⅰ足～Ⅱ足基节板有基节毛，Ⅲ足基节板有基节毛 2 对。Ⅰ足～Ⅲ足趾节与雌螨相似。Ⅳ足特化，股节延长，基部较宽，末端弯曲，跗节末端具发达的爪。

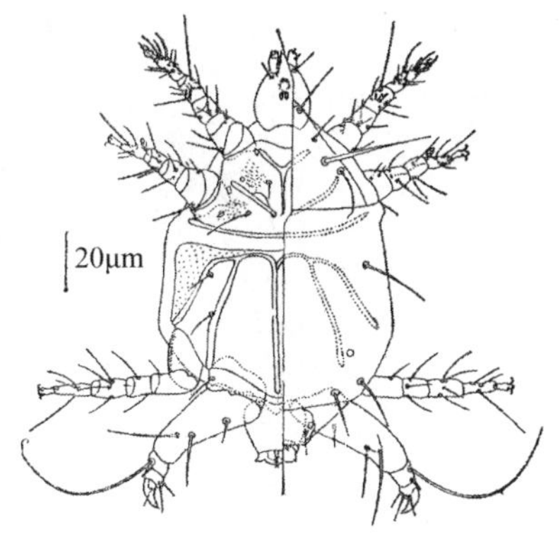

图 2-24　谷跗线螨(♂)腹面观(左)和背面观(右)(仿 Lindquist，1972)

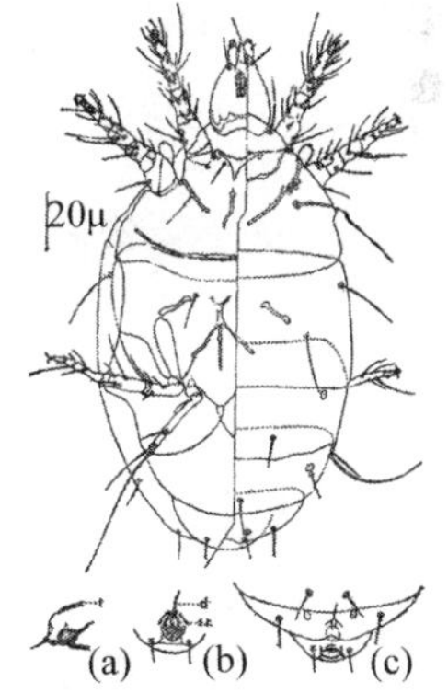

图 2-25　谷跗线螨(♀)腹面观(左)和背面观(右)(仿 Lindquist，1972)
(a)～(c)，交合囊的详图：(a)腹面观(纵断面)；(b)背面观；(c)卵巢的导管；s. r，受精囊；t，Ⅳ背片

雌螨：体长约 160μm(图 2-25)。

体色亮黄，颚体长大于宽，背面中间具一条表皮内突，基部无腹表皮内突。须肢短小，圆锥形，螯肢针鞘短而不明显。背毛和腹毛着生在须肢基节部附近。前足体背板略呈三角形，局部覆盖颚体基部。除前足体背板外，躯体背面为4块相互重叠的背板所覆盖，第1块背板最大，侧缘可扩展至腹面。后胃(opisthogaster)为基节板和一系列相互叠盖的腹板覆盖，后方的腹板在躯体后缘形成一尾叶，并具1对刚毛。Ⅰ足表皮内突中间愈合，Ⅱ足和Ⅲ足表皮内突中间均分离；前中表皮内突长条形，位于Ⅱ足表皮内突之间；后表皮内突前端叉状，后端与Ⅳ足表皮内突连接。

前足背面具1对较长的肩毛和1对形如棒槌装的假气门器，气门开口位于Ⅰ足基部，肩毛前具1对凹陷。Ⅰ足～Ⅳ足各具1对基节毛。Ⅰ足～Ⅲ足趾节发达。Ⅳ足特化，仅有3节，亚端节为端节的2倍，端节末端具2根刚毛，一根长为另一根的2倍。

生物学：该螨多发现于仓储环境和谷物中，偶尔也可在屋尘中大量孳生，主要以真菌为生，据报道有孤雌生殖现象。

地理分布：世界性分布。在我国中南部地区的床尘中也有发现，在广州和深圳地区的空调滤网灰尘中可大量发生。

(二)蒲螨科(Pyemoidae Oudemans，1937)

该科螨类多为长椭圆形，前足体前缘常无悬垂于颚体上的板状延伸物。雌螨Ⅲ足和Ⅳ足结构相似，可以与跗线螨科螨类相区分，受孕雌螨多有膨腹现象。

该科螨类多为昆虫的寄生螨类，但也能汲取草本植物的汁液。一些种类可发现于小型哺乳动物巢穴，主要以其中的节肢动物为食。

该科主要的居家螨类为蒲螨属 *Pyemotes* Amerling，1861。

1. 蒲螨属(*Pyemotes* Amerling, 1861)

躯体卵圆形，前足体背板前缘突出于颚体之上。雌螨Ⅰ足具5个自由的节，末端具爪1个；Ⅱ足～Ⅳ足的末端具爪2个和前跗节1个，孕期有膨腹现象。雄螨Ⅳ足跗节具爪1个。

该属主要的居家螨类为赫氏蒲螨 *Pyemotess herfsi* Oudemans，1936。

赫氏蒲螨(*Pyemotess herfsi* Oudemans, 1936)

雄螨：体型较雌螨小。

雄螨常附着于雌螨，体躯后缘有一尾节状附肢，附肢上具一对交配用吸盘。Ⅳ足股节弯曲并延伸，无分节；跗节末端具粗大的爪。

雌螨：体长通常约223μm(图2-26)。

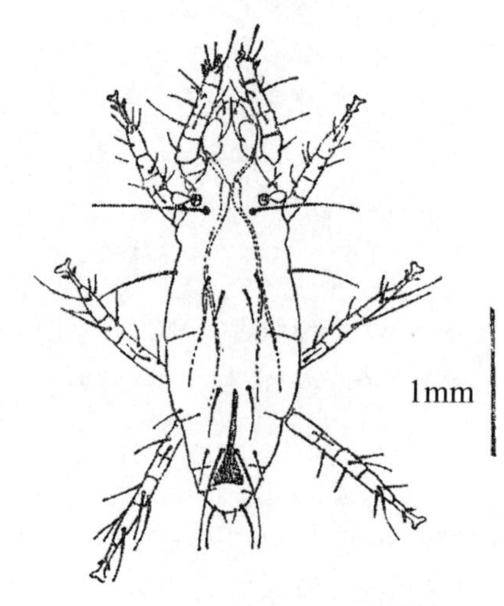

图2-26　赫氏蒲螨(♀)背面观

雌螨躯体一般扁平，狭长，体色发灰或浅黄。颚体近圆形，螯肢针状，须肢各节无法分辨。前足体背侧缘有突起1对，其后生有囊泡状的假气门器1对。后半体的长度为前足体2倍以上，由5个体节组成。Ⅰ足表皮内突与腹板连接，Ⅱ足表皮内突连接Ⅰ足的基片，几乎达到腹板。Ⅲ足～Ⅳ足表皮内突和Ⅳ足基片斜伸入体躯，末端自由。生殖孔位于躯体末端。气门开口位于颚体基部两侧。前足体背面顶毛向前超过颚体上方。内外胛毛着生在假气门前后,胛毛 sce 较 sci 长。后半体第 1 节有刚毛 2 对,第二节 1 对,第三节 2 对,体躯后缘有长度不等刚毛 2 对。肩区侧方有长刚毛 1 对。腹面Ⅰ足基节有刚毛 1 对,Ⅱ足基节有 2 对,末体有刚毛 5 对。

足分 5 节。Ⅰ足[图 2-27(a)]跗节粗钝,具短沟状的爪,末端具若干细毛,外缘具一根有条纹感棒,胫节相同位置有类似器官,但较狭窄的感棒;Ⅱ足～Ⅳ足跗节爪为叉状,着生在细长的前跗节上,中间具双叶状突起的爪垫[图 2-27(b)]。Ⅳ足[图 2-27(c)]股节比Ⅱ足和Ⅲ足股节可再多分为 1 个较短基股节和 1 个较长端股节。

生物学:不详。可能与其他蒲螨属种类相似,营寄生生活,可进行孤雌生殖。

地理分布:英国、荷兰。我国华东、华南地区的床尘中发现一定数量的该螨。

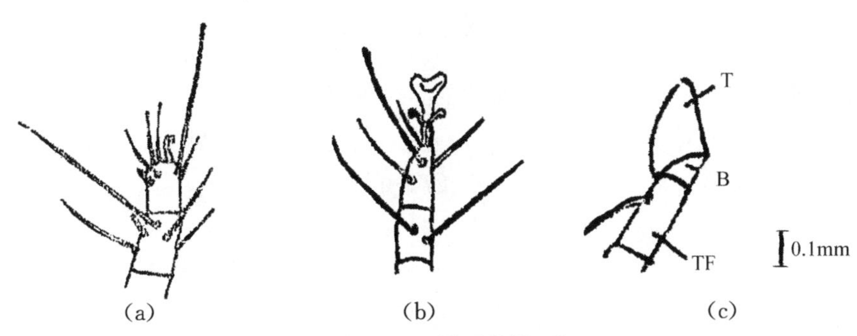

图 2-27 赫氏蒲螨(♀)

(a)左Ⅰ足背面观;(b)左Ⅱ足背面观;(c)左Ⅳ足转节和股节

T,转节;B,基股节;TF,端股节

(三)肉食螨科(Cheyletidae Leach, 1815)

该科螨类体色多为淡红色或无色,体形与其他螨类区别较大,颚体与躯体区分明显,并可左右活动,须肢基节与颚体背片愈合,因此颚体基部较为宽大,而前部则延伸成喙。喙为螯肢基部与须肢内小叶愈合而成,末端为口,周围有 3 对刚毛。螯肢动趾特化为针状,可前后运动。气门沟位于喙状突起的基部,末端与气门相连。须肢胫节扩大为爪状,并在爪的基部具齿,跗节退化为小垫,其上着生 1～2 根梳状毛和 2～3 根光滑的镰状刚毛。成螨躯体背面具 1～2 块背板。

该科螨类为捕食性螨类,多与其他螨类混合发生,可见于仓储和居室环境,也可见于自然的枯枝落叶层和土壤表面,以及鸟类和哺乳动物的巢穴中。主要的住家螨类为肉食螨属 *Cheyletus* Latreille, 1796、单梳螨属 *Acaropsis* Moquin-Tandon, 1863 和触足螨属 *Cheletomorpha* Oudemans, 1904。

肉食螨科常见住家螨类分属检索表

(1) Ⅰ足很长,爪很小或缺如 ………………………………… 触足螨属 *Cheletomorpha*

Ⅰ足正常,具爪 ……………………………………………………… 2

(2)须肢跗节只有 1 根梳状毛 ………………………………… 单梳螨属 *Acaropsis*

须肢跗节上有 2 根梳状毛 ………………………………………………… 肉食螨属 *Cheyletus*

1. 肉食螨属Cheyletus Latreille, 1796

须肢跗节具 2 根梳状毛，具数目不等的齿，另具 2 根光滑的刚毛。复片平滑或有浅条纹，肌肉附着区域有明显的斑迹。气门沟多呈“M”状。前足体背板覆盖前足体的绝大部分。无角膜。后半体板仅部分覆盖后半体。背板上的缘毛较短，成梳状，但绝不呈扇状或云状。Ⅰ足～Ⅳ足胫节上有 1 根背毛，长于该节的其他刚毛。

该属常见于屋尘中的种类有普通肉食螨 *Cheyletus eruditus*（Schrank，1781）、特氏肉食螨 *Cheyletus trouessarti*（Oudemans，1903）、马六甲肉食螨 *Cheyletus malaccensis*（Oudemans，1903）。

肉食螨属主要居家螨类分种检索表

(1) Ⅰ足跗节 ω 感棒基部膨大如圆锥状，须肢爪的基部常具 1 齿 ……………………………………………………………………… 马六甲肉食螨 *Cheyletus malaccensis*

Ⅰ足跗节 ω 感棒为端部渐尖的细杆状，须肢爪的基部不止一个突起 ………………… 2

(2) Ⅰ足跗节 ω 感棒长度为支持毛的 2 倍，躯体背板无背中毛 ……………………………………………………………………… 普通肉食螨 *Cheyletus eruditus*

Ⅰ足跗节 ω 感棒比支持毛短，躯体背板具背中毛…… 特氏肉食螨 *Cheyletus trouessarti*

普通肉食螨［Cheyletus eruditus (Schrank, 1781)］

雄螨：体长约 2803μm（图 2-28）。

颚体基部较雌螨宽，更为骨化。前复片为纵向的脊，具几个结节，侧突不明显。须肢跗节外梳具齿 8～9 个，内梳具齿 6～9 个。须肢基节通常有形状不一的 2 个齿。

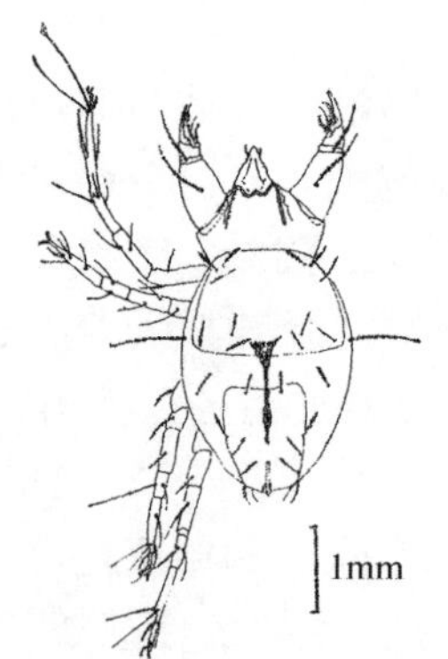

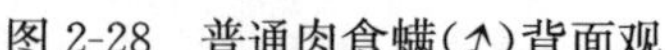

图 2-28　普通肉食螨(♂)背面观

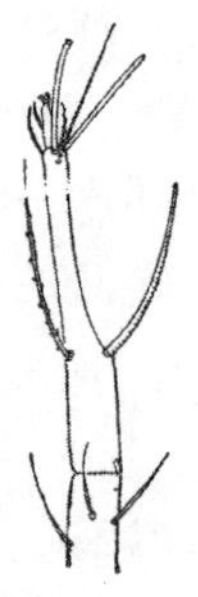

图 2-29　普通肉食螨(♂)右Ⅰ足内面观

前足体背板比雌螨要宽，除了具 4 对缘毛外，还具 2 对中毛（central setae）。后半体背板纵向延伸，可达躯体后缘，有 5～6 对缘毛。生殖孔位于躯体后缘，阳茎稍弯曲，阳茎两侧具小刺 3 对。Ⅰ足跗节（图 2-29）ω 感棒逐渐变细。

雌螨：体长 450～620μm（图 2-30）。

体色透明，约菱形。颚体狭长，复片有从其基部向各方伸展的条纹。气门沟“M”状，中部和侧支间具 4 或 5 个分隔。须肢跗节外梳毛具 13～15 个硬齿，内梳毛常弯曲具 16 或 17 个齿。胫节爪基部常具 2 个齿状突起，须肢股节外缘略凸出，股节背毛长，但有稀疏的倒刺。

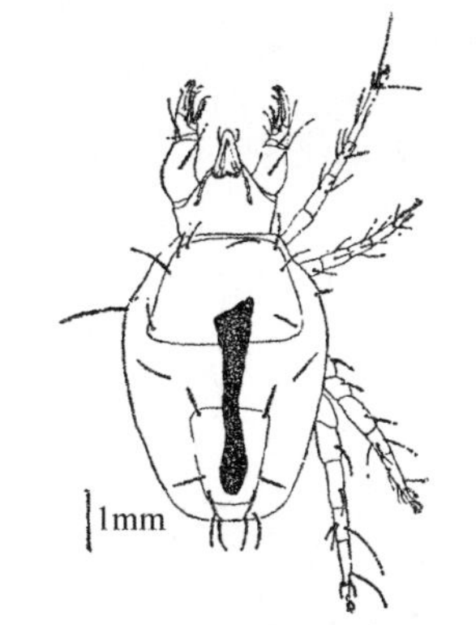

图 2-30　普通肉食螨(♀)背面观

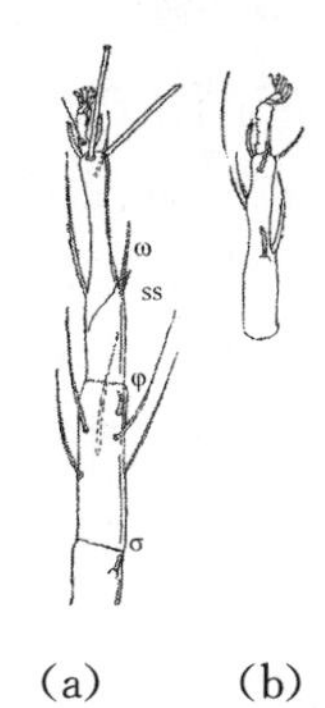

图 2-31　普通肉食螨(♀)
右Ⅰ足背面观(a)和左Ⅱ足背面观(b)

前足体背板梯形，有 4 对梳状缘毛。后足体背板狭长，具 3 对刚毛。从小板上着生 1 对胛毛和盾间毛(interscutal setae)，还有 2 对亚端毛(subterminal setae)。无胸板。第 5 对复毛着生在尾孔前缘前方，并且第 1 对肛毛如其前缘一样，几乎在同一水平线上。

Ⅰ足长，ω 感棒着生在足外侧的一个凸起上，支持毛紧邻感棒，很短[图 2-31(a)]。胫节和膝节也具有感棒。Ⅱ足跗节 ω 感棒着生在该节腹侧中部[图 2-31(b)]，Ⅳ足股节有 2 根刚毛。

生物学：为捕食性螨类，以其他螨类和幼小的昆虫为食。该螨可与其他螨类混合发生于仓储环境，在生物防治粗脚粉螨方面曾取得成果。该螨也可见于屋尘中。

地理分布：世界性广布。

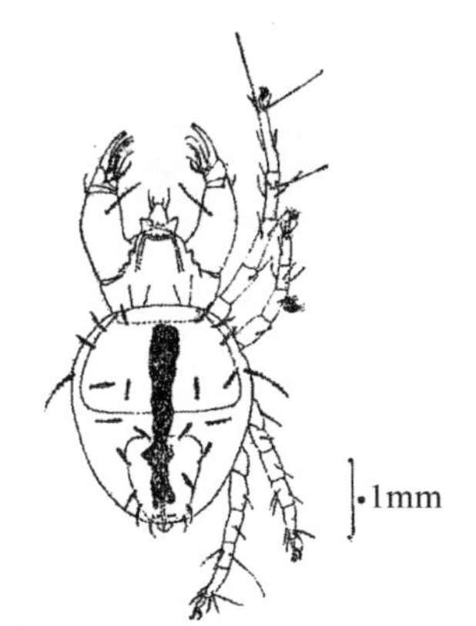

图 2-32　特氏肉食螨(♀)背面观

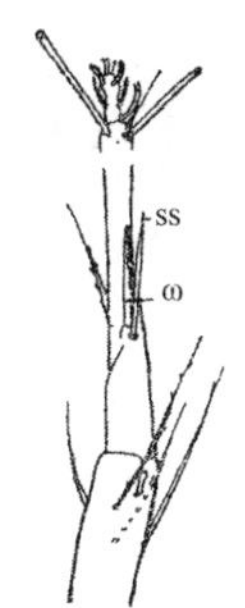

图 2-33　特氏肉食螨(♂)右Ⅰ足背面观
ss，支持毛；ω，感棒

特氏肉食螨(Cheyletus trouessarti Oudemans, 1903)

雄螨：体长约 350μm(图 2-32)。

颚体喙的两侧翼状突出，复片上具网纹。气门沟拱形，中部或略呈锯齿状。须肢跗节外梳毛具约 14 个小齿，内梳毛具约 12 个小齿。须肢胫节基部具 1 或 2 个小突起。

背板及刚毛的排列和普通肉食螨相似，前足体背板除了 4 对缘毛外，还具 1 对背中毛。腹面具 1 个较短胸板，仅延伸至Ⅱ足基节之间，包围着第 1 对腹毛。Ⅰ足跗节上的 ω 感棒比支持毛稍短(图 2-33)。生殖孔位于躯体背部末端。

雌螨：体长约 450μm(图 2-34)。

复片背面有条纹，前复片没有明显装饰。气门沟侧臂具 4 或 5 个隔室，且弯曲，与中央部分形成 1 个锐角。须肢外梳毛约有 14 个齿，内梳毛约有 20 个齿；胫节爪的基部具 2～4 个齿状突起，但 3 个较多见。前足体背板与普通肉食螨相似，但除了 4 对缘毛外，还具 1 对“泡状”的背中毛。后半体背板除了 3 对缘毛外，具 2 对“泡状”的背中毛。腹毛和肛毛的排列与普通肉食螨相似，但第 5 对腹毛由尾孔前端的两侧生出，位置较后。Ⅰ足上(图 2-35)ω 感棒位于支持毛内侧，长度仅为支持毛的 1/2。

生物学：很少和其捕食的粉螨共同发生，有孤雌生殖现象。

地理分布：世界性广布。在我国的广州和深圳地区的屋尘中为常见的肉食螨类。

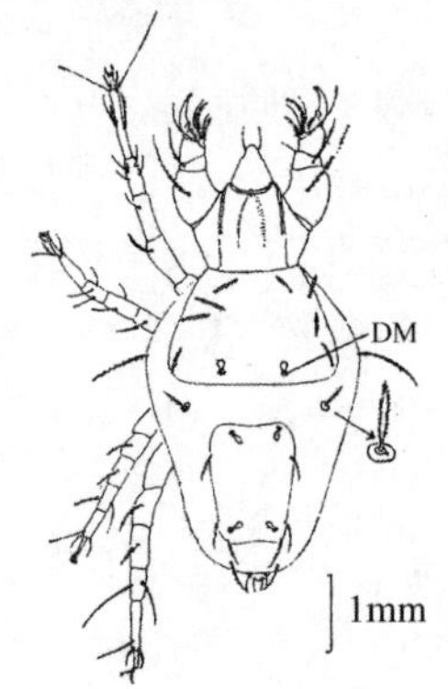

图 2-34 特氏肉食螨(♀)背面观
DM，背中毛

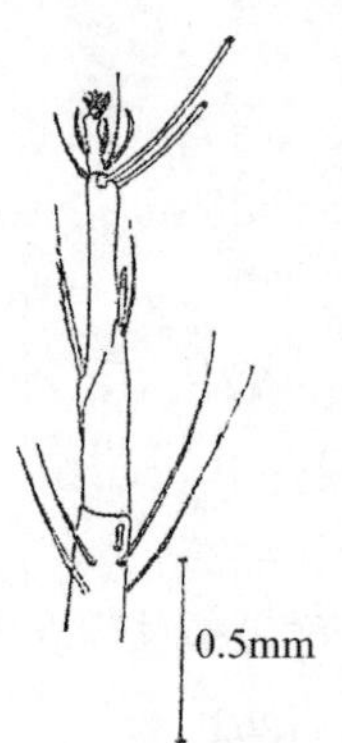

图 2-35 特氏肉食螨(♀)右Ⅰ足背面观

马六甲肉食螨(*Cheyletus malaccensis* Oudemans, 1903)

雄螨：体长约 320μm(图 2-36)。

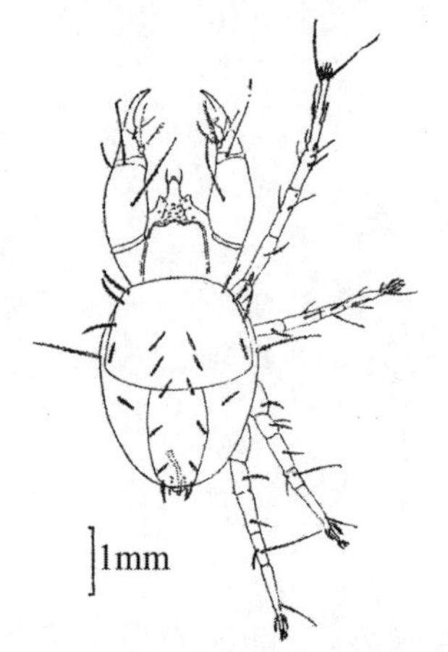

图 2-36 马六甲肉食螨(♂)背面观

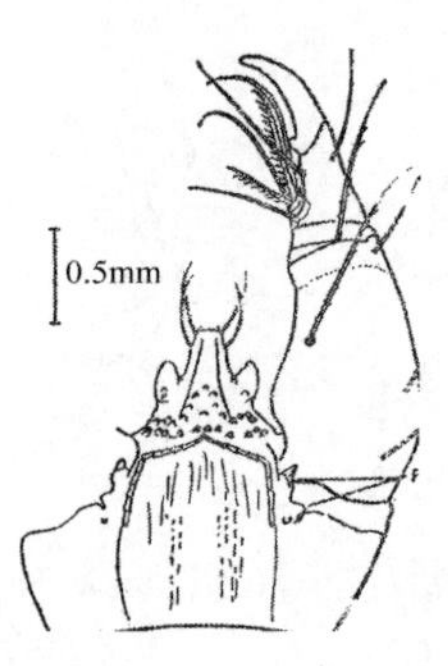

图 2-37 马六甲肉食螨(♀)颚体背面观
Rs，吻齿

复片有条纹，前复片上具细小瘤凸。喙两侧具突出侧翼，覆盖须肢转节部分具 2 个长短不等的小齿(图 2-37)。气门沟弓形，在中线和侧臂之间具 4 或 5 个隔室。须肢股节延长，内缘有一个向内的凸起。须肢跗节外梳和内梳较直，外梳具 13～15 个齿，内梳具 8～11 个齿。胫节爪的基部具一个突起物，但不似雌螨呈板状。前足体背板几乎覆盖整个躯体前半部，具 4 对缘毛和 2 对中毛。后半体背板向后狭窄，具 4 对毛。腹面一个短的胸板延伸至Ⅱ足基节，并环绕第一对腹毛。Ⅰ足跗节 ω 感棒比雌螨还要膨大，支持毛短，不明显。

雌螨：体长约 600μm(图 2-38)。

复片背表面具细条纹，气门沟前方线条不明显。气门沟“M”形，侧臂与中央部分成锐角。气门沟的侧支和中线间有 4 或 5 个隔室。须肢跗节外梳毛具 24～30 个小齿，内梳毛约具 18 个齿，胫节爪的基部具 1 或 2 个叶状突起，具一个明显的薄的边缘，从爪的基部延伸至跗节基部。背板的形状和毛序与普通肉食螨相似，刚毛常扁平，且呈梳齿状。在腹部末端，第 5 腹毛位置和尾孔前缘水平。Ⅰ足跗节上 ω 感棒基部膨大，端部渐尖，支持毛短，紧靠该感棒(图 2-39)。

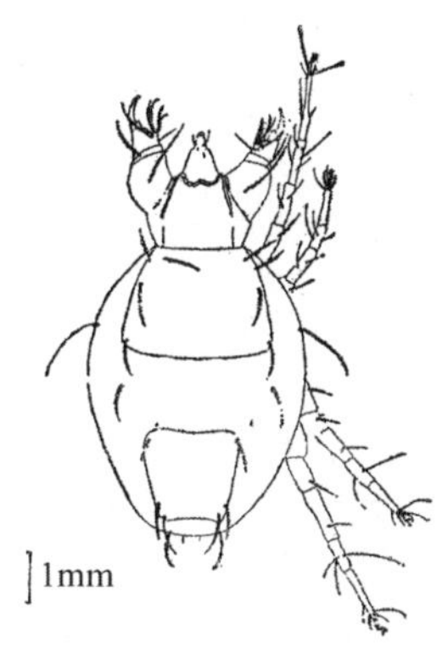

图 2-38　马六甲肉食螨(♀)背面观

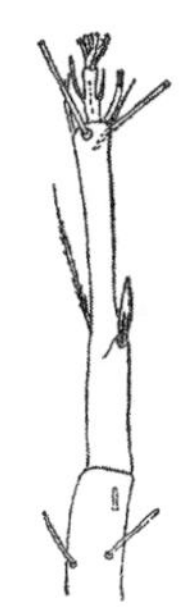

图 2-39　马六甲肉食螨(♀)右Ⅰ足背侧观

生物学：捕食性螨类，与其捕食螨类混合发生。

地理分布：世界性分布。为我国南方屋尘中的优势肉食螨类。

2. 单梳螨属(Acaropsis Moquin-Tandon, 1863)

须肢跗节只有 1 根梳状毛和 3 根光滑刚毛。气门沟圆形，平滑。两块背板不完全覆盖躯体。有角膜。背面缘毛绝对不成扇形，没有变形的背中毛。胛毛明显长于其他背毛。Ⅰ足跗节上的支持毛微小或缺如。Ⅰ足～Ⅳ足跗节有爪和爪垫。

该属屋尘中常见的螨类为阳单梳螨 *Acaropsis sollers* Rohdendorz，1940。

阳单梳螨(Acaropsis sollers Rohdendorz, 1940)

雄螨：不详。

雌螨：体长约 560μm(图 2-40)。

躯体狭长，体红色。颚体较前足体狭窄得多，前复片和喙呈圆锥形并有不清晰的纵纹。气门沟拱形，光滑。须肢跗节单个梳毛具 12 个明显的齿，胫节爪的内缘具 3 或 4 个不规则

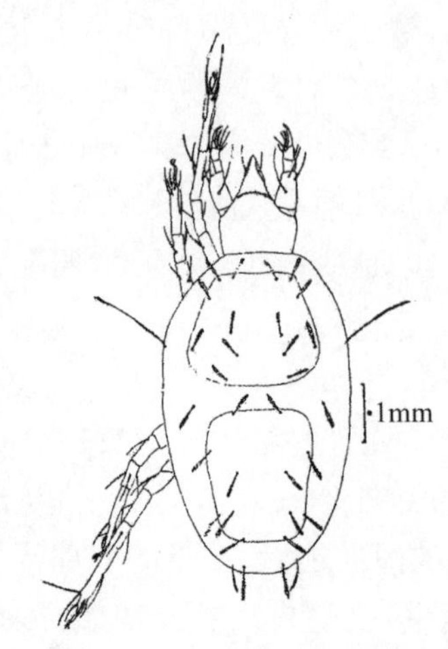

图 2-40 阳单梳螨(♀)背面观

的齿，胫节长为宽的 2 倍，背毛较股节长。

两块背板轻度骨化，角膜不显著。在前足体板上有 4 对缘毛和 3 对中毛。后半体板和前足体板远离。后半体板长大于宽，且有 6 对毛。另外，1 对毛着生于两块背板的中部，在躯体的后缘有 2 对毛。所有这些刚毛是披针状，梳齿稠密。1 对肩毛长而光滑，位于Ⅱ足和Ⅳ足之间的体躯侧面。

Ⅰ足的爪和前跗节比其余足的爪和端跗节小。Ⅰ足跗节的 ω 感棒长，圆柱形，伸达背侧毛(addorsal setae)基部。支持毛短，并紧靠跗节基部。Ⅱ足跗节的 ω 感棒较短，而紧靠在跗节上。足上刚毛的梳齿稀疏，或光滑，但各足股节上只有 1 根梳齿状的长毛。

生物学：捕食性螨类，可见于仓库和垃圾中，能捕食粉螨和粉螨的卵。

地理分布：世界性分布。在我国的广州和深圳地区的屋尘中有时可与热带无爪螨一起大量孳生。

3. 触足螨属(*Cheletomorpha* Oudemans, 1904)

须肢跗节有 2 个梳状物和 2 根光滑刚毛。前复片向前延伸，为一透明的褶，大约覆盖喙的 2/3。躯体背面大部分为前足体和后半体背板所覆盖。有 2 个角膜。背板和躯体的侧毛均长，梳齿密。背板中毛的结构异常，且不显著。Ⅰ足跗节末端为一长梗节，有一爪垫，通常无爪；若有爪时，也很小。2 根背侧毛极长。Ⅰ跗节上的支持毛远较 ω 感棒长。

该属屋尘中常见的螨类为鳞翅触足螨 *Cheletomorpha lepidopterorum* (Shaw, 1794)

鳞翅触足螨[*Cheletomorpha lepidopterorum* (Shaw, 1794)]

雄螨：体长 314～472μm。

喙比雌螨长，基部较宽。须肢股节外侧无膨大。胫节爪很小，基部有 2～4 个突起。气门沟拱形，平滑。躯体刚毛比雌螨长，但毛序相同。5 对背中毛不等长。生殖孔位于背面，每侧有 3 根短刺，Ⅰ足比雌螨长，跗节 ω 感棒为支持毛长度的一半。

雌螨：体长 450～550μm(图 2-41)。

躯体菱形，几乎完全为背板覆盖。前复片向前延伸，成一透明的褶，褶的末端可能成叶状突起。气门沟圆拱，分隔不明显。须肢跗节的外梳毛较长，具约 20 个齿，内梳毛末端弯曲呈镰刀状，具细密小齿。胫节爪的基部有一个基突，如薄缘一般从胫节爪基部延伸至跗节基部。须肢股节外侧膨大，内侧较笔直，背毛栉齿状，2 根腹毛光滑。

躯体几乎完全被背板所覆盖，前足体背板每侧前角各具 1 个透明角膜，周围具 3 根具细密栉齿的长毛；后角每侧各具 1 根刚毛。后半体背板侧缘和后缘具 5 对刚毛。此外，前足体背板和后半体背板还分别具 2 对和 3 对特异的背中毛，该毛基部有一短柄，末端是一束念珠状的分叉。躯体还具胛毛和后毛。

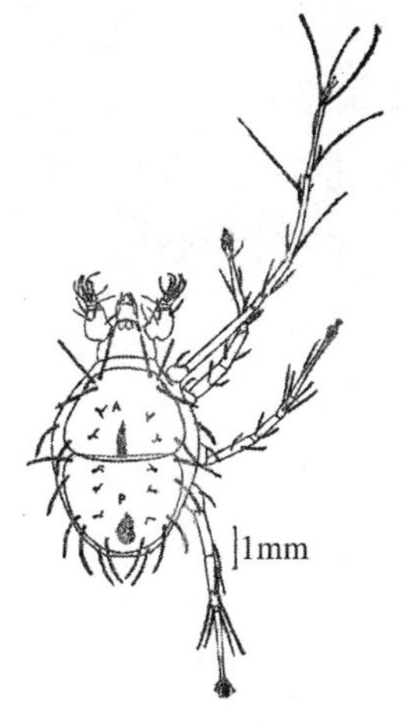

图 2-41 鳞翅触足螨(♀)背面观
A,前足体背板;P,后半体背板

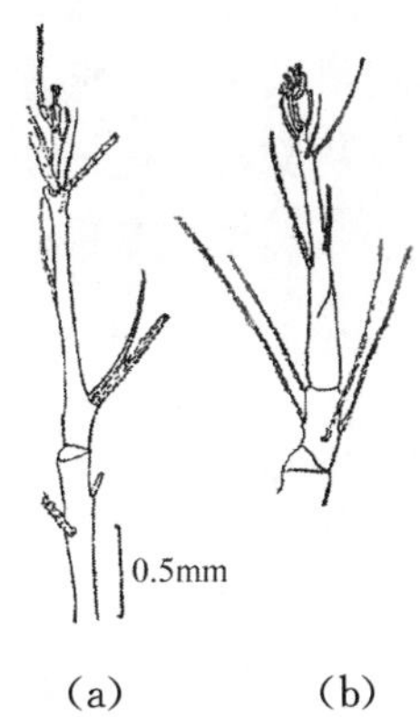

图 2-42 鳞翅触足螨(♀)足背面观
(a)右Ⅰ足背面观;(b)右Ⅱ足背面观

Ⅰ足很长,股节较为延长;末端跗节退化,有 2 根很长的分节的背侧毛[图 2-42(a)];ω 感棒和支持毛均很长,支持毛具倒刺,约与跗节等长;胫节具 1 小感棒,但膝节无此感棒。Ⅱ足的爪和前跗节很发达[图 2-42(b)],ω 感棒几乎沿着跗节中部伸出。

生物学:该螨为捕食性螨类,常和粉螨共同发生,也可在昆虫体表和鸟类巢穴发现,在屋尘和床尘中也可发现。

地理分布:世界性广布。

(四)吸螨科(Bdellidae Duges, 1834)

该科螨类颚体延长,因此又有鼻螨(snout mite)之称(图 2-43 和图 2-44)。体色为红色或黑色,体形中等,体长 500～3000μm。颚体向前端渐细。口下板远端平截,末端为 2 个扁平的叶状突起。

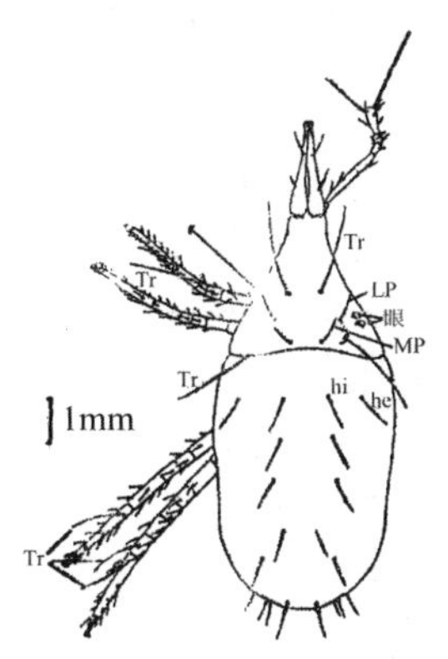

图 2-43 一种针吸螨(♀)背面观
LP 和 MP,前足体侧毛和中毛;Tr,盅毛或外肩毛;
hi 和 he,内肩毛和外肩毛

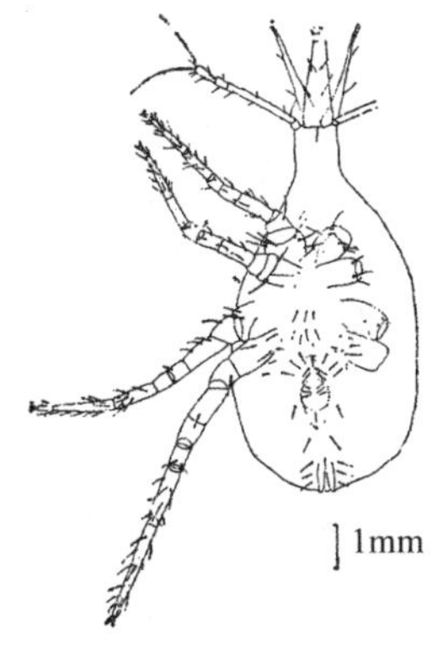

图 2-44 一种针吸螨(♀)腹面观

螯肢位于口下板上方，末端具无齿的小螯钳。须肢 6 节，转节小且无毛，股节可分为基股节和端股节，基股节特别延长，具数目不等刚毛；端股节短，只具一根刚毛；膝节具 5～7 根刚毛；胫跗节端部具 2 根长感觉毛和一些较短的刚毛和盅毛。前足体为三角形，背侧常有刚毛 2 对：前足体背侧常着生有中毛和侧毛各 1 对以及 2 对尖长的感器或盅毛。后半体背面具光滑或羽状刚毛，排成 5 横列。

生物学：该科螨类均营自由生活，捕食昆虫和其他螨类，室内灰尘中也可发现，但种类不详。

地理分布：世界性分布。

三、革螨亚目Gamasida

革螨亚目是蜱螨亚纲中一个种类丰富的类群，个体大小为 200～3000μm，多为捕食性的螨类，因此在一些农业害螨的生物防治方面具有重要的经济意义。还有一些种类营寄生生活，寄主多样，可为哺乳动物、鸟类、爬行类和其他无脊椎动物。

该亚目最显著的特征为在Ⅱ足、Ⅳ足基节间的体侧有气门一对，常与气门沟相连；口下板有毛 3 对，常排列成列或呈三角形；颚体基部腹面具胸叉，有 1～3 分叉丝；雄螨无阳茎，生殖孔位于胸生殖区，螯肢动趾上常具形态各异的导精趾，须肢前部具分叉的趾节。

革螨亚目主要居家螨类分科检索表

成螨背板 F 列毛仅有 2 对；颚角分叉 ………………………………… 美绥螨科 Ameroselidae
成螨背板 F 列毛有 5 对；颚角不分叉 ……………………………………………… 囊螨科 Ascidae

(一)囊螨科(Ascidae Voigts & Oudemans, 1905)

该科螨类成螨背板完整或分裂成几块，背毛多于 23 对；背板周围盾间膜上至少具 3 对缘毛。雌螨胸后毛位于分离的板或表皮上，生殖板多纵形，末端平截或圆形，有生殖毛 1 对。足受精囊开口于Ⅲ足与Ⅳ足基节之间。雄螨多具胸殖板和腹肛板；螯肢具齿，在咀嚼面上具钳齿毛或透明的叶片，动趾上有导精趾。须肢跗节常二叉。第 2 胸板齿通常具 7 个横列。头盖多样，但绝不呈不分枝的单个齿状突起。Ⅰ足跗节前跗节和爪有时缺如。Ⅰ足胫节有 3 条复毛，Ⅰ足股节有刚毛 11 或 12 条。

该科螨类世界分布广泛，多为捕食性螨类。屋尘中常见的属主要为卡密螨属 *Melichares* Hering, 1838 和蠊螨属 *Blattisocius* Keegan, 1944。

囊螨科主要居家螨类分属检索表

气门沟与足外板分开。雌螨肛板仅具 3 对肛毛 ………………………… 卡密螨属 *Melichares*
气门沟在Ⅳ足基节外与足外板相接。雌螨肛腹板除了肛毛外，还具刚毛 2～7 对 …………
……………………………………………………………………………… 蠊螨属 *Blattisocius*

1. 卡密螨属(Melichares Hering, 1838)

雌螨背板有刚毛 33～49 对，背板后区有刚毛 10～15 对，R 列缘毛位于盾间毛上，雄螨背毛与雌螨一样，但另有缘毛着生于背板边缘。

该属屋尘中常见的种类为快卡密螨 *Melichares agilis* Hering，1838。

快卡密螨Melichares agilis Hering, 1838

雄螨：体长约 415μm(图 2-45)。

胸殖板可达Ⅳ足基节后缘，具 5 对刚毛。腹肛板具 3 对肛毛和 6 对刚毛。气门沟后端较雌螨折皱。螯肢趾节具齿，导精趾前端超过趾节。

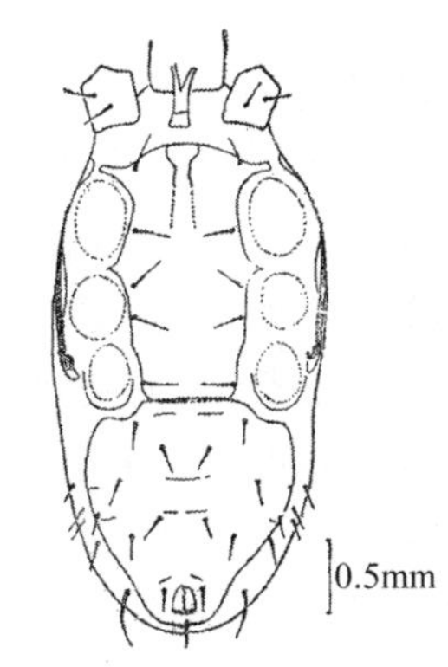

图 2-45　快卡秘螨(♂)躯体腹面观

雌螨：体长约 450μm(图 2-46 和图 2-47)。

体色淡黄，背板明显骨化，有网纹，稍狭，盾间膜从背面部分可见。背板具刚毛 29 对，其后区有 15 对，最后一对刚毛 Z_5 最长。缘毛 7 对(R_1～R_7)，着生在盾间膜上。胸板前缘模糊，具 3 对刚毛和 2 对小孔；胸后毛位于盾间膜，与第 3 对小孔相连。生殖板长颈瓶状，中部具刚毛 1 对。肛板远离生殖板，具 3 对刚毛。肛板周围和生殖板两侧具 10 对刚毛。气门沟后端成圈，前端可达Ⅰ足基节后缘的背面。气门沟板在Ⅳ足基节区与足外板分离。

螯肢定趾具小齿 4 或 5 个，动趾具齿 1 个。颚角细长而聚合，第 1 口下板正常。头盖接近三角形。Ⅳ足跗节无巨毛。

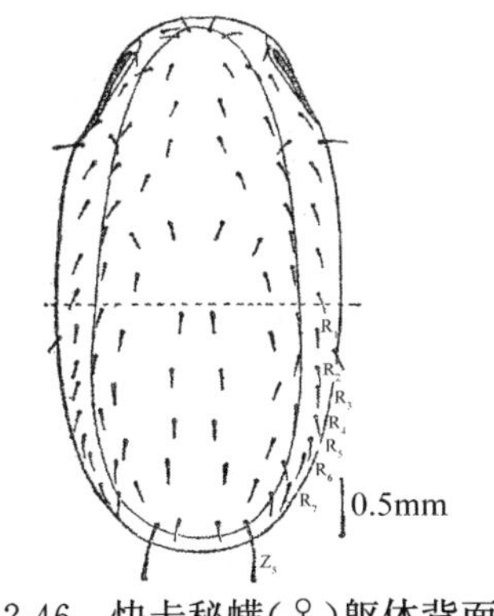

图 2-46　快卡秘螨(♀)躯体背面观
R_1～R_7，缘毛；Z_5，侧毛

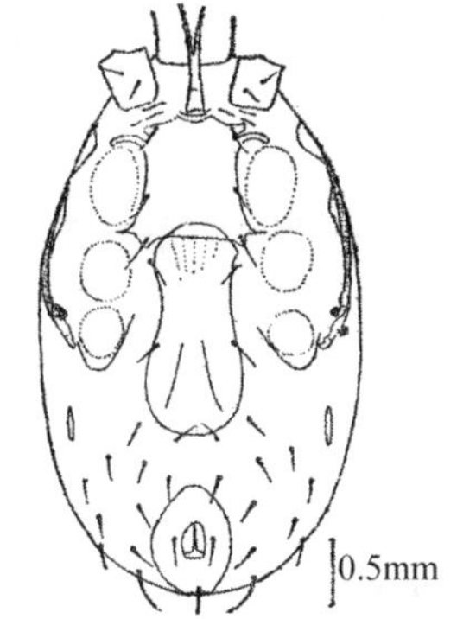

图 2-47　快卡秘螨(♀)躯体腹面观

生物学：捕食性螨类，喜食粗脚粉螨的卵、幼螨和若螨，也可见于甜果螨危害的储藏物中，屋尘和其他一些仓储物资中也较常见。

地理分布：英国、德国和荷兰。我国北方沈阳地区的床尘和地尘中也有发现。

2. 蠊螨属(Blattisocius Keegan, 1944)

雌螨背板具 32～36 对刚毛，其后区具 15 对；盾间膜具缘毛 9～12 对、亚缘毛 5～11 对。

成螨肩毛 r_3 位于间膜上，无变异；生殖板后缘多平截，腹肛板除肛毛外，具2～7对刚毛；气门沟板在Ⅳ足基节区与足外板相接。雄螨缘毛常多于雌螨，胸殖板与气门沟板和腹肛板分离。螯肢定趾具毛状钳齿毛，雄螨导精趾端部超过动趾顶端并常弯曲。颚角细长且聚合。各足具前跗节和爪，Ⅰ足跗节具背毛6根，Ⅱ足和Ⅳ足跗节最少各具刚毛8根和10根。

该属屋尘中常见的种类为基氏螊螨 *Blattisocius keegani* Fox，1947

基氏螊螨(*Blattisocius keegani* Fox, 1947)

雄螨：体长 450～520μm。

螯肢动趾与定趾长度相当，动趾外侧具较长的导精趾，导精趾端部成波浪形弯曲。

雌螨：体长约 500μm。

体白色或淡黄色。背板具33对长短不一的刚毛。气门沟极短，不超过Ⅲ足基节中央。生殖板后缘平截，螯肢定趾短于动趾，具一根尖细的钳齿毛，动趾具1或2个小齿。

生物学：为捕食性螨类，可捕食腐食酪螨和食甜螨科的一些螨类，也会取食一些鞘翅目昆虫的卵。可见于各种屋尘中。

地理分布：世界性分布。在我国深圳、广州、上海地区的床尘中发现该螨可占总螨类总数的1%左右。

(二)美绥螨科[Ameroseiidae (Evans，1963)]

该科螨类背板完整，通常具29对刚毛。后区缘毛(R)及 F_1 和 F_2 消失。雌螨胸板有2或3对刚毛。胸后毛常着生在盾间膜上。生殖板楔形，有肛板或肛腹板，具足受精囊。雄螨有胸殖板和肛腹板。生殖孔开口于前胸。颚角显著，末端分叉。须肢趾节具2爪，偶有3爪。

该科螨类生物学不详，多见于仓库碎屑和草堆下。室内灰尘常见的种类主要为克螨属 *Kleemannia* Oudemans，1930 的螨类。

克螨属(*Kleemannia* Oudemans, 1930)

成螨背板具网纹和29对羽状或叶状刚毛，雌螨胸板具2对刚毛，腹肛板除肛毛外，还具2对刚毛。颚角末端分叉，第1对口下板毛粗大。须肢趾节2叉。Ⅲ足膝节和胫节各具2对后侧毛。室内灰尘中常见的种类为老羽克螨 *Kleemannia plumigera* Oudemans，1930。

老羽克螨(*Kleemannia plumigera* Oudemans, 1930)

雄螨：体长约 360μm。

与雌螨相似，但腹面几乎为胸殖板和腹肛板所覆盖。

雌螨：体长约 440μm(图 2-48)。

背板几乎完全覆盖背面，并向前突出于颚体之上，表面具网纹和29对刚毛，但背板后区仅具2对F列毛。刚毛如镰刀形，并具梳齿。胸板具网纹，但向后渐模糊，具刚毛2对，第3对则位于胸板后游离的

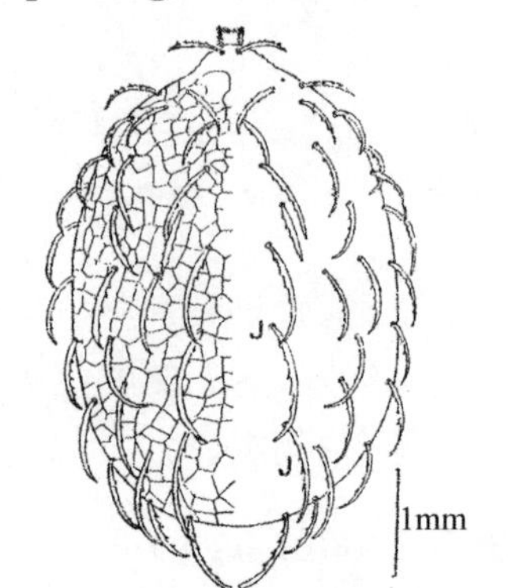

图 2-48 老羽克螨(♀)躯体背面观
躯体毛，F

小板上。生殖板略呈梯形，具刚毛 1 对。腹肛板紧靠生殖板，但较前者大，除具 3 对肛毛外，还具 2 对刚毛。在生殖板和腹肛板之间膜上，具 4 根的短小刚毛。颚角分叉，第 1 对口下板毛粗大如刺。

生物学：该螨可见于干草和燕麦筛下物，在室内灰尘也具一定数量，可能为菌食性螨类。

地理分布：英国、爱尔兰、德国和荷兰。我国深圳地区的屋尘中也有发现。

主要参考文献

何韶衡，刘志刚. 2009. 基础过敏反应学. 北京：科学出版社：591～618.

刘晓宇，吴捷，刘志刚，等. 2010. 中国不同地理区域室内尘螨的调查研究. 中国人兽共患病学报，26(4)：310－314.

李隆术，李云端. 1988. 蜱螨学. 重庆：重庆出版社.

李朝品，2009. 医学节肢动物学. 北京：人民卫生出版社.

李朝品，武前文. 1996. 房舍与储藏物粉螨. 合肥：中国科学技术大学出版社.

孟阳春，李朝品，梁国光. 1995. 蜱螨与人类疾病. 合肥：中国科学技术大学出版社.

休斯 A M，忻介六，沈兆鹏，等. 1983. 贮藏食物与房舍的螨类. 北京：农业出版社.

王斌，吴捷，刘志刚，等. 2009. 深圳某高校学生寝室床尘螨类调查及相关影响因子分析. 中国寄生虫学与寄生虫病杂志，27(1)：89－90.

Blythe M E，Williams J D，Smith J M. 1974. Distribution of pyroglyphid mites in Birmingham with particular reference to *Euroglyphus maynei*. Clinical Allergy，4(1)：25～33.

Dusbábek F，Cuervo N，de la Cruz J. 1982. *Dermatophagoides siboney* sp. n. (Acarina：Pyroglyphidae) a new house dust mite from Cuba. Acarologia，23(1)：55～62.

Evans G O，Sheds J G，Macfarlane D. 1961. The Terrestrial Acari of the British Isles. An Introduction to their Morphology, Biology and Classification. London：Trustees of the British Museum，219.

Galvao A B，Guitton N. 1986. *Dermatophagoides deanei* sp. n. of pyroglyphid mite from house dust in Brazil. Mem. Inst Oswaldo Cruz，81：241～244.

Gaud J. 1968. Acariens de la sous-famille des Dermatophagoidinae récoltés dans les plumages d'oiseaux. Acarologia，10：292～312.

Platts-Mills T A E，Thomas W R，Aalberse R C，et al. 1992. Dust mite allergens and asthma：report of a second international workshop. Journal of Allergy and Clinical Immunology，89(5)：1046～1060.

Wharton G W. 1976. House dust mites. Journal of Medical Entomology，12(6)：577～621.

Wu J，Liu ZG，Ran PX，et al. 2009. Influence of environmental characteristics and climatic factors on mites in the dust of air－conditioner filters. Indoor Air，19(6)：471－481.

（吴捷、刘志刚）

第三章　尘螨的形态与结构

尘螨(house dust mite，HDM)是一种世界性分布的小型螨类，普遍存在于人类的居室和工作环境中，是现代居室生态系统中的重要成员。尘螨以粉末性物质为食，如动物皮屑、食物碎屑和真菌等，因此主要在与人体接触密切的床单、被褥、衣物、枕垫、沙发套和地毯等处生存繁殖；同时也可见于仓储中药材和粮食中，是仓储螨类的重要组成部分之一。近几年来研究发现，空调滤网灰尘中也有尘螨孳生，尘螨过敏原可随空调送风漂浮在室内空气当中。1964 年，尘螨被证实是室内灰尘中最主要的过敏原之一，可引起过敏性哮喘、过敏性鼻炎、荨麻疹等过敏性疾病，尘螨的形态愈发引起人们的重视。

目前发现与人类过敏性疾病有关的螨约 30 种，其中与过敏性疾病关系最密切的为屋尘螨(*Dermatophagoides pteronyssinus*，Der p)、粉尘螨(*Dermatophagoides farinae*，Der f)和欧宇尘螨(*Euroglyphus maynei*，Eur m)等。在热带气候下，仓储螨如热带无爪螨、腐蚀酪螨、害嗜鳞螨等和其他麦食螨科的螨一样，在居室中可能是最普遍的螨之一。肉食性螨(如肉食螨属 *Cheyletus*)和植物寄生性螨(如叶螨科 Tetranychidae)也能在居室中发现，但是否为室内重要过敏原，还需进一步研究。此外，跗线螨科的谷蒲螨(*Tarsonemus granarius*)近年来被证实为空调滤网灰尘中的螨种之一(Wu，2009)。有关谷蒲螨与过敏性疾病之间的关系目前尚不清楚，还需进一步的研究。

第一节　尘螨的一般外部形态

尘螨属于节肢动物门(Arthropoda)、有螯亚门(Chelicerate)、蛛形纲(Arachnida)、蜱螨亚纲(Acari)，是小型节肢动物，构成了节肢动物门的一个大类群。螨体型微小，小的虫体长仅 0.1 mm 左右，大者可达 0.4 mm 以上。虫体圆形、卵圆形或长椭圆形，由颚体(gnathosoma)[又称假头(capitulum)]与躯体(idiosoma)两部分组成。颚体位于躯干前端或前部腹面，由口下板、螯肢、须肢及颚基组成。躯体呈卵圆形或袋状，无明显分节现象，而分节是典型节肢动物的明显特征，这种分节现象的丧失使人们把螨类视为节肢动物门中高度特化的类群。螨体表皮有的柔软，有的形成不同程度骨化的背板，在表皮上可有各种条纹、刚毛等。

尘螨体小，成虫体长 200～600μm，常呈卵圆形，乳黄色，饱食后可呈半透明。体表有细密或粗皱的皮纹和少量刚毛。有 4 对足，前后各 2 对，1 对触须，无翅和触角。身体不分头、胸、腹三部分，而是融合成为一囊状体，这一点不同于昆虫纲动物(躯体分为明显的头、胸、腹三段)。尘螨体分为颚体和躯体两部分，二者之间以围头沟为界(图 3-1)。

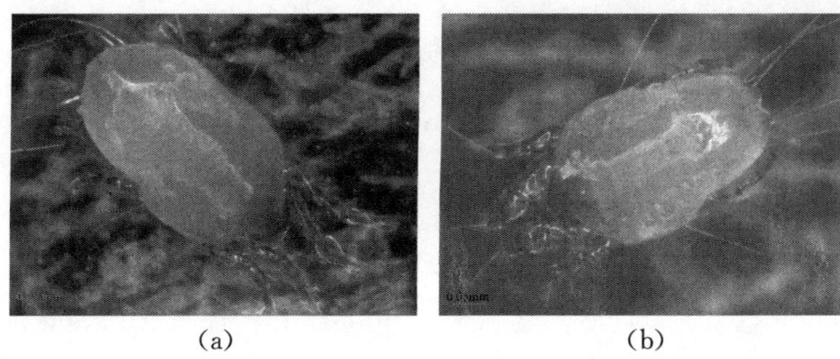

(a)　　(b)

图 3-1　生活中的尘螨(光镜观察)

(a)雌性♀;(b)雄性♂

一、颚　　体

颚体(图 3-2)是尘螨外形中最复杂的部分,其又称假头,位于虫体的前端。颚体基部,即颚基(gnathobase)由 1 对须肢(pedipalp)、1 对螯肢(chelicerae)及 1 块口下板(hypostome)组成,依靠关节膜和躯体相连,能自由活动,可部分缩到躯体中。颚基的背面覆盖一块头盖,即为口上板(epistome),其两侧是由须肢愈合而成。而颚体的腹面和侧面大部分是由与腹板和背板愈合在一起的须肢基节所构成。整个颚体形如一管道,食物即通过此管道进入后方的咽及食管。同时,活螨的颚体和躯体常保持一个角度,可使螯肢顶端接触到食物。

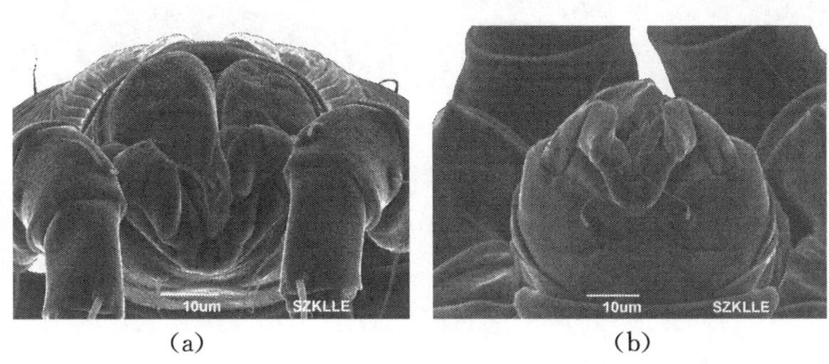

(a)　　(b)

图 3-2　粉尘螨颚体扫描电镜观察

(a)雌性;(b)雄性

须肢 1 对,位于螯肢的外方或更后方。扁平构造,由基节和端节组成,基节有 1 对刚毛,端节具有 1 条刚毛和一个偏心的圆柱状结构。须肢的外支形成的须节可以很长或者很短,有触角(感觉)的功能。基节愈合构成颚体的腹部。

螯肢 1 对,位于颚体背面、口之上,是单一的分支,通常由 3 节(基节和两部分端节)组成,但可因某种特殊的食性而变异。螯肢是尘螨的取食器官。螯肢两侧扁平,构成一个大的基区,基区向前延伸的部分为定趾(fixed digit)与动趾(movable digit)。定趾与动趾形成剪刀样的结构,能在垂直面活动,内缘常有刺或锯齿。在定趾的内侧为一锥形距(conical spur),上面是上颚刺(mandibular spine)。从前足体背板发出的肌肉可使两个螯肢独立活动。螯肢的下方为中空结构的上唇,形成口器的盖。上唇向后延伸到躯体中,呈板状,其侧壁与颚体腹面部分一起延长，开咽肌由此发源。

颚体的腹部，即口下板（hypostome）主要由须肢的愈合基节形成，向前形成 1 对内叶或磨叶，以及 1 对由 2 节构成的须肢。

二、躯　体

躯体常为卵圆形，囊状，其内有消化系统、生殖系统和神经系统。表面常生有指纹状的细密或粗皱的皮纹和感觉刚毛（图 3-3），刚毛的形状和长短不一，但在同一类群中，其排列是非常固定的。躯体前部可有单眼。背面前端有狭长的盾板，其正中有 1 条纵脊沟。雄螨体背后部还有 1 块后盾板，其两侧有 1 对臀盾。有时躯体后缘呈叶状，这种情况可在自由生活的雄螨中偶尔发现。躯体背面前侧长有 1 对长鬃，尾端有 2 对长鬃。躯体除了有 1 条横沟区分前足体和后足体外，少有或没有分节现象，有些螨横沟也不明显。气门是螨呼吸的位置，螨的气门在躯体上的位置和有无是螨分类的依据之一。在无气门目，表皮是螨主要的呼吸器官，其在水分排出和吸入的调控方面起到一定的作用。

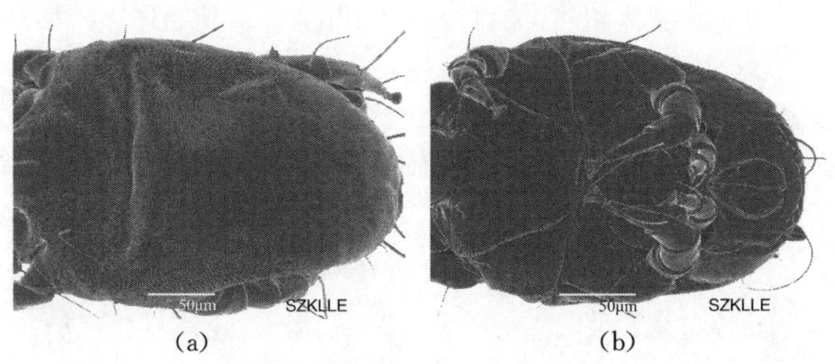

(a)　(b)

图 3-3　尘螨躯体扫描电镜照片

(a)背面观；(b)腹面观

螨体及附肢表面为外骨骼，外覆一层表皮以防止水分蒸发丢失。外骨骼上有成对排列的背毛、侧毛和腹毛（如基节毛、刚毛和生殖毛等），可用于螨的分类鉴别。前足体有 4 对刚毛，分别是顶内毛（vi）、顶外毛（ve）、胛内毛（sci）和胛外毛（sce）。顶内毛位于前足体的前背面中线，并在颚体上方，向前延伸；顶外毛位于螯肢两侧或较后的位置；胛内毛和胛外毛着生在前足体背面后缘，横行排列。后半体有 1～3 对肩毛，位于后半体前缘的Ⅱ足、Ⅲ足间，肩毛根据位置可分为肩腹毛（hv）、肩外毛（he）和肩内毛（hi）。后半体中线两侧，有 4 对背毛，排列成两纵行，分别为 d_1、d_2、d_3和 d_4。躯体两侧有 2 对（前侧毛 la 和后侧毛 lp）或 3 对（l_1～l_3）侧毛，la 或 l_1 位于侧腹线开口之前。在躯体后背缘，生有 1～2 对骶毛，即骶内毛（sai）和骶外毛（sae）。这些刚毛的形状和长度在不同的种类中变异较大，一般而言，躯体后面的刚毛要比躯体前面的长。

躯体腹面的刚毛较少，构造也相对简单。Ⅰ足和Ⅲ足基节上各有一对基节毛（coxal setae，cx），生殖孔周围有 3 对生殖毛（genitals，g），肛门周围有肛毛（anals，a），即 1～2 对前肛毛（pra）和 1～5 对后肛毛（pa），前肛毛和后肛毛可构成肛毛复合体（图 3-4）。基节毛和生殖毛的数目与位置是固定的，而肛毛在种群和性别之间差异较大，可作为种属鉴别的重要形态特征。躯体上还有其他的各种毛，如感觉毛、触觉毛和黏附毛，具有感觉作用（休斯等，1983）。亦有报道说在尘螨的幼螨阶段，Ⅰ足和Ⅱ足基节间腹面尚有一对格氏器（claparede organ）和尾气门（李隆术和李云端，1988）。

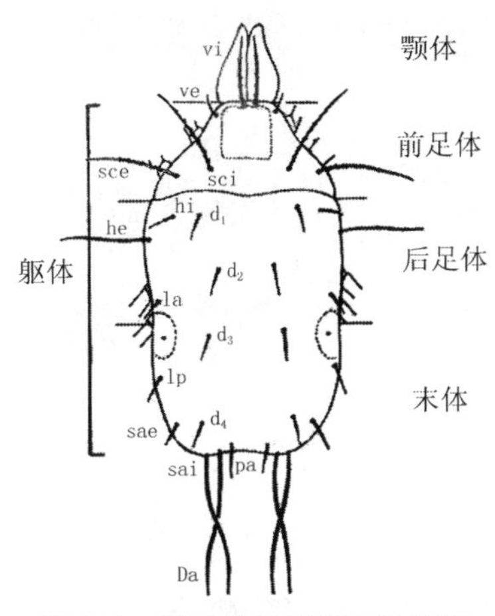

图 3-4　螨类的外形图（背面观）
ve，顶外毛；vi，顶内毛；sce，胛外毛；
sci，胛内毛；he，肩外毛；hi，肩内毛；
la，前侧毛；lp，后侧毛；d_1～d_4，背毛；
sae，骶外毛；sai，骶内毛；pa，后肛毛

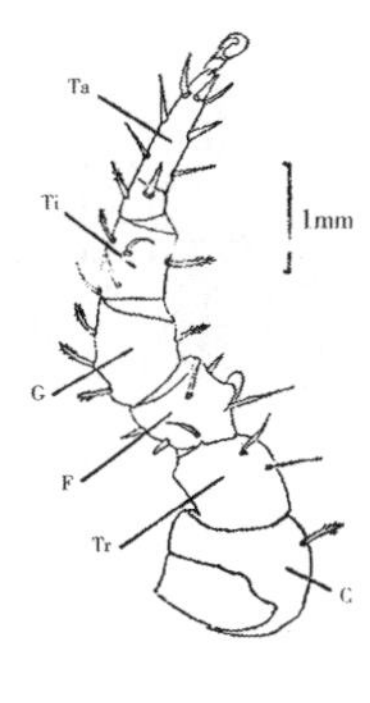

图 3-5　宫卵巨螯螨（♂）Ⅱ足背面观
Ta，跗节；Ti，胫节；G，膝节；
F，股节；Tr，转节；G，基节

足：躯体腹面生有足。在成螨期，通常有 4 对足，前 2 对足向前，后 2 对足向后。每只足分为 6 节（图 3-5），包括基节、转节、股节、膝节、胫节和跗节，由关节膜把它们连接在一起。在生活中，所有的足都用于步行，但第一对足也可以用于取食（Griffiths et al.，1959）。雄螨第一对足可粗壮，第 4 对足细而短。不同的螨类，足节的数目可以增多或减少，如一些跗线螨类股节可分为基股节和端股节。基节固定，在一些螨类，基节与躯体腹面愈合而形成板，有时该板可全部或部分骨化，形成基节内突（epimeron）；或者其前缘加厚，形成表皮内突（apodeme），有足的肌肉附着其上。其余的 5 节是活动的节。跗节末端有爪和爪间突（或称趾节），可看成是足的附加节（Evans et al.，1961；Krantz，1970）。足的顶端柔软，形成端跗节，有时可扩大成爪垫（pulvillus）。

足上生有许多毛状突起，分别是刚毛（setae）、感棒（solenidia）和芥毛（famulus）（Grandjean，1935），在跗节上的数目最多，从Ⅰ足～Ⅳ足逐渐减少。刚毛由芯和外包的附加层构成；感棒为圆柱状的中空薄管；芥毛与感棒接近，芯子中空，含原生质。刚毛和感棒都有感觉神经存在，分别具有物理和化学感受器的功能。

雌、雄两性尘螨的生殖孔（外生殖器）（图 3-6）位于躯体腹面正中、足的基节之间，生殖孔常为 1 对分叉的生殖褶所掩盖，其内侧为 1 对粗直管状构造，称为生殖吸盘或生殖感觉器。雌螨的生殖孔为产卵孔，开口于Ⅲ足～Ⅳ足的基节之间，较大，可排出多卵黄的卵，生殖瓣呈"V"字形，有生殖乳突。在躯体后端还有 1 个附加孔，即交合囊（bursa copulatrix），在内部，交合囊最终通到受精囊（receptaculum seminis）而与卵巢相通。雄螨的外生殖器，

即阳茎(penis),是输精管末端的1几丁质管,着生于结构复杂的支架上,支架上附有使阳茎活动的肌肉。雄螨也有特殊的交配器,即位于肛门两侧的1对肛吸盘[图3-7(b)]和位于Ⅳ足上的跗吸盘[图3-7(c)],在交配时可用来抓住雌虫。肛门位于躯体后端,成纵行裂孔[图3-7(a)]。

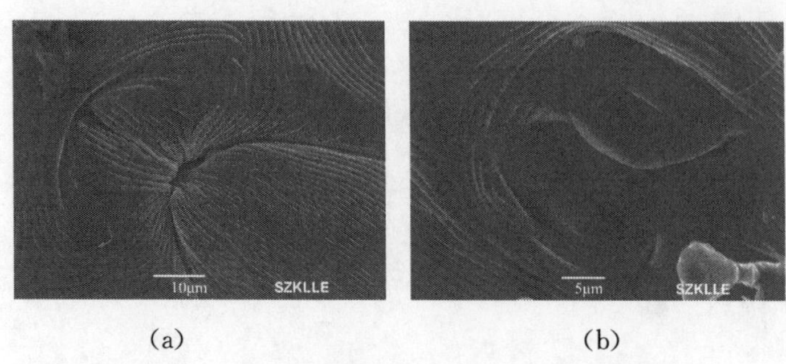

(a)　　(b)

图3-6　粉尘螨生殖孔(腹面观)扫描电镜观察

(a)雌性;(b)雄性

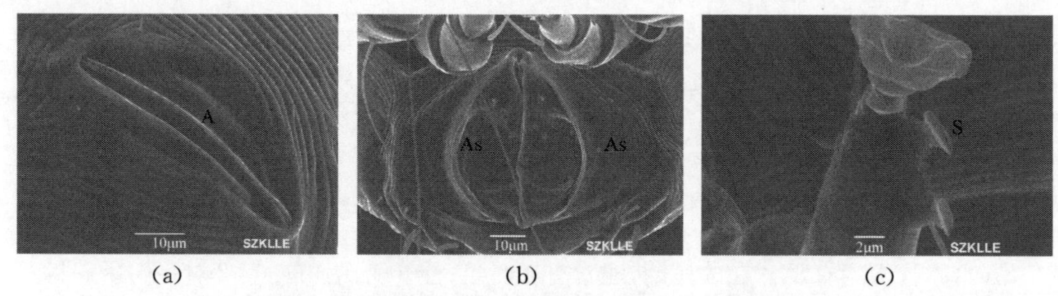

(a)　　(b)　　(c)

图3-7　粉尘螨肛门裂隙及附属交配器官扫描电镜观察

(a)雌性(A,肛门裂隙);(b)雄性(As,肛吸盘);(c)跗吸盘(S)

第二节　几种常见尘螨的形态特征

尘螨属于蛛形纲、蜱螨亚纲、真螨目、无气门亚目、粉螨总科,共有13属4亚属。在尘螨亚科中,尘螨的表皮都有细致的条纹,躯体上的刚毛均光滑,胛外毛比胛内毛长得多。体躯后缘有2对长刚毛。稍骨化的螨类无明显的假气门器。尘螨前足体前缘不覆盖在颚体之上。Ⅰ足、Ⅱ足胫节的背部末端有1条长鞭状感棒,并常超出该节的末端。雌螨生殖板通常不骨化,Ⅳ足常比Ⅲ足短细。雄螨Ⅳ足跗节有2个圆盘状的跗节吸盘。

在尘螨亚科的30余种尘螨中,与人类疾病有关的主要有以下几种。

一、粉尘螨(*Dermatophagoides farinae*)

粉尘螨又称美洲尘螨,在居室内主要沉积于床、衣物、沙发及地面的灰尘当中(Spieksma,1967)。有文献报道,在美国,房屋和褥垫的灰屑中,粉尘螨比屋尘螨的数量还多

(Wharton,1970;Larson et al.,1968,1969),是美洲的主要致敏螨种。我国各地亦均有分布,其中在我国南方(如广州、深圳等地)为优势螨种。

雄螨(图 3-8 和图 3-9)体呈椭圆形,较饱满,躯体长度为 260~360μm,前足体和后半体之间的横沟不明显。雄螨具有前足体背板和后半体背板,前足体背板的形状多种多样,其后缘可向侧面伸展,包围胛毛。后半体背板宽而短,不向前伸展到 d_2 处。生殖孔位于躯体腹面、Ⅲ足和Ⅳ足基节之间。阳茎细长,生在1个三角形的基板上。肛门为一卵圆形的围肛环所包围,围肛环的后缘向后凸出,在围肛环里有明显的肛门吸盘和1对前肛毛。躯体上的刚毛均较光滑,胛外毛比胛内毛长 4 倍以上。肩毛 2 对,肩腹毛位于Ⅲ足基节侧面的位置上,肩外毛、肩腹毛约与胛外毛等长。背毛 4 对,短,排列成两纵行,两行纵列在躯体后缘互相接近。骶内毛长,超过躯体长度的一半。生殖孔周围有 3 对刚毛,前 2 对较长,后 1 对短很多。

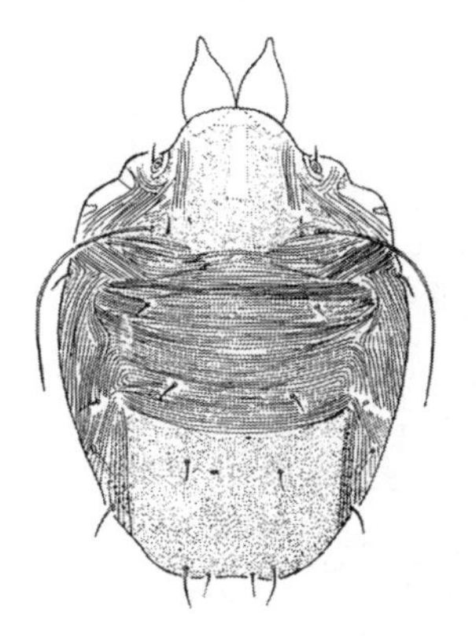

图 3-8　雄性粉尘螨背面观(a)

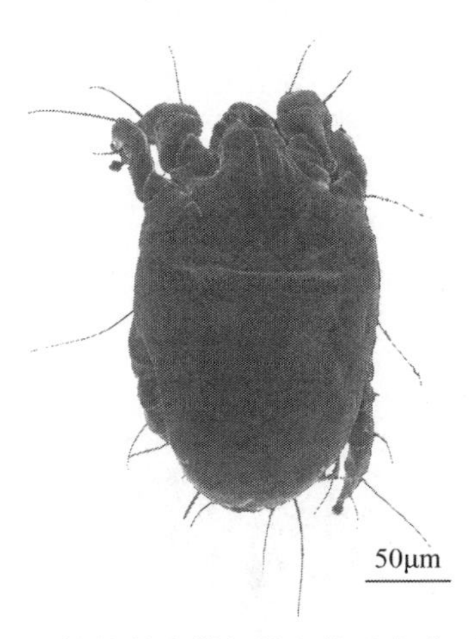

图 3-9 雄性粉尘螨扫描电镜观察背面观(a)

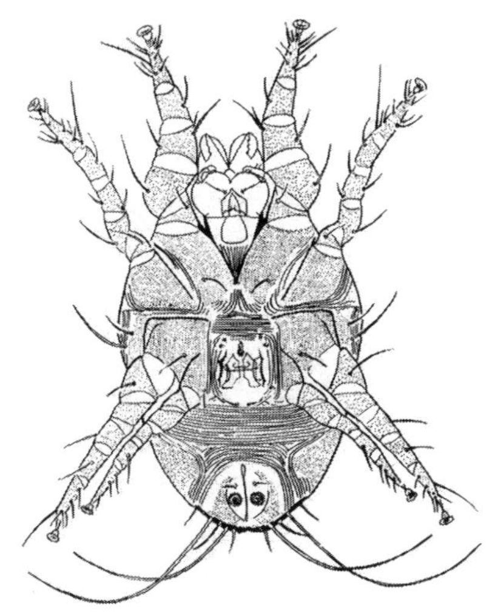

图 3-8　雄性粉尘螨腹面观(b)

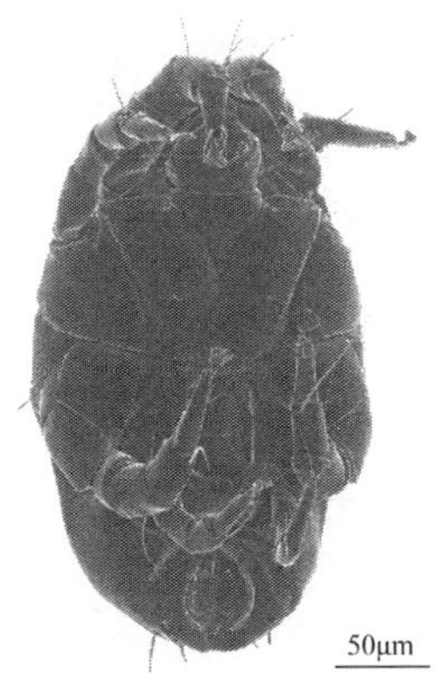

图 3-9 雄性粉尘螨扫描电镜观察腹面观(b)

足的基节区骨化，并有细微的刻点。Ⅰ足特别粗壮，其基节内突在腹面中线部位相互愈合，形成短的胸骨，有基节毛。Ⅰ足跗节的侧面顶端有1个粗大的突起，胫节上有1条腹毛；膝节有2条感棒，1条很长，1条较短。Ⅱ足胫节上有1条腹毛。Ⅲ足表皮内突长，并急剧弯曲成直角；Ⅲ足明显比Ⅳ足长且粗，基节上有基节毛，Ⅲ跗节有1个分叉的末端，并在其相对的位置上有1个小突起。Ⅳ足跗节末端有1对小的蕈形吸盘。

雌螨（图3-10和图3-11）躯体长360～400μm，形状与雄螨相似。有前足体背板，但没有后半体背板，躯体背面区域中央的表皮有横行的条纹，末端呈拱形。与雄螨相比，胸部区不十分骨化。生殖孔呈"人"字形，居于躯体腹面，其前端有一块新月形的生殖板，后生殖板仅在其侧缘骨化。交合囊较大，孔位于肛门区的背面，受精囊退化，交合囊以1条细长的管与受精囊的瓶状骨化区相通。Ⅰ足表皮内突彼此分离得很远；Ⅰ足和Ⅱ足的长短、粗细相同；Ⅲ足表皮内突不弯曲成直角，Ⅲ足和Ⅳ足等粗、细长。足上的毛序与雄螨相似，不同的是，Ⅳ足的2条短刚毛取代了雄螨Ⅳ足跗节末端的1对小的蕈形吸盘。

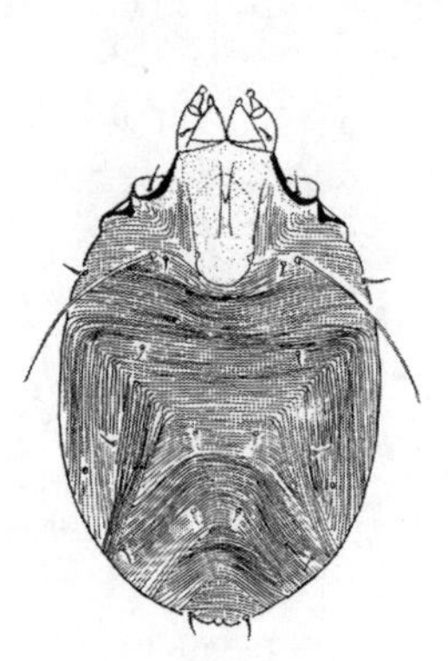

图3-10　雌性粉尘螨背面观(a)

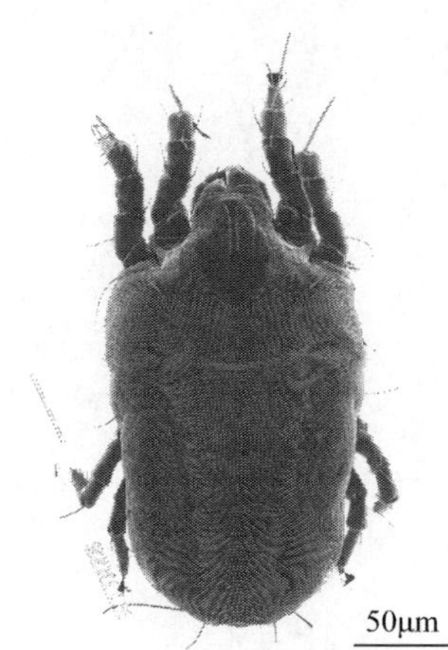

图3-11 雌性粉尘螨扫描电镜观察背面观(a)

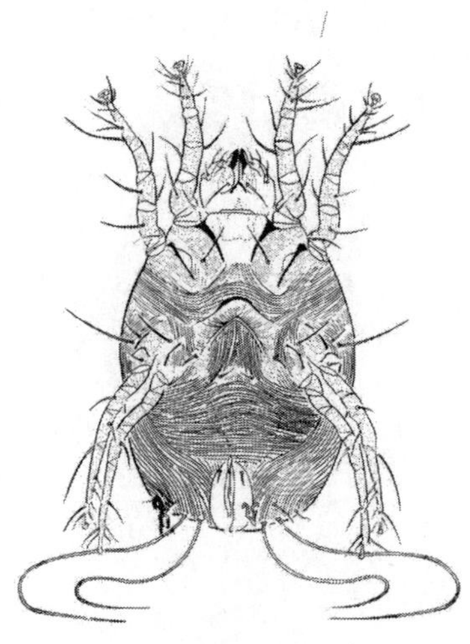

图3-10　雌性粉尘螨腹面观(b)

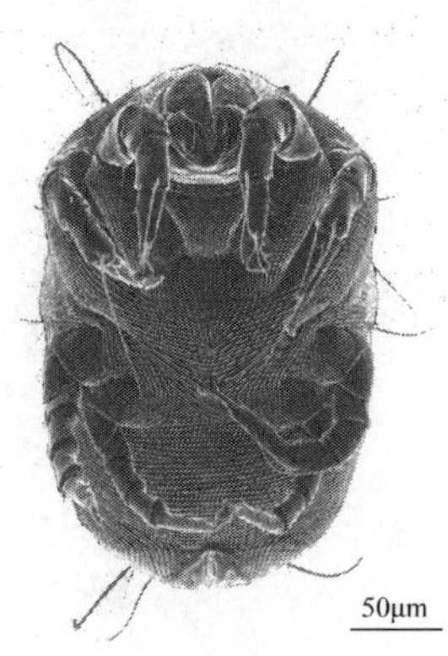

图3-11 雌性粉尘螨扫描电镜观察腹面观(b)

粉尘螨雌雄形态鉴别见表 3-1。

表 3-1　粉尘螨雌雄形态鉴别

观察内容	雄性粉尘螨	雌性粉尘螨
成虫体形	宽椭圆形，260～360μm	长椭圆形，360～400μm
躯体皱纹	较少，局部组织有	多，全身明显
Ⅰ足和Ⅱ足	Ⅰ足较Ⅱ足呈特别粗壮	Ⅰ足与Ⅱ足相似(长度与宽度)
Ⅲ足和Ⅳ足	Ⅲ足较Ⅳ足粗长，Ⅳ足跗节有一对蕈形吸盘	Ⅲ足与Ⅳ足等粗、细长，Ⅳ足跗节无吸盘
生殖器	生殖孔由一对半圆形生殖乳突(生殖褶)覆盖	生殖孔呈“人”字形
肛孔	肛孔旁有 2 个吸垫	肛孔旁无吸盘

二、屋尘螨(Dermatophagoides pteronyssinus)

屋尘螨普通分布于欧洲各国，是欧亚大陆上最优势的致敏螨种，因此又称欧洲尘螨。其广泛分布于居室内的床、被、枕、地毯及沙发坐垫、地面的灰尘中，通过抖动床单、衣物、打扫卫生等方式散布漂浮在空气当中。在我国，屋尘螨也是居室内的优势螨种。

雄螨(图 3-12)体呈长圆形，腹背较短。雄螨成螨躯体长约 285μm，有前背板和后背板。与粉尘螨相比较，屋尘螨的后背板较大，长大于宽，后背板向后伸展到 d_1 和 d_2 的中央处。Ⅰ～Ⅳ足的基节区骨化程度弱，后生殖毛为痕迹状。Ⅰ对、Ⅱ对足的长度和宽度几乎一样，Ⅰ足的表皮内突经常分离得很远，不会愈合形成胸板，跗节末端的粗大突起不明显。Ⅲ足和Ⅳ足跗节与粉尘螨一致。

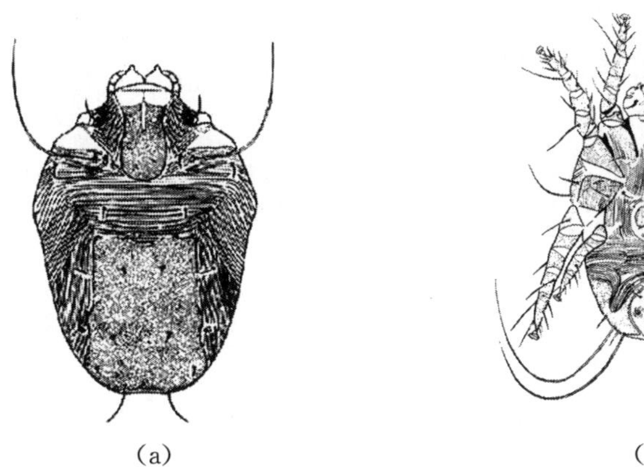

(a)　　(b)

图 3-12　雄性屋尘螨

(a)背面观；(b)腹面观

雌螨(图 3-13)体形较扁长，躯体长度约为 350μm，有前背板，躯体背部中线处有直的纵行皮纹。第Ⅲ对足较粗长，第Ⅳ对足短小。交合囊在躯体背面肛门后端的一侧开口，有一条细长的管子通到受精囊，并在有骨化壁的凹陷基部开口。当从一端向前观察时，受精囊有独特的外形，呈花瓣状。

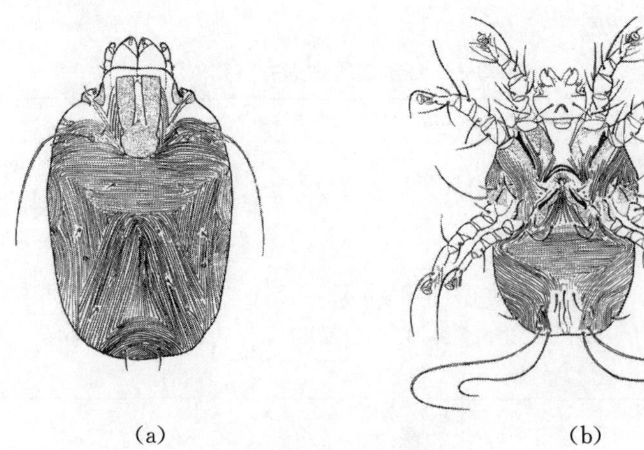

(a) (b)

图 3-13 雌性屋尘螨
(a)背面观;(b)腹面观

粉尘螨与屋尘螨扫描电镜形态对比观察

粉尘螨和屋尘螨均为室内主要致敏的尘螨,均为室的优势螨种,两者基因序列有 80%以上的同源性,两者形态上极为相似,但在超微结构上两者还是有一定的差异,如粉尘螨较屋尘螨呈椭圆形,雄性粉尘螨第 1 对足较第 2 对足粗大,雌性粉尘螨外生殖器与屋尘螨也有显著不同,故扫描电镜能有效进行粉尘螨和屋尘螨形态的鉴定(表 3-2)。

表 3-2 粉尘螨与屋尘螨的形态鉴别

观察内容	粉尘螨(Der f)	屋尘螨(Der p)
1. 成虫体形	♂椭圆形:260—360μm ♀椭圆开:360—400μm	♂长圆形、腹背较短 ♀较扁长 350μm
2. 背板	♂前背板形状多样、后背板宽而短 ♀无后半体、背板	♂后背板较大,长大于宽
3. 第 1、2 对足	♂第一对足特别粗状,跗节的侧面顶端有 1 个粗大突起 ♀第 1、2 对中长短、粗细相同	♂跗节末端粗大突起不明显,第 1、2 对足的长度和粗度相同
4. 第 3、4 对足	♂第 3 对足明显比第 4 对足长而粗,IV 足跗节端有 1 对小的蕈形吸盘 ♀第 3、4 对足等粗、等长	♀第 3 对足较粗,第 4 对足短小

三、埋内欧尘螨(*Euroglyphus maynei*)

埋内欧尘螨又称欧宇尘螨和梅氏嗜霉螨,最早发现于棉籽饼中,也是普遍分布的尘螨之一,主要栖息在卧具和羊毛衣中,雌螨多于雄螨。多见于西欧,在我国和日本也普遍存在(图 3-14)。

雄螨(图 3-15)躯体长度约为 200μm,前端呈三角形,后端较方,后缘中部呈切割状凹陷。前足体背板小,梨形,有背沟,但不明显。长的脊条向前延伸至前缘,有时使前足体背板的外形呈二叉状(Fain,1965)。后半体背板不明显,卵圆形,仅向前伸展到 d_2。除前足体背板、后半体背板和躯体腹面区域之外，表皮均加厚，呈粗宽的皱纹，前足体区的皱纹是横的，体躯两边的皱纹是直的。雄螨阳茎为1条短直的管子，有小的生殖感觉器。肛门吸盘明显，为骨化的环所包围。除外方1对后肛毛显著比内方1对后肛毛长之外，所有躯体刚毛均短而光滑。

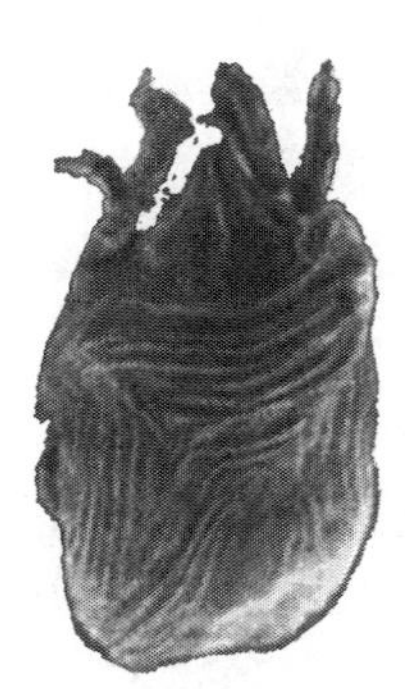

图 3-14 埋内欧尘螨(扫描电镜，背面观)

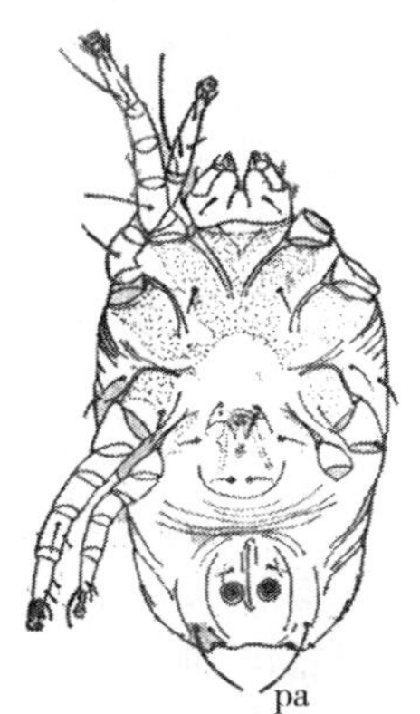

图 3-15 埋内欧尘螨(♂)腹面观
pa，后肛毛

所有足的末端为球状的前跗节，缺爪。Ⅰ足的表皮内突不相接成胸板，Ⅳ足比Ⅲ足略短且略窄，Ⅳ足胫节和Ⅰ足～Ⅲ足转节上缺刚毛。在Ⅲ足跗节上有5条刚毛，跗节末端有1个粗壮突起。Ⅳ足跗节上有3条刚毛，其中1条为短钉状构造，位于跗节末端，相当于退化的吸盘。

雌螨(图 3-16)躯体长约 280μm，前足体背板不如雄螨明显，其前缘为光滑的圆弧形，与雄螨的二叉状不同。后半体背板不明显，背面有一长方形的角化区，该区域无表皮褶皱，其表面像前足体背板和腹面那样，具有细小的刻点。雌螨生殖孔仅一部分被生殖板所掩盖，生殖板的前缘尖。受精囊球形，骨化，有1对导管与卵巢相通，同时有1条细长的管子与交合囊孔相通，交合囊靠近肛门的后端。

体毛均短小，躯体上的毛序与雄螨的相似，但2对后肛毛等长。足均细长，Ⅳ足比Ⅲ足长。

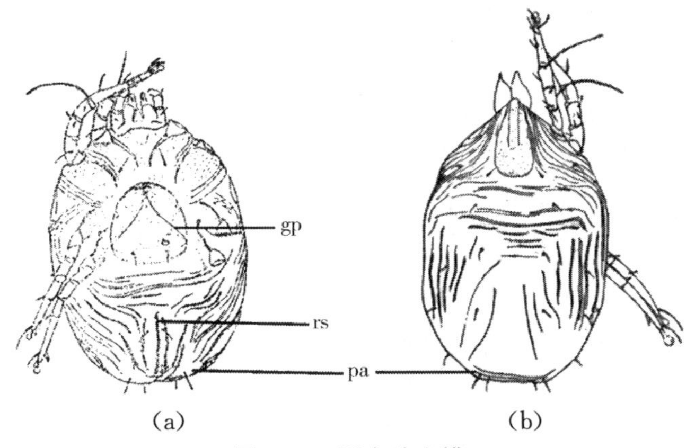

图 3-16 埋内欧尘螨
(a)雌螨腹面观；(b)雌螨背面观
rs，受精囊；pa，后肛毛；gp，后生殖板

四、粗脚粉螨(*Acarus siro*)

粗脚粉螨是粉螨科的代表螨种,是世界性的重要储粮螨类之一,能引起人类过敏性皮炎等过敏性疾病。

雄螨(图 3-17)躯体长 320～460μm,后缘圆滑。躯体无色,而颚体和足则颜色多样,因食物和年龄不同,可呈淡黄色到红棕色。前足体背板宽阔,向后伸展,几达胛毛。躯体上的刚毛细,有些稍有栉齿,顶内毛和胛毛的栉齿较为明显。顶内毛延伸几达螯肢顶端,顶外毛短,位置靠近前足体背板的前侧角。胛毛排成横列。胛内毛比胛外毛短。基节上毛的基部膨大,有粗栉齿。后半体背面刚毛的长度和粗细有变异,依据其前成螨期所摄取的食物的营养性质而定:食物营养差,成螨的刚毛细而短;食物营养丰富,则成螨的刚毛粗而长。躯体后缘有 2 对短刚毛和 2 对长刚毛,长刚毛弯曲,并拖在地上。腹面:Ⅰ足的表皮内突在中线处愈合,形成胸板,而Ⅱ足、Ⅲ足和Ⅳ足的表皮内突则是分离的。生殖孔位于Ⅳ足基节之间,阳茎为一弓状管,末端钝。在肛门孔后端两侧有 1 对肛门吸盘,在肛门吸盘前有 1 对肛前毛。

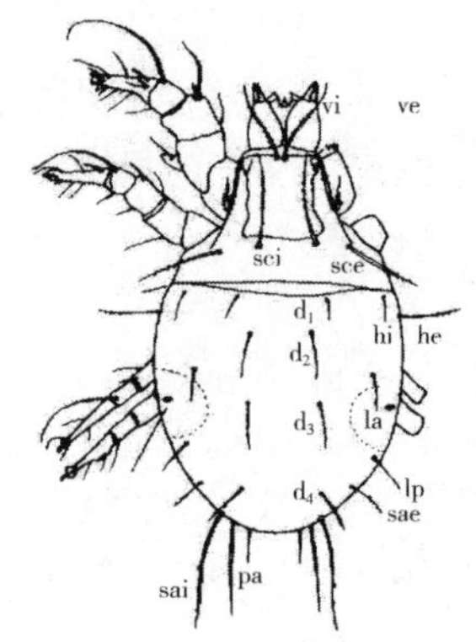

图 3-17　雄性粗脚粉螨(背面观)

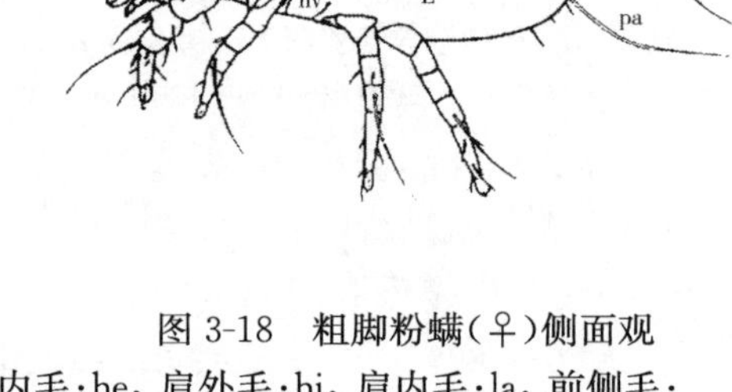

图 3-18　粗脚粉螨(♀)侧面观

ve, 顶外毛;vi, 顶内毛;sce, 胛外毛;sci, 胛内毛;he, 肩外毛;hi, 肩内毛;la, 前侧毛;lp, 后侧毛;d_1～d_4, 背毛;sae, 骶外毛;sai, 骶内毛;pa, pa1～3, 后肛毛;pra, 前肛毛;cx, 基节毛;g, 生殖毛;Ap, 表皮内突;Ep, 基节内突;St, 胸板

螯肢有明显的齿。各足末端为极发达的前跗节和梗节状的爪。Ⅰ足的股节和膝节增大,股节腹面有一刺状突起,其上生有股节毛,该结构特点可与雌螨相鉴别(孙庆田等,2002);膝节腹面,也有 2 对由表皮形成的钝的加厚物,Ⅰ足膝节上的外膝毛比内膝毛长 3 倍以上。芥毛的形状像一个微小的丘突,着生在 ω_1 之前的 1 个小突起上。由于雄螨第 1 对足变粗,粗脚粉螨名字由此而来。

在Ⅰ足和Ⅱ足跗节,感棒 ω_1 在基部最粗,中间细,顶端膨大。ω_1 斜生,前端与跗节背面之间所形成的角度一般小于 45°。雄螨Ⅳ足跗节上的 1 对交配吸盘位置靠近该节的基部,彼此隔开,2 个吸盘的间距与吸盘的直径相当。粗脚粉螨成螨前跗节的长度也有不同,依前成螨期所摄取的食物品质而定(Griffiths,1966)。

雌螨(图 3-18)躯体长度为 350～650μm,一般形状与雄螨相似,但在交合囊着生处的躯体后缘略微凹陷,淡红色。在活动休眠期,雌螨躯体长度有缩短,约 230μm,呈淡棕色。雌螨躯体背面拱形,饰有分散的刻点,腹面凹。雌螨这种背拱腹凹的构造,有利于它的活动和吸附在物体上。前足体背板明显地与后半体分离,并向前突出,几乎完全盖及颚体,无眼。躯体背面刚毛的排列与雄螨一样,但刚毛的栉齿少一些。顶内毛多栉齿,顶外毛短,4 条胛毛几乎排成一横列;在后半体,背毛 d_2位于 d_1之间,而 d_2、d_3和 d_4则在一条直线上。2 对肩毛突出在躯体两侧,位于 d_1和 d_2基部的同一横线上。有侧毛 3 对。腹面,生殖孔位于Ⅲ足和Ⅳ足的基节之间,交合囊开口于狭长而易于膨胀的管子,该管与骨化的球状构造相通。球状构造扩大为薄壁的受精囊,该囊有 2 个开口与输卵管相连。生殖毛与吸盘板前方的 1 对吸盘几乎在同一直线上;刚毛基部和吸盘基部之间的距离比刚毛基部之间的距离短。吸盘板小,与躯体后缘有一定距离;在大的中央吸盘周围,有 3 对周缘吸盘,周缘吸盘由透明区相互分开。腹面的肛门周围,有 5 对肛毛。

所有的 4 对足都有很发达的爪和退化的前跗节,从背面观察,几乎完全能看见Ⅰ足和Ⅱ足,但仅Ⅲ足和Ⅳ足的端部刚毛伸出在躯体后缘。Ⅰ足并不比其他的足粗大,股节也不增大,无锥状突起。毛序和雄螨相同。Ⅱ足基节很清晰,胸板和Ⅱ足表皮内突分离;Ⅱ足的基节内突和Ⅲ足的表皮内突相连;Ⅲ足基节仅在中线处有部分分离;Ⅳ足表皮内突稍弯曲,并不相连,其端部前方有基节毛。Ⅱ足、Ⅲ足和Ⅳ足的基节边缘均明显加厚。脂腺在躯体侧面开口,位于Ⅳ足基节的水平上。Ⅰ足上的感棒 ω_2不发达,Ⅰ足和Ⅱ足上的感棒 ω_1 较长,比其他各发育期的要细,它有一个细长的颈,顶端膨大;跗节上的刚毛 e 在顶端膨大成吸盘状结构;Ⅲ足跗节上的 e 为叶状,Ⅳ足跗节上的 e 为躯体长度的一半。

五、热带无爪螨(*Blomia tropicalis*)

热带无爪螨主要分布于热带和亚热带气候区域,在新加坡是优势螨。在中国南方地区,热带无爪螨也是仅次于粉尘螨和屋尘螨的又一优势螨类,可造成皮疹。

雄螨体长 300～400μm,体型几乎呈球形,表皮无色,粗糙,覆有无数微小突起。无前足体背板或头脊。腹面表皮内突为细长骨片,斜生在体躯上,生殖孔位于Ⅳ足基节之间,隐藏在生殖褶下,在生殖褶内面有生殖感觉器。生殖孔周围有 3 对生殖毛,第 3 对生殖毛互相接近,正好位于生殖孔的后缘。阳茎为 1 条弯管,由 2 块基骨片所支持。肛门伸达躯体后缘,在肛门前、后端的两侧各有 1 对光滑肛毛,1 对有栉齿的很长的后肛毛突出在体躯末端。着生在躯体上的刚毛栉齿密,前面的刚毛稍弯曲。2 对顶毛很接近,向前伸展,几乎达到螯肢的顶端。顶内毛在顶外毛之后。背毛 d_2少有栉齿,比其余的刚毛短,其余的背毛均为较长的刚毛(图 3-19 和图 3-20)。

无爪螨螯肢大,骨化,动趾有 2 个齿,定趾有 2 个大齿和 2 个小齿。所有的足,跗节细长,顶端为叶状的前跗节。爪缺如。Ⅰ足的表皮内突在中线处相连,跗节上,刚毛均为短刚毛,感棒 ω_3是 1 条稍弯曲的杆状物,ω_1杆状,头部稍膨大,ω_2短;在跗节端部腹面,有 3 个小刺。Ⅱ足跗节上,感棒 ω_1较短。Ⅰ足和Ⅱ足膝节和胫节腹面刚毛均有栉齿,Ⅰ足膝节上有 1 条感棒,而Ⅱ足和Ⅲ足膝节上没有感棒。Ⅳ足跗节狭窄,由大的关节膜与胫节相连成一定角度。

雌螨与雄螨相似,但体型较雄螨大,躯体长度为 400～500μm。雌螨生殖孔被斜生的生殖褶所遮蔽,在生殖褶下方,有 2 对生殖感觉器;生殖孔周围有 3 对生殖毛。交合囊为 1 条长而薄的管子，末端裂开。肛门靠近躯体后缘，与 6 对肛毛相连，其中 2 对在前缘，4 对在后缘。外面的 2 对后肛毛比较长，栉齿也较明显。

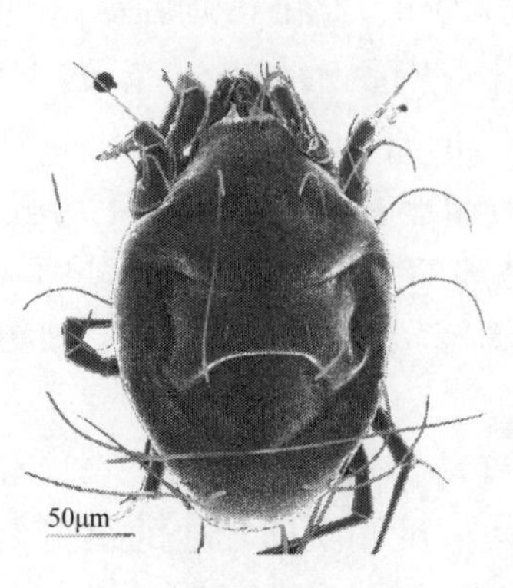

图 3-19 热带无爪螨
（扫描电镜，背面观）

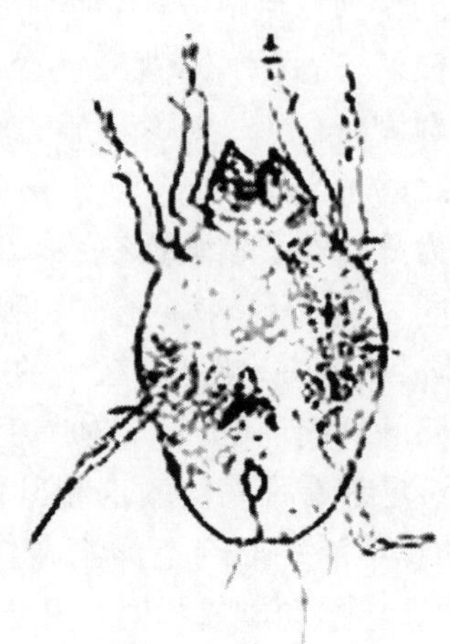

图 3-20 热带无爪螨
（光镜，腹面观）

六、害嗜鳞螨（*Lepidoglyphus destructor*）

害嗜鳞螨又称普通毛螨、普通糖螨和普通食甜螨，是常见的储藏物螨类之一，并经常与普通肉食螨和粗脚粉螨在一起。其分布可能是世界性的，在我国大部分省区均有分布。

雄螨躯体长 350～500μm，体型长，梨形，乳白色，因表皮饰有微小突起，因此看起来表皮模糊。活动敏捷。Ⅳ足以后的躯体紧缩，背毛硬直，长，有细密栉齿，直立在躯体表面。顶内毛较长，明显超出螯肢顶端，顶外毛位于顶内毛后方，两者之间的距离与胛内毛间距相等。2 对胛毛排成横列，位于Ⅱ足以后的躯体背面，胛内毛几乎与顶外毛等长。有 2 对肩毛，有 3 对侧毛，侧毛向躯体后缘逐渐加长。骶内毛和骶外毛及 3 对后肛毛突出于躯体后缘。躯体腹面，生殖孔位于Ⅲ足基节之间，前端有一块三角形板。在生殖孔的两侧，有 2 对生殖毛，生殖孔后缘的后方，为第 3 对生殖毛。肛门孔伸达躯体的后缘，孔前端有 1 对刚毛。

螯肢细长，须肢末端有 3 个小突起。所有的足都细长，特别是Ⅲ足和Ⅳ足更细长，每一足的末端为前跗节和爪。胫节、膝节和股节均不膨大。每足的跗节均被一有栉齿的亚跗鳞片（wa）所包盖。亚跗鳞片是食甜螨科嗜鳞螨属的特征性结构。自然状态下，亚跗鳞片使跗节呈多毛的样子。Ⅰ足的表皮内突互相连接，形成短的胸板。Ⅱ足表皮内突也很发达，而Ⅲ足和Ⅳ足的表皮内突则退化，它们附着肌肉的作用由Ⅱ足基节内突来担任。Ⅱ足基节内突还有 1 个粗壮的向前的突起。在跗节顶端，由 3 条刚毛、3 对小刺和感棒 ω_3 把前跗节包围；在跗节基部，感棒 ω_1、ω_2 和芥毛 ε 较靠近，ω_1 呈弯杆状，长度超过 ω_2 的 2 倍。在Ⅰ足膝节上，σ_1 在顶端膨大，内膝毛 σ_2 比膝毛 σ_1 长 4 倍以上（图 3-21）。

雌螨躯体长度为 400～560μm，刚毛的形状和排列与雄螨相似。生殖孔位于Ⅲ足、Ⅳ足基节之间，生殖褶大部分左、右相连，其前端有 1 块新月形的生殖板。生殖孔后端有 1 对生殖毛，位于Ⅲ足和Ⅳ足表皮内突之间。交合囊为 1 条短管，部分边缘呈叶状。肛门位于躯体后缘，其前端两侧有 2 对刚毛，外侧的要比内侧长。

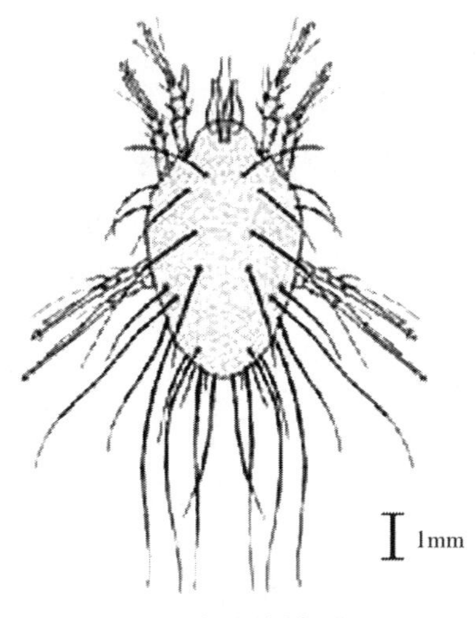

图 3-21 害嗜鳞螨(背面观)

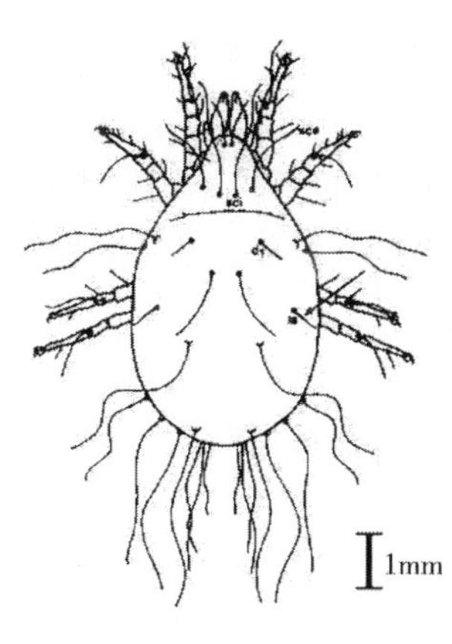

图 3-22 腐食酪螨(背面观)

七、腐食酪螨(*Tyrophagus putrescentiae*)

腐食酪螨是一种世界性的储藏物有害螨，大量存在于蛋白质、脂肪含量高的食物中，过去又有卡氏长螨之称。在我国，腐食酪螨是危害最严重、分布最广泛的储藏食物有害螨之一。同样，腐食酪螨也是一种重要的医学螨类，可引起过敏反应。

腐食酪螨是一种小型螨类，体型卵圆，柔软光滑，污白色或乳白色，体前区与体后区之间有一横缢缝分界。无触角，无眼，口器为钳状螯肢；躯体上生有许多刚毛。足的跗节末端有爪(图 3-22)。

雄螨躯体长 280～350μm，表皮光滑，附肢的颜色随食物不同而异：在面粉中，几乎是无色的；而在干酪中，有明显的颜色。躯体比其他种类细长，表面着生的刚毛长，但不硬直。前足体背板不甚清晰，后缘几乎挺直，伸展到胛毛附近。前足体背板前侧缘，有无色角膜 1 对。基节上毛扁平，基部膨大，向前延伸为细长的尖端，有许多硬直的侧突起。顶外毛与Ⅰ足膝节等长，位于顶内毛稍后的位置，比足的膝节长；顶内毛长，和其他刚毛一样，有稀疏的栉齿，并向前延伸，超出螯肢顶端。胛毛比前足体长，胛内毛比胛外毛长。格式器有两个主要的分枝(食酪螨属特点)，一为杆状，另一个为不规则形。后半体背面，第 2 背毛 d_2 为第 1 背毛 d_1 的 3 倍左右，d_1、前侧毛等长，较短，其余刚毛均较长，连在一起成弧形品排列。腹面，基节内突板无色，表皮内突的颜色也较浅，Ⅰ足表皮内突前缘的外形不规则。圆盖状的肛门吸盘超出肛门后缘。阳茎较短，弯曲 2 次，呈“S”形，支持阳茎的侧骨片向外弯曲。

腐食酪螨的每一螯肢都有齿，足有发达的前跗节，足的末端有爪。Ⅰ足跗节上的第一感棒在顶端膨大，并靠近芥毛；感棒 ω_3 和刚毛 d 超出爪的末端；在Ⅰ足膝节，外膝毛比内膝毛稍长，Ⅳ足跗节上，1 对交配吸盘位于该节的中间，有刚毛 2 条，1 条靠近基部，1 条远离基部。

雌螨躯体长 320～420μm，躯体形状及刚毛的长度和排列均与雄螨极为相似。肛门孔位置靠后,几乎在躯体后端,周围有5对刚毛,排成扇状长列。

八、普通肉食螨(*Cheyletus eruditus*)

普通肉食螨属于真螨目前气门亚目肉食螨科,是一种须肢指爪复合体发达、气门沟在颚体上的捕食性螨类,能迅速地、前后不停地行动,很凶猛地捕食任何其他可接触的螨类。本科螨类通称肉食螨,分布是世界性的。中国常见的肉食螨有普通肉食螨和马六甲肉食螨。

肉食螨体菱形,色淡,分颚体和躯体两部分。颚体由1对发达须肢和喙组成,气门沟发达。躯体有1或2块背板,单眼有或无,位于前足体板前侧角。前足体一般呈梯形,有4或5对背侧毛,背部刚毛有光滑、锯齿、棍棒、扇形等形状。

雌螨的特征(图3-23):雌螨躯体呈菱形,无色,有时呈淡黄色或橘红色。体长450～620μm。颚体比较狭长,前端尖形,侧缘突出(图3-24)。复片基部有从其基部向各方向延伸的条纹。气门片1对,形成的气门沟成"M"形,在中线和侧支之间有4或5个内部隔板将其分开,气门开口于气门片中央交界处。须肢股节发达,外缘略为凸出,股节背毛长,且有稀疏的倒刺。胫节内缘有一个并不显著的薄缘,此处生有胫毛1根。胫节末端有1粗爪,基部通常有2个明显的齿。须肢跗节上,外方的"梳"有13～15个硬齿,内方的"梳"(通常弯曲)有16或17个齿。

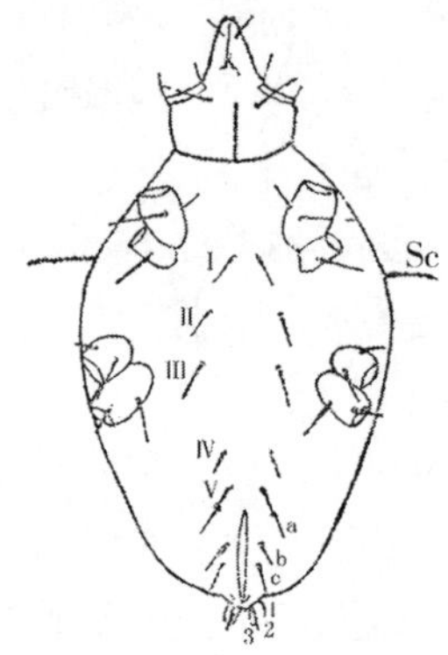

图3-23 普通肉食螨(♀)(休斯,1983)腹面观
Ⅰ～Ⅴ,腹毛;a～c,肛毛;1～3,肛后毛;Sc,肩毛

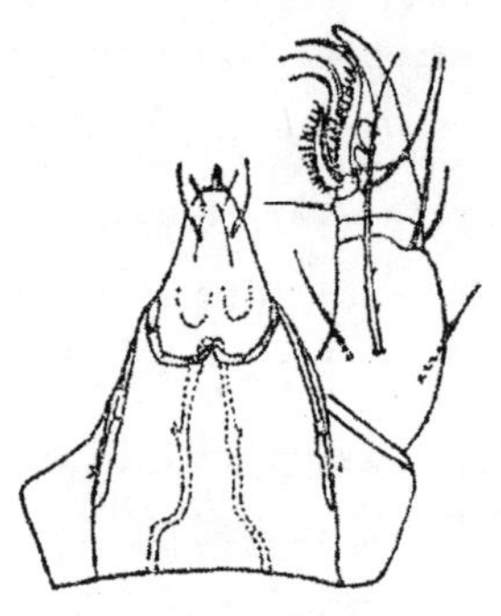

图3-24 普通肉食螨
颚体(♀)背面观

前足体背板的前缘比后缘短,略呈梯形,有4对梳状缘毛。后半体板狭小,并远离前足体背板;生有3对刚毛,并着生1对胛毛和盾间毛(interscutal setae),还有2对亚端毛(subterminal setae)。腹面无胸板,第5对腹毛着生在尾孔前缘前方,肛毛如其前缘一样,几乎在同一水平线上。刚毛不排列成扇形。

Ⅰ足长度中等,感棒ω着生在足的外侧一个突起上,且不向基部扩大。支持毛短,紧靠着感棒。胫节和膝节上也有感棒。Ⅱ足跗节,ω感棒着生在跗节的腹侧中部。Ⅳ足的股节有2根刚毛。

雄螨的特征(图3-25):雄性有常型和异型两种。常型雄螨比雌螨体型小,躯体长280～320μm,菱形。颚体比雌螨宽大,几乎有躯体一半长,且更骨化。前复片为纵向的脊,有几个结节，无显著的侧突或侧翼。复片也有纵向的条纹。气门片“M”形。须肢股节与雌螨同样大小，长度约为宽度的2倍；胫节基部通常有2个齿，但齿的形状和数目不一；须肢跗节的外“梳”有8或9个齿，内“梳”有6～9个齿。前足体背板比雌螨宽，生有6对刚毛，刚毛呈针状，有栉齿。后半体背板伸向躯体后缘，有5或6对缘毛。生殖孔位于躯体后缘，阳茎稍弯曲，阳茎的两侧有3对小刺。

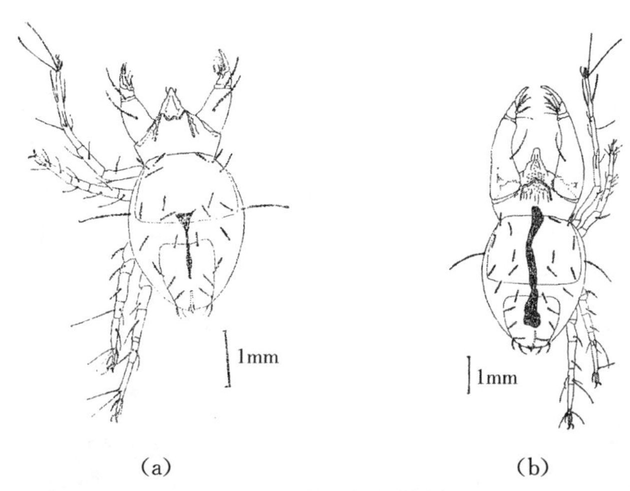

图 3-25 普通肉食螨背面观
(a)常型普通肉食螨(♂)；(b)异型普通肉食螨(♂)

通常雄螨各足趾节均与雌螨相似。Ⅰ足跗节上的ω感棒伸向须肢基部，逐渐变细。

异型雄螨比常型雄螨体型大，躯体长约400μm，且更骨化(Edwards，1952)。颚体大小、背面的装饰程度及其须肢股节的长度不恒定，有多种变化。气门片中间明显突出，呈“∩”形。在背股毛水平位置上，须肢股节的长度比宽度大2～4倍，而常型只有约2倍，因此，腹股毛彼此远离。须肢股节长度的增加，与颚体背面装饰的增加、喙的长度的增加及气门沟中区前端向前延伸相关联。

九、谷蒲螨(*Tarsonemus granarius*)

谷蒲螨又称谷跗线螨，属跗线螨科跗线螨属。跗线螨科的螨体型小，卵圆形，口器适于刺吸。螯肢紧密包在螯肢鞘中，而其末端则在口针中。此科两性现象显著，雄螨比雌螨小很多。跗线螨属的很多种螨与人体疾病有关，谷蒲螨是代表螨种。谷蒲螨一般仅限于在仓库中生活(Sinha et al.，1969a，1969b；Lindquist，1972)，在居室环境中很少出现。然而，近年来有学者报道，空调滤网灰尘也是尘螨重要的栖居场所，而谷蒲螨为空调中的优势螨之一(Wu，2009)。

雌螨体型呈椭圆形，躯体长约160μm，体呈黄色，由发亮的表皮覆盖。颚体长大于宽，有一条背中基内突，但基部无腹基内突。须肢圆锥形，接近平行，不延长成喙。螯肢针鞘短而不显著，背毛和腹毛着生在须肢基部附近。

前足体背板近似三角形，局部覆盖颚体基部和假气门器。后半体背板为4块背片，重叠覆盖形成，其中以第1块背片为最大，背片的缘叠盖腹面。后胃(opisthogaster)也为基节板和一系列重叠覆盖的腹板所覆盖，后方的腹板和躯体后缘形成一尾叶，并有刚毛1对。躯体后端有交配孔。前足体背面生有2对刚毛，1对为顶毛，较短；另1对为肩毛，较长。此外，还生有1对棍棒状的假气门器，假气门器的头部覆盖有细的突起。气门开口于Ⅰ足的基部，形成1对凹陷位于肩毛的前方。后半体背片上有成对的刚毛，第1节有2对刚毛，第2节有1对，第3节有2对，第4节有1对。除了第1节的刚毛较长外，其余的均较短(见图3-26)。

足4对，Ⅰ足、Ⅱ足指向前方，后两对足则指向后方。Ⅰ足的基节内突汇合形成一短的胸骨板；Ⅱ足和Ⅲ足的表皮内突内方不汇合。前中基节内突位于Ⅱ足之间。其余的基节内突位于Ⅲ足之间。后基节内突的前端呈叉状，并与Ⅳ足的基节内突相连接。1条横的基节内突划分出基节板的后缘，并且有1片具有条纹的表皮，这些将后缘与第1腹板的前缘分开。Ⅰ足～Ⅳ足的基节板上亦生有基节毛。Ⅰ足～Ⅲ足的趾节很发达，Ⅰ足的趾节有1个膜质爪垫和1个爪；Ⅱ足和Ⅲ足趾节有成对的爪；Ⅳ足紧密靠拢，并分成3节，亚端节长度是端节长度的2倍，端节有刚毛2根，其中一根长度是另外一根的2倍，该特点也是谷蒲螨的重要结构特点之一。

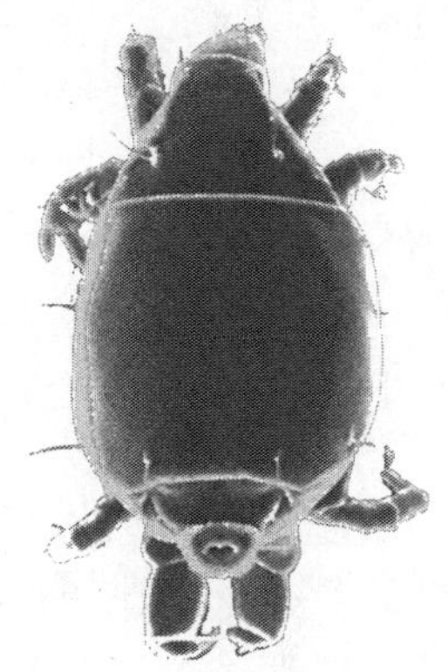

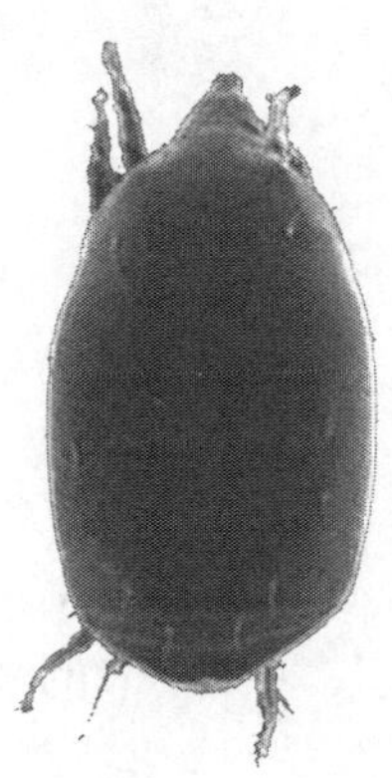

图3-26　谷跗线螨雄螨成虫扫描电镜图

(a)♂螨背面观；　(b)♀螨背面观；

雄螨：跗线螨科的螨两性现象很显著，雄螨比雌螨小得多，而且多半不能自行取食。雄螨躯体长约116μm，因其体型微小，行动缓慢，难于看见，因此不如雌螨那样经常被发现。

雄螨前足体背板稍骨化，后半体背面与雌螨不同，不是由4块背片构成，而是被一块大的前背片以及另一块突出于生殖器上的较小的后背片所覆盖。前足体背板有刚毛4对，其中顶毛2对，肩毛2对，前肩毛约为后肩毛的2倍。后半体背面的前方背片较大，有刚毛3对及孔1对；而后方的背片小，有刚毛和孔各1对。腹面：雄螨腹面主要为4块基节板所覆盖，前、后基节板被一片有条纹的表皮分隔开。雄螨无气门或假气门器。Ⅰ足和Ⅱ足基节板的表皮有一个条纹区，Ⅰ足的基节内突相互愈合，形成一块长的胸板；Ⅱ足的表皮内突可以自由活动；Ⅲ足和Ⅳ足的表皮内突延长，在前方彼此愈合，并与一块中骨片愈合。Ⅰ足～Ⅲ足基节板上有基节毛，Ⅲ足基节板上有刚毛2对。

Ⅰ足～Ⅲ足的趾节与雌螨很相似；Ⅳ足的股节延长，内缘几乎挺直，外缘稍凸出，末端短，且急剧地向内弯，跗节末端有很发达的爪。

主要参考文献

李隆术，李云端. 1988. 蜱螨学. 重庆：重庆出版社.

刘晓宇，马忠校，赵莹颖，等. 2013. 粉尘螨在空气净化器作用下扫描电镜形态观察. 南昌大学学报(医学版)，53(2)：45－48.

孟阳春，李朝品，梁国光. 1995. 蜱螨与人类疾病. 合肥：中国科学技术大学出版社.

休斯 A M，忻介六，沈兆鹏，等. 1983. 贮藏食物与房舍的螨类. 北京：农业出版社.

赵学影，赵振富，孙新，等. 2013. 谷跗线螨扫描电镜的形态学观察. 中国人兽共患病学报，29(3):248～252.

赵学影，李玲，刘晓宇，等. 2012. 屋尘螨扫描电镜的形态学观察. 昆虫学报，55(4):493～498.

Arlian L G, Morgan M S, Neal J S. 2002. Dust mite allergens: ecology and distribution. Current Allergy and Asthma Reports, 2: 401～411.

Cooreman J. 1942. Notes at observations sur les Acariens. Bull Mus Hist Nat Belg, 18(33): 1～7.

Edwards A R. 1952. Support for the view that *Cheyletus eruditus* Schrank(Acarina, Trombidiformes) has heteromorphic males. Ent Mon Mag, 83: 107.

Evans G O, Sheds J G, Macfarlane D. 1961. The Terrestrial Acari of the British Isles. An Introduction to their Morphology, Biology and Classification. London: Trustees of the British Museum, 219.

Fain A. 1965. Les acariens nidicoles er detriticoles de la famille Pyroglyphidae Cunliffe. Revue Zool Bot Afr, 72: 257～288.

Grandjean F. 1935. Observations sur les Acariens. Bull Mus Hist Nat Paris, 2: 119～126.

Griffiths D A. 1966. Nutrition as a factor influencing hypopus formation in *Acarus siro* species complex (Acarina; Acaridae). J Stored Prod Res, 1: 325～340.

Griffiths D A, Hodson A C, Christensen C M. 1959. Grain storage fungi associated with mites. J Ecom Ent, 52: 514～518.

Krantz G W, Walter D E. 2009. A Manual of Acarology. Texas: Texas Tech University Press.

Larson D G, Mitchell W F, Wharton G W. 1968. A second species of house dust mite, *Dermatophagoides farinae* Hughes involved in house dust allergies. Proc N cent Bch Ent Soc Am, 23: 74.

Larson D G, Mitchell W F, Wharton G W. 1969. Preliminary studies on *Dermatophagoides farinae* Hughes, 1961 (Acari) and house dust allergy. J Med Ent, 6: 295～299.

Lindquist E E. 1972. A new species of *Tarsonemus* from stored grain(Acarina: Tarsonemidae). Can Ent, 104: 1699～1708.

Spieksma F Th M, Spieksma-Boezeman M I A. 1967. The mite fauna of house dust with particular reference to the house-dust mite *Dermatophagoides pteronyssinus*. Acarologia, 9: 226～241.

Sinha R N, Wallace H A H, Chebib F S. 1969a. Principal-component analysis of interrelations among fungi, mites and insects in grain bulk ecosystems. Ecology, 50: 536～547.

Sinha R N, Wallace H A H, Chebib F S. 1969b. Canonical correlation between groups of acarine, fungal and environmental variables in bulk grain ecosystems. Res Popul Ecol, 11: 92～104.

Wharton G W. 1970. Mites and commercial extracts of house dust. Science, 167(1): 382～383.

（刘晓宇、吴捷）

第四章　尘螨的内部结构与抗原定位

尘螨(house dust mite, HDM)作为一种小型节肢动物，广泛存在于人们的生活和工作环境中。自1964年Voorhorst和Spieksma提出并证实尘螨为屋尘中的主要过敏原后，尘螨作为吸入性过敏原，在过敏性疾病中所起到的作用越来越受到人们的重视。现已证实，尘螨可引起过敏性哮喘、过敏性鼻炎、荨麻疹等过敏性疾病，是室内灰尘中最主要的过敏原。而在临床上各种过敏性疾病中，螨性过敏性疾病就占到70%左右，且近年来螨性哮喘的发病呈现上升趋势，对尘螨内部结构的研究及尘螨重要过敏原的定位研究也成为热点之一。

目前，一些重要的居家尘螨，特别是屋尘螨和粉尘螨，其形态学和组织学研究已有很多报道(张莺莺等，2007；吴桂华等，2008；王月明等，2013；Walzl，1992)，并且已探及超微结构水平。而其他一些重要螨类，如热带无爪螨、腐食酪螨等，其内部形态结构的研究尚不充分。对尘螨的形态学和组织学进行深入研究，可为研究尘螨的致敏机理、重要过敏原的定位及过敏性疾病的防治奠定坚实的基础。

第一节　尘螨的内部器官结构

尘螨的内部器官浸在含有各种化学成分的无色体液里，体液在体腔内可自由流动，这种体腔被称为血腔(haemocoel)。

一、消 化 系 统

尘螨消化系统存在细胞内消化和细胞外消化两种机制。

(一)消化道

尘螨的消化道(alimentary tract)为管状结构(图4-1)，占据体腔大部分空间。肠道从位于口前腔末端的咽开始，末端终止于肛门。整个消化道由以下几个部分构成。①前肠：咽和食道；②中肠：前中肠(胃、盲肠)和后中肠(结肠、中结肠、后结肠憩室及后结肠)；③后肠：直肠。张莺莺等(2007)采用系列连续切片重建得到尘螨消化道的三维结构(图4-2)。前肠为较细的直管，由前至后向背面方向倾斜，其中咽部(pharynx，Ph)腔隙较小，中肠是消化道中最为膨大的部分，尤其是前中肠，膨胀呈球形，占消

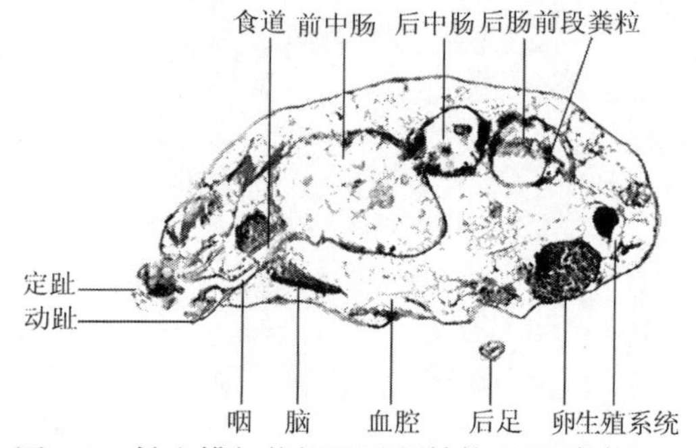

图4-1　粉尘螨矢状切面示肠结构(HE染色)

化道总体积的 77.58%(三维参数测量结果见表 4-1),其两侧斜向后伸出两个盲肠(caecum, Ca);后中肠近似为球形,结肠(colon, Co)似长圆形,其由前至后腔隙逐渐变小;直肠(rectum, Re)为扁管状,终止于体表的裂缝样肛门。

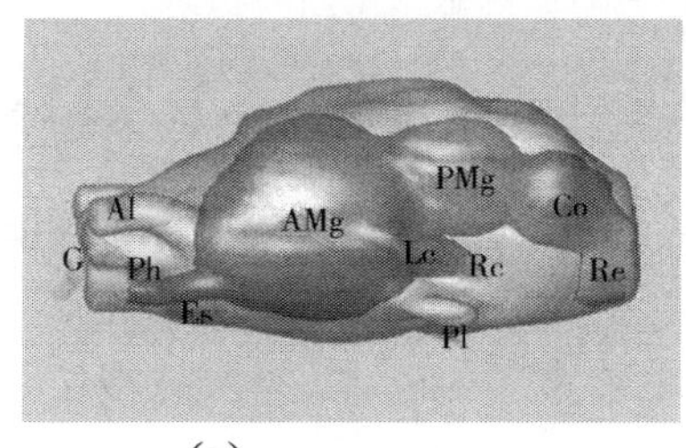

(a)

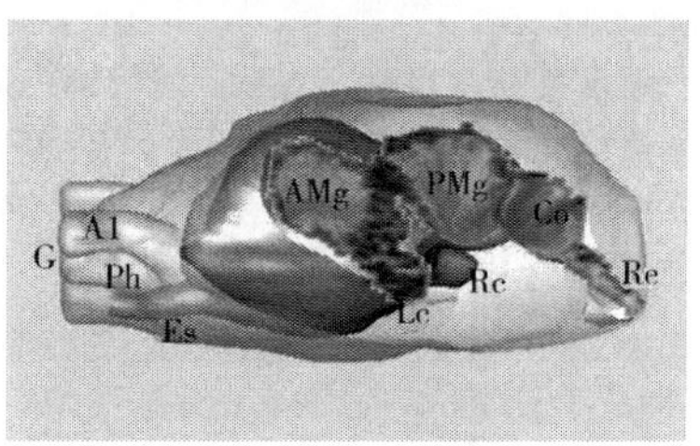

(b)

图 4-2　粉尘螨(♀)消化道三维重建示意图

(a)左侧观;(b)三维重建的切割

G, 颚体;Al, 前足;Es, 食道;AMg, 前中肠;PMg, 后中肠;

Co, 结肠;Lc, 左盲肠;Rc, 右盲肠;Ph, 咽;Pl, 后足;Re, 直肠

表 4-1　粉尘螨消化道形态学三维参数测量结果

		长度/μm	体积/μm^3	体积比/%
前肠	咽	18.34	5 876.62	0.33
	食道	41.86	16 822.70	0.95
中肠	前中肠	142.38	1 380 791.58	77.58
	左盲肠	38.15	14 623.77	0.82
	右盲肠	40.88	11 497.76	0.65
	后中肠	75.92	244 756.79	13.75
后肠	结肠	50.48	85 554.33	4.81
	直肠	50.12	19 707.85	1.11
总计			1 779 631.40	100

食物被前方的螯肢切碎,吞咽入咽,通过食道进入胃。食道和胃的连接处呈瓣膜样,食道后部突入胃。两侧的盲肠呈囊状,与胃广泛连接附着。结肠和中结肠含许多皱褶,在食物通过时可扩张。后结肠通过一个不很明显的缩窄与中结肠分界,后结肠憩室若有,则开口于此区域。后结肠长而宽,向后延续为直肠腔。中肠有两层肌肉,外层环形,内层纵行,附着于基底膜。

1. 口前腔

口前腔(prebual cavity)由颚体围绕形成。颚体是消化系统最前端的一个功能性组分,位于Ⅰ足之间,通过围颚沟与躯体相连,主要包括背面的一对螯肢、侧面的一对须肢及口上板和口下板。螯肢支配动趾的开合。上唇在横切面上近似为三角形,与口上板相接。口下板位于须肢之间,形成颚体的腹面,其侧面与须肢基节融合(图 4-3)。口下板中央有一个向背面突出的脊,脊向后逐渐变大,在中部呈“Y”形。口下板与须肢间有两个槽,沿动趾的弧度弯曲。

口前腔表皮由一层透明的前表皮(角质层)和一层致密的上表皮(蜡质层)构成。前表皮与身体其他孔道处的低密度和低数量的表皮不同。在咽的起始部,表皮结构迅速改变。

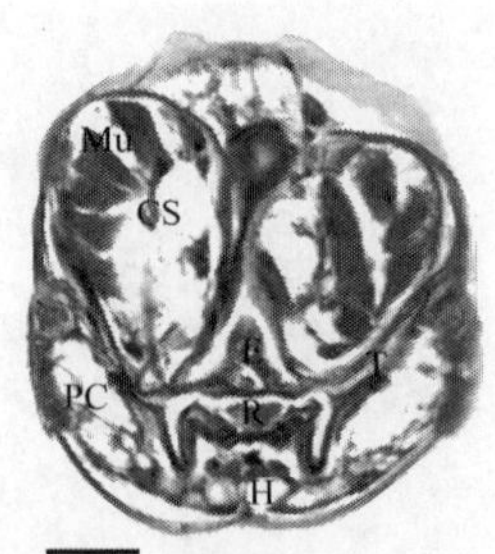

图 4-3 颚体横切图
CS, 螯肢;E, 口上板;H, 口下板;
Mu, 肌肉;PC, 须肢基节;R, 脊;T, 槽

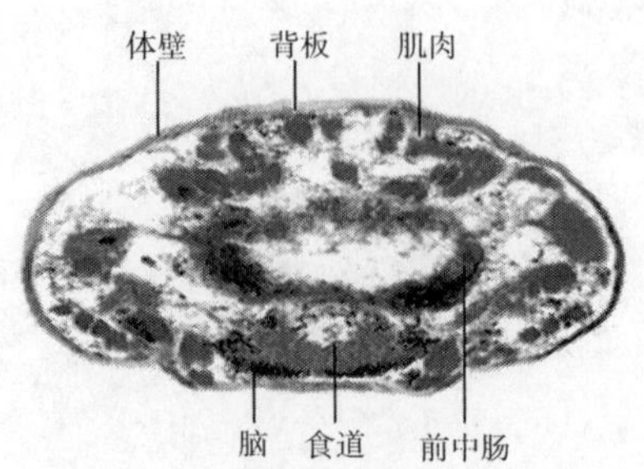

图 4-4 粉尘螨横切面(HE 染色),
示食管从脑中穿过

2. 肠

根据 Brody 的命名法(Brody et al. , 1972),尘螨的肠(gut)分为 3 部分,依次为:前肠、中肠和后肠。每个肠区又分为前、后两段。

(1)前肠

前肠(foregut)由位于前方的咽和后方的食道两部分组成。前肠有表皮覆盖,故不具有消化吸收的功能。

咽(pharynx, Ph):咽的横切面呈月牙形,角化程度较高,在口器部位,表皮突然增厚,腹侧与背侧表皮结构有不同,腹侧较厚,而背侧较为简单。背面附着了几组肌肉,背侧与腹侧之间有扩张肌与收缩肌,它们交替收缩使咽产生抽吸行为,从而使食物进入食道(Coons, 1977)。

食管(esophagus, Es)(图 4-2 和图 4-4):食管是一个简单的管道(又称为食道),穿过类神经节(脑),从脑的背面穿出汇入中肠。食管末端呈阀门样连于中肠。横切片上食管腔略显不规则,依据其吞食或从中肠反刍的填充物的不同而不同。通常情况下,横切片上可观察到 3 个主要的皱褶。这些褶皱之间形成的槽成为血腔的一部分。食道的褶皱使得大块食物的通过成为可能,口前腔、咽、食道均有很强的扩张能力。

食管上皮也由外层和内层表皮构成(类似于咽)。外层表皮厚度保持不变,向后消失,内层越靠近基底,层数逐渐减少并消失在上皮末端。上皮基底部由不易区分的两层上皮褶皱构成(Alberti et al. , 2003)。食管内皮没有孔道,食管上皮终止于瓣膜处中肠细胞的基部。食管仅有环形肌。食管腔内经常含有返流的中肠产生的分泌物。

(2)中肠

中肠(midgut)由一个有瓣膜功能的狭窄区分为前中肠(anterior midgut, AMg)和后中肠(posterior midgut, PMg)两段(图 4-2 和图 4-5)。

前中肠也称胃(ventriculus),约为后中肠大小的 2 倍,是消化吸收的主要部位。前中肠向后伸出 2 个支囊——盲肠(caecum,Ca)(图 4-6),以扩大消化面积。前中肠肠壁较薄,由于充血程度不同而形态各异。中肠的上皮细胞有多种形态,细胞边缘通常是波纹状,为微绒毛,基底膜则由单层高电子致密层构成(Jan Šobotník et al. , 2008)。在前中肠近食道段,背侧上皮细胞为鳞状上皮细胞，体积较小；腹侧有两排体积较大的细胞，在连续切片中可见有些细胞向肠腔伸出，仅有一小部分与肠壁相连。肠腔中有些游离细胞与之形态相似，可能来源于此。肠腔中消化物疏松，偶可见其他螨的附肢及表皮样内容物。前中肠后面部分的背、腹面及盲肠腔面为立方上皮。盲肠中上皮细胞密度常增大，使腔隙变得狭窄，腔内常有絮状物。

前中肠由4种基本的细胞类型构成：可产生围食膜的细胞（PM细胞）、再生细胞（RG细胞）、沉积球粒细胞（S细胞）和消化细胞（D细胞）。围食膜的细胞位于胃侧面靠近盲肠的开口处，细胞呈立方体，底部平滑，顶端的细胞膜和顶端不显著的突起形成不规则的微绒毛。再生细胞位于肠道上皮的基底部，在胃、盲肠、结肠和中结肠都可以观察到，其中盲肠内最常见。再生细胞的细胞核较大，呈圆形，有致密核染色质聚集；胞质较少，其内仅仅可见的细胞器是大量自由的核糖体和一些线粒体。再生细胞可分化为其他类型的细胞。沉积球粒细胞是最常见的细胞类型，它们的长度至肠道后段逐渐减小；在前面的胃部，它们呈圆柱状，但其后变平；在盲肠，沉积球粒细胞甚至是立方体形。位于食道黏膜皱壁附近的一些沉积球粒细胞，有一个分化了的顶端，仅可见游离核蛋白体和稀疏的或没有微绒毛。消化细胞体积较大，椭圆形，细胞顶端经常出现排列整齐的吞饮小泡，顶端部分可形成细的突起。每个消化细胞含有一个大的中央空泡，中央空泡的顶端是一个广泛的小管系统。

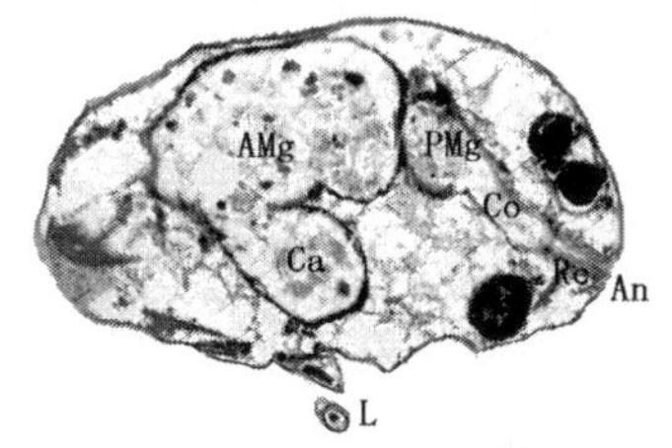

图 4-5 中肠矢状位

（显示中肠及膨大的盲肠）

AMg，前中肠；An，肛门；Ca，盲肠；Co，结肠；L，腿；Re，直肠；PMg，后中肠

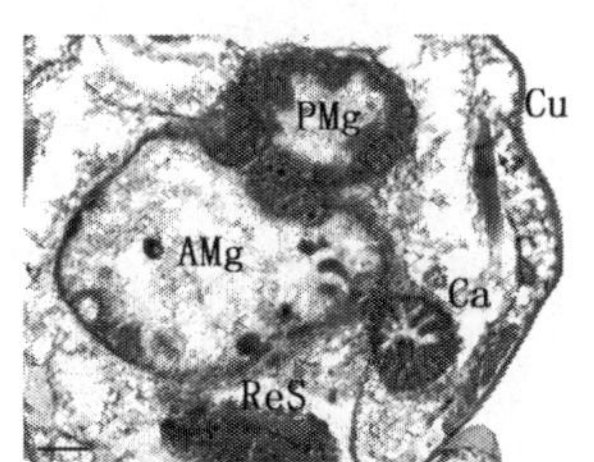

图 4-6 中肠横切面

（显示前、后中肠及连接处）

Cu，表皮；ReS，生殖系统

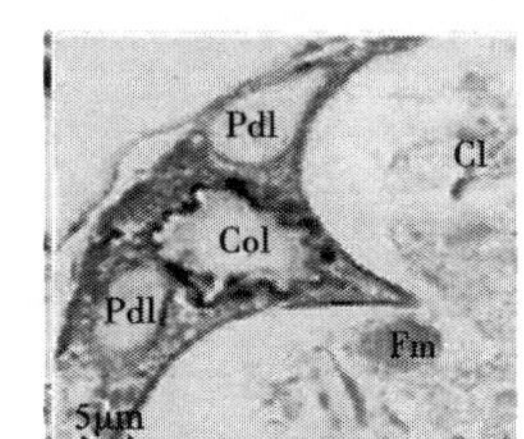

图 4-7 结肠和后肠支囊横截面

Cl，盲囊腔；Col，结肠腔；Fm，食物团；Pdl，后结肠支囊

后中肠为球形，主要包括结肠、中结肠、后结肠憩室和后结肠。后中肠肠壁除鳞状细胞以外，还可见立方细胞和柱状细胞，细胞顶端有微绒毛（图4-7）。腔内明显可见围食膜将食物包成球状，通过肠道消化吸收，形成早期粪粒。后中肠通过狭长的开口与后肠相连。

结肠为长球形的结构，其与胃的连接处急剧收缩，形成明显的缩窄。内腔具有不规则褶皱，可能具有控制食物流动的功能，在充盈状态下，褶皱消失，内壁变得比较光滑，可允许围食膜包裹的食物团块通过。结肠表皮细胞有明显的微绒毛。中结肠主要由鳞状、立方形和柱状细胞构成。细胞的典型位置和典型形状不明确或随着研究个体的不同而变化。柱状细胞多位于中结肠的前段和后段，柱状细胞形成隐窝，经常在隐窝中观察到不同阶段的细胞凋亡。中结肠通常为丝状细菌所定居，它们自由地在肠腔内生活，在退化细胞频繁出现的区域也观察到了最密集的丝状细菌，细菌甚至可能进入膜包裹的细胞残留物中。微绒毛多而不规则，尖端直径减小。后结肠外形与结肠很相似，横截面上，其前端开口处收缩狭窄，肠壁增厚，表皮细胞具有明显的微绒毛。后结肠微绒毛较长，尖端变细。后结肠憩室位于中结肠和后结肠相接处两侧，为盲管状结构，肠壁较结肠和后结肠薄，细胞多是立方形细胞，微绒毛较稀疏、不明显，但是有些细胞的微绒毛很密集。

中肠没有表皮，是消化吸收的主要场所。对蛛形纲中肠上皮的大量研究表明，存在细胞内消化和细胞外消化两种机制(Ludwig et al.，1992a，1992b；Mothes et al.，1981)。许多从前中肠壁上脱落的细胞游离于肠腔，它们参与细胞内消化(Brody et al.，1972)。此外，尘螨还存在一定程度的细胞外消化。

(3)*后肠*

后肠(hindgut)较为简单，为一管状的直肠腔，其与后结肠之间无明显的分界。后段有许多微孔，可能参与水分的重吸收。后肠终止于裂缝样肛门(图 4-2)。

后肠肠壁较薄，内壁为表皮覆盖，腔内可见围食膜包裹的粪粒。表皮上覆盖有一层黏液样物质。表皮细胞核长，外形扁平，无明显的微绒毛。

在后结肠和直肠腔的连接部，后结肠细胞与直肠腔细胞重叠；直肠腔的表皮来源于肠壁细胞的基底部。细胞顶端相同，它们通常与表皮直接连接。表皮由外表皮和内表皮层构成。近端构成直肠腔的细胞为立方形或轻度扁平，并且它们的厚度逐渐减小，因此远端的细胞较扁平。

前肠和后肠均有表皮覆盖，故应不具有消化吸收的功能；中肠没有表皮，是消化吸收的主要场所。雌性和雄性尘螨的消化系统结构无明显差异。值得一提的是，中肠(尤其是盲肠)的大小、位置及细胞形态存在较大的个体差异，这可能与肠腔的充盈程度、虫卵的发育阶段及消化状态有关。当虫卵形成并前移时，中肠体积缩小，盲肠腔隙不明显。

(二)消化腺体(alimentary gland)

唾液腺(salivary gland，Sa)位于虫体脑前方(图 4-8)，开口于口前腔，呈不规则形，细胞嗜碱性深染。

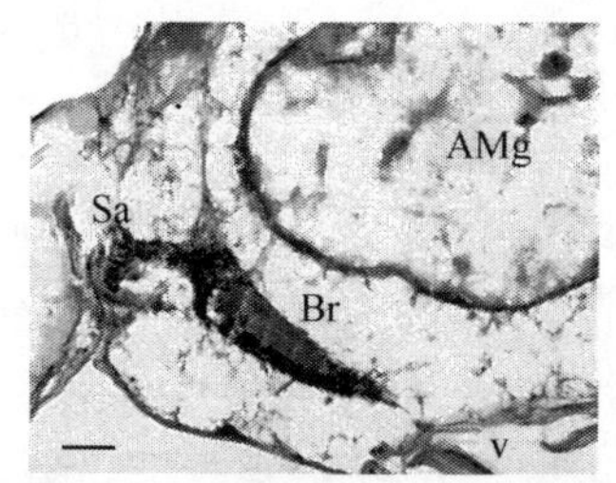

图 4-8　矢状切面显示唾液腺

Br，脑；AMg，前中肠；Sa，唾液腺；V，腹部

二、生 殖 系 统

生殖系统主要行使生殖功能，完成种族的延续。尘螨为雌雄异体，各类尘螨生殖系统的形态、组织结构极为相似。本章以粉尘螨为例，对尘螨的生殖系统的形态、结构加以介绍。

(一)雌性生殖系统

雌性的生殖系统包括两部分。第一部分的主要功能是完成受精。它由交合囊、交合囊管、储精囊和一对囊导管组成。共同交合囊,其开口位于后半体近肛门处,通过一管道通向储精囊。雄螨经交配孔交配后精子暂时储存于储精囊,储精囊也经一小管与输卵管相通,精液从储精囊内缓慢释放进入输卵管,正如卵子从卵巢释放经输卵管一样,使精子和卵子在输卵管结合。第二部分的功能主要是完成产卵,由一对卵巢和一对输卵管组成,输卵管通向子宫、产卵管和产卵孔,并于Ⅱ足和Ⅲ足之间的腹侧外部开口(图 4-9～图 4-11)。

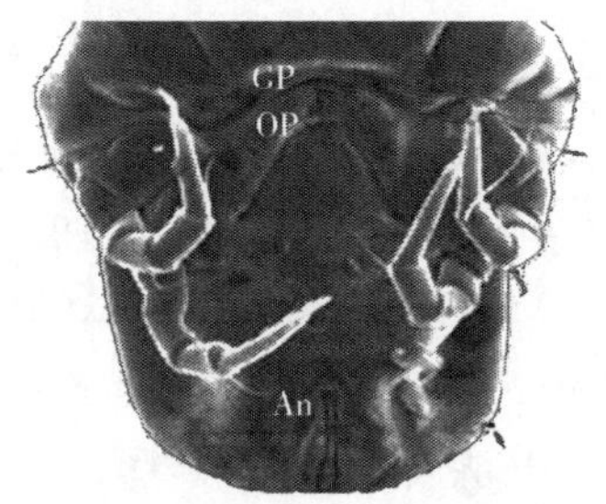

图 4-9　粉尘螨(♀)腹面观
An, 肛门;GP, 生殖板;
I, 躯体;OP, 产卵孔

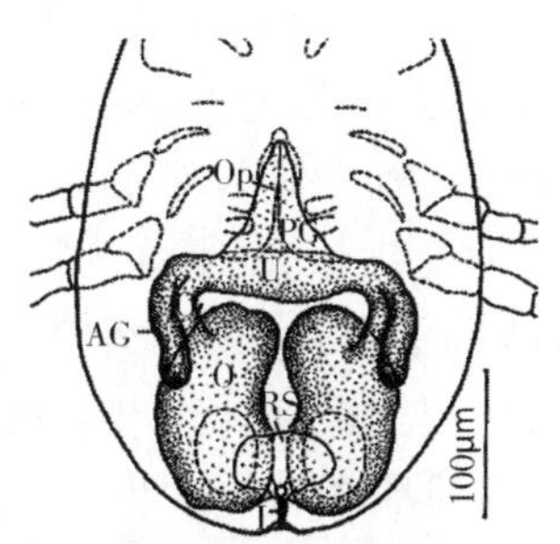

图 4-10　粗脚粉螨生殖系统分布(♀)
背面观(Witalinski,1986)
AG, 附腺;I, 受精管;O, 卵巢;Op, 产卵孔;Ov, 输卵管;PC, 前产卵管;RS, 储精囊;U, 子宫

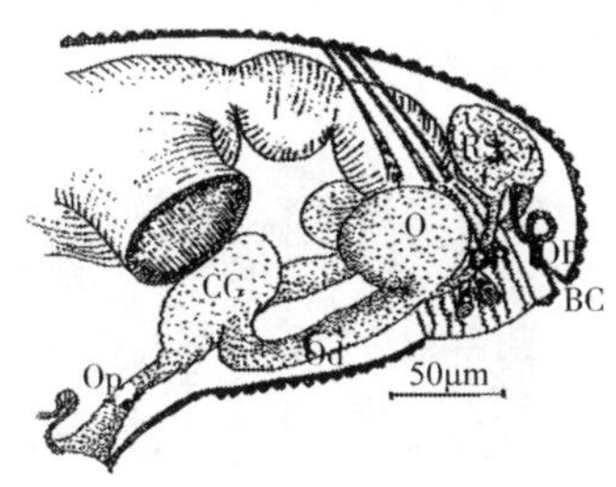

图 4-11　粉尘螨(♀)生殖系统(Walzl,1992)
BC, 交合囊;CG, 绒毛腺;DB, 交合囊管;
DR, 囊导管;O, 卵巢;
Od, 输卵管;Op, 产卵管;RS, 储精囊

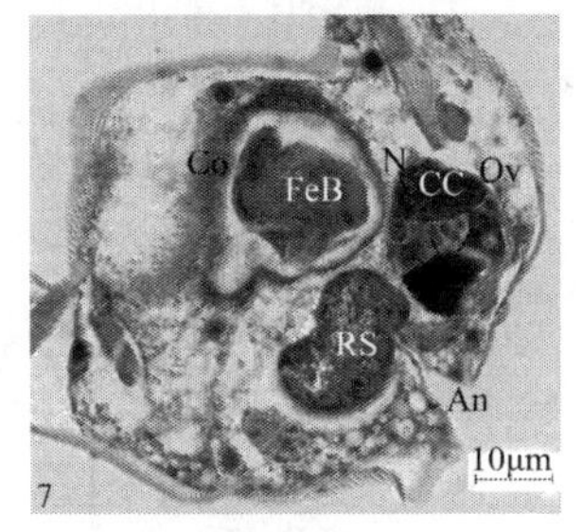

图 4-12　储精囊和卵巢横切面
An, 肛门;CC, 中央细胞;Co, 结肠;
FeB, 粪粒;N, 细胞核;
Oc, 卵母细胞;Ov, 卵巢;RS, 储精囊

1. 交合囊和交合囊管

交合囊(bursa copulatrix,BC)位于肛门裂的左上方,为一开放的圆形小孔。交合囊的形状具有种特异性差异,尘螨因其类别不同,结构和形态也不一样,但功能相似(Walzl,1992)。交合囊向体内延伸是一根高度角化的交合囊管(ductus bursae,DB),雄螨交配时将阳茎插入交合囊,通过交合囊管将精液射至后端与之相连的储精囊。

2. 储精囊和囊导管

储精囊(receptaculum seminis,RS)为一椭圆形的囊状结构,是雌雄螨交配后精液暂时储存的场所,一般位于血腔末体中部、直肠的上方,其位置可随充盈程度不同而有偏移。精液从储精囊经囊导管(ductus receptaculi,DR)缓慢进入输卵管,与此处的卵细胞结合完成受精。储精囊有一定的伸缩性,充盈时囊壁是光滑的,无精液充盈时囊壁呈褶皱状(图 4-12)。

3. 卵巢和输卵管

卵巢(ovary,Ov)呈锥球形,成对位于肛门裂两侧、直肠下方,与一对囊导管相连接。卵巢组织结构比较致密,内有若干大小不一的无卵黄卵母细胞,相互连成团块状,细胞间界限不清晰。每个卵巢中央有一大堆细胞,内有多个细胞核,称为中央细胞。因中央细胞与卵母细胞的营养作用有关,因此也称为营养合胞体细胞(Witalinski et al., 1990;Walzl, 1992)。营养合胞体细胞的周围是大小不等的、不同发育阶段的卵母细胞,卵母细胞通过细胞间的索带与中央细胞相连接。卵母细胞呈圆形,有核和核仁,通常成簇地聚集在一起,位于基底部。不同发育阶段细胞体积也不同,越成熟细胞体积越大,进入输卵管(oviduct,Od)前卵巢内的卵母细胞均为无卵黄颗粒细胞。卵黄细胞在卵母细胞通过输卵管时出现(Witalinski et al.,1986)。

输卵管一对,由卵巢腹侧壁伸出,管很细,当有卵存在时管腔膨大,在光镜下可见,当无卵存在时光镜下通常不易见到。输卵管管壁由上皮细胞组成。卵细胞的卵黄生成作用在输卵管内发生,成熟卵细胞体积达到最大,其内充满了卵黄颗粒,中央有一核。卵细胞的最外层包裹卵壳,成熟卵细胞通过输卵管进入子宫腔(图 4-13)。

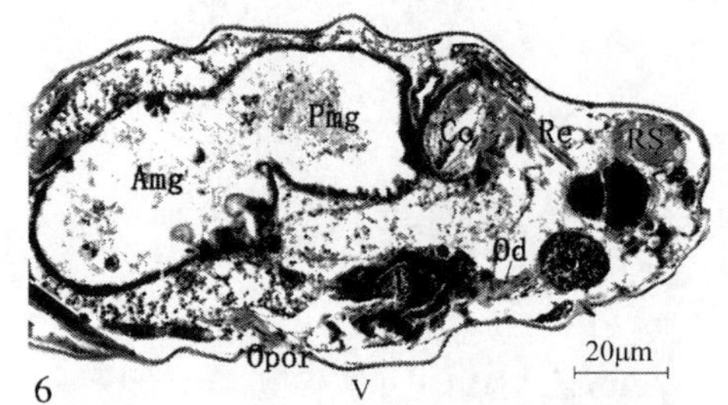

图 4-13 粉尘螨(♀)生殖系统矢状切面
Amg, 前中肠;Co, 结肠;Oc, 卵母细胞;Od, 输卵管;
Op, 产卵管;Opor, 产卵孔;Ov, 卵巢;
Pmg, 后中肠;Re, 直肠;RS, 受精囊;U, 子宫;V, 腹部

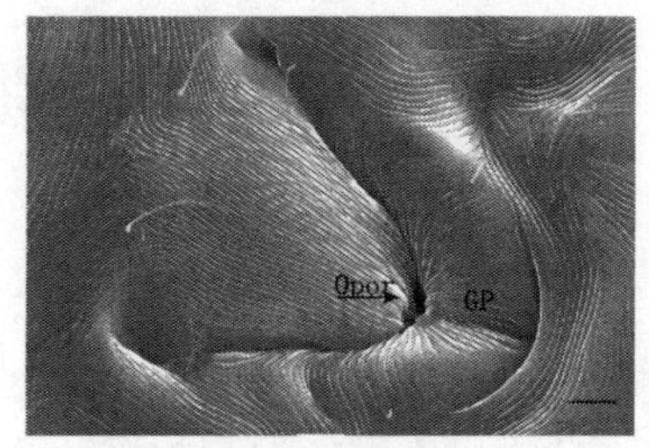

图 4-14 粉尘螨(♀)生殖区(扫描电镜)
GP, 生殖板;Opor, 产卵孔

4. 子宫

子宫(uterus,U)呈扁平囊状,腔大,与一对输卵管相连。根据其内孕卵存在与否而呈现不同的形态,无孕卵时皱缩在一起,呈扭曲状,有成熟卵细胞时宫腔充盈膨胀,上方可接触到直肠壁。外壁由较薄的基膜层和肌肉层组成。上皮细胞呈立方形,细胞间界线分明,

腔内可见椭圆形卵细胞。子宫的两侧有一对环形肌，可协助子宫将卵排出体外(图 4-13)。

5. 产卵管和产卵孔

产卵管(ovipositor，Op)在子宫腹侧与子宫相连，为一薄壁的硬化管，经产螨的产卵管管腔较大。产卵管管壁上皮组织疏松，末端略膨大，开口于位于腹部Ⅱ足、Ⅲ足基节之间的产卵孔(oviporus，Opor)。在扫描电镜下可见生殖孔呈“人”字形，位于半月形生殖板(genital plate，GP)的下方，生殖板侧缘骨化较完全(图 4-14)。

(二)雄性生殖系统

雄性尘螨的生殖系统由单个睾丸(testis，T)、1 对输精管(vasa defrentia，Vd)、1 个附腺(accessory gland，Ag)、1 根射精管(ejaculatory duct，Ed)、阳茎(penis，P)及附属交配器官(accessory copulatory organ)组成，占据血腔后部大部分空间。生殖系统的其他功能相关结构包括 1 对肛侧板吸盘(adanal sucker，AS)和Ⅳ足跗吸盘(tarsi sucker，TS)(图 4-15 和图 4-16)。

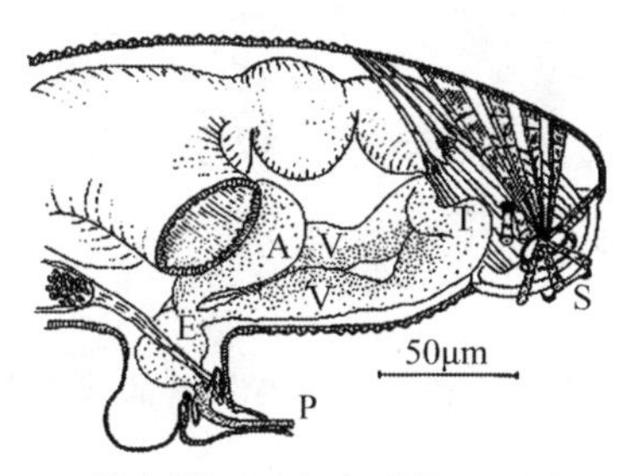

图 4-15 粉尘螨(♂)生殖系统(Walzl，1992)
A，附腺；E，射精管；P，阳茎；S，肛吸盘；
T，睾丸；V，输精管

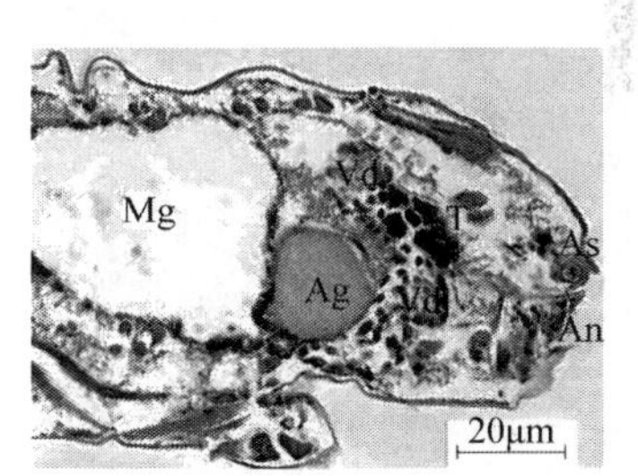

图 4-16 粉尘螨(♂)生殖系统矢状切面
Ag，附腺；Mg，中肠；An，肛门；AS，肛门吸盘；
T，睾丸；Vd，输精管

1. 睾丸

雄性粉尘螨的睾丸(testis，T)只有 1 个，位于体腔末端直肠的后方，其后端的末尾部分可包绕直肠，并与肛吸盘相接触，是精子产生和发育的场所，其大小、形态根据成熟程度和充盈度不同而异，完全充盈时呈椭圆形，后部可接触到腹部肌肉。睾丸内可见各发育阶段的精子细胞，不规则的排列，包括精原细胞(spermatogonium，Sg)成簇地排列在背侧部；向内排列的是精母细胞(spermatocyte，Sp)，呈圆形，比精原细胞略大，核增大，含大量的游离核糖体、粗面内质网和线粒体；次级精母细胞的特点是在细胞膜附近出现大量的高尔基体；精细胞(spermatozoa，Sz)位于睾丸前段靠近附腺处，较精母细胞小，线粒体增多；成熟精子细小呈逗点或蝌蚪状，数量很多，分布较弥散。在精子发生过程中，每个阶段都会出现线粒体增多的现象(Walzl，1992)。

2. 输精管

输精管(vasa deferentia，Vd)1 对，沿睾丸的腹侧部前端分出，向前端延伸。位于肠、附腺和睾丸三者之间，和睾丸的分界不明显。成熟雄性尘螨输精管管腔大，管腔充盈时占据体腔后部大部分空间，其内充满着均匀分布的成熟精子细胞和后期发育的精子细胞。输精管的末端与附腺相连接，起传递成熟精子的作用(图 4-16)。输精管壁有细小的环形肌纤维，肌纤维的收缩有利于成熟精子的运输。输精管在Ⅳ足之间，于附腺腹侧与射精管相连接。

3. 附腺

尘螨附腺(accessory gland, Ag)是雄螨生殖器官中最大的结构，单个，椭圆形，位于体腔中后约 1/3 处，一端和囊状结构的射精管相连，另一端游离于体腔。附腺的壁较厚，由排列紧密的上皮细胞组成，细胞内含大量粗面内质网和高尔基复合体，主要分泌嗜酸性物质，具有保护精子和使精液具有流动性的作用(Baker and Krantz, 1985)。附腺是雄螨生殖系统中的重要组织器官，其功能复杂而重要，在有些螨类，附腺是雌雄共有的结构(Hughes, 1959; Witalinski et al.,1990)(图 4-17)。

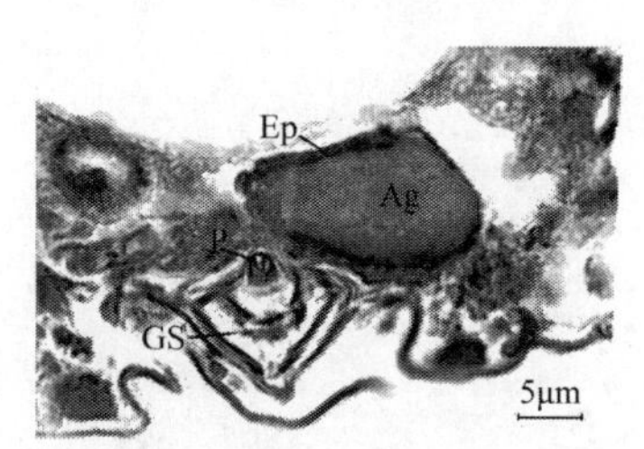

图 4-17 粉尘螨(♂)交配器官横切面
Ag，附腺；Ep，上皮细胞；
GS，生殖骨片；P，阳茎

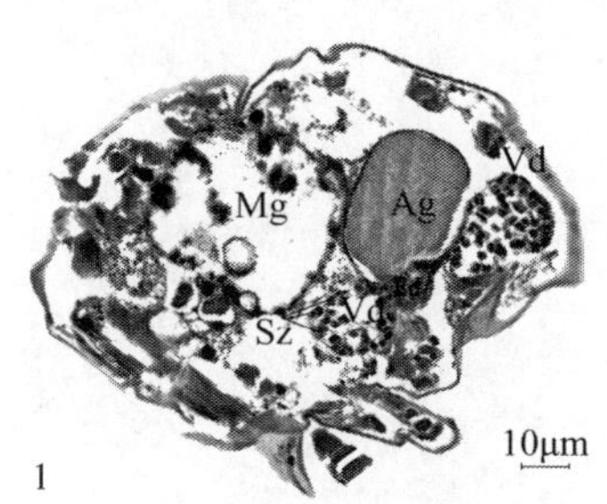

图 4-18 粉尘螨(♂)附腺与输精管的连接横切面
Ag，附腺；Ed，射精管；Mg，中肠；
Sz，精子；Vd，输精管

4. 射精管

射精管(ejaculatory duct, Ed)为一小囊状结构，位于输精管和附腺连接处后方，与附腺和输精管紧密相连(图 4-18)。射精管细胞壁高度角化，末端与交配器官阳茎相连接。交配过程中，可将精液射入雌性交合囊，经交合囊管进入储精囊，精液充盈囊腔时体积增大(Griffiths and Boczek,1977)。

5. 阳茎

雄螨的阳茎(penis, P) 细长，位于Ⅲ足、Ⅳ足基节之间，着生在骨化的三角形基板上，是高度角化的器官，由于自身保护作用通常隐藏在两侧的生殖褶下方，只有在交配时才会凸显出来(图 4-17 和图 4-19)，生殖褶内面有生殖感觉器(吴桂华,2008)。粉尘螨和屋尘螨阳茎的尖端部形态有明显不同：粉尘螨的阳茎尖部呈锥形，而屋尘螨阳茎的尖部呈钝圆形。交配前，雄螨以其肛吸盘触及雌螨后背末端(脸朝相反方向)，并将其精液输入雌螨交合囊。

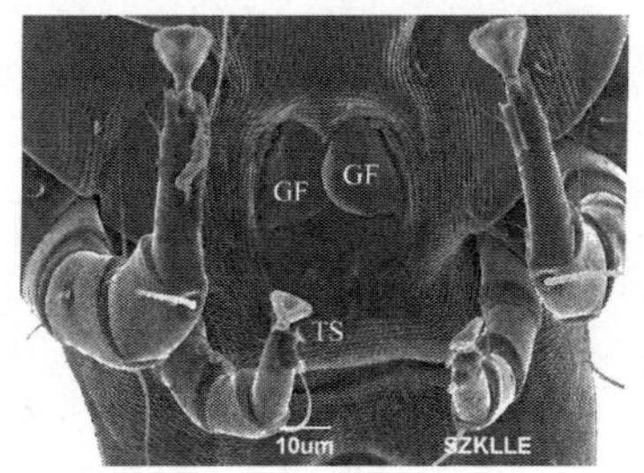

图 4-19　粉尘螨(♂)生殖褶(SEM)
GF，生殖褶

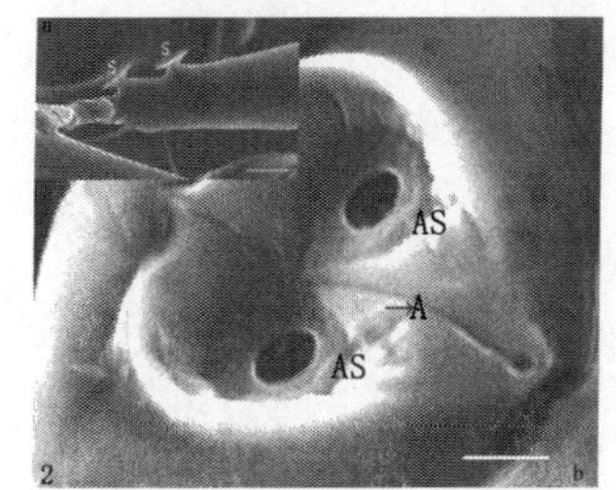

图 4-20　粉尘螨(♂)附属交配器官(SEM)
A，肛门裂；AS，肛门吸盘；TS，跗吸盘

6. 附属交配器官

粉尘螨的附属交配器官有 1 对位于肛门裂两侧的肛吸盘和 2 对位于Ⅳ足上的跗吸盘(图 4-20)。每个肛吸盘由 1 个比较强厚的吸附管和 1 个通过纤维膜连于吸附管的盘状结构构成。肛吸盘肌是机体最强厚的肌肉，通过强韧的腱纤维嵌入吸盘的内面中心部位，能够向后拉动吸盘及整个吸附管。交配时可借助这些吸盘使雌雄螨腹与腹贴附更紧密，使交配更易进行。

三、腺　　体

成对的腺体开口于躯体表面，如基节上腺、唾液腺和末体背腺，其分泌物对调节生理机能有重要作用。基节上腺开口于Ⅰ足上方，以从潮湿的空气中获取水分。唾液腺开口于口前腔，分泌有助于食物初步消化的液体。末体腺开口于末体背侧，能分泌警告信息素。

四、呼 吸 系 统

尽管没有完整的呼吸系统，也没有与外界相通的气门，但尘螨依赖氧气生活，需氧并产生 CO_2。它们具有较低的代谢率，在相对湿度为 75%的环境下，粉尘螨成螨每小时消耗氧气 0.008～0.010μl。迄今仍不清楚螨如何吸入 O_2 和呼出 CO_2，因为尚未发现特定的功能性部位和器官。在无气门目，螨类可能通过皮肤呼吸，由于其可能通过皮肤扩散气体，因此皮肤通常较柔软。除了是主要的呼吸表面，表皮在调节水分排出与吸入的控制方面也起作用。中气门目和前气门目的螨类，可能通过气管呼吸，气管分布于全身，由气孔开口于体外(休斯，1983)。

五、神 经 系 统

螨类的中央神经系统位于前端食道下端，包括大脑、食道上神经节和食道下神经节以及由此生出的一系列放射状神经，神经通向足、消化道、肌肉和外生殖器等。体背前方内面有神经结，支持口器的活动。皮下有神经支持表皮的感觉器接受外部的刺激。尘螨的脑位于躯体前端腹面，食道从其背侧中央穿过，其余尚未见报道(何韶衡和刘志刚，2009)。

六、体壁与体腔

1. 体壁

尘螨成虫躯体表面可见许多横向或纵向的嵴[图 4-21(a)]，躯体表皮厚约 2μm，表皮结构明显分层，明暗相间。外表皮位于表皮的最外层，为含几丁质的表皮层，横切面可见其外侧缘呈波浪状[图 4-21(b)]或扁平，总体较薄，电子致密染色。内表皮[图 4-21(b)]较厚，位于外表皮下方。

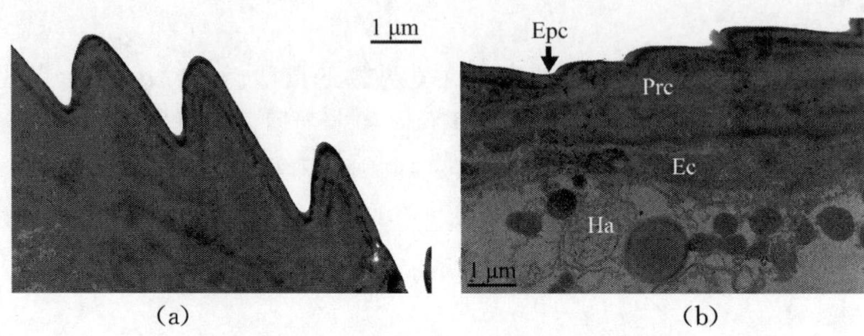

(a)　　(b)

图 4-21　尘螨体壁超微结构(扫描电镜)

(a)体壁横切面明显的嵴；(b)横切面显示嵴、表皮及血体腔

Epc，外表皮；Prc，内表皮；Ec，真皮细胞；Ha，血体腔

2. 血腔

尘螨血腔(又称血体腔)由体壁包绕而成，其内充满血淋巴，各组织器官浸浴其中。血淋巴内可见大量线粒体、少许溶酶体样液泡及吞噬细胞等[图 4-22(a)]，同时大量纤维组织散在分布其中。部分血体腔内可见大量中等电子密度的液泡，液泡大小形态不一，局部可见少量深染或淡染区域。邻近后中肠壁的血腔内还可见大量糖原、脂滴空泡及线粒体等[图 4-22(b)]。

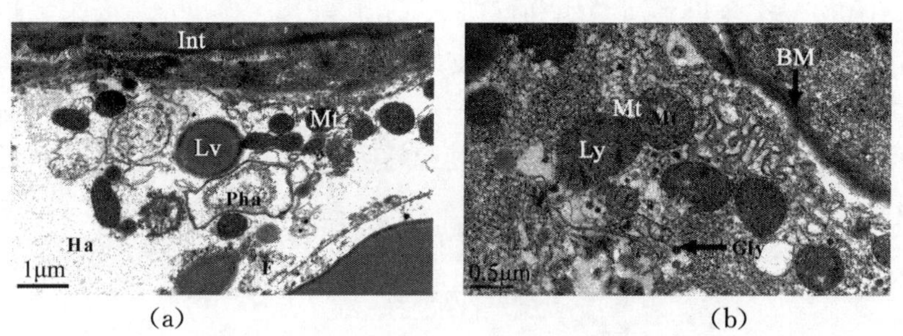

(a)　　(b)

图 4-22　尘螨血体腔超微结构(透射电镜)

(a)尘螨体壁下血体腔；(b)邻近后中肠壁的血体腔

Int,体壁；Mt，线粒体；Lv，溶酶体样液泡；Pha，吞噬细胞；Ha，血体腔；

PMg，后中肠；BM，基底膜；Ly，溶酶体；Mt，线粒体；Gly，糖原颗粒；Ld，脂滴

第二节 尘螨特异性抗原的定位

很早以前人们在接触书柜或衣箱屋尘时就会出现打喷嚏、流鼻涕等情况，知道屋尘可引起过敏反应，但一直不知道主要过敏原是什么。直到1964年Voorhorst和Spieksma才证实尘螨是室内灰尘中过敏原的最主要来源之一。螨是属于节肢动物门(arthropoda)的一类微小动物，是现代居室生态系统中的重要成员，在室内灰尘中，存在着许多种螨类，其中与过敏性疾病有关的主要是尘螨(house dust mite，HDM)。随着研究的积累，人们对尘螨过敏原的认识逐渐深入，证实螨体和螨排泄物是尘螨过敏原的主要来源。尘螨不像有些病原微生物那样，以活体进入人体内而致病，它的代谢产物，如蜕皮、分泌物、粪便和死亡虫体等才是真正的过敏原。其中，与螨排泄物有关的过敏原来源于螨消化道的酶类；与蜕皮过程有关的过敏原是与螨从一个生存阶段转为另外一个阶段时的发育过程相关的酶类；还有些过敏原可能是螨在进食期间在食物残渣上留下的唾液组分；尘螨的螨体、螨蜕下的皮、死亡螨体的裂解物及活螨的排泄物和分泌物等，经表皮和呼吸道进入人体后，引起尘螨性过敏性哮喘、过敏性鼻炎、过敏性皮炎等过敏性疾病。据资料显示，有60%的哮喘患者对尘螨会产生过敏反应，约80%的儿童哮喘起因于尘螨过敏。在我国引起过敏性疾病的主要螨种为屋尘螨(*Dermatophagoides pteronyssinus*)和粉尘螨(*Dermatophagoides farinae*)。

一、屋尘螨特异性抗原的定位

随着生物化学和分子生物学研究的发展，近二十年来，人们对尘螨的生化和分子生物学的深入研究已有许多报道，并积累了大量的资料。人们发现尘螨过敏原的组成非常复杂。Prentice等(1985)对屋尘螨进行电泳分析，发现屋尘螨至少有50种不同的蛋白带。Baldo等(1989)进一步用尘螨过敏性疾病患者阳性血清作免疫印迹(Western blotting)时发现，有多达32种特异性抗原的蛋白条带。Chua等首次从屋尘螨中分离出mRNA，构建其cDNA文库，并克隆表达了Der pⅠ、Der pⅡ、Der pⅢ 等屋尘螨的主要过敏原。1990年，Tovey首次用粉尘螨过敏患者阳性血清(IgE)为探针对螨切片进行荧光定位研究，显示出主要过敏原与消化道有关，同时，甲壳层也呈荧光显色。进一步研究证实Der pⅠ是由前中肠肠壁分泌，后渗入到粪便颗粒中。Ree等报道Der pⅠ存在于屋尘螨后中肠、肠内容物(粪便颗粒)及口咽等部。刘志刚等(2005)通过抗原定位实验证实Der pⅠ存在于中肠、肠内容物和粪便颗粒中。

有关Der pⅡ免疫组化的报道有所不同，Thomas(1995)报道Der pⅡ是一种雄螨生殖系统的分泌物，但Park(2000)等通过冰冻切片免疫荧光证实Der p Ⅱ来源于消化道，并在屋尘螨粪便颗粒中聚集。付仁龙等(2004)用屋尘螨过敏患者混合血清进行抗原定位研究，结果显示屋尘螨口咽部、中肠、肠内容物、体壁及生殖腺均为强阳性，为特异性抗原存在部位，尤其是口咽部，中肠及肠腔内容物(粪便颗粒)具有强抗原性(图4-23)。雌、雄屋尘螨特异性抗原的定位无明显区别。

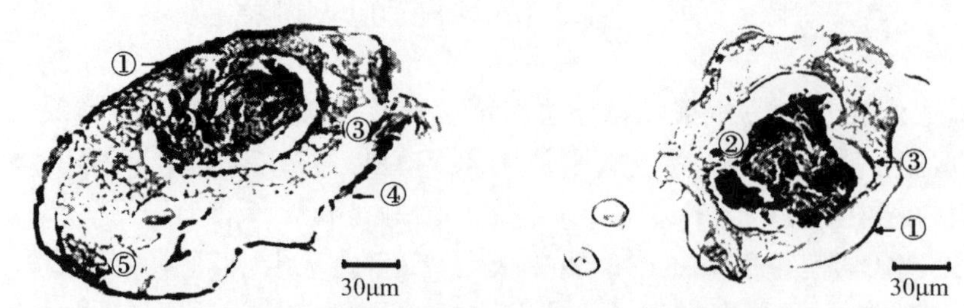

图 4-23 特异性过敏原在屋尘螨体内的免疫组织化学染色定位(付仁龙等,2004)
①甲壳;②肠内容物;③中肠;④甲壳;⑤生殖腺

二、粉尘螨特异性抗原的定位

粉尘螨是世界性分布的一种主要吸入性过敏原,其分泌物、排泄物、尸体分解物等均能引起过敏性哮喘、过敏性鼻炎、荨麻疹等疾病。目前已被鉴定的尘螨过敏原成分约有 21 种,其中Ⅰ型过敏原(DerⅠ)和Ⅱ型过敏原(DerⅡ)较为重要,是过敏原性最强的两种过敏原组分。DerⅠ是一种 25kDa 的半胱氨酸蛋白酶,DerⅡ为一个 14kDa 的附睾蛋白。刘志刚等(2005)选用尘螨过敏患者阳性血清进行免疫组化研究,证实屋尘螨口咽部、中肠组织、肠内容物、体壁以及生殖腺均为特异性抗原存在部位,尤其是中肠及粪便颗粒具有强阳性。此外,雌雄粉尘螨特异性抗原定位,两者无明显区别。

李盟等(2007)利用石蜡切片荧光抗原定位技术,证实 Der fⅡ主要定位于粉尘螨中肠组织及其肠内容物中(图 4-24)。粉尘螨排泄粪便等颗粒中含有和这两种过敏原性最强的过敏原组分(Der fⅠ、Der fⅡ),可漂浮于空气中,过敏体质者吸入即可诱发Ⅰ型过敏反应。

詹振科等(2010)在构建粉尘螨过敏原 Der f Ⅲ单克隆抗体的基础上,对 Der f Ⅲ荧光抗原定位进行研究,结果显示 Der f Ⅲ主要存在于粉尘螨消化系统的结肠和直肠部位。

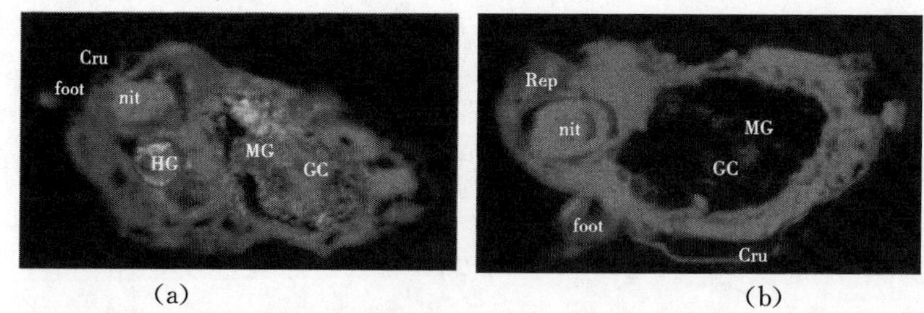

图 4-24 过敏原 Der f Ⅱ在粉尘螨体内的荧光定位(a)呈绿色荧光,阳性;(b)阴性
MG,中肠;HG,后肠;GC,肠内容物;foot,足;nit,卵;Cru,甲壳;Rep,生殖系统

尘螨不像有些病原微生物那样,以活体进入人体内而致病,它的代谢产物,如蜕皮、分泌物、粪便颗粒、死亡虫体和降解产物等才是真正的过敏原。螨死亡后,体液中的可溶性蛋白在躯体分解时可能被释放出来也可以成为过敏原。

总之,所有尘螨来源的蛋白质均可成为过敏原。这些物质在微生物的作用下,分解成微小的尘埃颗粒，通过人的走动、铺床叠被、打扫房屋等动作，飞扬于空气中；空调滤网灰尘中的尘螨抗原物则被空调送风吹入室内，均成为强烈的过敏原，过敏体质者吸入后可引起过敏反应。对尘螨特异性抗原的定位研究，可为进一步分离纯化其特异性抗原及疫苗等研究提供参考，并为临床过敏性疾病诊治奠定理论基础。

主要参考文献

付仁龙，刘志刚，李荔，等. 2004. 屋尘螨特异性变应原的定位研究. 中国寄生虫学与寄生虫病杂志，22(4)：243～245.

刘志刚，李盟，包莹，等. 2005. 屋尘螨Ⅰ类变应原 Der p Ⅰ的体内定位. 昆虫学报，48(6)：833～836.

李盟，包莹，刘志刚. 2007. 粉尘螨 2 型变应原抗原定位的研究. 中国寄生虫学与寄生虫病杂志，25(1)：49～52.

吴桂华，刘志刚，孙新. 2008. 粉尘螨生殖系统形态学研究. 昆虫学报，51(8)：810～816.

吴桂华. 刘志刚，孙新. 2009. 热带无爪螨体内特异性变应原定位. 昆虫学报，52(1)：106～109.

王月明，刘晓宇，黄礼年，等. 2013. 粉尘螨生殖系统超微结构的透射电镜观察. 昆虫学报，56 (8)：960～964.

王月明，刘晓宇，蒋聪利，等. 2013. 粉尘螨消化系统超微结构观察. 中国寄生虫学与寄生虫病杂志，31(6)：490～492

王月明，吴琳，吴莹莹，等. 2014. 粉尘螨体壁及血体腔超微结构观察. 中国人兽共患病学报，30(1)：23～26

张莺莺，刘志刚，孙新，等. 2007. 尘螨连续石蜡切片的制备及染色技术. 昆虫知识，44(2)：294～296.

张莺莺. 刘志刚. 孙新，等. 2007. 粉尘螨消化系统的形态学观察. 昆虫学报，50(1)：85～89.

赵学影，赵振富，孙新，等. 2011. 谷跗线螨交叉反应性变应原的定位. 昆虫学报，54(7)：848～852.

赵学影，赵振富，孙新，等. 2013. 谷跗线螨扫描电镜的形态学观察. 中国人兽共患病学报，29(3)：248～252.

Aker G T，Krantz G W. 1985. Structure of the male and female reproductive and digestive systems of *Rhizoglyphus robini* Claparede (Acari，Acaridae). Acarologia，26：55～65.

Alberti G，Seniczak A，Seniczak S. 2003. The digestive system and fat body of an early-derived oribatid mite *Archegozetes longisetosus* Aoki (Acari：Oribatida：Trhypochthoniidae). Acarologia，83：149～219.

Brody A R，McGrath J C，Wharton G W. 1972. *Dermatophagoides farinae*：the digestive system. New York Entomological Society，80：152～177.

Baldo B A，Ford S A，Tovey E R. 1989. Toeard a definition of the complete spectrum and rank order of importance of the allergens from the house dust mite *Dermatophagoides pteronyssinus*. Allergy and Molecular Biology，13～31.

Chua K Y，Stewart G A，Thomas W R，et al. 1988. Sequence analysis of cDNA coding for a major hous dust mite allergen Der p 1. Homology with cysteine proteases. Exp Med，167(1)：175～182.

Coons L B. 1977. Fine structure of the digestive system of *Macrocheles muscaedomestica* (Scopoli) (Acarina：Mesostigmata). Int：J . Insect Morphol Embryo，7(2)：137～153.

Jan S，Gerd A. 2008. Frantisek Weyda and Jan Hubert. Ultrastructure of the Digestive Tract in *Acarus siro* (Acari：Acaridida). Journal of Morphology，269：54～71.

Ludwig M，Alberti G. 1992. Ultrastructure and function of the midgut of camel spiders (Arachnida：Solifugae). Zool Anz，228：1～11.

Ludwig M，Alberti G. 1992. Fine structure of the midgut of *Prokoenenia wheeleri* (Arachnida：Palpigradi). Zool Beit，34：127～134.

Mothes U，Seitz K A. 1981. Functional microscopic anatomy of the digestive system of *Tetranychus urticae* (Acari：Tetranychidae). Acarology，22：257～270.

Park G M，Lee S M，Lee I Y，et al. 2000. Localization of a major allergen，Der p 2，in the gut and faecal pellets of *Dermatophagoides pteronyssinus*. Clin Exp Allergy，30：1293～1297.

Prentice R L，Krilis S，Raison R L. 1985. Purification of two allergens from *Dermatophagoides pteronyssinus* using monoclonal antibodies. Mol Immunol，22：1131～1134.

Ree J A，Carter J，Sibley P，et al. 1992. Localization of the major house dust mite allergrn Der p I in the body of *Dermatophagoides pteronyssinus* by Immustain. Clin Exp Allergy，22(6)：640～641.

Riffiths D A, Boczek J. 1977. Spermatophores of some acaroid mites (Astigmata: Acarina). International Journal of Insect Morphology and Embryology, 6: 231～238.

Tovey E R, Baldo B A. 1990. Localization of antigens and allergens in thin sections of the house dust mite, *Dermatophagoides pteronyssinus* (Acari: Pyroglyphidae). J Med Entomol, 27: 368～376.

Thomas W R, Chua Ky. 1995. The major mite allergen Der p 2 a secretion of the male mite reproductive tract? Clin Exp Allergy, 25: 666～669.

Ughes T E. 1959. The reproductive system. In: Mites or the Acari. London, Athlone Press, 173～180.

Voorhorst R, Spieksma-boezeman M I, Spieksma F T. 1964. Is a mite(*Durmatophagoides* sp.) the producer of the House-Dust allergen? Allerg Asthma (Leipz), 10: 329～334.

Witalinski W, Jonczy J, Godula J. 1986. Spermatogenesis and sperm structure before and after insemination in two acarid mites, *Acarus siro* L. and *Tyrophagus putrescentiae* (Schrank) (Acari: Astigmata). Acarologia, 27: 41～51.

Walzl M G. 1992. Ultrastructure of the reproductive system of the house dust mites *Dermatophagoides farinae* and *D. pteronyssinus* (Acari, Pyroglyphidae) with remarks on spermatogenesis and oogenesis. Experimental & Applied Acarology, 16: 85～116.

Witalinski W, Szlendak E, Boczek J. 1990. Anatomy and ultrastructure of the reproductive system of *Acarus siro* (Acari: Acaridae). Experimental and Appllied Acarology, 10: 1～31.

Wu J, Yang F W, Liu Z G. et al. 2009. The alimentary canal of *Blomia tropicalis* (Acari: Astigmata: Echymopodidae): the application of three-dimensional reconstruction technology. Exp Appl Acarol, 47(3): 215～224.

Zhang Y Y, Sun X, Liu Z G. 2008. Morphology and three-dimensional reconstruction of the digestive system of *Dermatophagoides farinae*. International Archives of Allergy and Immunology, 146: 219～226.

Zhan Z K, Ji K M, Liu X Y, et al. 2010. Monoclonal antibodies against recombianat Der f 3 reveal localization of Der f 3 in the gut and faecal pellets of *Dermatophagoides farinae*. Exp Appl Acarol, (52): 63～71.

（刘志刚、刘晓宇）

第五章　尘螨生活史与生态学

在人类生活的环境中弥漫或存在着很多灰尘，包括起居室、储藏室及仓库灰尘等。灰尘是人类健康的大敌，它带着许多细菌、病毒等到处飞扬，传播疾病。在这些房舍灰尘中同时也存在着许多螨类，这些螨类主要以麦食螨科的屋尘螨、粉尘螨和梅氏嗜霉螨为常见；其次有腐食酪螨、粗脚粉螨、纳氏皱皮螨、家食甜螨、害嗜鳞螨、无爪螨属螨类和薄口螨属螨类等；还有少数捕食性螨类，如马六甲肉食螨、普通肉食螨和鳞翅触足螨等。尘螨分布广泛，喜欢栖息于阴暗潮湿的地方，由于其个体微小，不引人注目，当环境条件适宜时可大量孳生。

第一节　尘螨的生活史

一、尘螨个体发育

大多数尘螨营寄生生活，其个体发育包括 5 个阶段，分别为卵、幼螨、第一若螨（前若螨，Protonymph）、第三若螨（后若螨）、成螨。在第一若螨和第三若螨之间可以有一个第二若螨（deutonymph），它在某种条件下可转化为休眠体（hypopus），有时可完全消失（图 5-1）。

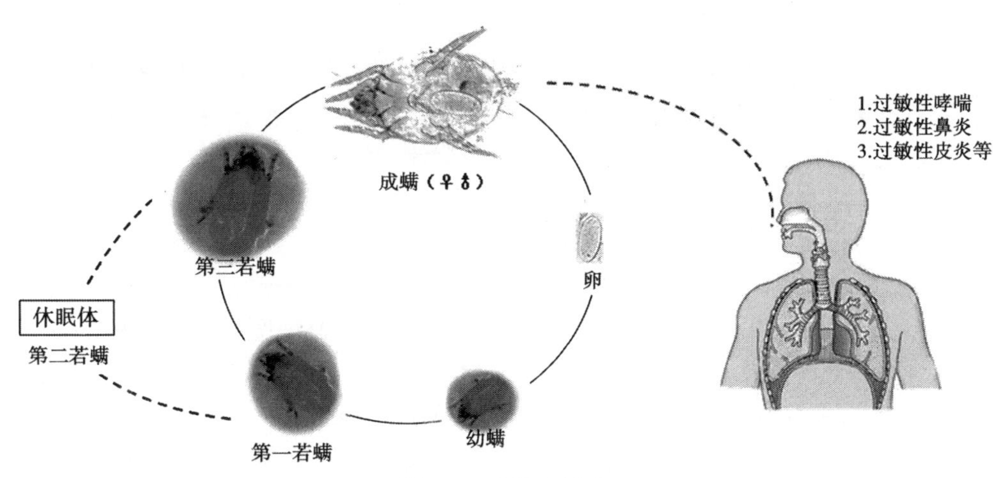

图 5-1　尘螨生活史

尘螨的卵有较大卵黄，产下的卵均聚集成堆，偶有孤立的小堆，亦有少数种类卵在雌螨内可延迟至幼螨或第一若螨后产出。卵产出后，因外界环境条件不同，其卵发育期所需时间亦不同。一般情况下，温度 25℃、相对湿度 80%左右时，对尘螨卵孵化出幼螨比较适宜。

尘螨幼螨经过一段活动时期后开始静息（有些学者称之为静止期），此期为一完全不活动时期，其静息期约为 24h。静息时该螨躯体膨大呈囊状，半透明，晶亮有珍珠光泽，各对足向躯体紧缩。一般栖息在角落等较隐蔽的地方，此阶段没有活动能力，抵抗外界捕食等危险的能力较差，故需躲藏起来。静息后期颜色逐渐变成暗黄色，然后开始蜕皮。经蜕皮后成为第一若螨。第一若螨发育一段时间后进入第一若螨静息期，第一若螨静息期时间很短暂。第一若螨经过静息期蜕皮后即变为第三若螨。第三若螨经一段时间的活动期，也会经过约 24h 的静息时期(第三若螨静息期)，蜕皮后发育为成螨。成螨有雌螨和雄螨两性。尘螨各期发育时间随螨种不同而不同，此外还与外界环境有密切关系，如腐食酪螨在不同温度和饲料条件下的发育历期不同。

当遇到不良的环境条件时，一些种类的尘螨会出现休眠体期。它是尘螨生活史中一个很特殊的发育阶段，介于第一若螨和第三若螨之间。尘螨在休眠体期不进食，其腹面末端有吸盘(sucker)，可以此附着于昆虫、其他动物躯体、食品、工具等而得以传播，甚至附着于尘土中借助气流来传播。休眠体不仅有利于传播，还可以使其在不良环境下生存，所以一般认为休眠体是一种适于传播及抵抗不良环境的原始形式，一旦其遇到适宜的环境，即能蜕去硬皮恢复活动。大多数尘螨形成休眠体，只有少数尘螨不形成休眠体，如粉螨属、食甜螨属等的种类。

产生休眠体的原因十分复杂，有些学者认为可能与遗传有关，而这种遗传功能很可能与环境条件密切相关。这些环境条件包括食物的性质、温度、相对湿度、pH、拥挤度、废物的积聚等。上述均为诱导尘螨形成休眠体的重要因素，其中，食物的性质比其他因素更为重要。例如，粗脚粉螨遇到低湿空气和含水量低的食料时，为适应不良环境，其前若螨蜕皮，变成休眠体。尘螨的休眠体在动物界中可能是独一无二的，对尘螨的发育和繁殖起促进作用。

(一)尘螨的生殖

大多数尘螨是卵生的，有些种类还可行卵胎生，即雌螨直接产出幼螨，有时也可产出若螨。尘螨雌雄异体，主要为两性生殖，也有少数螨种可行孤雌生殖。例如，粗脚粉螨的繁殖方式既可为两性生殖，也可行孤雌生殖，孤雌生殖后代为雄性。

多数尘螨是以直接方式进行交配，雌雄尘螨大多可多次交配，交配时间长短不一，一般为 10～60min。在同一世代中，往往雄螨比雌螨提前成熟，当雌螨发育成熟后，雄螨即开始追逐雌螨，一旦追到后，即行交配。雄螨多用足先接触雌螨末端，然后爬上雌螨体背的后半部分，缓慢地倒转体躯与雌螨成相反方向，再用吸盘或足紧紧地吸附或抱住雌螨体躯末端进行交配。雄螨阳茎直接将精子导入雌螨受精囊内。交配过程中，螨体可以活动、取食，但以雌螨活动为主，一旦遇惊扰或有外物阻拦，多立即停止交配。

根据实验室饲养观察，雌螨多于交配后 1～3d 开始产卵，且喜将卵产于离食物近、湿度较大的地方。产卵量、产卵期及持续时间因螨种不同而有所差异。多数尘螨有较强的繁殖能力和较高的种群增长速率。例如，在 20℃、相对湿度 65%～75%时，屋尘螨的种群增长速率为每周 30%～35%，粉尘螨为每周 16%～19%。腐食酪螨一生交配多次，产卵多次。在 25℃下，平均产卵时间为 19.61d，单雌日均产卵量为 21.87 粒。多数卵聚集呈堆状，也有少数呈个体散产状态的卵。伯氏嗜木螨昼夜均可产卵，产卵时间可持续 4～8d，单雌产卵 6～

93粒，平均48.1粒。产卵方式为单产或聚产，聚产的每个卵块有2～12粒不等，排列整齐或呈不整齐的堆状，产卵开始后3～6d达高峰，最高日单雌产卵量为27粒，产卵持续期内偶有间隔1d不产卵现象。

尘螨在产卵期间，仍可多次进行交配。例如粉尘螨雌螨在生殖期可以吸引雄螨交配，并且可以成功交配一次以上。与在实验室条件控制下仅交配一次的雌螨相比较，交配多次的雌螨产卵率可提高30.7%。多次交配不仅可以提高生殖率，还可以通过与不同雄螨交配，使其后代遗传基因呈现多样，从而提高种群的适应能力。但是过了生殖期，雌螨尽管能继续存活较长时间，但对雄螨却没有吸引力，这可能与性信息素释放有关。实验室控制条件下还发现，没有交配或交配次数较少的雌螨寿命较长。而且，没有交配的高龄雌螨与相同年龄已交配并过了生殖期的雌螨相比，当引入雄螨时，仍有生殖能力。这一点可以减弱由于外界因素影响而暂时中断繁殖后代的因素，有利于种群的发展。椭圆食粉螨一生也可以交配多次，于交配后1～3d开始产卵。以面粉作饲料，在温度25℃和相对湿度75%的条件下，可持续产卵4～6d，一只雌螨可以产卵33～78粒，平均为55.5粒。在上述饲养条件下，产卵期平均3d。粗脚粉螨在相对湿度为80%～85%及适宜的温度条件下，繁殖率最快。因为螨具有高的繁殖潜力，控制室内螨孳生的措施必须全面而且经常实施，否则当足够的食物和适宜的微环境存在时，剩余活螨可以迅速增殖扩大。

温度、湿度等环境因素及取食饲料种类等，也均可对尘螨产卵能力有较大影响。刘婷等对腐食酪螨的生殖进行了较为详细的研究，结果表明：随着温度的升高，腐食酪螨雌成螨50%死亡时间逐渐缩短，平均寿命变短，12.5℃时最长，30℃时最短。日均产卵量和平均产卵量呈先升后减的趋势，最高平均产卵量和最高日均产卵量均出现在25℃，表明该温度更适宜该螨的生长繁殖。据研究数据显示，取食酿酒酵母粉的腐食酪螨雌性成螨平均产雌螨数较取食玉米粉者多。

(二)尘螨的寿命

在室温条件下，雌螨寿命为100～150d，雄螨为60～80d。尘螨的寿命除了与自身遗传生物特性相关外，还与温度、湿度及饲料的营养成分有关。刘婷等研究了温度及饲料对腐食酪螨发育历期的影响，结果见表5-1，显示在饲养温度范围内(12.5～30℃)，不同饲料条件下腐食酪螨各螨态发育历期与温度呈负相关，即随温度的升高而缩短，随温度的降低而延长。用酿酒酵母粉和玉米粉作饲料时存在明显差异。在实验所设的5种温度下，用酿酒酵母粉为饲料饲养的腐食酪螨的各个阶段的发育历期，均较在相同条件下以玉米粉饲养者的历期短，即发育速率较快。

表5-1　腐食酪螨试验种群在不同温度及饲料下的发育历期　　(单位：d)

发育阶段	饲料	温度/℃				
		12.5	15	20	25	30
卵期	酵母	14.50±1.235aA	8.74±0.642bA	5.51±0.303cA	2.59±0.115dA	2.50±0.148eA
	玉米	16.62±0.936aB	10.46±0.580bB	5.88±0.347cB	3.40±0.087dB	2.73±0.153eB

续表

发育阶段	饲料	温度/℃				
		12.5	15	20	25	30
幼螨	酵母	6.98±1.003aA	5.01±0.268bA	2.68±0.461cA	1.31±0.045dA	1.27±0.165dA
	玉米	9.37±0.426aB	6.97±0.350bB	3.47±0.339cB	2.18±0.174dB	1.50±0.166dA
静息1	酵母	2.93±0.124aA	2.21±0.211bA	1.40±0.198cA	0.60±0.003dA	0.56±0.032dA
	玉米	3.10±0.114aB	2.46±0.235bA	1.46±0.172cB	0.95±0.109dB	0.70±0.149dB
前若螨期	酵母	4.94±0.365aA	3.90±0.289bA	1.62±0.353cA	1.21±0.112dA	0.80±0.023dA
	玉米	10.47±0.235aB	6.79±0.056bB	4.26±0.149cB	2.17±0.358dB	1.65±0.259eB
静息2	酵母	2.81±0.009aA	1.99±0.134bA	1.60±0.273cA	0.60±0.035dA	0.58±0.052dA
	玉米	2.59±0.205aB	2.21±0.094aB	1.31±0.006cA	0.94±0.064dA	0.95±0.050dA
后若螨期	酵母	4.57±0.451aA	3.51±0.213aA	2.43±0.311bA	1.12±0.014cA	1.05±0.155dA
	玉米	17.70±0.244aB	8.41±4.396bB	2.98±0.247cB	1.65±0.011cdA	1.24±0.041dA
静息3	酵母	3.31±0.039aA	2.40±0.099bA	1.69±0.240cA	0.60±0.046dA	0.55±0.034dA
	玉米	4.67±0.118aB	2.70±0.436bA	1.88±0.129bA	1.14±0.158cB	0.95±0.050cB
产卵前期	酵母	8.00±0.621aA	4.98±0.149bA	2.12±0.070cA	1.20±0.041dA	1.10±0.067dA
	玉米	14.27±0.279aB	9.78±0.633bB	2.91±0.113cB	1.35±0.224dB	1.05±0.150dB
总计	酵母	48.04±3.848	32.73±2.010	19.05±2.212	9.23±0.477	8.41±0.673
	玉米	78.79±2.560	49.79±2.790	24.18±1.505	13.78±1.189	10.77±1.021

注：表中数据为"平均数±标准误"，同一行数据后标有不同小写字母表示差异显著($P<0.05$)。同一列中温度和发育阶段相同而饲料不同的历期比较采用不同大写字母表示差异显著($P<0.05$)

(三)尘 螨 越 冬

在干燥的冬季，多数尘螨以雌性成螨进行越冬，如粗脚粉螨以雌螨在仓储物内、仓库尘埃下、缝隙及清扫工具内等处越冬；刺足根螨以成螨在土壤中越冬，腐烂的鳞茎残瓣中最多，也有在储藏的鳞茎鳞瓣内越冬。越冬雌螨有很强的抗寒性，但是其抗寒性与湿度相关，低湿时即使温度不是很低，也能造成大量死亡，因为低湿时，越冬雌螨体内水分不断蒸发，致其脱水而死。越冬雌螨能在水中存活100h左右。水体、枯枝落叶、杂草和各种植物等，均是尘螨常见的越冬场所。另外，有些种类的尘螨以雄性成螨、若螨或卵越冬。例如，粉尘螨第一若螨可处于滞育阶段，黏附在地毯、沙发和床垫上，这些静息期的第一若螨有极低的代谢率和较强的抗脱水能力。春季，相对湿度等条件适宜时，第三若螨出现，生活史恢复正常。

二、尘螨的取食

尘螨属于杂食性动物，食性广泛，可以各种食物碎屑(包括人类的皮屑)、腐败有机物及霉菌等为食。许多尘螨可以在储藏的粮食及食物中生活，以其粗短齿状螯肢刮食、凿食其孳生场所的各种仓贮食品和谷物。例如，腐食酪螨食性广泛，可以稻谷、大米、大麦、小麦、面粉、麸皮、米糠、棉籽、花生仁、瓜子仁、火腿、肉干、杏干、肠衣、白糖、红糖、奶粉、红枣、黑枣、黑木耳、薯干、糕点、酒糟、甘草、鱼粉、红参、三七、茶叶、果胚、中成药蜜丸等为食，还兼食霉菌和腐败物等。作为危害食用菌的害螨之一，腐食酪螨喜蛀蚀麦麸、米糠、棉籽壳等食用菌栽培料，危害严重时，栽培料可被其蛀蚀一空。陆云华发现腐食酪螨可直接危害银耳、猴头菇、木耳、平菇等的菌丝，于上述食用菌的菌种和菌床上均可查到该螨的损害。某些根螨属的螨类以植物的球茎为食；土壤及土壤表面的阔食酪螨以腐烂植物的残余物为食；椭圆食粉螨可以生长在谷物上的霉菌为食；粗脚粉螨喜食谷物的胚芽部分，主要危害稻谷、大米、小米、小麦、面粉、黄豆、玉米、玉米粉、向日葵、中药材、香肠、水果干及各种干杂食品等，还喜食阿姆斯特丹散囊菌(*Eurotium amstelodami*)、匍匐散囊菌(*E. repens*)和赤散囊菌(*E. rubrum*)等，并能消化这些真菌的大部分孢子。

三、尘螨的孳生场所

(一)家居环境和公共场所粉尘

在我们生活的周围环境中，孳生着大量的尘螨，它们喜欢栖息于人们的房舍灰尘中，尤其以铺有地毯、通风条件差的灰尘中尘螨数目较高，国内外许多调查和报道也证实了该论点。捷克学者对该国床垫灰尘进行调查后发现，在床垫灰尘中，屋尘螨和粉尘螨的种群数目大致相同，或者屋尘螨的数目稍多，并且在每年 7、8 月，尘螨的数目最多。李朝品(1996)调查证实一年中的 8 月(25℃，相对湿度 66%)螨类检出数最多，在铺有地毯的房屋采集灰尘 200mg，从中可检出尘螨近 300 只、肉食螨科螨类 10 只、其他螨类 6 只；不铺地毯的房屋灰尘中检出尘螨 39 只、肉食螨科螨类 1 只、其他螨类 5 只。方宗君(2000)调查了螨过敏性哮喘患者居室一年四季尘螨密度与发病的关系，结果显示居室内一年四季间尘螨密度差异显著，秋季尘螨密度最高。广州市曾对居民家庭进行尘螨定点、定量调查，选择长期居住的床位、枕头、室内的桌面或蚊帐顶面共 34 个固定点，每月收集灰尘样品 2 次并进行检查，共收集样品 572 份，检查后在其中的 531 份灰尘样品中检出尘螨，检出率高达 92.83%。每克床上的灰尘中，尘螨数高达 11 849 只；每克枕头灰尘中，尘螨数达 11 471 只。在房舍灰尘中的许多螨类都是粮食、食品仓库中常见的种类。房舍螨类主要是屋尘螨、粉尘螨和梅氏嗜霉螨较为常见，其次为腐食酪螨、粗脚粉螨、纳氏皱皮螨、家食甜螨、害嗜鳞螨、无爪螨属螨类和薄口螨属螨类等，还有少数如马六甲肉食螨、普通肉食螨和鳞翅触足螨等捕食性螨类，这些肉食螨科(Cheyletidae)螨类以尘螨为食。以上调查数据充分证实了尘螨在居家环境中的大量孳生及其对人类潜在的严重危害性。

居室地毯、床垫和家具是尘螨孳生的主要场所，亦是人群暴露的主要危险因素，如有充足的食物和水分供应，螨可孳生于室内任何场所。衣服可能是螨的传播工具，将螨从原来的孳生地运输至不同场所生存繁殖。从居室有螨孳生的人的衣服和汽车座位上发现有活螨孳生。Neal 和他的同事调查了 193 户室内含有活螨或死螨的人家，并在 139 人汽车驾驶座位上发现螨(其中 134 辆汽车每克尘样螨数≥20 只)，在汽车座位采样 5 次，每次均可发现活螨，并且全年均可见。许多汽车每克尘样含螨Ⅰ类过敏原≥2μg。夏季采集 62 套衣服的尘样，4 套衣服发现活螨，6 套发现死螨。除此之外，汽车、火车和飞机的座位上也检出尘螨及其过敏原。日本一项调查采集了 4 个季度列车座位 492 份尘样，大多数样品 Der Ⅰ/m^2 >10μg。部分样品甚至含有极高的过敏原水平（2000μg 以上），尽管未见活螨，但此项研究表明可能有相当数量的螨孳生于此类场所。

人类生活和工作的诸多场所均已检出螨及其过敏原，居室环境螨过敏原最高。除居室外，人们经常停留的场所，如办公室、工作间、学校、托儿所等都可能具有较高水平的过敏原。美国一研究组夏季对费城两个办公大楼和华盛顿三个办公大楼内的地毯及桌椅进行采样，结果发现 75 份样本中，有 11 份样本每克尘埃 Der Ⅰ类过敏原水平大于或等于 2μg（此值为引起人体过敏的阈值）。尽管太平洋沿岸的美国西北部办公室内尘螨过敏原水平较低，但 14 个建筑物中 2 个每克尘埃 Der Ⅰ类过敏原水平大于等于 3μg。其他关于工作场所内尘螨过敏原水平的调查结果相似。多数研究认为，学校和托儿所用具尘螨过敏原水平较低，小于 2μg Der Ⅰ/g。

对于教堂、银行、图书馆、博物馆、医院、宾馆和个体诊所等场所尘螨及其过敏原水平的调查结果表明，多数场所过敏原水平较低，部分宾馆和滑雪场更衣室含中等水平尘螨过敏原。

（二）室内空调及滤网灰尘

在以往的研究中，人们发现尘螨适合在温暖、潮湿的环境中生长、繁殖，主要分布于屋内床尘、沙发尘、衣物灰尘、地面灰尘等灰尘中，通过抖动床单和衣物、打扫卫生等方式使其散布漂浮在空气中。刘志刚课题组经近两年（2005～2006 年）的研究，首次发现并证实空调空气滤网灰尘也是尘螨嗜好的栖居场所之一，且尘螨过敏原可随空调送风排入室内，使室内空气中尘螨抗原含量显著升高，其空调滤网灰尘中主要过敏原 Der f Ⅰ分别为 3.048±1.75μg/g 灰尘，Der f Ⅱ为 2.158±0.82μg/g 灰尘。随后的研究分别选择了 30 例对尘螨过敏的哮喘患者及健康者家庭，采用 ELISA 检测其空调开机前后空气中 Der f Ⅰ、Der p Ⅰ和 Der Ⅱ的浓度。结果显示，哮喘患者家庭空调开机前空气中 Der p Ⅰ、Der f Ⅰ和 Der Ⅱ的浓度分别为 0.23±0.13 ng/m^3、2.62±1.08ng/m^3 和 0.93±0.41ng/m^3，开机后依次为 0.56±0.25ng/m^3、4.74±1.22ng/m^3 和 2.33±0.64 ng/m^3，开机前后相比，三者浓度差异均有统计学意义（$P<0.05$）；而健康者家庭空调开机前后空气中三者浓度差异也均有统计学意义（$P<0.05$）；但哮喘患者家庭和健康者家庭空调开机前后两者空气中尘螨过敏原含量的对比无显著差异（$P>0.05$）。吴捷等（2009）对全国 6 个城市空调滤网灰尘中的尘螨进行了调查，采用多元回归分析显示不同城市的年平均温度和最低温度等对空调滤网中螨虫的密度具有明显影响，且空调的寿命、使用时间和功率等对尘螨密度也有影响，在江西南昌调查时，采集的一空调滤网每克灰尘中检出达 2000 多只尘螨。因此，空调滤网灰尘中尘螨孳生及其送风引起室内空气中尘螨抗原含量的升高，是尘螨过敏原传播一种重要的新型方式。

近 20 年来，空调在我国家庭中使用越来越普及。空调使用一段时间后，空气滤网上就会有许多絮状的附着物，这些附着物来源于人体脱落的皮屑、棉质纤维、真菌孢子，以及打扫卫生灰尘、吸烟等产生的悬浮物集聚而成。粉尘螨和屋尘螨喜欢生长在这种温暖、潮湿、阴暗并富有食物的环境中。在此情况下开空调，空气滤网上的尘螨以及尘螨分泌物、排泄物、死亡降解产物等致敏原随风吹入室内，由于这些颗粒微小，可较长时间悬浮在空气中。故人们在密闭的空调室内工作、生活和学习，这些尘螨过敏原可经呼吸道进入机体，从而引起打喷嚏、流清涕、气逼等过敏症状，甚至诱发过敏性哮喘。由于空调空气滤网灰尘中尘螨过敏原可随空调送风而直接排入室内空气中，故其传播方式相对室内沙发尘、床尘、衣物尘、地面尘灰尘(静态沉积)中的尘螨及尘螨过敏原，更易被人体吸入导致和诱发过敏性疾病，所以空调空气滤网灰尘中尘螨及尘螨过敏原较室内其他方式存在的尘螨及尘螨过敏原对人体危害更大、更严重，空调中尘螨及其过敏原随空调送风排入室内也是尘螨主要的致敏途径之一。

WHO 研究表明，当室内环境空气中尘螨抗原含量达 2μg/ml 可致敏，当抗原含量＞10μg/ml 时可导致哮喘的发作，因此，除螨(防螨)和降低室内空气中尘螨抗原的含量对预防及干预过敏性疾病至关重要，故研制一种可降低室内空气中尘螨抗原含量、可预防和干预哮喘的发作以及减轻发病程度和用药量的方法和技术，从源头上阻断哮喘的发生具有重要意义。

(三)储粮、干果及其他食品

在多种储藏粮食中可以发现尘螨，它们以真菌和粮食碎屑为食。死亡的螨体及其碎片、裂解产物，活螨蜕下的皮、排泄物、代谢产物及由于尘螨传播的真菌及其他微生物，可严重污染粮食和食物。尘螨危害食物，先把谷物的胚芽吃掉，使受害谷物的营养价值和发芽率明显下降。而且尘螨严重污染的面粉所制作的食物，无论是外观或食用味道均明显变差，影响食物的品质。尘螨在储粮中大量繁殖，有时可见谷物表面像地毯一样铺着一层，可见数目之多；消除后不久又是一层，可见其繁殖速度之快。据报道，密闭储藏的大米(无害螨)启封后 1 个月左右，就有尘螨的大量发生。储藏的干果同样会受到尘螨的侵害，这些干果包括红枣、黑枣和桂圆等。李朝品(1995)记述腐食酪螨在每只桂圆中可达 64～289 只，平均 163 只。尘螨大量的迁移，多种真菌及其他微生物在尘螨的迁移过程中被广泛播散，也加速了储粮和干果的变质；其尸体、排泄物、分泌物等也可污染储粮和干果。另据报道，台湾南部地区，储藏红糖的受染率达 91％，每千克红糖中有螨 1914 只；白糖的受染率 71％，每千克白糖中有螨 1412 只。在食品卫生方面，有些人直接食用的食品，如蜜饯、糕点、茶叶和奶粉等，也有大量尘螨孳生。若有尘螨污染，可随食物直接进入人体内部，而导致人体螨病。由上述可见，储藏食物是尘螨孳生的主要场所之一。

(四)成药和药材

由于储藏物螨类危害问题的日益突出，尘螨对成药和药材的污染逐步引起人们注意。李朝品(1998)报道了从 127 种储藏中草药中分离出的 45 种尘螨，隶属 7 科 22 属，并且相当一部分中草药有 2 种以上尘螨孳生。沈兆鹏(1995)对有关部门的中草药和中药蜜丸进行调查，发现尘螨污染率达 45％，特别是中药蜜丸，其蜡壳完好，但剥开蜡壳可见尘螨，显然是在加工过程中就已经被尘螨污染。由此可见在中草药和中药材采集、加工、储藏至生产、销售和应用的多个环节中，均有尘螨孳生繁殖。大多被尘螨污染的中草药主要是淀粉和蛋白质含量较高的植物根、茎、叶、花、果、籽、仁等，以及动物皮壳及分泌物等，诸如天冬、党参、人参、桔梗、僵蚕、蝉蜕、蜂房等。重庆商业储运公司在储存土霉素片、合霉素片和健胃片的堆垛地面及铺垫物中发现大量尘螨。也有报道曾在生产青霉素药厂的车间里，发现青霉素针剂被尘螨污染。这些尘螨不仅影响了药品的质量，而且人们在应用被尘螨污染的药品后可引起一系列疾病发生。因此，我国的药品卫生标准规定口服和外用药品中不得检出活螨。

（五）饲料

动物饲料的存放环境不如粮种和食品要求严格，因此更加容易受螨类的污染。比较常见的尘螨是粗脚粉螨、腐食酪螨、椭圆食粉螨等。在用作配合饲料的骨粉中，每千克可有活螨 650 000 只。被螨类污染的动物饲料首先表现为饲料质量的损失，由于粗脚粉螨的危害，猪饲料的质量损失可达 10%以上，甚至可达 50%，严重影响了动物的饲养。食用被尘螨污染的饲料后，各类动物还常出现维生素 A、B、C、D 缺乏等营养不良症状，动物抗病能力减弱，并可导致腹泻和呕吐等。用污染螨类的饲料长期喂养动物，易于产生肝、肾、肾上腺和睾丸等器官机能的衰退。尘螨代谢产生的水和二氧化碳，使饲料的含水量增加，导致霉变，短期内使饲料变质、结块，甚至产生恶臭；尘螨的代谢物对人畜具有毒性，用含有大量尘螨毒素的饲料喂养妊娠中的家畜，可使胎儿死亡率增高，胎儿质量减轻，甚至死胎等。同时尘螨身体表面和内部含有大量的霉菌和青霉孢子等，也能影响家畜的生长。用尘螨污染的饲料饲养家畜，家畜表现出食量增加而生长发育不好，还可导致腹泻、呕吐、过敏性湿疹和肠道疾病等。尘螨孳生于饲料严重危害家畜业的养殖和饲料业的发展。

（六）食用菌生产基地

食用菌生产过程中需要的培养料谷壳、棉籽壳、甘蔗及各种作物秸秆上，以及木材表面的残屑上均能孳生尘螨。菇房周围垃圾、废弃物上也可有尘螨大量存在。螨类适宜在温暖潮湿的环境中孳生，人工栽培食用菌过程中，菇房内较为恒定的温度、湿度、弱光照和培养料是其基本条件。一般温度需要保持在 25℃左右，相对湿度需要保持在 75%左右。而此种环境也非常适宜各种螨类的发生和生长繁殖。周期性大区域栽培，使得螨类的种类和数量以及所造成的损失均逐年上升，已成为制约食用菌产业进一步发展的因素之一。张艳漩等国内学者通过对食用菌（如凤尾菇、金针菇、草菇、银耳、木耳、蛹虫草、双鲍蘑菇、鸡腿菇、竹荪等）及其培养料孳生螨类的调查，目前已发现螨类共 16 科 43 种。其中包括粉螨亚目中的粉螨科（Acaridae）15 种、食甜螨科（Glycyphagidae）2 种、嗜渣螨科（Chortoglyphidae）1 种、薄口螨科（Histiostomidae）2 种。

四、尘螨信息素

信息素是影响生物重要生理活动或行为的微量小分子化学物质，属化学信息物质（semiochemical）。化学信息物质泛指生物自然产生的、影响生物间相互关系的化学物质，一般意义上可理解为信息素。按基本作用性质和功能，可将信息素分为种内的（过去也将其称为外激素）和种间的（他感作用物质）。前者包括性信息素（又有性抑制信息素和性诱信息素等）、标记信息素、报警信息素、群集性信息素等；后者包括利他素（kairomone）、利己素(allomone)和互益素(synomone)等。螨类信息素是螨类释放以控制和影响同种或异种行为活动的重要化学信息物质。由于其在害螨防治等方面的应用潜力和优越性,螨类信息素的类型、化学特性、作用方式和机理等方面的研究已逐渐受到重视。

(一)尘螨信息素的类型、化学特性及其生物学作用

1. 性信息素

尘螨性信息素对螨类寻找配偶、种的延续具有重要作用,粉螨(亚)目一些种类的已知性信息素见表 5-2。

到目前为止,除了静粉螨(*Acarus immobilis*)和粗脚粉螨(*Acarus siro*)以外,尘螨的性信息素几乎都发现于雌螨中。Bocek 和 Griffiths 发现,在粗脚粉螨中,雌螨通常首先发现雄螨并追其行踪,而雄螨直到雌螨的末体接近它时才有反应。Levinson 等报道了粗脚粉螨中的两性信息素。雌性信息素可使雄性找到该雌性,雄性信息素则可能控制性交行为的开始和结束。

表 5-2　部分螨的性信息素

种　类	名称或主要化学成分	结构式
多食嗜木螨 *Caloglyphus polyphyllae*	β-粉螨素	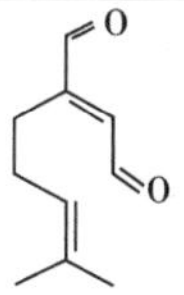
洛氏嗜木螨 *Caloglyphus rudriguezi*	正十一烷	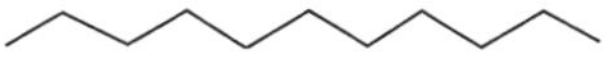
嗜木螨 *Caloglyphus* sp.	玫瑰呋喃	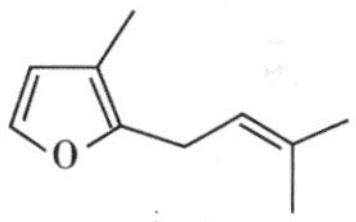
嗜木螨 *Caloglyphus* sp.	(2*R*,3*R*)-3-甲基-3-(4-甲基戊-3-烯)环氧乙烷-2-甲醛	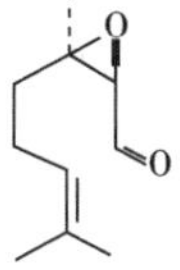
椭圆食粉螨 *Aleuroglyphus ovatus*	2-羟基-6-甲基-苯甲醛	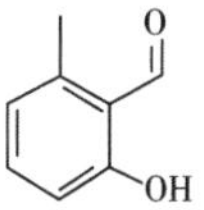
静粉螨 *Acarus immobilis*	十三烷	
	二十五烷	
	二十七烷	
	二十九烷	
	十五烷	
	十七烷	
	(*Z*)-8-十七烯	
	(*Z*,*Z*)-6,9-十七碳二烯	
	2-羟基-6-甲基-苯甲醛	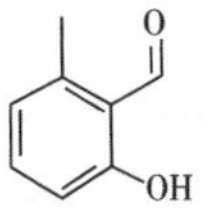

续表

种　类	名称或主要化学成分	结构式
罗宾根螨 *Rhizoglyphus robini*	α-粉螨素	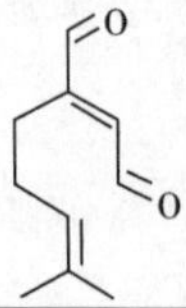

2. 报警信息素

在遇到危险时,尘螨可以释放特定的传递预警信息的化学物质,即报警信息素。报警信息素不一定有严格的种间隔离或种的专一性,因为一种螨可以从其他种类的报警信息中获利。研究较多且对其化学特性有初步了解的螨类报警信息素见表 5-3。

表 5-3　部分螨的报警信息素

种类	名称或主要化学式	结构式
长食酪螨 *Tyrophagus longior*	β-粉螨素	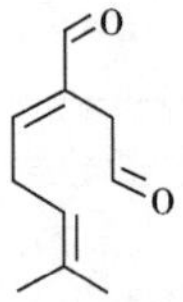
爪食酪螨 *Tyrophagus neiswander*	*Z*-6-pentadecene (61%) *Z*-7-pentadecene (35.1%) *Z*-6-tetradecene (2.1%) *Z*-7-tetradecene (1.1%)	
尘食酪螨 *Tyrophagus perniciosus*	2-羟基-6-甲基-苯甲醛 2,6-HMBD	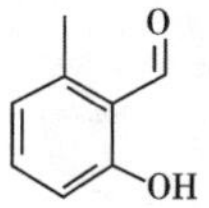
腐食酪螨 *Tyrophagus putrescentiae*	柠檬醛 (包括牻牛儿醛和橙花醛) 橙花醇甲酸酯	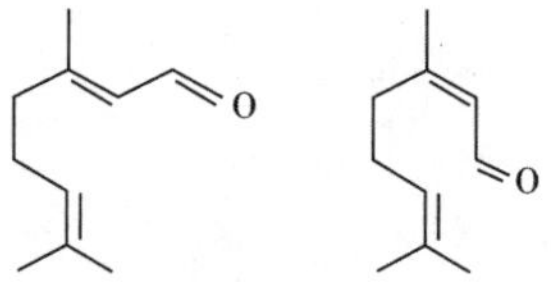 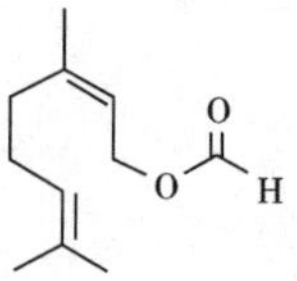
似食酪螨 *Tyrophagus similes*	异薄荷二烯酮	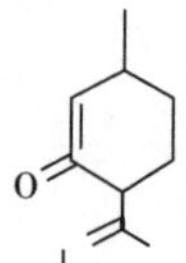
棉兰皱皮螨 *Suidasia medanensis*	橙花醛	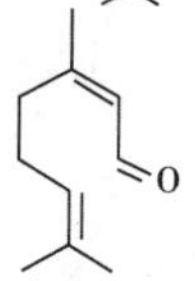
唇薄口螨 *Histiostoma laboratorium*	牻牛儿醛	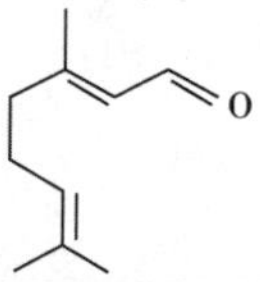

续表

种类	名称或主要化学式	结构式
罗宾根螨 *Rhizoglyphus robini*	α-粉螨素	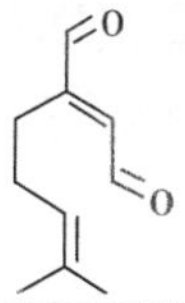

从报警信息素的生物学作用看，它应该在螨体内大量储存并可以随时释放。报警信息素有时可以作为利己素，驱走同种的其他个体，甚至是捕食者。Rudrigues 认为报警信息素或其合成化合物在保护储藏物、防治螨害方面有积极作用。

3. 聚集信息素

聚集信息素是在种内引起种群高密度聚集的化学物质。一些螨类在特定的某一个或多个生理阶段[如第一若螨，活动力减弱的第二若螨(休眠体)、第三若螨和成螨]可产生聚集信息素，一些已知的螨类聚集信息素见表 5-4。

表 5-4 部分螨的聚集信息素

种类	名称或主要化学式	结构式
河野脂螨 *Lardoglyphus konoi*	脂螨素	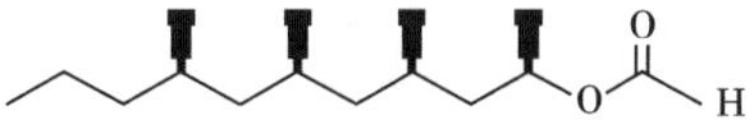
拱殖嗜渣螨 *Chortoglyphus arcuatus*	2-苯基乙醇	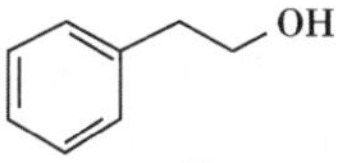
多食嗜木螨 *Caloglyphus polyphyllae*	β-粉螨素	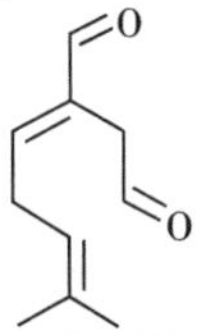

聚集信息素可吸引大量的螨聚集在一起，其生物学意义包括有利于发现和逃避天敌、增加繁殖机会、抵御不良环境等。例如，害嗜鳞螨和家食甜螨在特定生理阶段聚集，有利于成螨寻找配偶，即聚集增加了螨发现配偶并产生后代的机会。已经观察到背嗜草螨和棕脊足螨的成螨及若螨被移到新的环境中后，它们就会表现聚集行为。有趣的是，当湿度低时，也表现出聚集行为，这样可以减少水分的散失。但也有人认为干燥时的聚集行为可能只是螨对干燥的一种反应，而不是信息素的作用。另外，聚集信息素也可能被捕食者所感知而成为利他素。螨类的聚集信息素被鉴定出来的很少，可能是由于聚集信息素产生于特定阶段，产量少而不易提取到足够的量来分析鉴定。

研究发现，有些螨具有两种信息素，如河野脂螨可产生聚集信息素脂螨素和报警信息素柠檬醛。有些螨分泌的一种信息化学物质兼具两种信息素的功能，如长土维螨(*Schwiebea elongata*)分泌的橙花醛在高剂量时是报警信息素，而该化学物质在低剂量时却是聚集信息素；多食嗜木螨分泌的 β-粉螨素既可作为性信息素，特定环境(如被移到陌生环境)时又可发挥聚集信息素的作用。根据鉴定出来的信息素的化学结构可知，许多信息素具有多功能作用，即一种化学物质对一种或者多种螨传递不同的信息。例如，2，6-HMBD是椭圆食粉螨的雌性信息素和静粉螨的雄性信息素，又可作为阔食酪螨（*Tyrophagus perniciosus*）的报警信息素；β-粉螨素是长食酪螨的报警信息素和多食嗜木螨的性信息素等。

（二）尘螨信息素的分泌和感受

普遍认为，尘螨报警信息素产生于其末体腺（opisthonotal gland），如粉螨科、甜果螨科、麦食螨科等，而聚集信息素则被认为是由小而开放的体壁腺（integumental gland）所分泌。

外胛毛被认为是尘螨信息素的感受器，但有些学者则持否定意见，原因是他们认为外胛毛是普通刚毛，根据普通刚毛的结构和生物学作用，不能作为信息素的感受器。持这一观点者认为信息素感受器应在脑的附近，而螨的"脑"位于第一对足（Ⅰ足）的体中央，最接近脑的唯一可见的感受结构是Ⅰ足基节上毛，其不是普通刚毛。基节上毛位于转节上方、前足体侧缘的基节上凹陷，它的作用包括保护基节腺的孔口或是感觉器官，或有其他功能，被认为是信息素的感受器。另外还有学者认为，跗节包括哈氏器（Haller's organ），也可以作为信息素的感受器。目前关于螨类信息素的分泌和感受了解得很少，因此还需要进一步深入研究。

（三）螨类信息素的提取、生物测定和分离鉴定

尽管人们已经鉴定出部分螨的信息素成分，但对于种类繁多，与人类关系很密切的许多螨类信息素人们还知之甚少，需要进一步深入研究。因此，研究者需要在继承传统研究方法的基础上加以改进。下文介绍了螨类信息素研究的常用方法。

1. 提取

到目前为止，广泛用于螨类信息素提取的方法是溶剂提取法。常用的试剂有二氯甲烷、正己烷、乙醚、戊烷等。其优点是无需把提取液置于高温下，这些溶剂就能充分挥发而除去。由于螨的个体微小，信息素的含量极少，所以提取时往往需要大量个体。许多螨类首先需要先用传统的盐水漂浮法使之与食料分离，然后再浸泡在提取液中。这种方法可以较大量地提取信息素，但纯度不高。另外还可以用滤纸尖接触螨的腺体孔口，然后把滤纸浸到微量提取液中提取。这种提取法得到的信息素纯度较高但量极少。

2. 生物测定

信息素生物测定，就是利用活体或部分器官受刺激后所显示的行为特征来判断信息素的存在与否。用于螨类各类信息素生物测定的常用方法如下。

（1）报警信息素的生物测定

在直径10cm的有盖培养皿底部铺上湿滤纸，在培养皿中间放入少量食料（或不放），将螨放入让其自由行动，然后将5mm×5mm浸上测试液的滤纸放入培养皿，如果螨有明显的逃跑行为，则证明该测试液有活性。可将报警信息素用己烷配制成不同浓度进行测试，找

出有活性的最低浓度，需同时设对照。

(2)性信息素的生物测定

1)直径为 10cm 的有盖培养皿底部放置湿滤纸，在其中心放干酵母并接入 10 只螨，当它们开始取食时，放入浸有测试液的滤纸，距离 1cm。如果螨停止取食并开始寻找、显示出有交配行为，则证明测试液有效。为证明此效果不是聚集信息素效果，可放入异性螨再测试其行为或可将同性螨身上涂上该信息素观察其有无试图交配行为。

2)基本同上，但不放食料，且滤纸放置距离 3cm。

另外，还可用毛细管粘上液体点到培养皿中测试。

(3)聚集信息素生物测定

基本同上法，但接入的螨不分性别且不需要有试图交配的行为。

此外，作者认为可以仿照昆虫信息素的测定方法，用 Y 型管、X 型管或改进后的嗅觉仪进行更加准确的生物测定。

3. 分离鉴定

信息素粗提物需要进一步分离纯化以鉴定其化学成分，分离时利用各种层析技术，如柱层析、薄层层析、气相层析等。一般步骤为：①蒸发溶剂(在减压条件下)；②柱层析，可用 Florisil 柱、硅酸柱、饱和硝酸银硅酸柱，可用逐渐增加乙醚百分数的正己烷作为上述吸附剂的洗脱溶剂；③薄层层析；④气相层析，收集分离物后进行纯度测定。

鉴定信息素化学结构时常用的方法有：①用实验反应测定分子团的机能；②不饱和分子的氢化，可能的话，包括测定被吸收的氢量；③不饱和分子的臭氧化作用或高锰酸盐氧化作用；④紫外光谱和红外光谱分析(测定机能团和不饱和现象)⑤核磁共振谱分析(测定质子及其基团的数目)；⑥质谱分析(测定分子式和分子碎片)；⑦旋光性分析(测定分子是否具有光学活性)。

(四)螨类信息素的应用及其前景展望

螨类信息素的应用目前还停留在理论水平，由于技术上还不成熟，化学特性、作用机理等研究还不充分，所以在运用上有很多局限性。但随着对螨类信息素成分及其作用机理研究的进一步深入，其将在螨类系统学、害螨防治等重要领域具有广阔的应用前景。

1. 用于种的鉴定

用传统的形态分类鉴定区分近缘种通常很困难，而且有些螨具有性多型现象，这种现象给螨的分类鉴定带来了不便。借助于性信息素手段则可取得较为理想的效果。由于性信息素具有种的特异性，可以用它选择性地识别不同种类。尤其对于同地域分布的近缘种，性信息素不失为一种有效的分类鉴别手段。

2. 用于害螨综合防治

研究表明，利用信息素控制害螨是可行和有效的，既可独立使用，也可与杀螨剂配合使用。例如，在温室中用报警信息素配合杀螨剂防治百合科植物上的罗宾根螨，比单独使用杀螨剂时的效果显著，可以明显减少害螨量。Rodriguez 用报警信息素防治腐食酪螨也取得一定效果。随着研究的进一步深入，还可以利用螨类性信息素（或其类似物，甚至性信息素抑制剂）来干扰交配；利用趋避信息素使害螨远离食物；利用信息素和其他生物农药组合使用，使螨类不育或感染病毒，从而达到事半功倍的防治效果。此外，还可利用聚集信息素进行螨害的测报等。虽然利用信息素防治害螨不能达到根治害螨的作用，但却是害螨尤其储藏物害螨综合防治的重要手段之一。随着人们对绿色农产品、绿色药物的要求日益强烈，螨类信息素的利用将会更加受重视。

螨类信息素具有良好而广阔的应用前景，但其利用需以大量的基础理论研究为前提。因此，今后对螨类信息素的研究应继续加强其化学成分及作用、体内合成机理、感受机理和作用的生理机制等各方面的研究。相信随着信息素化学和其他方面研究的日益完善，信息素凭借其灵敏度高、选择性强、对天敌无害、不造成环境污染等优点，应用研究必将受到广泛关注。

第二节 尘螨生态学

尘螨生态学是研究尘螨生活状态及其与环境关系的科学，研究尘螨生态是了解尘螨消长规律的重要手段，为有效防治尘螨提供重要的理论依据。尘螨生态学主要包括种群生态和群落生态等内容。

种群生态主要研究环境因素对尘螨生长发育和繁殖的影响。群落生态的研究对象为孳生于相同地区内不同种螨的总体，研究内容包括种间关系和人为作用下的生物群落演替规律。生活在同一个群落中的不同种螨，由于彼此间直接或间接存在竞争、捕食及其他对抗性的生物学关系，因而在个体数量上也存在相互制约关系，故群落中各成员之间往往保持一定的数量对比关系。虽然这种关系也在不断地改变，但总是符合各个种的要求。因此，尘螨的种群生态和群落生态是尘螨生态学中两个密切相关的组成部分。

一、种 群 生 态

（一）温度和相对湿度

生命活动需要能量，能量的来源不外乎吸取体外的太阳辐射能和有机体自身在物质代谢中的热能。在各种气象条件中，温度是影响尘螨生活的最为明显的一个重要因素。尘螨的身体微小，又是变温动物，吸热和散热均较快，所需热能主要取决于周围的环境温度。尘螨保持和调节体内温度的能力有限，自身无稳定的体温，因此气温的影响就更加直接和明显。外界环境温度的变化，常会引起尘螨发育的停滞，甚至死亡。尘螨对温度的反应一般可分成几个范围，其中能进行正常生长发育和繁殖的范围称为适温区，也称为有效温度区。在有效温度区内还分最适温区、低温停育区、高温停育区。在最适温区内，尘螨生长发育最快，繁殖力最强。例如，腐食酪螨发育的最低温度极限是 7～10℃，最高温度极限为 35～37℃。对于粉尘螨和屋尘螨，当周围环境温度上升至 40～50℃，它们的存活时间曲线急转直下。粉尘螨、屋尘螨和梅氏嗜霉螨在水及热空气中螨的死亡极限温度是 50℃。将粉尘螨浸于 50℃水中 10min，100％螨被杀死。53℃水中，屋尘螨和梅氏嗜霉螨存活时间分别为 12min 和 5min。因此可通过水洗纺织品清除大部分的螨及其过敏原。Paul 和 Sinha 观察了粉尘螨成螨的耐寒性，成螨培养在 21℃比培养在 25℃更能经受住低温。－18℃（家用冰箱的近似温度）下，不足 5％的粉尘螨能存活 24h。因此可以把一些小的物品置于冰箱内 48h 杀死其中的尘螨。

湿度是影响尘螨的又一重要因素。对于身体微小、体壁很薄、用皮肤进行气体交换的尘螨而言，湿度似乎比温度更为重要。因为湿度不仅直接影响尘螨的发育，而且还能影响尘螨的寿命、生殖能力、行为，甚至影响到尘螨的存活。尘螨孳生于没有自由水可利用的环境中，其体重的 70％～75％为水，且需要补充因排泄、排便、分泌、生殖等散发的水分。有机氧化获得的水和食物中的水难以满足其需要，尘螨必须通过其他途径获得水。尘螨可以从不饱和的空气中直接吸收水蒸气。周围空气湿度高于临界水平，螨吸收的水分等于或多于其丢失的水分。周围环境湿度限制螨的存活，且是螨在何处生存、孳生的关键因素之一。湿度临界水平随温度和其他条件的改变而改变。温度在 15～35℃时，尘螨相对湿度的临界水平是 55％～73％。Arlian 等研究发现，当室内相对湿度低于 51％时，尘螨会脱水而死亡。如果维持此湿度，并对房间进行定期清扫，地毯和沙发上的过敏原水平会大幅度降低。Arlian 及其同事观察到当湿度降低时，激活期的粉尘螨幼螨可多次发生滞育，幼螨发育延长。黏附在底物上的静息期延长的第一若螨，从形成到结束可达 1 年多。

在自然环境里，温度和湿度总是同时存在，互相影响，并综合作用于尘螨，也即温度和湿度对于尘螨的生长有着密切的关系。

Cunnington 和 Solomon 研究了一系列温度、湿度变化对粗脚粉螨的影响，证实了粗脚粉螨发育所最适温度范围在 25～30℃；相对湿度范围在 62％至饱和状态之间。Solomon 指出，粗脚粉螨对大气湿度的变化率有反应，倾向于集中到相对湿度为 80％～85％的地方。在这种高湿度和适宜的温度条件下，粗脚粉螨的繁殖率最快。国内外学者对腐食酪螨的生态和生活史进行了广泛的研究，认为在温度 32℃和湿度 98％～100％的条件下，以酿酒酵母作饲料，腐食酪螨的最快发育期为 21d，其中 60％为雌螨。在温度 32℃和相对湿度 87％的条件下，以麦胚作饲料，完成其生活史需 2～3 周。Krzeczkowski 就空气相对湿度与温度对腐食酪螨各发育阶段个体大小的影响进行研究，对在温度 41℃、22℃、27℃、31℃和相对湿度 66％、85％、94％、100％条件下饲养的腐食酪螨进行个体大小的测量。结果表明，随着相对湿度的增加，幼螨和若螨的体重增加，温度升高则体重减轻。Kunell 就空气中相对湿度对粗脚粉螨的生物学进行研究，发现 75％～80％相对湿度为最适湿度。当相对湿度低于 70％时，尘螨则会丢失水分；当周围环境的相对湿度大于 75％时，尘螨则可自行吸收空气中的水分。阎孝玉等（1999）研究了不同温度、湿度对椭圆食粉螨生活史的影响后发现，在同一湿度条件下，温度增高，其发育速度加快。如在 75％的相对湿度条件下，椭圆食粉螨在 20℃、22. 5℃、25℃、27. 5℃以及 30℃时完成一代所需的时间分别为 25. 6d、20d、14. 4d、12. 2d和 10. 6d，温度从 20℃到 30℃仅相差 10℃，生活周期却缩短 15d；在 85％的相对湿度时，椭圆食粉螨于上述温度条件下的生长发育也和上述情况基本一致，分别为 23. 2d、17. 7d、12. 4d、11. 6d 和 10d，温度相差 10℃，生活周期相差 13. 2d。在同一温度下，椭圆食粉螨生长发育的速度随相对湿度的升高而加快。如在 20℃时，椭圆食粉螨于 75％和 85％的相对湿度条件下完成一代所需的时间分别为 25. 6d 和 23. 2d，相对湿度相差 10％，生活周期相差 2.4d；随着温度的升高，这种差值逐渐减少，如在 22.5℃、25℃、27.5℃以及 30℃时，椭圆食粉螨的生活周期分别相差 2.3d、1.6d、0.6d、0.6d，与 20℃相比大为减少（表 5-5）。

表 5-5 不同温、湿度对椭圆食粉螨生长发育的影响

相对湿度/%	温度/℃	卵期/d			幼螨期/d			第一若螨期/d			第三若螨期/d			卵发育至成螨/d		
		最少	最多	平均	最少	最多	平均	最少	最多	平均	最少	最多	平均	最少	最多	平均
75	20.0	5.7	8.0	7.2	6.0	9.0	7.6	4.0	6.3	5.1	4.0	7.0	5.7	19.7	31.3	25.6
	22.5	4.0	8.0	6.4	3.3	8.3	5.1	2.7	6.0	4.3	3.0	6.0	4.5	13.0	28.3	20.0
	25.0	3.3	8.0	6.3	2.0	6.0	3.2	2.0	6.7	2.7	2.3	4.0	3.2	9.0	21.7	14.0
	27.5	3.0	5.0	3.0	2.0	4.0	3.0	1.7	4.7	2.0	1.7	4.7	3.0	8.4	18.4	12.2
	30.0	3.0	5.0	3.7	2.0	3.3	2.6	1.7	3.7	1.7	1.7	3.3	2.3	8.4	15.3	10.6
85	20.0	4.3	3.0	3.9	5.7	8.0	6.5	4.0	6.0	6.2	4.7	6.0	5.6	16.7	28.0	23.2
	22.5	3.3	7.6	4.7	3.3	6.7	4.7	2.7	4.7	4.9	3.0	4.3	4.4	12.3	23.3	17.7
	25.0	3.3	8.0	4.2	2.3	4.0	3.0	2.0	3.7	2.5	2.0	3.3	2.7	9.6	17.0	12.4
	27.5	3.3	5.4	3.0	2.3	3.0	2.7	1.7	3.0	2.4	1.7	3.3	2.6	9.0	14.7	11.6
	30.0	3.0	4.3	3.3	1.7	3.1	2.6	1.7	2.3	2.0	1.7	3.7	2.2	8.7	13.0	10.0

（二）光照

光照对于尘螨而言，似乎是不重要的。因为尘螨畏光，喜欢栖息在阴暗潮湿之处。通常，储藏物仓库一般很少有光照，只要在一定的湿度、温度条件下，尘螨便可大量孳生，表明尘螨的生长发育是不需要光照的。因此，人们根据尘螨畏光（负趋光性）这一生物学特点设计了采集、分离尘螨的方法，并且还根据此特点制作了螨类分离器，或称贝氏漏斗。此外，人们还利用这一生物学特点来防治和消灭尘螨。例如，有尘螨危害的储存粮食，可在日光下暴晒 2～3h；家庭中的螨类，特别是生活于地毯灰尘和床上用品灰尘中的螨类，可采取日晒衣物、勤洗勤换等措施来消灭这些螨类。

（三）季节消长

尘螨喜欢栖息于含水量高的谷物中，若温度、湿度适宜，能很快繁殖，带来严重危害。其数量与季节有一定关系，四川省的气候温和潮湿，无霜期长，特别是在 4～10 月，可经常保持 80%的相对湿度，这样的温度、湿度为尘螨的生长发育创造了有利条件。每年 5 月下旬或 6 月上旬是梅雨季节的开始，此时尘螨便逐渐活动；7～8 月为旺盛期；12 月到翌年 2 月，因天气寒冷，尘螨的活动也随之减弱。上海地区的调查结果表明尘螨发生高峰在 4～5 月，也就是“黄梅天气”，此时空气中的相对湿度很大，气温也较高，比较适合尘螨的繁殖；而到了 7～9 月，上海的气温可高达 30℃以上，甚至可达 35℃，由于温度较高，加之空气干燥，尘螨的生长发育受到了抑制；但到 10 月之后，温度、湿度又适宜于尘螨的生长发育，它们又大量繁殖起来。东北地区虽然气温较低，但由于相对湿度大，尘螨的发生也比较普遍。刘志刚等（2007）对深圳地区室内空调滤网灰尘中尘螨进行了调查，结果显示，空调滤网灰尘中 3 月出现尘螨，7～8 月尘螨数量达高峰，10 月急剧下降，11～12 月在空调滤网灰尘中未能检

出活螨。

陶莉和李朝品(2007)为探讨仓储害螨优势种腐食酪螨种群季节消长及其与生态因子的关系，于每月5日、15日、25日定点采集淮南地区某粮仓内螨样本，测定并记录仓温及相对湿度，进行腐食酪螨及天敌的鉴定及计数。采用灰色关联度分析法对数据进行分析，结果显示，腐食酪螨种群数量在6月下旬和9月中旬达到最高水平，捕食螨对该螨有较为明显的跟随效应。应用灰色理论分析表明：三种生态因子与腐食酪螨幼螨量消长的关联序为仓温＞天敌数量＞相对湿度；与若成螨量消长的关联序为相对湿度＞天敌数量＞仓温；与整个种群数量关联序为相对湿度＞仓温＞天敌数量。以上结果表明：相对湿度、仓温、天敌数量为影响腐食酪螨种群消长的重要生态因子，该螨种群消长曲线呈双峰型，可于6～9月发生高峰期对该地区的粮仓进行集中防治。

(四)生物因素

尘螨的生活环境中还存在着多种天敌，如马六甲肉食螨、普通肉食螨等。它们是制约尘螨种群发展的因素之一。基于肉食螨在生物防制中的重要地位，国外学者于20世纪初便开始研究肉食螨对尘螨的防治作用。Solomon(1969)报道了普通肉食螨能防制粗脚粉螨的研究成果，马六甲肉食螨对腐食酪螨有较好的控制作用，每一成螨一昼夜能捕食腐食酪螨10只左右，整个生育期(约19d)能捕食100只左右。因此，在腐食酪螨发生量不是很大的情况下，马六甲肉食螨可控制腐食酪螨数量的增长。夏斌(2003)经实验研究发现，普通肉食螨各螨态对腐食酪螨都有一定的捕食能力，其中雌成螨的捕食能力最强，其次为雄螨和幼若螨。温度对肉食螨捕食(尘螨)效能有较大影响，普通肉食螨在24～28℃对尘螨具有较高的捕食效能，能够较好地控制储粮中尘螨的危害，收到较为理想的防治效果。已有研究表明，肉食螨对尘螨具很强的生物防治作用，为影响尘螨孳生的重要生物因素。除肉食螨外，目前已实际应用于生物防制中的捕食螨主要为植绥螨和纯绥螨。近年自国外引进的西方盲走螨也在防治果园害螨上取得显著成效。此外，深点食螨瓢虫、小花蝽、黑顶小花蝽等螨类天敌昆虫在尘螨防治中也有重要意义。

(五)其他因素

除以上因素外，通过改变和控制微环境气体浓度也可有效控制尘螨。李隆术等(1992)曾用气调技术进行腐食酪螨的防治试验，用氮气作平衡气体，按不同体积比混合CO_2和O_2，在不同温度下观察螨的急性致死程度，分析了多因子以及因子间的互作对LT_{50}的影响，测出温度(X_1)、CO_2(X_2)、与O_2(X_3)三个因子间的回归方程为：$Y=30.3-7.89X_1-10.17X_2+7.47X_3+3.45X_2X_3$。经F检验，螨的$LT_{50}$($Y$)与各回归项之间的总回归关系达0.05的显著水平，表明当温度和CO_2较高而O_2较低时，LT_{50}最短(12.03h)，相反则长(62.25h)。温度和CO_2较高使螨的呼吸率与新陈代谢提高，气门开启加快，低O_2可使螨以加速呼吸来保证O_2的供应，如果环境中有高浓度的CO_2，螨就会因对O_2的需求被迫吸入CO_2，从而加速死亡，但较高温度会影响粮食品质。在实际生产中广泛应用的低温、低O_2、高CO_2的控制措施，只要相对延长处理时间，也可有效控制腐食酪螨的危害。为研究气调对螨的生长发育的影响,李隆术等(1998)曾进行气调和温度对腐食酪螨发育和繁殖的影响试验。试验结果表明,10%CO_2和5%O_2的气调环境比16%CO_2和9%O_2对腐食酪螨的抑制力更强。温度越高,对螨存活的影响越大,幼螨最为敏感,前若螨、后若螨和卵次之。温度升高会提高螨对气调的敏感度,使螨的产卵前期延长,产卵期和成螨寿命缩短,产卵力下降。值得注意的是,螨类可以用延长发育期和减慢发育速度来适应气调环境。

此外,还有气味等其他因素也可对尘螨造成一定的影响。例如,腐食酪螨能被干酪气味和含有1%～5%的乳酸溶液所吸引。具有特别气味的其他物质,如肉桂醛和茴香醛,当浓度低时对腐食酪螨也有吸引力,但当浓度高时,却使它们感到厌恶(Ždárková, 1971)。尘螨对气味的趋性作用还可用于害螨防治,如把骨头烤香后,置于生产蘑菇的菇床各处,由于螨的趋性作用而聚集在骨头上,再将骨头投入开水中杀灭害螨。

二、群落生态

群落生态学是以群落为研究对象的生态学分支学科,它是现代生态学中不可缺少的组成部分。群落是指占有一定空间,有相同自然资源需求,互相关联、互相依存着的几个或多个种群的集合体。一般意义上的群落多为生物群落,是指一定空间范围内包括全部共同生活的动物、植物和微生物等各个物种的种群,这些种群共同组成了生态系统中的有生命的部分。群落侧重于结构特征(如多样性、稳定性、均匀度及优势种特征等)、群落数量分类、群落食物网联系及群落演替等内容。随着数学的发展,以及信息论、系统论、电子计算机技术的发展和渗透,群落生态学已逐渐成为一门多学科结合的发展潜力很大的学科。

虽然在现代生态学研究中应包括系统内的所有生物,但实际上,生态学工作者往往只研究与其自身有关的那些群落。因此,群落又经常根据生物类群被划分为植物群落、动物群落、昆虫群落、微生物群落、仓库群落等,还可以再细分为爬行类群落、鸟类群落、蛾类群落、尘螨群落等。Krantz 把整个储粮螨类分为三种食物嗜好群落:第一种螨类为尘螨,它直接破坏谷物,并以谷物的碎屑为食,这些螨类可独立生存,也可与捕食性螨类并存于储粮中;第二种螨类是捕食性或寄生性螨类,它们捕食第一种螨类或寄生于仓库其他动物身上,此类螨主要为革螨亚目及辐螨亚目的一些螨类;第三种螨类是由菌食性及腐食性的螨类组成,主要属于甲螨亚目的螨类,主要存在于含水量很高的谷物中。粉螨亚目中的家食甜螨是仓库群落中属于第三种螨类的重要成员,也是粉螨亚目中唯一属于第三种螨类的种类。在储粮仓库、粮食工厂及人们住所的大多数螨类属于尘螨,构成了尘螨群落,虽有很多种尘螨,但总有其优势种群,我们要想采取有效的、有目的性的防治措施,就必须了解该尘螨群落中的优势种群。因此,掌握尘螨群落及其优势种群,对尘螨防治有着非常重要的意义。

聚类分析(clustering analysis)是群落数量分类中的主要分析方法,有系统聚类、动态聚类(逐步聚类)、模糊聚类、有序样品聚类(最优分割法)、图论聚类、信息聚类及概率聚类等多种类型,目前以前4类较为常用。在群落数量分类中,模糊聚类具有特殊的应用价值。

王元秀等(1999)对山东省5个气候区共20个选中点内的粮库、粮店和面粉加工厂3种不同生境进行调查采样后,进行聚类分析。结果列出的山东省储粮螨类优势种顺序为:腐食酪螨、椭圆食粉螨、粉尘螨、屋尘螨、拱殖嗜渣螨、纳氏皱皮螨、棕脊足螨、普通肉食螨、赫氏蒲螨、马六甲肉食螨。此结果与沈兆鹏(1988)描述的中国储藏物螨类优势种顺序(腐食酪螨、纳氏皱皮螨、椭圆食粉螨、甜果螨、粉尘螨、马六甲肉食螨、酪阳厉螨)大致相符。由于尘螨群落在生态环境中分布具有不同程度的模糊性,李朝品(2004)采用模糊聚类法对尘螨在粮食生境中孳生分布的优势种及多样性进行初步研究,结果显示,在仓储粮生境中尘螨既存在优势种分布,也存在多样性分布。

以上研究成果表明,采用具体生态指标对粮食生境中的尘螨进行模糊分类比较符合实际。由于尘螨在粮食中孳生分布存在优势种及多样性的特征,若进一步结合其他生态学指标(如螨密度)、环境因子、储存时间等,有望建立预警指标体系,以评价储粮储食的尘螨污染状况。

主要参考文献

何韶衡,刘志刚. 2009. 基础过敏反应学. 北京:科学出版社. 591－618.

练玉银,刘志刚,王红玉,等. 2007. 室内空调机滤尘网及空气中浮动尘螨变应原的测定. 中国寄生虫学与寄生虫病杂志,25(4):325－328.

练玉银,刘志刚,吉坤美,等. 2007. 双抗体夹心 LEISA 检测屋尘螨 2 组变应原方法的建立. 中华微生物学和免疫学杂志,27(11):1061－1062.

练玉银,刘志刚,吉坤美,等. 2006. 双抗体夹心酶联免疫吸附试验检测粉尘螨 2 组变应原方法的建立. 中国检测医学杂志,29(8):702,703.

李朝品,马长玲,秦志辉,等. 1998. 储藏中药材孳生粉螨的研究. 新乡医学院学,15(1):22.

李朝品,武前文. 1996. 房舍与储藏物粉螨. 合肥:中国科学技术大学出版社.

李隆术,赵志模. 2000. 我国仓储昆虫研究和防治的回顾与展望. 昆虫知识,37(2):84～88.

刘晓宇,吴捷,王斌,等. 2010. 中国不同地理区域室内尘螨的调查研究. 中国人兽共患病学报,26(4):310－314.

刘婷,金道超,郭建军. 2007. 腐食酪螨实验种群生命表. 植物保护,33(3):68.

刘婷,金道超,郭建军,等. 2006. 腐食酪螨在不同温度和营养条件下生长发育的比较研究. 昆虫学报,49(4). 714.

沈兆鹏. 1996. 动物饲料中的螨类及其危害. 饲料博览,8(2):21.

陶莉,李朝品. 2007. 腐食酪螨种群消长与生态因子关联分析. 中国寄生虫学与寄生虫病杂志,25(5):394.

王斌,吴捷,刘志刚,等. 2009. 深圳某高校学生寝室床尘螨类调查及相关影响因子分析. 中国寄生虫学与寄生虫病杂志,27(1):89－90.

夏斌,龚珍奇,邹志文,等. 2003. 普通肉食螨对腐食酪螨捕食效能. 南昌大学学报(理科版),27(4):334～337.

Andrea A, Ndate F, Larry A, et al. 2002. Mating and fecundity of *Dermatophagoides farinae* Experimental and Applied Acarology, 26: 79－86.

Burst G E, House G J. 1988. A study of *Tyrophagus putrescentiae* (Acari: Acaridae) as a facultative predator of southern corn rootworm eggs. Exp Appl Acarol, 4:355.

Cui Y B, Li C P, Wang J, et al. 2003. Acaroid mites (Acari: Astigmata) in Chinese traditional medicines. Annals of Tropical Medicine& Parasitology, 97(8):865.

Krantz G W. 1961. The biology and ecology of granary mites of the Pacific northwest Ⅰ. Ecological Consideration. Ann Ent Soc Am, 54(2):169.

Li C P, Cui Y B, Wang J, et al. 2003. Diarrhea and acaroid mites: A clinical study. World J Gastroenterol, 9(7):1621.

Li C P, Wang J. 2000. Intestinal acariasis in Anhui Province. World J Gasteroentero, 6(4):597.

Li L S. 1997. Influence of temperature and controlled atmosphere on development and reproduction of the mold mite, *Tyrophagus putrescentiae* (Acari: Acarididae). Systematic and Applied Acarology, (3): 113.

Liu Z G, Bai Y, Ji K M, et al. 2007. Detection of *Dermatophagoides farinae* in the dust of air－conditioning filters. International Archives of Allergy and Immunology, 144:85－90.

Musken H, Franz J T, Wahl R, et al. 2000. Sensitization to different mite species in German farmers: clinical aspects.

J Investig Allergol Clin Immunol，10(6)：346.

Wu J，Liu Z G，Ran P X，et al. 2009. Influence of environmental characteristics and geo—climatic factors on mites in the dust of air—conditioner filters. Indoor Air，19：471—481.

（刘志刚、吴捷、李盟）

第六章　尘螨过敏原的生物化学与分子生物学

在 20 世纪 80 年代后期至 90 年代初，对屋尘螨和粉尘螨的研究主要是运用电泳等生物化学和免疫学方法，通过电泳凝胶蛋白条带分离和分析抗原成分，并可用来鉴定共同或种属特异性抗原。进入 90 年代后，随着分子生物学技术的发展，基因序列分析、氨基酸序列测定及基因重组等方法逐渐被广泛应用。近年来，基因组学和蛋白质组学的迅猛发展，使尘螨抗原的研究进入了新的阶段。尘螨过敏原的分子生物学研究可提高对尘螨过敏原的结构和免疫应答的了解，同时还可研究与尘螨过敏原有关的 T 细胞、B 细胞表位。

第一节　尘螨主要过敏原理化性质

尘螨的种类繁多，仅与人体过敏性疾病有关的就有 10 多种，主要包括屋尘螨、粉尘螨、埋内欧尘螨和仓储螨等，其中屋尘螨（*Dermatophagoides pteronyssinus*）和粉尘螨（*Dermatophagoides farinae*）是诱导人 IgE 反应最主要的尘螨。尘螨过敏患者的特异性 IgE 对屋尘螨和粉尘螨都起反应，具有明显的交叉反应性。用高水平抗螨 IgE 的人血清进行免疫印迹（Western blotting）试验，结果显示有 32 条分子质量从 8kDa 到大于 100kDa 不等的阳性条带。迄今为止，已有 20 多种尘螨过敏原组分被定性且其 cDNA 已被克隆，其中主要过敏原的分子质量为 14～60kDa。最主要的螨过敏原是组 Ⅰ 和组 Ⅱ 分子，它们分别是一个 25kDa 的半胱氨酸蛋白酶和一个 14kDa 的附睾蛋白（脂结合蛋白）。根据其生物化学组成、序列同源性和分子质量，螨过敏原可分成特异性的群组。1986 年，WHO 根据 Marsh 推荐的生物过敏原命名法统一了各种过敏原的命名，其原则为：采用过敏原生物学名的属名前三个拉丁字母加种的第一个字母，最后一个罗马数字代表该过敏原提纯的时间先后次序。由于尘螨的种内和种间的微观不均一性，这些过敏原被称为组（group）。已确定的尘螨过敏原的种类有 24 组，其理化及免疫学特性见表 6-1。

表 6-1　尘螨过敏原的理化及免疫学特性

过敏原名称	氨基酸残基数	分子质量/kDa	化学性质	IgE 结合率/%	尘螨种类
组 1(Der 1)	223	25.191	半胱氨酸蛋白酶	80～100	Df, Dp, Eur, Pso, Sar, Blo, Aca, Sui, Lep
组 2(Der 2)	129	14.021	附睾蛋白(脂结合蛋白)	80～100	Df, Dp, Eur, Pso, Sar, Blo, Sui, Tyr, Gly, Lep, Sui, Aca, Ale
组 3(Der 3)	232	24.954	胰蛋白酶	16～100	Df, Dp, Eur, Sar, Blo, Gly, Lep, Tyr, Sui, Aca, Ale
组 4(Der 4)	496	57.150	α 淀粉酶抑制剂	40～46	Df, Dp, Eur, Blo, Eur, Aca, Tyr
组 5(Der 5)	113	13.614	谷胱甘肽-*S*-转移酶	50～70	Df, Dp, Blo, Gly, Tyr, Sui, Ale
组 6(Der 6)	230	25.034	胰凝乳蛋白酶	40	Df, Dp, Blo, Sui

续表

过敏原名称	氨基酸残基数	分子质量/kDa	化学性质	IgE 结合率/%	尘螨种类
组 7(Der 7)	196	21.863	谷胱甘肽-*S*-转移酶	50	Df, Dp, Blo, Gly, Lep, Ale, Tyr, Aca
组 8(Der 8)	219	25.589	谷胱甘肽-*S*-转移酶	40	Df, Dp, Blo, Gly, Lep, Pso, Sar, Tyr, Sui, Ale
组 9(Der 9)	132(I)	14.374	溶胶原丝氨酸蛋白酶	90	Df, Dp, Blo, Sui, Aleo
组 10(Der 10)	284	32.955	原肌球蛋白	50～95	Df, Dp, Pso, Blo, Tyr, Gly, Lep, Aca
组 11(Der 11)	692(I)/875	81.372/102.417	副肌球蛋白	80	Df, Dp, Pso, Sar, Blo
组 12(Der 12)	124	14.055	未知	50	Blo, Lep
组 13(Der 13)	132	14.980	脂肪酸结合蛋白	10～23	Df, Aca, Tyr, Blo, Gly, Lep, Sui, Ale, Aca
组 14(Der 14)	1788	96.920	卵黄蛋白原	90	Df, Dp, Eur, Sar, Blo
组 15(Der 15)	535	61.111	几丁质酶	70	Df, Dp
组 16(Der 16)	480	55.131	凝溶胶蛋白	35	Df
组 17(Der 17)	未知	30.000	钙结合蛋白	35	Df
组 18(Der 18)	437	49.468	几丁质酶	55	Df, Dp, Blo
组 19(Der 19)	70	7.226	抗菌肽同系物	60	Blo
组 20(Der 20)	356	40.477	精氨酸激酶	10	Df, Dp, Ale, Gly
组 21(Der 21)	125	14.909	未知	26～32	Df, Dp, Blo
组 22(Der 22)	155	17.000	未知	50	Df
组 23(Der 23)	90	8.000	类围食膜蛋白	74	Df, Dp
组 24(Der 24)	357	13.000	泛醌细胞色素 c 结合蛋白	50	Df

注:Df,粉尘螨;Dp,屋尘螨;Gly,家食甜螨;Blo,热带无爪螨;Lep,害鳞嗜螨;Pso,痒螨;Sar,疥螨;Sui,皱皮螨;Tyr,腐食酪螨;Eur,埋内欧尘螨;Sui,棉兰皱皮螨;Ale,椭圆食粉螨;Aca,粗脚粉螨

尘螨过敏原的组成非常复杂,其中所含的几种主要过敏原具有蛋白酶、溶菌酶和淀粉酶等活性,酸性磷酸酶、碱性磷酸酶、亮氨酸氨基肽酶、磷酰胺酶、β-半乳糖苷酶和 β-N-乙酰氨基葡糖苷酶的含量较多,另外还含有少量酯酶、β-葡糖苷酶、缬氨酸氨基肽酶、α-半乳糖苷酶、α-甘露糖苷酶及 α-岩藻糖苷酶等,过敏性哮喘的发病机制与这些酶的活性有关。

尘螨提取物中有多种蛋白质成分可诱导尘螨过敏患者产生 IgE 抗体,其中组 1、2、3、9、11、14、15、24 过敏原是结合 IgE 的主要蛋白组分;而组 11、14、15 属于相对分子质量较高的过敏原,最近研究表明有较高的 IgE 结合活性;组 4、5、7、8 过敏原则可调节 IgE 结合能力;组 10 过敏原则有与不同种过敏原交叉反应的特性。

第二节　尘螨主要过敏原 DNA 序列

Chua 等于 1988 年首次成功合成 Der p 1 过敏原的 cDNA 序列,得到了 Der p 1 的相对分子质量及其氨基酸残基的序列,并于 1990 年成功分离出 Der p 2。此后,不断有新的尘螨过敏原成分被发现,目前用分离、纯化和克隆表达等分子生物学技术研究了 24 组尘螨过敏

原。各过敏原基因序列测定和相应重组过敏原的成功表达，对于抗原决定簇图谱及螨过敏患者免疫细胞功能的研究有重要意义。

1. Der 1

Der 1 过敏原包括屋尘螨致敏蛋白原(Der p1)和粉尘螨致敏蛋白原(Der f 1)，该组过敏原主要包含于屋尘螨、粉尘螨等体内。二者都是与临床相关最紧密的蛋白质，与螨过敏症患者血清 IgE 的结合率达到 70%～80%。它们大量存在于尘螨个体与粪便中，占了排泄物总蛋白的 15%～20%，其浓度为 0.1ng/排泄小球。该过敏原组分功能类似于尘螨肠内消化酶，占抗尘螨提取液 IgE 的 50%以上(Heymann，1986；Chua，1988)。

Der p 1 和 Der f 1 分别由 222 或 223 个氨基酸组成，分子质量为 25kDa，相互具有 82%的序列同源性(图 6-1)，等电点(pI)为 4.5～7.2。它们之间的差异性主要体现在 N 端 1～20 氨基酸残基处(45%)、C 端氨基酸残基 201～222 处(31%)和中间区域 90～130 处(30%)。第 21～90 及 131～200 处氨基酸残基分别形成两个球状结构域，各自显示出 6%和 14%的差异。中间和末端则形成了更灵活的结构并与最保守的亲水核心氨基酸结构域相连接。另外，组 1 过敏原也存在多态性，在 cDNA 文库中随机片段免疫筛选发现，序列差异的区域与抗原差异的区域相对应。最近 Kircher 等证实了在 Der p 1 的 101～131 区域内存在环状结构，该结构可使 T 细胞受体活化，并释放细胞因子，这也可能是该组过敏原具有高过敏性的分子基础。

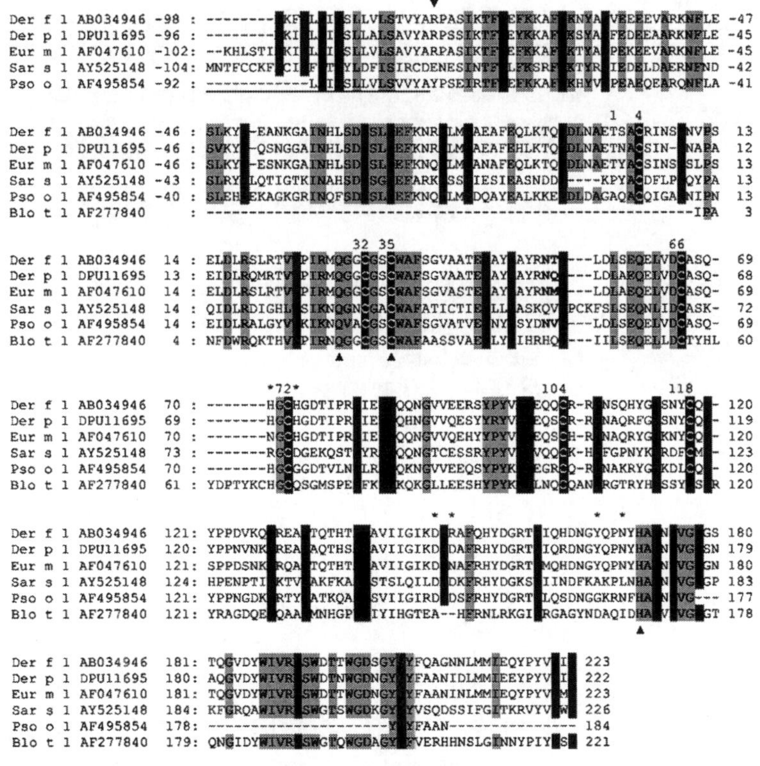

图 6-1　螨类组 1 过敏原氨基酸序列比对

2. Der 2

Der f 2 和 Der p 2 为组 2 过敏原蛋白,该组过敏原在诱发过敏性疾病方面与组 1 过敏原同样重要。Der p 2 与尘螨过敏症患者的 IgE 结合率约为 80%。Der p 2 和 Der f 2 的 cDNA 序列均能编码 129 个氨基酸残基,分子质量为 14 kDa,无 N 端糖基化作用位点。Der f 2 与 Der p 2 的序列同源性为 88%,其 12%的差异分布于整个氨基酸序列中(图 6-2)。两者的氨基酸序列与理化性质均相似,皆表现为对热和酸的稳定性。其最佳活性条件为 37℃,pH 6.2。Der f 2 基因有一个转座子,且 cDNA 序列在 76、88、111 和 125 位存在多态性。Der p 2 也存在变异,导致序列中有 1~4 个氨基酸残基不同,且这种变异主要位于 C 端第 111、第 114、第 127 位氨基酸残基,T 细胞常能识别该区域。从环境中分离的尘螨蛋白质序列测定发现,有 3/4 在空间位置紧邻的第 40 位和第 47 位残基是亮氨酸和丝氨酸。

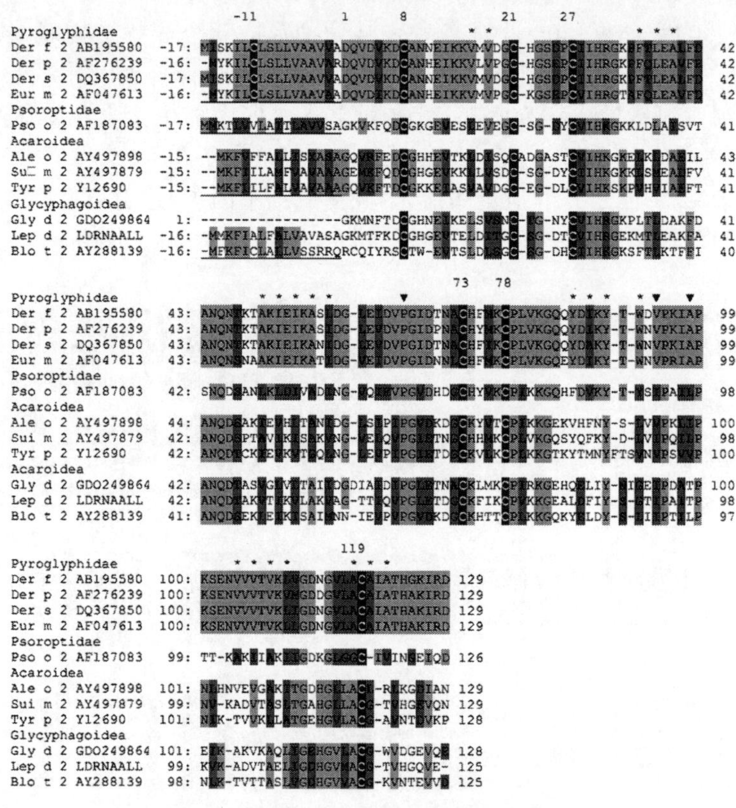

图 6-2 螨类组 2 过敏原氨基酸序列比对

3. Der 3

Der p 3 和 Der f 3 是组 3 过敏原组分,为屋尘螨和粉尘螨消化道胰蛋白酶样丝氨酸蛋白酶(Smith, 1994; Nishiyama, 1995)。N 端氨基酸序列分析表明,该组过敏原的第 7~18 个氨基酸序列与其他来源的胰蛋白酶有同源性,具有胰蛋白酶活性。Der p 3 有 15~20 个残基的信号肽,跟随有 9~26 个氨基酸的前体酶序列及成熟的蛋白质序列,包含 219~232 个氨基酸残基。根据 cDNA 计算所得分子质量约为 25kDa,但其重组多肽在 SDS-PAGE 中为 30kDa。由于与胰蛋白酶同源，Der p 3 在氨基酸残基 42～58、168～182 和 191～220 处都有二硫键的存在，包含胰蛋白酶的催化位点与底物结合位点。在氨基酸残基 12 处有一个未被修饰的半胱氨酸残基，无 N 端糖基化位点。等电聚焦电泳呈 9 种同型异构体，pI 为 4.1～4.7。Der p 3 与 Der f 3 理化性质基本相同，该类酶的最佳反应条件为 60℃，pH 7.5，易失活，性质不稳定。催化位点分别位于 H41、D85 和 S85 氨基酸。

Der f 3 的 cDNA 序列有 83%与 Der p 3 一致。Der f 3 也有未配对的第 12 位半胱氨酸残基。两者间序列变化的区域能够与丝氨酸蛋白酶的三维模型结构相配对。在第 65～79、80～84、94～99、150～166 和 193～195 位可发现 Der f 3 与 Der f 2 有相似的 IgE 反应率和结合力。在第 65～79 和 94～99 位残基对应于丝氨酸蛋白酶的区域是结构保守的，但由于其表面是暴露的，因此减少了其结构的约束。在第 80～84、150～166 和 193～195 位与不同的结构和序列一起形成多个环。第 85～92 位在结构和序列上是保守的，它包含具有催化三联体特性的第 85 位天冬氨酸、胰蛋白酶 N 端半球的疏水核心残基和连接两个半球的两个氨基酸残基。Der f 3 与 Eur m 3 的同源性为 82%，与 Blo t 3 的同源性为 49%，与蚊子类胰蛋白酶的同源性为 45%(图 6-3)。尘螨属组 3 过敏原组分亦存在多态性，其多态性与前两组过敏原不同，出现频率较低，但仍可出现几种非保守性置换的过敏原组合。氨基酸置换发生的位置就是丝氨酸蛋白酶结合发生变化的部位。

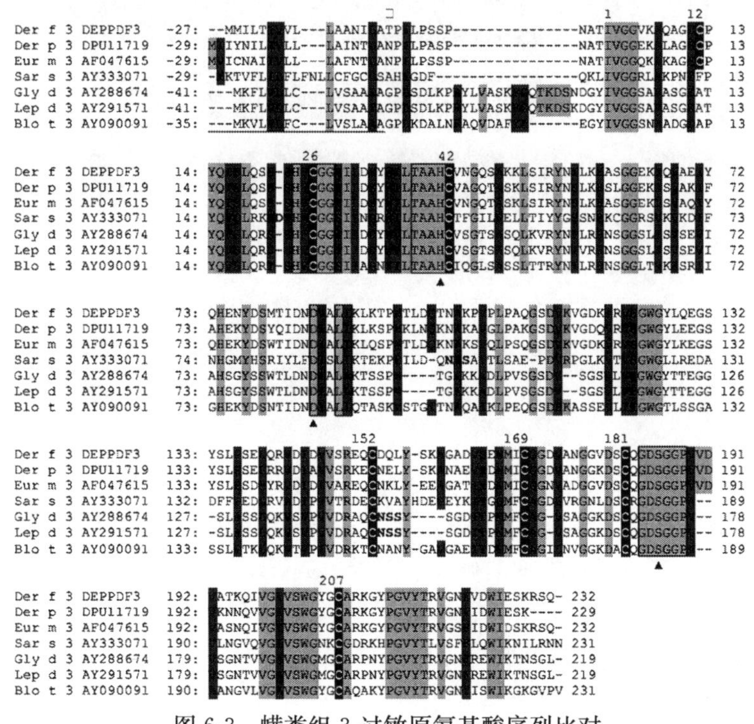

图 6-3　螨类组 3 过敏原氨基酸序列比对

4. Der 4

Der p 4 的 N 端序列与淀粉酶高度同源，用 SDS-PAGE 分析测定其分子质量为 56～63 kDa。组 4 过敏原有一个 22～25 个残基的信号序列，其后跟随一个 496 残基的成熟氨基酸。Blo t 4 无 N 端糖苷位点。Der p 4 的 N 糖基化位点位于 N10，Eur m 4 位于 N14。其 pI 为 4.1～6.9，对热稳定，最适反应条件为 37℃、pH 6.4。Der f 4 的第 1～19 个氨基酸序列同谷曲霉菌淀粉酶序列相同，该酶的过敏活性已通过免疫印迹得到证实，它与成人和儿童螨过敏症患者的 IgE 结合率分别为 46％和 25％，也是尘螨的主要过敏原之一。Der p 4 与 Eur m 4 氨基酸序列同源性为 94％，与昆虫类如果蝇 α－淀粉酶的一致性达 55％～60％（图 6-4）。

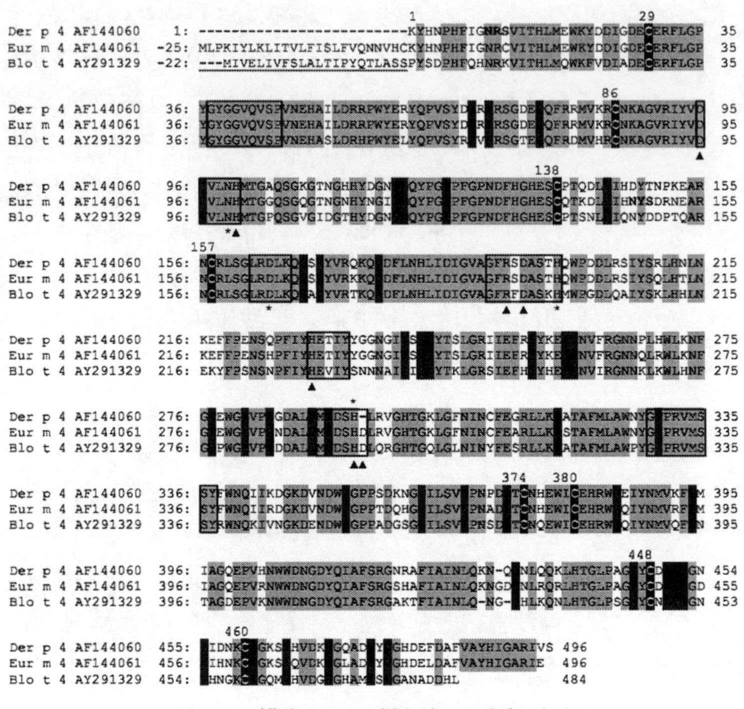

图 6-4　螨类组 4 过敏原氨基酸序列对比

5. Der 5

Der p 5 是尘螨属组 5 过敏原组分，该过敏原的生理作用目前尚不清楚。cDNA 克隆分析表明，Der p 5 分子质量为 14kDa，可与 40％的过敏患者血清 IgE 反应，含有 113 个氨基酸的多肽。它是由一种 132 氨基酸的前体除去一个 19 个残基的前导序列而获得的，在该 cDNA 的氨基酸残基 19 和 20 之间有一个裂解位点。研究发现 Der f 5 由 2 个外显子和 1 个内含子组成，表达框共计 396bp，cDNA 克隆结果显示 Der f 5 分子质量为 15 kDa。Der p 5 与 Der p 7 有明显的交叉反应，该类重组过敏原显示具有重要的临床意义，体内生物学活性研究表明重组过敏原 rDer p 5 在尘螨过敏症患者的皮试阳性率为 60％，占总特异性 IgE 的 25％。商业化的螨有 5 个 Der p 5 的克隆，与 Der p 1 和 Der p 2 的不同，它有一个氨基酸的变化，即第 61 位由丙氨酸变为天冬氨酸。Blo t 5 和 Der p 5 的一致性为 44％，Blo t 5 和 Der f 5 的一致性为 45％（图 6-5）。该组过敏原在 Blo t 5 与 Der p 5 之间存在较低的交叉反应性。

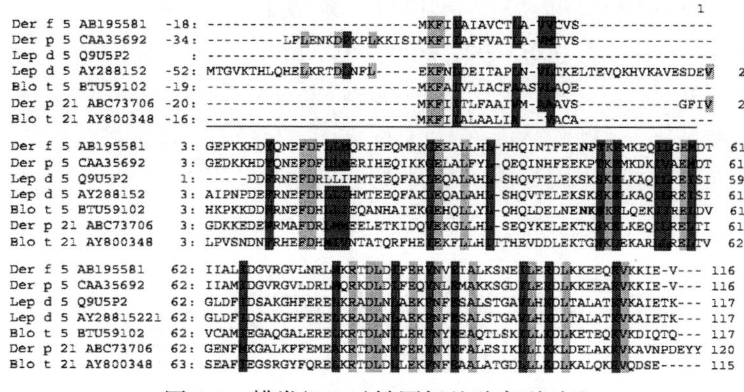

图 6-5　螨类组 5 过敏原氨基酸序列对比

6. Der 6

Der p 6 分子质量为 25 kDa，成熟蛋白含有 231 个氨基酸残基，具有糜蛋白酶的底物特异性。cDNA 克隆表明，Der p 6 与牛胰蛋白酶和糜蛋白酶的结构相似，与 Der p 3 有 37% 的序列一致性，但是 Der p 6 的抗原性很弱。基于结构分析结果，Der p 6 含有 3 个二硫键，有许多丝氨酸蛋白酶的催化电荷传递残基，其第 189 位是丝氨酸，这个氨基酸残基是糜蛋白酶底物特异性的决定因素。Der f 6 分子质量也为 25kDa(图 6-6)，有糜蛋白酶底物特异性，在血清学上与 Der f 3 胰蛋白酶活性有相关性。在大肠杆菌中表达的重组过敏原 rDer f 6 能与螨过敏患者血清 IgE 结合，且能诱导患者外周血细胞释放组胺。

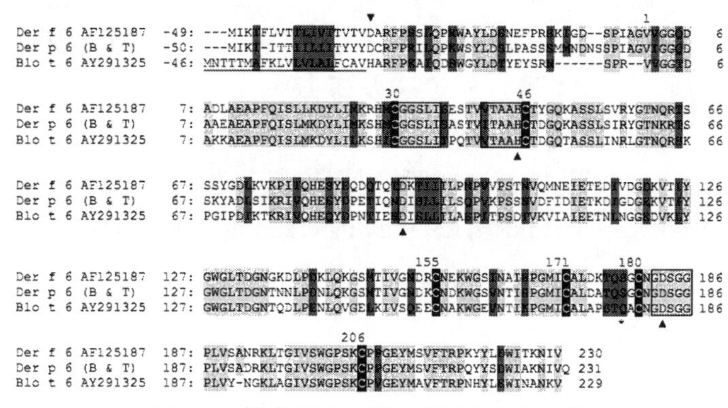

图 6-6　螨类组 6 过敏原氨基酸序列对比

7. Der 7

螨类组 7 过敏原组分 Der p 7 最初由 Shen 从屋尘螨 cDNA 库中分离出的一个 IgE 结合克隆鉴定得到，它可与 50% 的过敏患者 IgE 结合。Der p 7 的 cDNA 编码 215 个氨基酸，其中有一个 N 端糖基化位点和一条由 17 个氨基酸组成的前导肽，没有半胱氨酸残基，其成熟蛋白质预测有 198 个残基，其预测分子质量为 22kDa，蛋白质测序已经证实其 N 端序列。后来对提取物用选择的抗体及克隆检测显示它们可识别各种分子质量为 11.5～29kDa (SDS-PAGE 检测)的实体。最近发现 Der p 7 在某些提取液中为含量最丰富 30～31kDa 的成分，而另外一些提取液中则为26kDa的成分。针对重组的Der p 7的抗体可与尘螨浸液的24kDa、27kDa、29kDa组分反应，与过敏患者血清相互作用发生反应后可去除对24kDa、27kDa、29kDa条带的IgE反应性。Der f 7能与50%的过敏症患者的血清反应，其cDNA编码213个氨基酸的多肽，该多肽也含有由17个氨基酸残基组成的前导肽和一个与Der p 7相似的N端糖基化位点，也无半胱氨酸残基，其cDNA序列与Der p 7有86%的一致性（图6-7）。

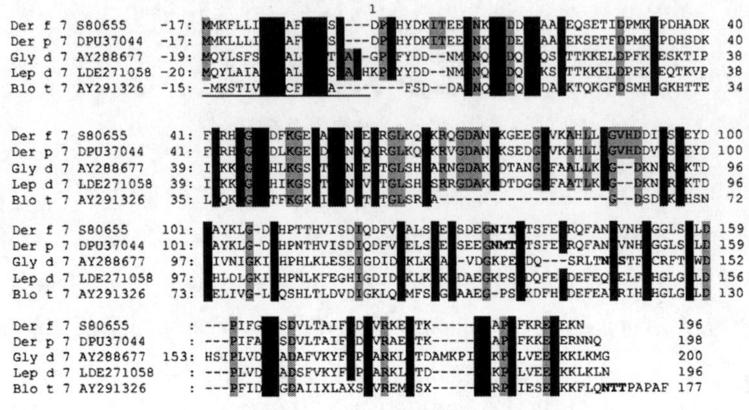

图6-7　螨类组7过敏原氨基酸序列对比

8. Der 8

Der p 8的cDNA编码一个由209个氨基酸残基组成的多肽，它是一种谷胱甘肽-S-转移酶，与其他物种中的此种酶有较高的同源序列，能与40%螨过敏症患者的血清IgE起反应。该重组多肽没有前导链，预测分子质量为25kDa，pI为6.3，是一种典型的胞质蛋白。组1过敏原组分的分子质量也为25kDa，但经100℃加热处理10min后，组1过敏原组分明显地迁移至30 kDa位置，而组8组分的迁移速率却没有改变。粉尘螨基因组测序发现Der f 8基因由2个外显子和1个内含子构成，可读框共计666bp（图6-8），cDNA克隆结果发现Der f 8蛋白分子质量为25.5 kDa，共计221个氨基酸，pI为8.34。

```
1   atgagcgaaa caaaaccaat tcttggctat tgggatgcac gtggtcttgg tcaagccata cgtttattat taacatatgc cggtgttgat ttcatcgata
101 aacgttatac tgttggtcca ccaccaaatt atgatcgttc acaatggttg aatgataaat ataatcttgg attagatttt ccaaattgtc catattatat
201 tgatggtaat gtaaaattat cacaatcatt ggccattatt cgatatattg cacgtaaaca aaaattaatt ggacaaaatg aacatgaaga aatacgtgca
301 tcattagctg aacaacagat tatcgatatg aatatggcta ttgcacgtat tgcatataat ccaaattgtg aaaaattgaa accagaattt cttaaatcat
401 tacctgaaca agtggaatta ttgtcaaaat ttcttggcga tcaaccattc attgccggtg caaacatttc ttatgctgat tttttgctat atgaatatct
501 aactaaactt aagatactag tgccagaagt ttatgataaa tttgaaaatc ttaaaaaatt tcatgaacgt attgaagcat tgccaagagt ttcggaatat
601 attaaaaaac aacaaccaaa agcttttcat ggtccaacat cattatggaa tggtacatat gcatga
```

图6-8　Der f 8基因序列

9. Der 9

Der p 9也是一种主要过敏原，其分子质量为24kDa（用电喷雾质谱测定其分子质量为24kDa，在SDS-PAGE中则处于28kDa位置），是一种丝氨酸蛋白酶，可降解胶原。序列分析表明它与 Der p 3 及 Der p 6 有同源性，且与 Der p 3 有相似的血清 IgE 反应，但其 IgE 结合水平更高。该酶含有一个糜蛋白酶或者一个类似于丝氨酸蛋白酶的组织蛋白酶。RAST 结果显示 92%的螨过敏症患者有抗 Der p 9 的特异性 IgE 抗体，RAST 抑制实验表明 Der p 9 与 Der p 3 有交叉反应性。粉尘螨 Der f 9 cDNA 编码由 819 个碱基组成(图 6-9)的共计 272 个氨基酸，其中 1～19 个氨基酸为信号肽，蛋白质分子质量为 29kDa，pI 为 8. 89。

```
  1 atgaaattcg ccaccatttt tgtatttatt gctattggaa catccgtagt gatcggtgaa caagctattc gtcttccatt gcctaaagct ataaatgaac
101 gttttccatg gatgatcaat gaaccaatca caaatggtga aagaatcgtt ggcggtgaaa atgcatcacc cggtgatgct atttatcaaa ttgcattgtt
201 acgaaaagat tcatttacct gtggtggttc acttatatca tcaagaaccg tattgactgc tgctcattgt gtttttgggg atgaagcatc accatcatat
301 ttcaagatcc gttacaatac attagatcga actaatggtc caacgattgg tgttagtaaa atttatcgcc atagtttata ttcatcaacg accattgatt
401 atgatgttgc tacattgatt ttatctgaac catttacacc atcggcaaat gccgatatta tttcattgac cacagccgaa ccagctgata atacacaact
501 tcaacttact ggctggggta gacttaaatc cggtggtaca atacctaccc ttttacagat tgcaactata tcgaaaatgt ctagaacaaa atgttcgaat
601 atttggggtt cagtaaatgc catcactaat cgaatgttgt gtgcacatag taaaaaacaa tcagcatgca atggagattc tggtggtcca ttagtttaca
701 atggacatct ggtgggagtt gtttcttggg gcccgtccac ctgtctgtca aacacttatc caaccattta tagtaatgtt gcaactctac gtaattggat
801 catttcgaat acagtttaa
```

图 6-9 Der p 9 基因序列

10. Der 10

在 cDNA 表达文库中进行 IgE 筛选，分离出 Der f 10，它与患者血清 IgE 结合较高，也是尘螨的一种主要过敏原之一。cDNA 克隆分析表明它的 cDNA 编码 284 个氨基酸分子，可读框为 888bp(图 6-10)，分子质量为 33kDa，与动物原肌球蛋白有很高的同源性，与无脊椎动物原肌球蛋白的序列同源性为 65%，有 75%的序列与其他节肢动物的原肌球蛋白同源，有 60 %与哺乳动物的原肌球蛋白同源。天然纯化的 Der f 10 与尘螨过敏患者血清 sIgE 反应阳性率为 80. 6%，Der p 10 和 Der f 10 与胰蛋白酶分别有 45%和 44%的一致性，与糜蛋白酶只有 32 %和 34%的一致性。Der p 10 和 Der f 10 相比，在全序列中只有 3 个氨基酸不同，序列一致性达 98. 5%，而它们与其他过敏原相比序列一致性只有 80%；在亚斯都里阿斯(西班牙西北部地区)获得的 Der p 10 序列，以及由 Smith、Mills 和 Thomas 获得的 Der p 10 序列(GenBank 为 AF016278)之间有 2 个氨基酸不同。

```
  1 atggaggcca tcaagaaaaa aatgcaggca atgaagctcg agaaagataa tgctattgat cgagctgaaa ttgccgaaca aaaagcccgt gatgctaatc
101 tacgtgccga aaagtctgag gaagaagttc gtgcattaca gaaaaaaatc caacaaattg aaaatgaatt ggatcaggtc caagaacaat tatcggctgc
201 caatacaaaa ttggaggaaa aggaaaaagc cctacagacc gctgaaggtg atgttgcagc attgaatcgt cgtattcaat tgattgaaga agatttggaa
301 cgatcagaag aacgactcaa gattgctaca gccaaattgg aagaggcatc acaatctgcc gatgaatctg aacgtatgcg taaaatgctt gaacatcgat
401 ccatcaccga tgaagaacgt atggatggat tggaaaatca acttaaagaa gcccgtatga tggccgaaga tgctgataga aaatatgatg aagttgcccg
501 taaattggca atggttgaag ccgatttgga acgtgctgaa gaacgtgccg aaaccggtga atcgaaaatt gttgaactcg aagaagaatt acgtgttgtc
601 ggtaacaatc tcaaatcatt ggaagttagc gaagagaaag ctcaacaacg tgaagaagcc tatgaacaac agatccgtat aatgacggct aaacttaaag
701 aagccgaagc acgtgccgaa tttgctgaac gttcggtaca aaaactccag aaagaagtcg atcgtttgga agacgaattg gtccacgaaa aggaaaaata
801 caaatccatc tccgacgaat tggaccagac atttgccgaa cttactggtt atgcggccgc actcgagcac caccaccacc accactga
```

图 6-10　Der f 10 基因序列

11. Der 11

Der f 11 是一种副肌球蛋白，是一类糖基化蛋白，与 IgE 有很高的结合率和强度，并可以使用凝集素进行检测。它与无脊椎动物的副肌球蛋白有50%的序列一致性。Der f 11的cDNA由2631个碱基组成(图6-11),编码876个氨基酸,pI为5.59,蛋白质分子质量为98kDa,可与82%的螨过敏哮喘患者的血清反应。最新研究显示,Der p 11也是一种副肌球蛋白,其cDNA由一条长为2657bp的可读框组成,该可读框编码一个含875个氨基酸残基的蛋白质,其分子质量为103kDa。该过敏原的蛋白质序列队列显示它与Der f 11及Blo t 11有超过80%的同源性。重组Der p 11表现出78%的IgE阳性结合率。采用免疫印迹检测方法,证明Der p 11的全部4个片段都表现出多种人类IgE结合活性,但其单克隆抗体的显性IgG结合表位仅定位在p3片段上。实验中,rDer p 11与rDer f 11在100μg/ml的浓度下的交叉抑制高达73%~80%。同时该项研究也显示人类的主要IgE结合表位分布于Der p 11的整个分子中。

```
   1 atgtcggcac gtacagctaa atatatgtac cgatccagtg gtgctggtgc ctctggtgat atttccgtt gaatatggta ccgatttagg tgccttaact
 101 cgacttgagg acaaaatccg attgttatcc gatgatttgg aatccgaacg tgaaatgcga caacgtatc gaacgtgaaa aggccgaatt acagatccaa
 201 gtgatgagcc ttggtgaacg tttagaagag gccgaaggat caagcgaaag tgttaccgaa atgaacaaa aaaagagatt ccgaattggc aaaattgaga
 301 aaattgttgg aagatgttca cattgaatcg gaagaaacgg cccatcattt gcgacagaaa catcaggct gccatccagg aaatgcaaga tcaacttgac
 401 caattgcaaa aagcgaaaaa taaatcggat aaagagaagc aaaaatttca ggctgaagtt tttgaatta ttagctcaat tggaaacggc caataaggaa
 501 aaattaacgg cattgaaaaa tgtagaaaaa ttggaatata ccgtacatga attgaatatc aaaatcgaa gaaatcaacc gtacggtcat tgaattaaca
 601 tcacataaac aacgtttaag tcaggagaat accgaattga tcaaagaagt tcacgaagtt aaattacaa ttggacaatg caaaccattt gaagacacag
 701 attgcccaac aattagaaga cactcgacat cgtttggaag aagaggaacg aaaacgtgcc agtctcgaa aatcatgccc atacattgga agtggaatta
 801 gaatcattga aagtacaatt ggacgaagaa tccgaggctc gtcttgagct tgaacgtcaa ttgaccaaa gccaatggcg atgctgcatc atggaagtcc
 901 aaatacgaag ctgaattgca agcacatgcc gatgaagttg aagaacttcg tcgtaaaatg gctcaaaag atttcggaat acgaagaaca attggaagcc
1001 ttattgaata aatgcagttc attggagaaa caaaaatctc gacttcaaag cgaagttgaa gttttgatt atggatcttg aaaaagcgac agcacatgca
1101 caacaattag aaaaacgtgt tgctcaattg gaaaagatta atcttgattt gaagaataaa ttggaagag gttaccatgt tgatggaaca agcacagaaa
1201 gaacttcgag tcaagattgc tgaattacag aaattgcaac atgaatatga aaaattacgt gatcaacgt gatcaattgg cacgtgaaaa caagaaactt
1301 acagacgatc ttgccgaagc taaatcacaa ttgaacgatg ctcaccgtag aatccatgaa caagaaatt gaaatcaaac gattagagaa tgaacgtgat
1401 gaattatcgg ctgcctataa agaagcagaa acattgagaa aacaagaaga ggccaaaaat caacgattg attgccgaat tggcacaggt acgacatgat
1501 tatgaaaaac gtttggcaca aaaagatgaa gaaattgaag cattgcgcaa acaatatcaa attgaaatt gaacaactta acatgcgatt ggccgaggct
1601 gaagctaaac tcaagaccga aattgcacga ttgaagaaaa aataccaggc acagattacc gaattggaa ttgtcattgg atgcagccaa taaggctaat
1701 atcgatttgc aaaagactat taaaaaacaa gctcttcaaa ttacggcgga gctccaagca cattatgat gaagttcatc gtcaattgca acaagcagtg
1801 gatcaattgg gtgttacaca acgacgatgc caagcattgc aagccgaatt ggaagagatg cgtattgca ttggaacagg ctaatcgtgc taaaagacaa
1901 gccgaacaat tgcatgaaga agctgttgta cgtgttaacg aacttaccac aattaacgtc aatttggca tcggctaaaa gtaaattgga atcagaattc
2001 tctgcacttc aagctgatta cgatgaagta cataaagaac ttagaatttc tgatgaacga gtacagaaa cttacaattg aactcaaatc tactaaagat
2101 ttgttgatcg aagaacaaga acgattggtt aaattggaaa cagtgaaaaa atcattggaa caagaggta cgaacattgc atgtccgtat tgaagaggtc
2201 gaagccaatg cattggccgg tggtaaacgt gtcattgcca aattggaaag ccgaattcgt gatgttgaa attgaagttg aagaagaacg acgacgacat
2301 gccgaaacgg acaaaatgtt acgtaaaaag gatcatcgtg tcaaggaatt gttgttgcaa aatgaggag gaccataaac aaattcaatt gctacaggaa
2401 atgactgata aattgaatga aaaggtcaaa gtttacaaac gacagatgca agaacaggag ggaatgagc caacagaatt tgacacgtgt cagacgattc
2501 caacgtgaat tggaagcagc cgaagatcgt gccgatcaag ctgaatcgaa cttatcgttc attcgtgct aaacatcgtt catgggttac cacaagccag
2601 gttccaggcg gtacccgaca agtgttcacg acgcaagaag aaacaaccaa ttattaa
```

图6-11 Der f 11基因序列

12. Der 12

对热带无爪螨的cDNA表达文库进行IgE结合多肽的筛选,首次分离出组12过敏原组分Blo t 12,在对36个过敏患者血清进行免疫学试验时,发现其具有50%的IgE结合率。

该基因的 cDNA 有 435bp(图 6-12),编码 144 个氨基酸,包括一个 20 氨基酸残基的信号肽与一个 124 氨基酸残基的成熟肽,其成熟蛋白质分子质量为 14.2kDa,pI 为 5.47。Blo t 12 具有基因多态性,能影响其与哮喘患者血清 IgE 的结合。Blo t 12 共发现了 2 种亚型,分别为 Blo t 12.0101 和 Blo t 12.0102,其氨基酸序列同源性为 92%。此后,Zakzuk 等在毕赤酵母中分别对 Blo t 12.0101 和 Blo t 12.0102 进行了表达,通过与哮喘患者血清 IgE 结合实验,发现 Blo t 12.0101 与哮喘患者血清 IgE 结合率高于 Blo t 12.0102。害鳞嗜螨中也已发现 Lep d 12 过敏原,但在粉尘螨与屋尘螨中暂未发现。

```
  1 atgaaatctg ttttgatttt tttggttgct attgccttat tctcggctaa cattgtttca gctgatgagc aaaccactcg cggtcgacac accgaacccg
101 atgatcatca cgaaaagcca acgacccagt gcacccatga ggagacaaca tcaactcaac atcatcatga agaagtagta accactcaaa ctcctcatca
201 tgaagagaag accacaacag aggaaactca tcattccgat gacttgatcg tccatgaagg aggaaaaact tatcatgtag tctgtcacga agaaggaccc
301 attcacatcc aggaaatgtg caacaaatat ataatatgtt ccaaatctgg ttcattgtgg tacattaccg taatgccatg ttcgattgga accaaattcg
401 atccaatttc tcgaaattgt gtacttgata attaa
```

图 6-12 Blo t 12 基因序列

13. Der 13

对热带无爪螨 cDNA 表达文库进行 IgE 结合多肽的筛选,分离出组 13 过敏原组分 Blo t 13。它仅与 10%的过敏患者血清 IgE 结合,其主要蛋白质分子质量为 14.8kDa,由 130 个氨基酸组成,氨基酸序列与许多物种的细胞溶解脂肪酸结合蛋白高度同源。粉尘螨 Der f 13 基因被克隆表达,发现其基因序列为 396bp(图 6-13),分子质量为 15kDa。

```
  1 atggcaagca ttgaaggtaa atataaattg gaaaaatcgg aaaaattcga tgaatttctc gacaaattgg gcgtcggttt tatggtgaaa acggcagcta
101 aaacattgaa accaacattt gaagtggcaa ttgaaaatga ccaatacatt ttccgttcat taagtacgtt caaaaatact gaagctaaat tcaaattggg
201 cgaagaattc gaagaagatc gtgccgatgg taaacgagtg aaaacggtca tccaaaaaga aggtgacaat aaatttgttc aaacacaatt cggtgataaa
301 gaagtgaaaa ttattcgtga attcaatggc gatgaagttg ttgtgactgc atcctgtgat ggtgtcactt ccgttcgaac atataaacga atctaa
```

图 6-13 Der f 13 基因序列

14. Der 14

Der f 14 和 Der p 14 是比较重要的一组尘螨过敏原。该组组分由 Fujikawa 首先从粉尘螨的 cDNA 文库中筛选出,重组后经过免疫组化及 ELISA 抑制试验验证,该蛋白质分子质量为 177kDa,又称为 M-177 蛋白或 Mag3 蛋白,存在于粉尘螨提取液中,定位于尘螨食管周围组织、胃肠道及其他内脏器官,在哮喘患者的致敏过程中发挥作用,但其致敏的强度比 Der f 2 要低。进一步研究发现该组组分是一类对蛋白酶敏感的过敏原,仅在新鲜制备的粉尘螨提取液中存在,它们降解后的产物致敏性更强。Der f 14 的 cDNA 有 5001bp(图 6-14),编码 1666 个氨基酸,其中包含一个 18 氨基酸残基的信号肽,pI 为 7.87。Der p 14 的 N 端有 1650 个氨基酸,序列与昆虫的一类脂蛋白 apolipophorin 同源性很高。研究表明此类蛋白质主要存在于血液和淋巴的脂质转运颗粒中,这种过敏原疏水亲脂,很难溶解于水相提取液,提示脂质可作为增强此类过敏原免疫原性的因素。尽管此类过敏原具有疏水亲脂的性质,但是它们也能诱导较高 IgE 反应性和具有较高的 T 细胞刺激性。该组组分对 T 细胞的刺激反应均比 Der p 2 高一倍多,因此,Der f 14 与 Der p 14 是一组非常重要的过敏原,有待进一步深入研究。

1 atgagattgt tcgctctttt gtttactgcc tgtttgctgg gcctaggcca agcacagcat tgtacagtag cctgcccaaa ttcgattcct cagctaataa
101 atcccaaggc ccaatcgact tacgtttata cattggatgc aaaaactgtc ctcacaccac gtgatagcca aaaggttaca atcaaagccg atgccgaagt
201 tgccattgta agcgcttgcg aagctgtctt aaggttacaa aatgttgcca ttgacggagt tccaaatggc gctgaattgg ccagtgaatt ggcttccaag
301 tcattcgctt ttggctactt caacggtcga atccttggcg tttgtccagc taatgatgat caagattggt cattgaacat caagaaagct attgtttcag
401 ctcttcaagt tcaattcgat gaaaacaaag ataaagttga agaatcagac ttttctggcc gttgcccgac tgaatacaga aaaatacgaa acgaagacaa
501 catggttgtc atggaaaaga gaaaggatct taatctttgt gatgatcgac gaattgattt gcgacaaaca cctgaccagg cattgggaca attgaaagaa
601 atgattcgcc actatatgca cccgatggac agtgatcttt cgtgtcgaat gacactcaaa gatcaggttg tatcggaagt ggattgtgaa gaacgtcatg
701 tgctagtaca tcgatcgcac aaaccagtac acttgtccta tgtcaaaatg atgttgaagg aaagcaaaga cggtgtcgcc gctgatctag gtcaaaccga
801 ttcggagccc aaacgaccat accttagctt tgatcataaa cacaaaaatc ctaccgaaac cgacgtcgtc gaagtattga aaaagttatgc tcggaaata
901 tccgaaccac aagctagtat tgaaacatcg ttcacgttcc aaaaattggt cgataaactt cgttatttat ccgctgagga gactgccagtg tggacgaaa
1001 gtgtcaagac atccgtctgt ccagcacatg cataccgtat ccgtgaattg ttcctagacg cttcggcgtt tgccgcaagt gatggtagcat ccgaacatt
1101 ggtcaaagca cacgaaaacc aagagctttc gatcacacgt tcgaccgctt tgtttactgt ggtcgcaatg aaagcagcac caaataaagaa accgtccag
1201 gtattgttgc cggttatcgc ttcggaaaaa acgatccgtc caatgttgtt gggtttctcc gttttggttc gccgatattg tgaaaaaagtg ccgattgtg
1301 ccagcaattc tggcgtcaaa gatgctcgcg atgcttacct ggctcgattg gccaccgcca aagatgccaa cgaacgaatt accattgtacg tgcattgga
1401 aaacttgaat gtcaacactg aaggtgtgga caacatgatc aacgctatgg acgaaatcat caaatcagat gccgaaccag ctcttcgtgcc gctgcagtg
1501 aacgcattgc ccaacgatgc cagtcacatg gatcgataca aaagtcttgt gatggatgaa tcgatgccaa acgaagctcg aattgctgcat tccagaaaa
1601 tgatgaaaaa cggtggcatg agccatatca aagatttgtt caccgtaaaa ggtgaatgta tgaagaacta tgttctcact tatgtagacaa tcttaaaaa
1701 atccaaaaat gatttacgac gacaaaccgt ttctggagat gttgaattgc ctgaacaacc taaacgtgaa ataggcatca cccgaaacatt gcccgcgaa
1801 tatggtccat acacattcga atatgatgtc atttatccgg aaacacatga aaatgttacc cgaagcatca atggacgact tattcgtgcca agaatgatc
1901 aattgaaaga aattgttgaa attcagatca ctcaaaatgg tttcgaacgc gaattgacca atgcaatggc tttgatggaa aagaaatcgtt ccaatcaat
2001 catgcaattc gtccgtgata cactcaaaat gttggcccaa atccgtaaaa atgccgacga taatcatcac atgaaaatta ctgtccagatc aatggcaaa
2101 aatgtctact acacggatgt gttccaggat ttgaaaaaaa tgaaagaatt aatcattaaa cgggctgaaa aaattatcaa tgaaaagaaag ttgatcgct
2201 ccattggtgg tgtgttgctc gactcgaaat tagtcttgcc aaccatcact ggtcttccgt tgatgtacaa atttggtgat aatttcctcat tcgatatga
2301 tggagaattc agtggcgaaa aaggtgaccg ccatatcaaa cttaatggag gctttgtggc cggtgtctat ggtcaaatga aattattggtc aaagatcaa
2401 aaaatgggct atgaatatga tggcaaattg gcttacacac caatgctcga tatggacata cagaaaaagg aacattccct tttgcttcgat tcaacacaa
2501 aagatgtgga acgacgcaca atcatgcgat ttaaacaatc attgcgagag aaacgagcca ccggtgaaga gaaagattat gaaaatgaaat tacaccaga
2601 atctcgaagt gatcaatgtt tttcattctt cctgttggat tattgccgca aagcttcaca tatcaaagga ttgattttcc cgaatgttgaa tactatgtg
2701 gttaaaccgg aaaaagaagt gaccgcattg gaattattgt tgaaaggtga aactgaagac aaaactcgtc gttatgttgc cgaattgactg ctgtcggat
2801 cgccaagcaa caaacaagct aaagcacaga tcgaagtgat caaaggcgaa gaatacaaaa tcacattgaa atcacctgaa catgaatttaa caccgaatt
2901 caccatccat gcagacaaaa acaatttgaa aatgcacatg gatttcccta acatgttcca agctgatctg actggaactt tccaacatgac aaggaaaac
3001 aatgtgcgta aaaaccaatt gaatctccaa tacaaattcg ctggtgatga gaaaccacac acagtggatt atgaaaacga attttcattca atttgaaac
3101 gatcatcaaa agacaaaaac agtggagtcg attaccgagc aaaatacatg tctagccatt ttcccatctt gaaccacaaa gtcaacattca attcaaata
3201 tcgaccattc aaagttaacg aattgaattt ggaaggagaa tttggccgag aacttcaaca caaattccaa ttgatgcgaa atagccagata gaagtggaa
3301 gaagtgcgac catttaagat gcatggcaat agtgacataa aattgatggc aaacgatctg gatattgatt atgatctcaa atctgaattca aatatgaaa
3401 gcaacaaagg aacccccatt gaattgcaat acaaaatttc cggtaaagat cgctcgaaaa gagctgccga tttgggagcc gaagatgttga aggcgttat
3501 cgattacaaa aacaatggct cgcccattga ttctaagatg cacgctcatc tcaaaatgaa aggcaacaac tatggctatg atagtgaattg aaacaaaca
3601 cagccacaac aatatgaagg caaaatcaca ttgtccaaga atgacaagaa aatcttcatc aaccacaaat cagagatgac caaacctacca acactttcc
3701 atctcaaaac agatgctgat gtgtcgtatt cggattcgga tatgaaaaaa cattatcaga tggaattcaa aaaagaaaac gatatctacac tatgcgatc
3801 gactgtcgaa cgaaacggcc aaatgtttta cgaaaaccat ttgaccattc acaagggtgg caaattgaac ttgaactatc gccgaaatgac cgtaaaatt
3901 cttcttgatt tggacaatgc tttaagtcca cgggaaggaa caatgaaatt gaacatcaaa gatcgtgaat acaactttgt catgaaacgag aaccattac
4001 gattcagaga catcactgtc gaaggaaacg aaaatgccta tatcaaaaat ggcaaacttc atttgtcgct tatggatccg tcaacattgag tttagtcac
4101 gaaagccgat ggaaaaatcg acatgacagt agacttgata tcgccagtca caaaacgtgc atcgttgaaa attgattcaa agaaatacaac cttttccat
4201 gaaggtgaat tgagtgcatc gatcgtaaac ccacgattgt catggcatca atacacgaaa cgcgattctc gtgaatacaa gagtgatgtag aactatcgt
4301 tgcgatcgtc tgacattgct ctcaagatta cgatgcctga ttataattca aaaattcatt actcacgaca aggtgatcaa atcaacatgga catcgatgg

4401 tacattgatc gaaggtcatg cacaaggaac catcagagaa ggtaaaatcc acattaaagg tagacaaact gatttcgaga tcgaatccaac taccgatac
4501 gaagatggca aactaatcat cgaaccggtc aaaagtgaaa atggcaaatt ggaaggcgtt ctttcccgta aggtgccatc acatctgacat tagaaacac
4601 cacgagtcaa gatgaatatg aaatatgatc gatatgcacc agtcaaagtg ttcaaattgg attatgatgg catccatttc gagaaacatac cgatattga
4701 atacgaacct ggcgttcgat acaagatcat cggtaatgga aaactcaagg atgatggccg ccactattct atcgatgtgc aaggtattcca cgcaaagca
4801 ttcaatctgg acgctgactt gatggatttc aaactgaaag tgagcaagcc agaagatagc aataaagctc aattcagcta cacattcaacg aatataccg
4901 agaccgaaga atatgaattc gatccacatc gtgcctatta tgttaattgg ttgagttcca ttcgcaaata catccagaat ttcatcgtcga agacaactg
5001 a

图 6-14 Der f 14 基因序列

15. Der 15

该组组分过敏原是犬的主要过敏原。运用免疫印迹方法在犬的血清中发现了粉尘螨的两种蛋白质,分子质量分别为 98kDa 和 109kDa。这两种蛋白质的 N 端序列具有一致性。对氨基酸测序所得到的内肽(internal peptide)分析表明,它们与昆虫的几丁质酶具有同源性。用这种纯化的蛋白质对尘螨致敏的犬进行皮内试验,结果均为阳性,而正常犬则为阴性。此蛋白质存在于螨的前胃和肠道,其功能与消化作用有关,而与蜕皮关系不大。此类过敏原在犬的特应性皮炎中起主要作用,其中分子质量为 98kDa 的蛋白命名为 Der f 15。Der f 15 的成熟肽编码区有 1668bp,共计 555 个氨基酸,pI 为 5.62,其编码蛋白分子质量为 61.2kDa。O'Neil 等从屋尘螨 cDNA 文库分离出了两种亚型 Der p 15,蛋白质分子质量分别为 58.8kDa 和 61.4 kDa。与 Der f 15 的氨基酸序列同源性为 90%,在与 27 份过敏患者血清 IgE 结合实验显示,Der f 15 具有 70%的阳性率。

atgaaaacca tatatgcaat acttagtatt atggcctgca ttggccttat gaatgcatcc atcaaacgag atcataatga ttattcgaaa aatccgatga
gaattgtttg ttatgttgga acatggtccg tatatcataa agttgatcca tacactatcg aagatattga tccattcaag tgtacacatt taatgtatgg
tttcgctaaa attgatgaat acaaatacac aattcaagtt ttcgatcctt accaagatga taaccataac tcatgggaaa aacgtggtta tgaacgtttc
aacaacttgc gattgaagaa tccagaatta accaccatga tttcacttgg tggttggtat gaaggctcgg aaaaatattc cgatatggct gcaaatccaa
catatcgtca acaattcata caatcagttt tggacttttt gcaagaatac aagttcgacg gtctagattt ggattgggag tatcctggat ctcgattggg
taacccgaaa atcgataaac aaaactattt ggctttggtt agagaactta aagacgcttt tgaacctcat ggctacttgt tgactgctgc agtatcacca
ggtaaagaca aaatcgaccg agcttatgat atcaaagaat tgaacaaatt gttcgattgg atgaatgtca tgacatatga ttaccacggt ggatgggaaa
acttttacgg tcacaatgct ccgttgtata aacgaccaga tgaaactgat gagttgcaca cttacttcaa tgtcaactac accatgcact attatttgaa
caatggtgcc accagagaca aattggtaat gggtgttcca ttctatggcc gtgcttggag cattgaagat cgaagcaaac tcaaacttgg agatccagcc
aaaggcatgt cgcccccagg tttcatttct ggtgaagaag gtgtcctctc atatatagaa ttgtgtcaat tgtttcaaaa agaagaatgg catatccaat
acgatgaata ttacaatgct ccatatggtt acaatgataa aatctgggtc ggttacgatg atctggccag tatatcatgc aagttggctt tcctgaaaga
attaggcgtt tctggtgtca tggtttggtc attggaaaat gatgatttca aaggtcactg cggaccgaaa aatccattgt tgaacaaagt tcataatatg
attaatggcg atgaaaagaa ctctttcgaa tgcattttgg gtccaagtac aacgacacca actccaacga cgacacccac aaccccgact acaacgccaa
caactccttc tcccaccacc ccgacaacaa ccccttctcc caccaccccg acaacaaccc cttctcccac cacaccgaca acaactcctt ctcccaccac
accaacacca acaacaccaa caccagcccc tacaacatcg acaccttcgc caaccacgac cgaacacaca agcgaaacac caaaatatac aacctatgtc
gatggacatc ttatcaaatg ttacaaggaa ggtgatatcc cacatccaac caatatacac aaatatttgg tctgtgaatt tgttaatggt ggctggtggg
ttcatattat gccctgtcca ccgggcacta tttggtgtca agaaaaattg acttgtatag gcgaataa

图 6-15 Der f 15 基因序列

16. Der 16

Der f 16(Mag15)是分子质量为 53kDa 的凝溶胶蛋白(肌动蛋白),Der f 16 的 cDNA 编

码有 1443bp(图 6-16),pI 为 5.88,480 个氨基酸,其中包括一个重复 4 次的凝溶胶蛋白样片段结构,该结构在传统的凝溶胶蛋白家族成员中没有出现过。Der 16 与甲壳类动物、昆虫和人类凝溶胶蛋白氨基酸序列的同源性为 34%～38%。在氨基酸组成上,Der 16 与富含甲基化的 α 螺旋蛋白(Der 5/7/21)一致性较高。酶学免疫检测表明重组的 Der f 16 蛋白与螨过敏症患者血清 IgE 的阳性结合率为 47%。凝溶胶蛋白是一类肌纤维结合蛋白,在细胞中起到隔离肌动蛋白纤维的作用并参与凝胶固化转移,促进细胞的运动。凝溶胶蛋白有多个钙结合位点,与其结合的 Ca^{2+} 可调节上述过程。

```
   1 atggctgcac atgataaaaa tttcgatgta attccaatcg gtcacacctt tttctttatt tggcgtataa agcaatttga attggttcca gtgccaaaag
 101 aagattatgg caaattttac aaaggagatt gttatattgt cgcttgttgt acagaaaatc caaccggtgg tcattcaaaa atggaatcaa aaccaattct
 201 aaatggacat ggttattgtc atattcattt ctggattggt agtgaatcaa ccaaagatga agctggtgtt gccgcaatca aatccgttga attggatgat
 301 tttcttggcg gttatccggt acaacatcgt gaaattgaag aatttgaatc cagacaattt tcttcatatt ttaagaatgg tatcatttat ttaaaaggtg
 401 gttacgaaag cggctttacc aaaatgattg atgaattgaa gccatcattg ttgcatgtta aaggcaaaaa acgtccaatc gtttatgaat gtgctgagat
 501 tagctggaaa gttatgaata atggtgatgt attcattttg cttgtaccga attttgtttt cgtttggacc ggtaaacatt caaatcgtat ggaacgtact
 601 actgctattc gtgtggctaa tgatttgaaa tctgaattga atcgttttaa attatcatca gtcatcttgg aagatggtaa agaagttgaa caaacatccg
 701 gtgctgaata tgatgcattc aataaagcat tatcattgga taaaaaagat attgatctta aacaaatgcc aaaaggctat gattatgctg ccagtgataa
 801 atcttttgaa tcacatgaac gttcattcgt tacattgtat aaatgtttcg aaggtactga aacgattgat atttcgtttg tcaaaaatgg accgttaagc
 901 cgtgctgatc tcgatacaaa tgatacattc attgttgaaa atggttccga aggtttatgg gtatgggttg gtaagaaagc cacacaaaaa gaacgacaat
1001 cggccattaa atatgcaatg gaattgatta ataagaaaaa atatccaaat aatacaccgg taaccaaagt attggaaggt gatgaaagtg ttgaattcaa
1101 atcattattt gaatcatggc aaatgagcga acaggaaaaa attaccagtg cacgattgtt tcgtgtttca cgaaatggta tctttaaaca ggttgccaat
1201 tatgaaccag atgatttgga agaggataat atcatgattt tggatgttat ggataagatt tatgtttgga ttggtaacca atttgctgaa cgtatagccg
1301 atgaagcaca tgttgataaa gtagcccaac gttttataca agaggataaa agtggccgta aatttcaacc aaatcagatt ataaaactaa aacaaggaag
1401 tgaagatggt gcattcaaat catattttcc taaatggaac tga
```

图 6-16　Der f 16 基因序列

17. Der 17

Der f 17 的分子质量为 30kDa,与过敏患者血清中 IgE 的阳性结合率为 35%。其氨基酸序列目前尚未见报道。2000 年 Tategaki 报道了钙结合蛋白螺旋—环—螺旋结构中的钙结合组分(EF－臂)对 IgE 结合活性的重要作用,但是 Der 17 的部分氨基酸序列与其他 5 种过敏原 EF－臂钙结合序列无同源性,如鱼小清蛋白或花粉过敏原 Bet v 4 和 Ole e 3。Der p 17 过敏原至今尚未见报道。

18. Der 18

Der f 18 的 cDNA 有 1389bp(图 6-17),它编码一个 462 个氨基酸的蛋白质,该蛋白质包括一个 25 个氨基酸的信号肽和 437 个氨基酸的成熟蛋白,成熟蛋白的预测分子质量为 50kDa,其氨基酸序列包含一个 N 端糖基化位点。Der f 18 与粉尘螨提取物阳性患者血清的结合率为 54%。目前已知该组过敏原存在于粉尘螨、屋尘螨和热带无爪螨中。O'neil 于 2006 年报道了 Der p 18 的氨基酸序列,经分析与 Der f 18 具有高度同源性。BLAST 分析显示,Der p 18 与无脊椎动物甲壳酶的同源性最高,与 Der 15 的同源性仅为 30%。

1 atgactcgat ctctttgact gtattggccg tacttgccgc ttgtttcggt tcaaatattc gtccgaatgt ggcaactttg gaacctaaaa ctgtatgtta
101 ctatgaatct tgggtacatt ggcgccaagg tgaaggcaaa atggatcccg aagacataga tacatcgttg tgtactcaca ttgtctactc ttatttcggc
201 attgatgctg ccactcatga gattaaacta ttggatgaat atcttatgaa agatttacat gacatggaac atttcacgca gcataagggc aacgccaaag
301 ccatgatcgc cgtcggtggt tcgactatgt ccgatcaatt ttccaagact gcagcggtag aacattatcg ggaaacgttt gttgttagca cagttgatct
401 tatgactcgt tatggtttcg atggtgtcat gattgattgg tctggcatgc aagccaaaga tagtgataat ttcattaaat tgttggacaa attcgacgaa
501 aagtttgctc acacctcgtt tgtgatgggt gttaccttgc cggcaacgat cgcatcatac gataactata acattcctgc catctccaac tatgtcgatt
601 ttatgaacgt gcttagtctg gattacactg gatcatgggc ccatacggtc ggtcatgctt ctccgtttcc tgaacaactc aaaacgctag aagcttacca
701 caaacgaggc gctccacgtc ataagatggt catggctgta ccattttatg cacgtacctg gattctcgag aaaatgaaca aacaggacat tggcgataaa
801 gctagtggac caggcccacg aggtcagttt acacagactg atggtttcct tagctacaac gaattgtgcg ttcagattca ggccgaaacg aatgcattca
901 ccattactcg tgatcatgat aataccgcaa tttacgctgt ctatgtgcat agcaaccatg cagaatggat ctctttcgaa gaccgacata cacttggtga
1001 aaaagcaaaa aacataaccc aacaaggata tgctggaatg tcagtctaca cattgtccaa cgaagatgtg cacggcgttt gtggtgataa aaaccctttg
1101 ttgcatgcta tccaatcgaa ctattatcat ggcgtggtaa ccgaaccgac cgtcgttaca cttcctccag tcacacatac aacagaacat gtgaccgata
1201 taccaggcgt gtttcattgc catgaagaag gattcttccg cgataagacc tattgtgcca catactacga atgcaaaaaa ggcgattttg gactggagaa
1301 aaccgtgcat cattgtgcca atcacttaca ggcatttgac gaagtaagtc ggacatgtat tgatcatacc aaaataccg gttgttga

图 6-17 Der f 18 基因序列

19. Der 19

Blo t 19 是分子量为 7kDa 的肽段。2002 年 Thomas 等报道了重组 Blo t 19 蛋白(图 6－18),并验证其 IgE 结合活性仅为 10％。BLAST 研究表明 Blo t 19 和猪蛔虫抗菌肽的同源性为 76％。关于该过敏原的详细报道较少,目前未发现粉尘螨过敏原 Der f 19 的报道。

1 caccccgctc aagctctcga ctttaccagc tgtgcccgga tgaacgatgg agctctggga gccaaggtag ctcaagctgc ctgcatctcg agttgcaagt
101 ttcaaaactg tggcacggga cactgtgaga ggcgaggtgg acgtccaacc tgtgtctgtt ctcgctgtgg caacggtggc ggtgaatggc ccaatctgcc
201 ctccaggggt taa

图 6-18 Blo t 19 基因序列

20. Der 20

Der p 20 为精氨酸激酶,由 356 个氨基酸残基组成,分子质量 40.5kDa,过敏患者血清反应阳性率为 10％。精氨酸激酶参与含磷基团的转移,催化鸟苷酸循环中的精氨酸代谢。粉尘螨基因组测序研究发现 Der f 20 基因由 5 个外显子和 4 个内含子构成,表达框共计 1071bp(图 6-19),cDNA 克隆结果发现 Der f 20 分子质量为 39.5kDa,共计 356 个氨基酸。Der p 20 与对虾过敏原 Pen m 2 的同源性为 78％。

1 atggttgatc aagctgtcat cgataaattg gaagctggct ttcaaaaatt acaatcatca gctgaatgtc attcattgtt gaaaaaatat ttgacacgta
101 atgtattgga tgcatgtaaa ggtcgtaaaa ccggcatggg tgcaacattg gtcgatgttg ttcaatcagg tttcgaaaat ttagacagtg gtgttggact
201 ttatgcaccg gatgctgaat cgtatacttt attcaaagaa ttattcgatc cagtcattga agattaccat aaaggtttca aaccaacgga taaacatcca
301 caaacagatt ttggtgatgt taacactttg tgtaatgtgg atccaaataa tgaatttgtc atttcaacac gtgtacgttg tggccgatca ttgcaaggtt
401 atccatttaa tccatgcttg accgaagctc aatacaaaga aatggaagaa aaagttaaag gccaattgaa tagctttgaa ggtgaattaa aaggaacgta
501 ttatccatta ttgggaatgg ataaagcaac acaacaacaa ttgatcgatg atcatttctt gttcaaggaa ggtgatcgat tcttacaggc tgcaaatgca
601 tgtcgtttct ggccagttgg tcgtggtatt ttccacaatg ataataaaac atttttgatc tgggtcaatg aagaagagca tttgcgtatt atttcaatgc
701 aaaaaggtgg tgatttgaaa caggtgttca gccgattgat caatggcgtc aatcatattg aaaagaaatt gccattctca agagatgatc gtcttggttt
801 tcttacattt tgtccaacta atttgggtac cactattcgt gcatcggtac atattaaatt gccaaaattg gctgctgatc gcaaaaantt ggaagaagtt
901 gctggcaaat ataatctaca agtacgtggt actgccggtg aacacaccga aagtgttggc ggtgtttacg atatcagtaa taaacgtcgt atgggtctta

1001 ctgaatatca ggccgtcaaa gagatgcaag atggtattct tgaattgatt aaaattgaaa aatccatgta a

图 6-19 Der f 20 基因序列

21. Der 21

Gao 于 2007 年分离并鉴定 Blo t 21，该蛋白质共由 129 氨基酸残基组成，与 Blo t 5 有 39％的同源序列。哮喘和鼻炎患者对 Blo t 21 的皮试阳性率为 60％～95％；Blo t 5 与 Blo t 21 之间存在轻微的交叉。Der p 21 是尘螨中少数具有 α 螺旋二级结构的过敏原，编码 122 个氨基酸，蛋白质分子质量为 14.7kDa，pI 为 5.25。通过氨基酸序列对比发现，Der p 21 与 Der p 5 的序列同源性为 32％。在 117 份尘螨过敏患者血清中，Der p 21 的特异性 IgE 结合率为 26％，Der p 5 的特异性 IgE 结合率为 31％，Der p 21 及 Der p 5 共同结合的阳性率为 21％，说明 Der p 21 与 Der p 5 之间存在交叉反应。粉尘螨基因组测序发现 Der f 21 基因由 2 个外显子和 1 个内含子组成，表达框全长 411bp（图 6-20），cDNA 克隆结果发现 Der f 21 分子质量为 15kDa，共计 136 氨基酸，pI 为 4.97。在 38 份尘螨患者血清中，Der f 21 的 IgE 结合率为 32％，Der f 5 的 IgE 结合率为 23.6％，与 Der f 21 及 Der f 5 共同结合的有 5 份，阳性率为 13％，说明 Der f 21 与 Der f 5 也存在交叉反应。

1 atgaaattca ttattttctg tgccattgta atggctgttt ctgtttccgg tttcatcgt tgatgtcgat acagaagata aatggcgtaa tgcattcgatc
101 atatgttgat ggaagaattt gaagagaaaa tggatcaaat cgaacatggc ctacttatg ctcagtgaac aatataaaga attggaaaaa accaaaagcaa
201 agaattaaaa gaacaaattc ttcgtgaatt gacaatcgca gaaaactatt tgcgtggtg ccttgaaatt catgcaacag gaggctaaac gtaccgattta
301 aatatgttcg aacgttataa ctttgaaaca gcagtgtcaa ctatcgaaat attggttaa agatttggct gaattggcca aaaaagttaa agctgtaaaat
401 cggatgatta a

图 6-20 Der f 21 基因序列

22. Der 22

Chew 等报道 Der f 22 基因的 cDNA 编码 155 个氨基酸，包含一个 20kDa 的信号肽和 6 个半胱氨酸残基。粉尘螨基因组测序发现 Der f 22 基因由 2 个外显子和 1 个内含子构成，达框共计 468bp（图 6-21），cDNA 克隆结果发现 Der f 22 分子质量为 17kDa，与 Der f 2 基因的氨基酸序列具有 32％的同源性。与尘螨过敏患者血清 IgE 结合实验显示，Der f 22 阳性率为 50％。

1 atgaaccgat tcctcattgt ttgcatggca ttgttctgct tggcggcggc agtgcaggcc gacgaaacca acgtccagta caaagactgt ggtcataatg
101 aaatcaaatc cttctttgtg accggcggca acccgaacca gaaatcgtgt gttatccaca aacatagcaa aaaccaactg cgaatcagct ttgtggccaa
201 cgaaaatacc ggcaacaaga tcaacacccg gttcatctgc aacctgggcg gcattgaact tggttggcca ggcatcgacg gaaccgacgc ttgccaaggc
301 cacggtcttt cctgtccact gaccaaaggc cagacctaca attaccacct tgactttaat ctcggcgacg atgtaccaac agctaacgta acggccacag
401 tgcgattgga aaacggacat ggtggcgact tgctttgcgg cagaatgcac attagtcttc aaaactaa

图 6-21 Der f 22 基因序列

23. Der 23

Der p 23 是屋尘螨中新发现的较重要的新过敏原，是一种类围食膜蛋白。该基因有 273bp，编码 90 个氨基酸，pI 为 4.55。Weghofer 等将 Der p 23 在大肠杆菌中进行表达，与

IgE 结合率为 74%。通过胶体金免疫电镜定位，发现 Der p 23 为中肠围食膜以及屋尘螨的粪便颗粒表面上的过敏原。

粉尘螨基因组测序研究发现 Der f 23 基因由 2 个外显子和 2 个内含子组成，表达框全长 276bp(图 6-22)，cDNA 克隆结果发现 Der f 23 分子质量为 10.4kDa，共计 91 个氨基酸，pI 为 4.60。

1 atgaaattca acataactat cgcttttgtt tcattggcca ttttgattca ttcatcatat gctgatattg atcatgatga tgatcctacc accatgattg
101 atgttcaaac tacgacagta caaccgagtg atgaatttga atgtccaaca agatttggtt attttgccga tccgaaagat ccatgtaaat tttatatttg
201 ttcaaattgg gaagctatac ataaaagttg tccaggtaat acaagatgga atgaaaaaga attaacatgt acataa

图 6-22　Der f 23 基因序列

24. Der 24

Der f 24 是我国学者首次发现并获得世界过敏原命名委员会正式命名的一种粉尘螨过敏原组分，是泛醌细胞色素 c 结合蛋白(UQRCB)同源物，即 UQCRB 样蛋白；也是第一次报道具有该类生化功能的蛋白质可作为过敏原。其基因组 DNA(GenBank Accession No. KC669700)含有 3 个内含子、4 个编码外显子(图 6-23 和图 6-24)；该基因 cDNA 序列全长为 357bp，编码 118 个氨基酸。研究表明，重组 Der f 24 与 18 例粉尘螨过敏患者血清 IgE 免疫印渍呈强阳性反应，而 18 例健康对照组均为阴性；人体皮肤点刺实验结果显示粉尘螨提取物人体皮肤点刺 10 例阳性中 5 例重组 Der f 24 呈阳性；重组 Der f 24 蛋白与其合成表位肽(No. 1 aa 75～88，No. 2 aa 44～57 和 No. 3 aa 104～117)均与 22 例粉尘螨过敏患者血清 IgE－ELISA 反应，而 22 例健康对照组均为阴性。研究表明 Der f 24 是粉尘螨主要过敏原之一，将来可用于尘螨过敏性疾病的诊疗。

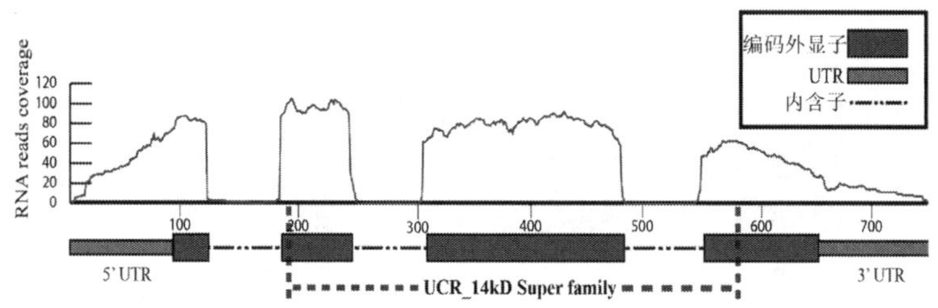

图 6-23　Der f 24 基因组 DNA 结构示意图

1 atgaaaaata ttgtcattgt tttaccggaa agtttcttta gattaatttg agttttagtt ttgtgtgttt aggaaatttt cccaccgtcc ttgtgtatat
101 cacgctcagg aggacaaata tattttagat ttttgtatcc acatttttgt atccagatcg aaaagaaaat ggttcatctt acaaaaactc ttcgatgtaa
201 gtcgatgtaa tccactaatc gatcgatatt tattcttgat tatgattttt ttttgtcagt cattaacaat cctggttttc gaaaattcta ttacggactc
301 caaggatata ataaatatgg tttgtaaata aagaatgtca aatggacaat tgtttattat tgattgatta attcacatat aggattgtat tatgatgatt
401 tttatgatta tactgatgcc gctcatctag aagctgtccg tcgattacca cccgatcttt atgatcaaca tacgtatcgt ttagttcgtg catcacaatt
501 ggaaataaca aaacaatttt taccgaaaga acaatggcca tcgtatgaag aggtaacatc gtttacatgc taaatagact tttaactaaa aatttttgat
601 tttaaaaaca aaaaatcata ggacatggat aaaggtcgat tccttacacc atatcttgat gaagtaatga aagaaaaaaa agaaaaagaa gaatggatca
701 atttcttgtc gaaagattga attaaaaaat tcaatttatt aaaaaaaaaa tgtatagaaa aaaaagagac gagcgaacta ttgaatatat agaattcatt
801 taatcaataa aaaaaatttc attttcattc ccgtttatct ttatcatcaa ttttcatgtt acgattttta aacattttaaa aagatgata aacattgtgc
901 aataatggta tcgatattgg taaaaataat ggcaaataaa tggcatattt ttgatcatct ggaa

图 6-24　Der f 24 基因序列(含有 3 个内含子和 4 个编码外显子)

第三节 其他尘螨重组过敏原

随着对尘螨过敏原研究的深入，发现了越来越多具有致敏作用的过敏原蛋白，并对其中的大部分进行了功能研究。

一、埋内欧尘螨

埋内欧尘螨（*Euroglyphus maynei*，Eur m）体内共发现 5 类过敏原，分别为 Eur m 1、2、3、4、14，其中主要过敏原为 1、2 两组。埋内欧尘螨过敏原 Eur m 1 是一种半胱氨酸酶，在其原酶序列残基 1 处有一谷氨酸残基，由于半胱氨酸酶活性的最适裂解位点是谷氨酸，因此在其残基 1 处可能有自动裂解的能力。Shith 等分离出了 Eur m l 的 cDNA 克隆，发现该 cDNA 克隆有 223 个氨基酸，它与 Der f 1 和 Der p 1 的序列差异性为 20%，其差异主要存在于中心结构域中 90～120 残基和 N 端的 20 个残基处，在残基 53～55 处有一个 N 端糖基化位点。Eur m 2 是一种附睾蛋白，Smith 等从埋内欧尘螨中分离出了编码 Eur m 2 过敏原的 cDNA 克隆，研究发现它与 Der p 2 和 Der f 2 仅有 18%的序列差异性。Eur m 3 与 Der p 3 和 Der f 3 有 81%的序列一致性。

二、热带无爪螨

热带无爪螨（*Blomia tropicalis*，Blo t）是生活于热带和亚热带地区屋尘中的一种室内螨，也是热带和亚热带地区过敏原的一个重要来源。近年来人们从热带无爪螨中分离出了 17 种过敏原，分别为 Blo t 1、2、3、4、5、6、7、8、9、10、11、12、13、14、18、19、21，其中分子质量为 11～13kDa、14kDa 和 16kDa 的成分是临床上重要的过敏原。

热带无爪螨的组 1 过敏原 Blo t 1 可读框编码 221 个氨基酸残基，其预测分子质量为 25kDa。重组的 Blo t 1 蛋白与半胱氨酸蛋白酶有 35%的同源性，而其预测的蛋白三维结构也显示该蛋白质与其他的半胱氨酸蛋白酶有相似的二级结构和三级结构。重组的 Blo t 1 能与 62%的热带无爪螨阳性哮喘患者血清 IgE 结合，但不与屋尘螨患者的血清起反应，说明在 Blo t 1 中可能存在独特的抗原表位。

Blo t 1 的 cDNA 由 1138 个碱基组成，编码一条由 266 个氨基酸残基组成的多肽，预测分子质量为 23. 8kDa。该蛋白质属于丝氨酸蛋白酶家族，其序列与尘螨的组 3 过敏原有很高的同源性。

1996 年 Caraballo 等通过热带无爪螨阳性过敏患者血清分离出 IgE 阳性克隆 Bt-M，该克隆表达一种 310bp、分子质量为 8kDa 的重组蛋白（称 Blo t 5），它与 Der p 5 有 43%的序列一致性，印迹发现 47%的热带无爪螨过敏患者血清都能与该重组过敏原反应，免疫印迹进一步表明该重组过敏原与分子质量为 11～13kDa、14 kDa 和 16kDa 的热带无爪螨天然过敏原有共同的过敏原表位，是热带无爪螨的一个重要过敏原。

热带无爪螨组 6 过敏原的克隆 Blo t 6 全长为 934bp，其中有一个 390bp 的可读框，可读框编码含 130 个氨基酸、分子质量为 14.8kDa 的蛋白质。在克隆 5～22 残基处有一脂肪酸结合蛋白信号，它与小鼠、大鼠、牛和人的脂肪酸结合蛋白有 36%的序列一致性。Blo t 6 表达的重组蛋白与过敏阳性血清 IgE 的结合率为 11%。

热带无爪螨组 11 过敏原的 cDNA 克隆 Blo t 11a 由 582bp 组成，它所编码的重组过敏原能与 50%的热带无爪螨阳性哮喘患者血清 IgE 反应。序列分析表明克隆 Blo t 11a 有一个 432bp 的可读框，它编码一条含 20 个氨基酸残基的信号肽和一种含 12 个氨基酸残基、分子质量为 14 kDa 的成熟蛋白，整个序列中未发现有 N 端糖基化位点。Blo t 11a 与已知的热带无爪螨序列没有同源性，这表明它所编码的重组过敏原是热带无爪螨的一种主要过敏原。

Blo t 13 的分子质量为 14.8kDa，由 130 个氨基酸组成，它只与 10%的螨过敏性反应血清 IgE 反应。重组过敏原 Blo t 13 能与脂肪酸结合，其序列与胞液脂肪酸结合蛋白质有高度的同源性，因此 Blo t 13 属于胞液脂质转运蛋白家族。

三、害嗜鳞螨

害嗜鳞螨(*Lepidoglyphus destructor*，Lep d)是引起农民过敏性疾病的一个主要因素，目前已分离鉴定出 7 类过敏原，分别为 Lep d 2、3、7、8、10、12、13。其主要过敏原 Lep d 2(以前称为 rLep d 1)的 cDNA 分析表明，该序列与人附睾蛋白 HE1 和黑猩猩附睾蛋白 EPI-1 非常相似。在真核系统杆状病毒和原核系统大肠杆菌中表达了重组过敏原 rLep d 2 的两种异构体，两种异构体与特异性 IgE 的反应率为 73.3%，且都能抑制人特异性 IgE 与其天然过敏原 Lep d 2 的结合，这表明重组过敏原 rLep 2 的这两异构体都有 IgE 结合活性。

Lep d 7 与 Der p 7 和 Der f 7 分别有 29%和 27%的同源性，其编码区包含 648 个碱基，编码 197 个氨基酸残基，预测分子质量为 22kDa。在 Lep d 7 序列中无半胱氨酸残基，也无 N 端糖基化位点，但在其 N 端有一疏水区域，这个区域也许代表了一个信号肽。

Lep d 13 的可读框编码 131 个氨基酸，其预测分子质量为 14.6kDa。Lep d 13 与 Blo t 13 有 78%的同源性，而且 Lep d 13 与其他物种的脂肪酸结合蛋白也有很高的序列同源性。其氨基酸序列分析显示，在 Lep d 13 中无半胱氨酸残基，也无 N 端糖基化位点，但在 6～23 个氨基酸残基处有脂肪酸结合蛋白信号。

主要参考文献

白羽，吉坤美，刘志刚. 2007. 粉尘螨Ⅰ类过敏原基因的多态性分析及表达蛋白的特性鉴定. 中国人兽共患病学报，23(2)：156～160.

蔡成郁，白羽，刘志刚. 2007. 粉尘螨 3 类过敏原基因的克隆、表达、纯化与过敏原性鉴定. 中国寄生虫学与寄生虫病杂志，25(1)：22～26.

郝敏麒，徐军，钟南山. 2003. 华南地区粉尘螨主要变应原 Der f 2 的 cDNA 克隆及序列分析. 中国寄生虫学与寄生虫病杂志，21(3)：160～163.

黄志坚，刘志刚. 2007. 腐食酪螨过敏原的分析鉴定与纯化. 中国寄生虫学与寄生虫病杂志，25(6)：483～487.

罗佛全，刘志刚. 2002. 螨过敏原的研究进展. 中国寄生虫学与寄生虫病杂志，20(6)：368～371.

刘志刚，周珍文，高波，等. 2004. 粉尘螨 cDNA 文库的构建. 中国人兽共患病杂志，20(11)：923～925.

刘晓宇，吉坤美，刘志刚. 2009. 屋尘螨重组过敏原 Der p 2 的表达、纯化及免疫学活性鉴定. 中国人兽共患病学报，25(8)：764～767.

刘志刚，杨慧，付颖媛，等. 2006. 屋尘螨过敏原 Der f 1 基因原核表达产物的纯化及特性鉴定. 热带医学杂志，6(6)：656～659.

李钟鸣，邬玉兰，刘志刚. 2013. 粉尘螨 Der f 15 的基因克隆与其表达载体的构建. 江西师范大学学报(自然科学版)，37(2)：159～161.

孙劲旅，陈军，张宏誉，等. 2003. 尘螨过敏原分子生物学特性. 国外医学寄生虫病分册，30：196～203.

袁小惠，高安健，邬玉兰，等. 2013. 粉尘螨 Der f 5 克隆表达、纯化和免疫原性鉴定. 南昌大学学报(医学版)，53(2)：1～5.

张纯青，徐军，钟南山，等. 2008. 屋尘螨和粉尘螨主要变应原的序列多态性分析. 中国寄生虫学与寄生虫病杂志，26(1)：37～41.

郑蔓茵，邬玉兰，闫浩，等. 2013. 粉尘螨第 7 类变应原(Der f 7)基因的克隆表达及免疫学特性鉴定. 中国寄生虫学与寄生虫病杂志，31(5)：363～366.

朱健琦，刘志刚，高波，等. 2006. 粉尘螨Ⅱ类过敏原的克隆表达、纯化及其免疫学特性. 免疫学杂志，22(2)：213～216.

朱永烽，刘志刚，高波. 2008. 粉尘螨过敏原 Der f 18 的克隆表达、纯化及免疫学特性鉴定. 寄生虫与医学昆虫学报杂志，15(3)：162～166.

朱健琦，刘志刚，高波，等. 2006. 粉尘螨Ⅰ类过敏原(Der f I)的克隆表达、纯化及免疫学特性. 昆虫学报，49(2)：213～218.

朱永峰，刘志刚，高波. 2006. 粉尘螨 6 类过敏原(Der f 6)的克隆表达、纯化及免疫学特性鉴定. 中国寄生虫学与寄生虫病杂志，24(4)：241～246.

Aki T，Kodama T，Fujikawa A，et al. 1995. Immunochemical characterization of recom binant and native tropomyosins as a new allergen from the house dust mite，*Dermatophagoides farinae*. J Allergy Clin Immunol，96：74～83.

Brown A，Farmer K，MacDonald L，et al. 2003. House dust mite Der p 1 downregulates defenses of the lung by inactivating elastase inhibitors. Am J Respir Cell Mol Biol，29：381～389.

Best E A，Stedman K E，Bozic C M，et al. 2000. A recombinant group 1 house dust mite allergen，rDer f 1，with biological activities similar to those of the native allergen. Protein Exp Purif，20：462～471.

Chua K Y，Stewart G A，Thomas W R，et al. 1988. Sequence analysis of cDNA coding for a major house dust mite allergen，Der p 1. Homology with cysteine proteases. J Exp Med，167：175～182.

Chua K Y，Doyle C R，Simpson R J，et al. 1990. Isolation of cDNA coding for the major mite allergen Der p Ⅱ by IgE plaque immunoassay. Int Arch Allergy Appl Immunol，91：118～123.

Chua K Y，Kehal P K，Thomas W R. 1993. Sequence polymorphisms of cDNA clones encoding the mite allergen Der p 1. Int Arch Allergy Immunol，101：364～368.

Chua K Y，Huang C H，Shen H D，et al. 1996. Analysis of sequence polymorphism of a major mite allergen，Der p 2. Clin Exp Allergy，26：829～837.

Dilworth R J，Chua K Y，Thomas W R. 1991. Sequence analysis of cDNA coding for a major house dust mite allergen，Der f 1. Clin Exp Allergy，21：25～32.

Erewenda U，Li J，Derewenda Z，et al. 2002. The crystal structure of a major dust mite allergen Der p 2，and its biological implications. J Mol Biol，318：189～197.

Hewitt C R，Foster S，Phillips C，et al. 1998. Mite allergens：significance of enzymatic activity. Allergy，53(48 Suppl)：60～63.

Ichikawa S，Hatanaka H，Yuuki T，et al. 1998. Solution structure of Der f 2，the major mite allergen for atopic diseases. J Biol Chem，273：356～360.

Isizake K. 1996. Physicochemical properties of human reaginic antibody Ⅳ. Pressence of a unique immunoglobulin as a carrier of reaginic activity. J Immunol，97：75.

Koyanagi S，Murakami T，Maeda T，et al. 2010. Production-scale purification of the recombinant major house dust mite allergen Der f 2 mutant C8/119S. J Biosci Bioeng, 110(5): 597～601.

Kircher M F, Haeusler T, Nickel R, et al. 2002. Vb 18. 1 and Va2. 3+T cell subsets are associated with house dust mite allergy in human subjects. J Allergy Clin mmunol, 109: 517～523.

Li C P, Wang J. 2000. Intestinal acariasis in Anhui Province. World J Gasteroenterol, 6: 597～600.

Li C P, Cui Y B, Wang J, et al. 2003. Acaroid mite, intestinal and urinary acariasis. World J Gastroenterol, 9: 874～877.

Liaw S H, Chen H Z, Liu G G, et al. 2001. Acid-induced polymerization of the group 5 mite allergen from *Dermatophagoides pteronyssinus*. J Biochem Biophys Res Commun, 285: 308～312.

Mueller G A, Edwards L L, Aloor J, et al. 2010. The structure of the dust mite allergen Der p 7 reveals similarities to innate immune proteins. J Allergy Clin Immu, 125: 909～1013.

Platts-Mills T A E, Thomas W R, Aalberse R C, et al. 1991. Dust mite allergens and asthma: summary report. *In*: Dust mite allergens and asthma, report of the second international workshop. The Second International W orkshop. Brussels: The UCB Institute of Allergy, 11～29.

Shen H D, Chua K Y, Lin W L, et al. 1995. Characterization of the house dust mite allergen Der p 7 by monoclonal antibodies. Clin Exp Allergy, 25(5): 416～422.

Tsai L C, Sun Y C, Chao P L, et al. 1999. Sequence analysis and expression of a cDNA clone 98kDa allergen in *Dermatophagoides farinae*. Clin Exp Allergy, 29: 1606～1613.

Takai T, Mori A, Yuuki T, et al. 1999. Non-anaphylactic combination of partially deleted fragments of the major house dust mite allergen Der f 2 for allergen-specific immuno-therapy. Mol Immunol, 36: 1055～1065.

Thomas W R, Smith W. 1998. House-dust-mite allergens. Allergy, 53: 821～832.

Toshiro T, Takeshi K, Yasuhisa S, et al. 2005. Recombinant Der p 1 and Der f 1 exhibit cysteine protease activity but no serine protease activity. J Biochem Biophys Res Commun, 328: 944～952.

（刘晓宇、吉坤美）

第七章　尘螨基因组学和蛋白质组学

尘螨系医学节肢动物，结构和成分复杂，目前人们在尘螨众多蛋白质中仅鉴定出24种过敏原成分，根据尘螨粗提液的Western blot结果，这20余种过敏原只占尘螨总过敏原的一部分，还有很多尘螨过敏原等待发现和挖掘。早期用免疫印迹定量总蛋白的方法分析过敏原组分及含量，发现不同过敏原含量有差异，致敏性各不相同，激发过敏反应的阈值也不清楚。科学家们在针对不同人群的实验研究中，也得到了不同的结果。对于上述问题，仅仅通过纯医学试验方法和个别基因序列的比较也没有得到很好的解释。近年来国内外有关学者利用基因工程制备重组过敏原已有许多报道，但目前对尘螨过敏原的研究大多通过为数不多的已知过敏原核苷酸序列进行基因工程体外表达，这些表达的过敏原无法完全表现它们的天然结构，也不能完全反映它们的过敏原性。现在日臻成熟的基因组学、蛋白质组学为系统研究尘螨过敏原带来了机遇。

第一节　粉尘螨基因组学研究

基因组(genome)一词是1920年Winkles将“genes”和“chromosome”合成，用于描述生物的全部基因和染色体组成的概念，包括编码序列和非编码序列在内的全部DNA分子。1953年Watson和Crick发现DNA双螺旋结构，标志着分子生物学的诞生。随着各学科的发展，生物学研究逐渐进入生物大分子时代。

基因组学(genomics)于1986年美国科学家Thomas Roderick提出，是指对所有基因进行基因组作图(包括遗传图谱、物理图谱、转录图谱)、核苷酸序列分析、基因定位和基因功能分析的一门科学。1990年人类基因组计划(Human Genome Project，HGP)实施并取得巨大成就，同时模式生物(model organism)基因组计划也在进行，并先后完成了果蝇、线虫和拟南芥等数十个物种的基因组序列分析，研究重心从开始揭示生命的所有遗传信息转移到从分子整体水平对功能的研究上。

目前，基因组学的相关研究主要涉及真菌和水果过敏原基因测序、遗传图谱定位基因表达研究环境调控和遗传关联分析等方面。最近基于基因测序和表达的研究表明，同一种水果中含有多种过敏原并存在致敏性的差异，从而解释品种致敏性差异及过敏症状的地域间差别。在过敏原各组分间结构和致敏性差异分析基础上，结合品种致敏性临床数据进行表型关联分析，可以探明品种致敏性差异的分子机理，加速低过敏品种选育进程。

随着大规模基因测序技术的便捷化、廉价化进程的推进，基因组学研究已经逐步进入基因组测序普及化的时代，我国已经完成家蚕、熊猫、水稻等基因组的测序。利用现代基因组学技术对尘螨全基因组、转录组进行大规模的测序，能有效地反映在正常或受控条件中表达的全基因的时空图上。通过这张图可以了解某一基因在不同时间、不同组织、不同水平的表达；也可以了解尘螨全过敏原的基因组学众多信息，有助于在基因组、DNA、mRNA、蛋白质、信息通路，以及与人类关键蛋白的受体、配件的相关研究，同时有助于深入研究尘螨的致病机理，有望研制出粉尘螨基因工程重组疫苗。

长期以来，由于受尘螨大规模纯培养等技术因素的限制，这一主要致敏物种的基因组研究一直没有得到开展。深圳大学过敏反应与免疫学研究所历经数年的努力，掌握了大规模粉尘螨的纯培养技术，并与香港中文大学开展合作完成了粉尘螨基因组和转录组的测序工作，获得了一大批宝贵的数据。

一、粉尘螨基因组

测序结果表明粉尘螨基因组大小为 53.5Mb，拼接获得 557 个“支架”，粉尘螨基因组大小约为 53.5Mb ，GC 含量为 29.5%；其线粒体基因组大小为 14.4kbMb，含有 16,376 基因，粉尘螨体内发现 19 种 tRNA，共计 61 个拷贝，其中半胱氨酸 tRNA 缺失（图 7-1），其基因本体（gene ontology，GO）分析已完成（图 7-2）。研究发现，粉尘螨基因组的同源性与二斑叶螨（*Tetranychus urticae*）基因的同源性较高（图 7-3）。

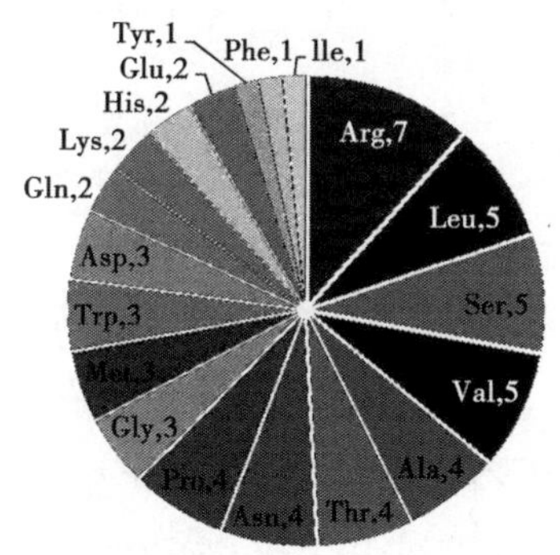

图 7-1 粉尘螨 tRNA 分布

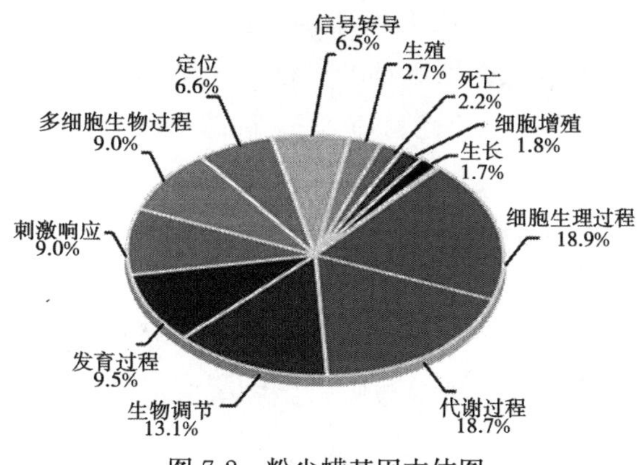

图 7-2 粉尘螨基因本体图

二、粉尘螨宏基因组研究

宏基因组（metagenome）最早在 1998 年由 Handelsman 等提出，其定义为“the ge-

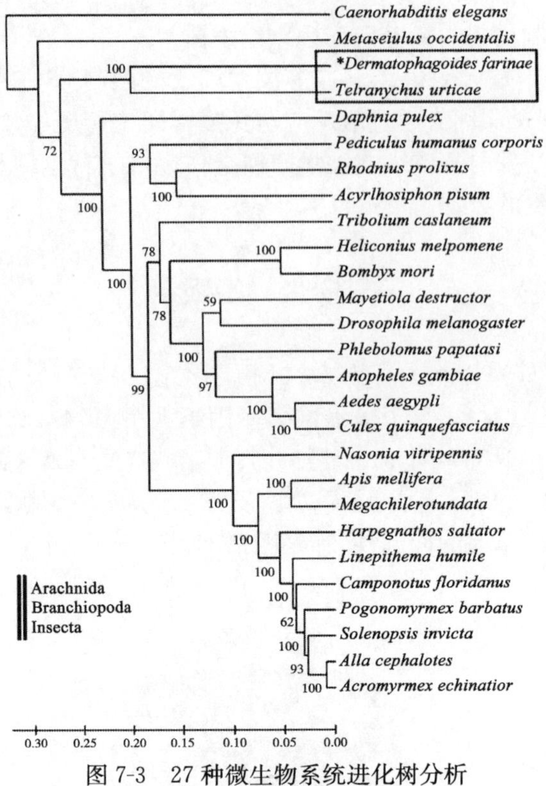

图 7-3　27 种微生物系统进化树分析

nomes of the total microbiota found in nature”，即环境中全部微生物基因组的总和。宏基因组学（metagenomics）又叫微生物环境基因组学、元基因组学，是一种以环境样品中的微生物群体基因组为研究对象，以功能基因筛选和/或测序分析为研究手段，以微生物多样性、种群结构、进化关系、功能活性、相互协作关系及与环境之间的关系为研究目的的新的微生物研究方法。宏基因组学研究的工作流程一般包括样品采集、核酸提取、文库构建和目标基因克隆筛选、大规模测序、数据比对检索分析、生物学功能分析等。宏基因组学研究可用于发现新基因、开发新的生物活性物质、研究群落中微生物多样性和基因组成与功能预测等方面。

通过组织形态学研究发现，消化系统占据了尘螨总体积的大部分。研究表明尘螨消化道内孳生有大量的微生物，尘螨主要过敏原 Der p 1 是一种半胱氨酸蛋白酶，负责尘螨食物的消化。目前有研究者认为，Der p 1 有可能是与尘螨形成共生关系的原核生物的分泌产物。此外，还有多种粉尘螨过敏原显示与原核生物来源的过敏原具有高度的同源性。目前，用于特异性免疫治疗（specific immunotherapy，SIT）治疗哮喘的尘螨疫苗主要有基因工程尘螨疫苗和天然尘螨疫苗。基因工程尘螨疫苗成分明确、容易标准化、副作用少，将可能成为高质量免疫治疗疫苗的发展方向之一。但临床实践中却发现天然尘螨疫苗 SIT 的疗效远优于基因工程疫苗，天然尘螨疫苗成分复杂，不仅含有尘螨过敏原，还含有大量微生物组分，而后者极可能是天然尘螨疫苗疗效优于基因工程尘螨疫苗的重要原因。因此，采用宏基因组学手段对粉尘螨肠道内孳生的大量微生物进行鉴定和相关研究，对进一步揭示粉尘螨致敏机理和指导免疫治疗具有重要意义。

生物体的肠道是微生物孳生的主要场所，2010 年深圳华大基因研究院开展了一项针对欧洲人群肠道微生物的宏基因组研究。该研究共在 124 个样本中发现 330 万个微生物基因，其中超过 99%的为细菌基因，分属于 1000 多个细菌种类，每个个体肠道中的细菌种类达 160 余种。

对粉尘螨基因组进行测序，发现粉尘螨虫体基因组中有众多的微生物 DNA，其中微生物总 DNA 含量占尘螨总 DNA 含量的 1/3，发现有较多的细菌基因组成分，通过与现有的细菌基因组比较后共发现约 8103 个“支架”属于细菌基因组(图 7-4)。通过生物信息学分析发现，粉尘螨肠道中含有 100 余种细菌微生物，其中阴沟肠杆菌(*Enterobacter cloacae*)为优势种(图 7-5)，经该菌的单克隆抗体荧光抗原定位研究显示，该细菌仅存在于粉尘螨中肠和后肠部位，尤其在中肠呈强阳性，而对照组为阴性(图 7-6)。粉尘螨肠道透射电镜观察，肠腔内可见大量细菌，尤其是肠杆菌(图 7-7)。

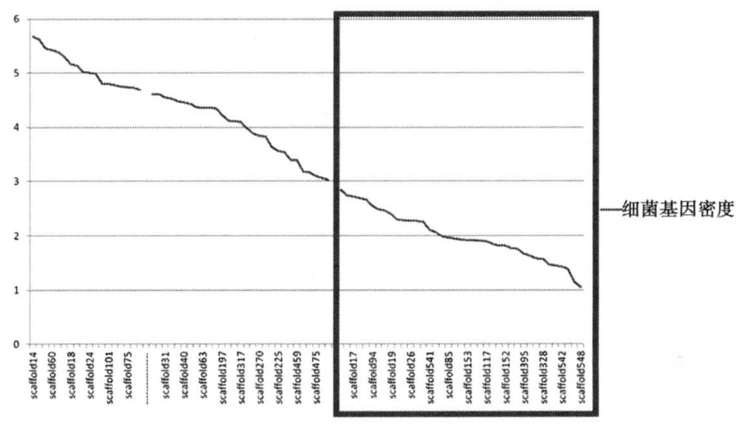

图 7-4 粉尘螨体内细菌基因组密度

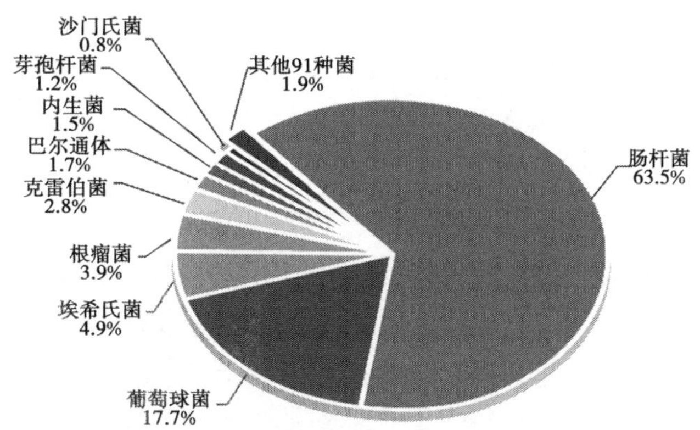

图 7-5 粉尘螨体内主要细菌种属分布图(DNA 和 RNA 测序)

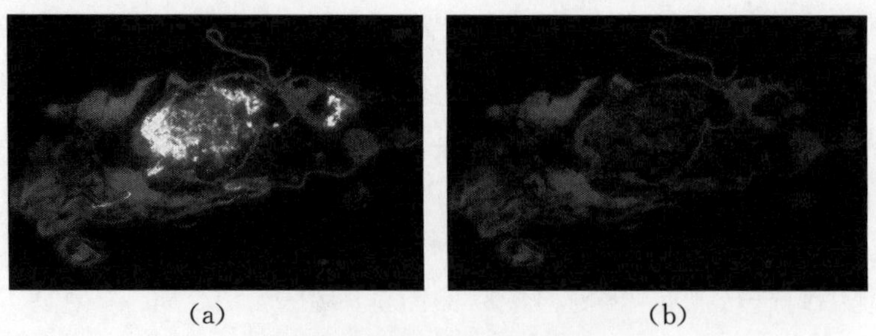

(a) (b)

图 7-6 粉尘螨肠道细菌抗原定位

(a)阳性；(b)空白对照(阴性)

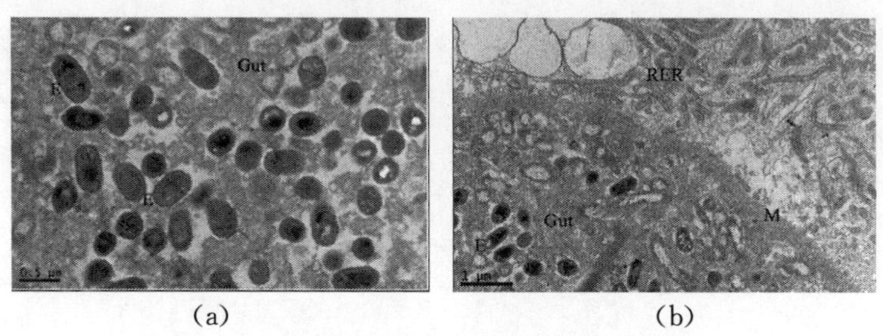

(a) (b)

图 7-7 粉尘螨肠道细菌透射电镜照片

Gut：肠腔；M：中肠肠壁、微绒毛；RER：粗面内质网；E：肠杆菌

第二节 尘螨的蛋白质组学

蛋白质组学(proteomics)是在 20 世纪 90 年代初期由 Marc Wikins 和学者们首先提出的新名词，源于“蛋白质”(protein)与“基因组学”(genomics)两个词的组合，意指“一种基因组所表达的全套蛋白质”，即包括一种细胞乃至一种生物所表达的全部蛋白质。蛋白质组学是研究一个组织、器官或个体的一整套蛋白质分子或具有某些功能一类目的蛋白的有效方法。随着质谱技术、Endman 降解测序技术的快速发展，以及多种生物物种全基因组测序的完成，近几年来蛋白质组学在生命科学研究中的地位变得越来越重要。蛋白质组学通常是指表达蛋白质组学，即将细胞或组织表达的所有蛋白质在双向电泳胶(2-dimensional gel)上得以展现。而现在随着分离纯化技术的发展，不断出现分辨率越来越高的分子筛、离子交换色谱和反向高效液相色谱等，同时结合不断成熟的质谱技术，形成高效的液质联用，为需要高通量、大规模蛋白测序的蛋白质组学提供了有力的技术保障。

运用分子生物学及免疫学等方法，几十年来研究者从尘螨中分离鉴定了 20 余种过敏原。传统的过敏原的鉴定方法是提取生物组织，提取其中的蛋白质成分，进行 SDS-PAGE 后用患者血清进行免疫印迹筛选。单向 SDS-PAGE 明显的缺点是分辨率低，一般 SDS-PAGE 只能鉴定出几十条蛋白质条带，而一般认为蛋白质粗提液中可能有上千种蛋白质成分。因此 SDS-PAGE 检测出来的蛋白质条带多数是多种蛋白质的混合物，这就给过敏原的鉴定带来很大的困难。同时一些含量较低的潜在的过敏原也有可能鉴定不出来。自 20 世纪末发展起来的蛋白质组学技术为解决这些困难提供了可能。蛋白质组学的主要技术是双向电泳、质谱技术等。双向电泳通过第一向的等电聚焦和第二向的 SDS-PAGE 相结合，可以在一块胶上得到上千个蛋白点，这意味着得到高纯度的蛋白点的机会大大增加，也大大增加了鉴定潜在的过敏原的机会。而质谱技术则可以通过肽指纹图谱或者肽序列标签快速地分析鉴定过敏原蛋白。蛋白质组学方法鉴定尘螨过敏原的技术路线一般是：首先对尘螨样品进行双向电泳，然后进行免疫印迹，找到与患者起阳性反应的蛋白点；然后在另一块蛋白质胶上挖下免疫印迹中相应的蛋白点，胶内酶切，进行质谱分析；最后根据得到的肽指纹图谱或者肽序列标签检索数据库，分析过敏原成分。

Le Mao 等用双向电泳鉴定了粉尘螨，除发现之前已经鉴定的 Der f 1、Der f 2 及 Der f 3 以外，还发现了两种新的过敏原 Der f 4 和 Der f 5，同时还发现了 2 个大分子质量的过敏原，测序发现这两种过敏原与过敏原 Mag3 及日本对虾中的几丁质酶相似。该研究充分说明了双向电泳方法与传统方法相比可以对复杂过敏原成分实现更详细的鉴定。

Weghofer 等用双向电泳来帮助评估纯化的天然或者重组过敏原是否可以用于免疫诊断和治疗。他们首先用双向电泳分离了屋尘螨的提取液成分，然后用纯化的重组过敏原 (Der p 2、Der p 5、Der p 7、Der p 8、Der p 10 和 Der p 14）和两个天然过敏原（Der p 1 和 Der p 4）去抑制双向电泳图谱上的对应过敏原成分。最后的结果认为这些纯化的过敏原都可以用于免疫诊断和治疗。在此研究中，单向的 SDS-PAGE 显然不能满足实验的需要，只有高分辨率的双向电泳才可能将如此多种类的过敏原分离开来，然后再逐个进行免疫抑制分析。

由于双向电泳可以同时展示数以千计的蛋白质，因此可以利用双向电泳的方法建立过敏原指纹图谱，这对过敏原的鉴定有很重要的指导意义。孙劲旅等用 Trizol 方法提取屋尘螨的蛋白质，用考马斯亮蓝染色和银染之后发现 5 个特征性的蛋白质。这些蛋白质在十几次双向电泳中都重复出现，这些蛋白质可以作为屋尘螨的特征性图谱，并用于将来的屋尘螨过敏原的鉴定。深圳大学过敏反应与免疫学研究所对粉尘螨提取液进行双向电泳分析，然后用尘螨过敏患者阳性血清进行免疫印迹，除发现了 Der f 1、Der f 2、Der f 3、Der f 4、Der f 5、Der f 6、Der f 7、Der f 8、Der f 9、Der f 10、Der f 14、Der f 15 等，还发现了一种新的粉尘螨过敏原 Der f 24(泛醌细胞色素 C 结合蛋白，具体详见本书第六章)，2D 结果见图 7-7。

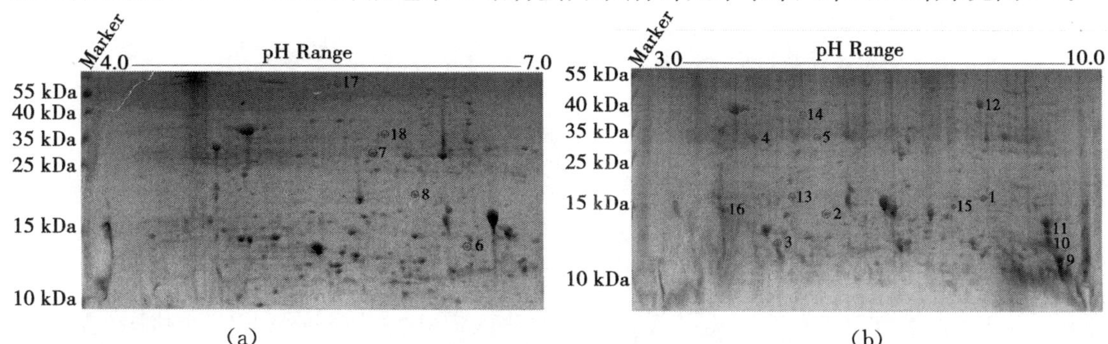

图 7-7　尘螨过敏原双向电泳图

(a)pH 4～7；(b)pH 3～10

第三节　尘螨过敏原的蛋白质结构分析

在分离并且得到纯化的尘螨过敏原之后，可以运用不同的方法来确定过敏原的结构，这些数据有助于进一步了解过敏原的作用机制等。最常用的测定蛋白质结构和构象的方法有核磁共振(NMR)和X射线衍射等技术。NMR技术可以在溶液中对过敏原的分子结构和构象进行分析。NMR技术的缺点是只能用于相对小的蛋白质，对大的蛋白质分析有难度。X射线衍射技术是最有效的分析蛋白质空间结构的方法。此技术的难点就在用于进行X射线衍射的晶体难以制备。通过分析过敏原的空间结构，人们可以了解过敏原的致病机理，找到过敏原表面的抗原表位，并根据这些数据设计低致敏原疫苗用于免疫治疗。

1. Der 1

利用其他半胱氨酸蛋白酶的X射线晶体结构，人们构建了Der p 1的模型(图7-8)，该模型的结构含有两个区域：由N端的一半和C端的一半独立形成两个球形结构域，左侧区域(相当于1～116个氨基酸残基)含有3个α螺旋结构，右侧区域(相当于114～222个氨基酸残基)大部分由β折叠构成。在序列中部的氨基酸残基则形成灵活的外环，该环状结构与N端和C端结构域相互作用将两个球形结构连接起来。这两个球形结构域并排形成一个嵴，嵴内有相互连接的基片和具有酶触反应性的氨基酸残基。在31位和71位、65位和105位氨基酸形成具有保守性的二硫键。屋尘螨过敏原常常发生保守性改变，可在5个位置发生单独置换而产生不同组合，即第50位可能是组氨酸或酪氨酸，第81位可能为谷氨酸或赖氨酸，第124位可能为缬氨酸或丙氨酸，第136位可能为苏氨酸或丝氨酸，第215位则可能为谷氨酰胺或谷氨酸，故很有必要对这种变化和地域差异作进一步研究。

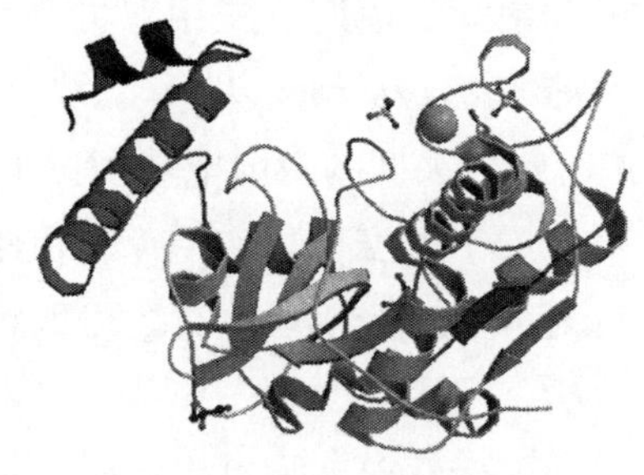

图7-8　Der p 1晶体结构

对过敏原分子的研究除了蛋白质分子的基本特征之外，就是研究过敏原分子的抗原决定簇或称之为表位的基本结构与特征。因为过敏原分子的特异性取决于表位结构，或者说取决于这些区域的氨基酸残基组成的特殊序列及其空间结构(图7-9)。

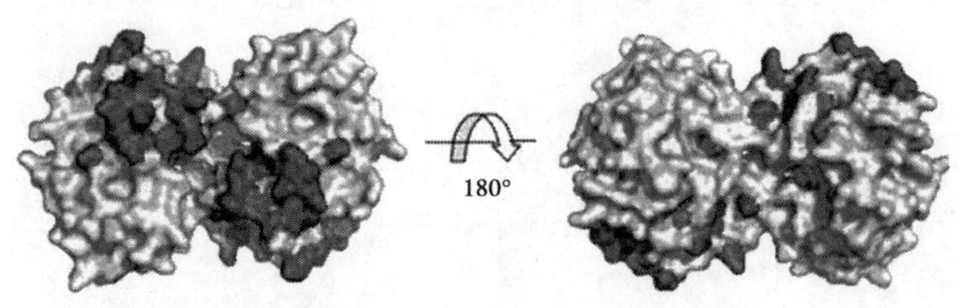

图7-9　Der p 1抗原表位示意图

过敏原的T细胞表位主要由一级氨基酸顺序限定的特殊序列及其空间结构决定。由氨基酸残基按一定顺序连续排列组成的线状序列称为顺序表位或线性表位。由于顺序表位是蛋白质分子的连续氨基酸序列，比较稳定，不受蛋白质加热变性和空间结构改变的影响。B 细胞表位主要是空间构象表位甚至是不连续的氨基酸序列，这些在蛋白质初级结构中，距离较远的氨基酸序列通过多肽链的折叠聚集呈现在过敏原分子表面，成为抗体的结合区域。

2007 年，Krisztina Szalai 等通过基因文库法鉴定出 Der p 1 的 5 个 B 细胞结合表位，分别为：

(1)-KGIPNTKAP-　181-182-183-180-179-178-13-12-11

(2)-DMFQIGKYG-　162-211-150-146-147-151-152-153-155

(3)-GIREVWPAG-　200-25-189-190-150-196-195-194-199

(4)-SSMGAYWGG-　209-215-212-143-211-150-196-195-194

(5)-KGTTGVRNT-　156-155-198-199-200-25-193-194-195

在相同的保守区域内，Der f 1 与 Der p 1 的同源性较高，如图 7-10 所示。

```
                  9         19         29         39         49
Der p 1  TNACSIN-GN APAEIDLRQM RTVTPIRMQG GCGSCWAFSG VAATESAYLA
Der f 1  TSACRINSVN VPSELDLRSL RTVTPIRMQG GCGSCWAFSG VAATESAYLA
                 10         20         30         40         50

                 59         69         79         89         99
Der p 1  YRNQSLDLAE QELVDCASQH GCHGDTIPRG IEYIQHNGVV QESYYRYVAR
Der f 1  YRNTSLDLSE QELVDCASQH GCHGDTIPRG IEYIQQNGVV EERSYRYVAR
                 60         70         80         90        100

                109        119        129        139        149
Der p 1  EQSCRRPNAQ RFGISNYCQI YPPNANKIRE ALAQTHSAIA VIIGIKDLDA
Der f 1  EQRCRRPNSQ HYGISNYCQI YPPDVKQIRE ALTQTHTAIA VIIGIKDLRA
                110        120        130        140        150

                159        169        179        189        199
Der p 1  FRHYDGRTII QRDNGYQPNY HAVNIVGYSN AQGVDYWIVR NSWDTNWGDN
Der f 1  FQHYDGRTII QHDNGYQPNY HAVNIVGYGS TQGVDYWIVR NSWDTTWGDS
                160        170        180        190        200

                209        219
Der p 1  GYGYFAANID LMMIEEYPYV VIL
Der f 1  GYGYFQAGNN LMMIEEYPYV VIM
                210        220
```

图 7-10　Der p 1 和 Der f 1 抗原表位氨基酸序列比较

2. Der 2

Der p 2 和 Der f 2 的三级结构已阐明(图 7-11)，它完全由若干以单结构域免疫球蛋白折叠的片段组成，与转谷氨酰胺酶第 8 凝血因子的第 3、第 4 结构域在结构上是高度同源的。Der f 2 的 X 射线晶体结构为四角形，该蛋白质的一个结构域完全由片层组成，且结构非常类似于 Npc2 晶体结构，但是与同源性较高的 Der p 2 结构相差较大。X 射线显示 Der p 2 有额外的电子密度区，有可能是脂质结合体，通过建立过敏原蛋白的结构模型，了解其致敏的结构位点，为克隆表达出高特异性、低免疫原性的重组过敏原奠定基础，为监测重组过敏原的诊断和治疗效果提供了依据(图 7-12)。

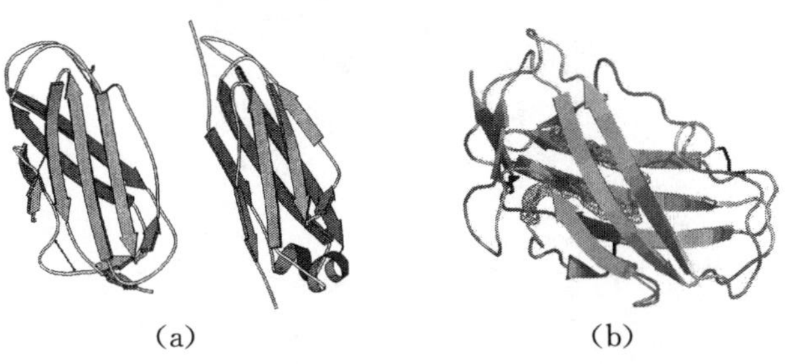

图 7-11　Der p 2(a)、Der f 2(b)三级结构图

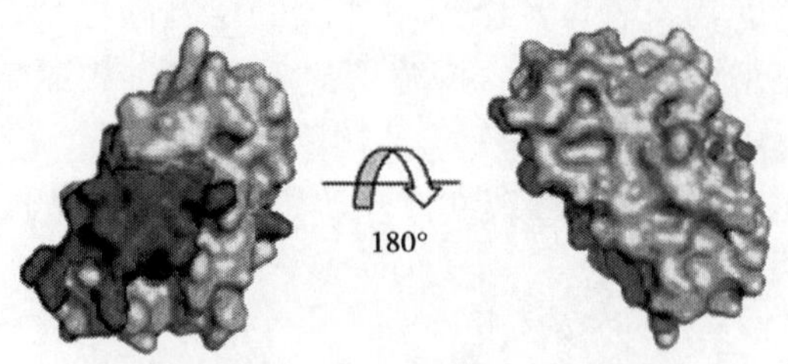

图 7-12 Der p 2 抗原表位示意图

对组 2 过敏原组分抗体的研究表明，此组抗原与消化道和其他未被鉴定的结构有关。该组蛋白质主要由雄性尘螨生殖系统分泌。在序列、大小、半胱氨酸残基的分布上，它们与附睾蛋白的一个家族相似，可能是附睾分泌物。人类主要附睾分泌蛋白(HE1)和黑猩猩主要附睾分泌蛋白(EPI-1)也属于该家族，HE1、EPI-1 和 Der f 2 的序列中都存在 3 个二硫键，分别位于 1～6、2～3 和 4～5 氨基酸残基之间。Der f 2 可与大肠杆菌表面结合，这些蛋白质可能与溶酶体相似，与抵抗细胞的攻击有关，这可能为尘螨特异性免疫治疗提供新的途径。

Der p 2 的 B 细胞表位包含：

(1)-FVVEYTKKW- 90-89-37-36-35-34-33-94-92

(2)-SWWNLPQIG- 91-92-35-33-94-95-96-97-98

(3)-KGITTKWMA- 15-39-88-89-37-36-92-35-91

(4)-AGISYTKTW- 66-67-68-91-35-34-33-94-92

当前的研究已经证明天然 Der f 2 与 Der p 2 之间存在 IgE 交叉反应性。两种过敏原之间的氨基酸保守序列同源性极高(图 7-13 和图 7-14)。高度的保守序列导致两种过敏原之间出现相似的表位进而导致 IgE 交叉反应。

```
                  10         20         30         40         50
Der p 2  SQVDVKDCAN HEIKKVLVPG CHGSEPCIIH RGKPFQLEAV FEANQNTKTA
Der f 2  DQVDVKDCAN NEIKKVMVDG CHGSDPCIIH RGKPFTLEAL FDANQNTKTA
                  60         70         80         90        100
Der p 2  KIEIKASIDG LEVDVPGIDP NACHYMKCPL VKGQQYDIKY TWNVPKIAPK
Der f 2  KIEIKASLDG LEIDVPGIDT NACHFVKCPL VKGQQYDIKY TWNVPKIAPK
                 110        120
Der p 2  SENVVVTVKV MGDDGVLACA IATHAKIRD
Der f 2  SENVVVTVKL IGDNGVLACA IATHGKIRD
```

图 7-13 Der p 2 和 Der f 2 抗原表位氨基酸序列比较

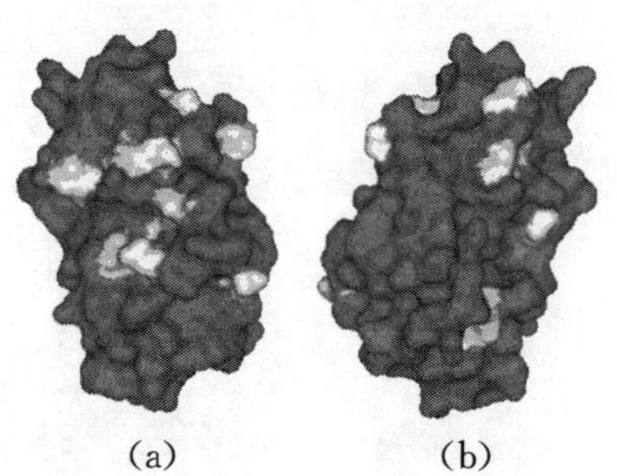

图 7-14 Der f 2(a)与 Der p 2(b)抗原表位比较

3. Der 7

Der p 7 与 Der f 7 之间的序列同源性高达 86%，大多数 Der p 7 IgE 阳性哮喘患者血清可与 Der f 7 发生交叉反应。Der p 7 与 Der f 7 拥有一段共同的氨基酸序列(156)SILDP(160)，该段序列是 Der p 7 的 IgE 结合位点，也是与 Der f 7 的交叉序列。2011 年 Chou 通过将该段序列氨基酸逐个突变成为 Asp 后检测血清 IgE 结合活性的方法发现，159 位的 Asp 突变可显著抑制 IgE 结合活性和交叉反应性，因此证明 159 位氨基酸是 Der 7 的 IgE 结合及交叉反应的核心氨基酸。三维结构示意图显示，该区域氨基酸在分子表面形成一个环状结构，如图 7-15 所示。

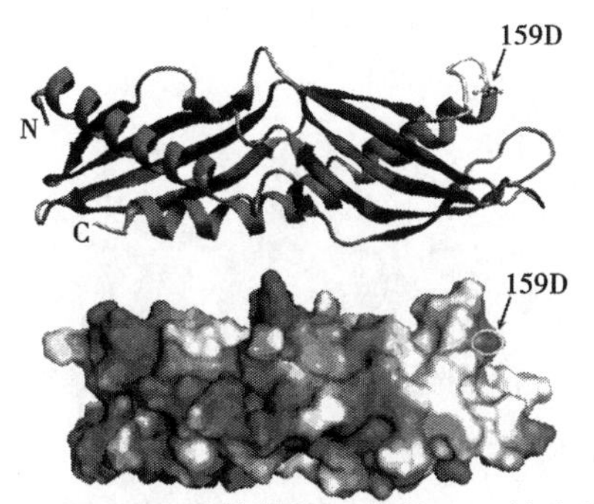

图 7-15　Der f 7 晶体结构及管件 IgE 结合位点

4. Der f 13

Chan 等用 NMR 技术解析了 Der f 13 的结构。由于 Der f 13 与人类脂肪酸结合蛋白相似，因此他们对比了 Der f 13 与人类脂肪酸结合蛋白的结构，发现 Der f13 表面一些特殊的带电的氨基酸可能与 IgE 结合及 Der f 13 的过敏原性有关。定点突变和血清学研究显示，Der f 13 氨基酸序列中的 Glu-41、Lys-63、Lys-91、Lys-103 对 IgE 结合活性至关重要(图 7-16)。由此设计的一个突变体的 IgE 结合能力和患者组胺释放大大降低。该突变体能够引起患者的外周血单个核细胞(peripheral blood mononuclear cell, PBMC)的增殖，并且引导细胞因子由 Th2 模式转为 Th1 模式。同时，它制备的小鼠 IgG 能够封闭住野生型 Der f 13 患者的 IgE。因此，该突变体可能会被开发成为一种用于特异性免疫治疗的低致敏原。

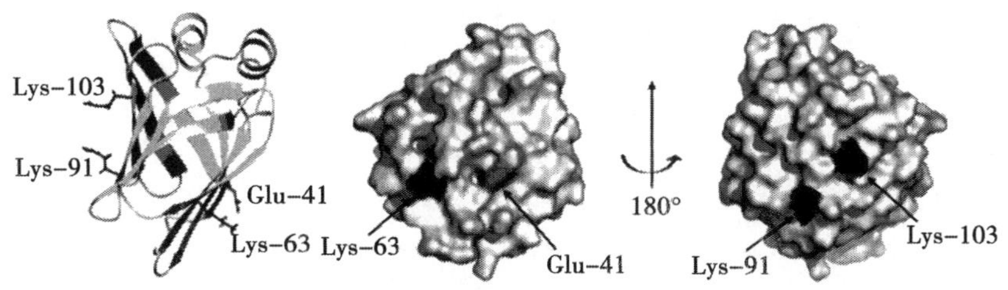

图 7-16　重要 IgE 结合位点在 Der f 13 表面的定位

5. Blo t 5

Blo t 5 的 NMR 结构表明，它是由 3 个反向平行的 α 螺旋构成的螺旋束组成(图 7-17)。2008 年，Chan 等通过重叠肽段与定点突变确立了 Blo t 5 中的主要 IgE 结合序列为 76～91 序列残基 ELKRTDLNILERFNYE。定点突变研究表明，Glu-76、Asp-81、Glu-86 和 Glu-91 与 IgE 的结合密切相关。通过与其他的尘螨组 5 过敏原的结构和序列对比，研究者找到了 4 个带电残基与 IgE 的结合有关，它们都在第 2 和第 3 个螺旋转角的区域附近。由此他们设计了 3 或 4 个氨基酸的突变体。研究发现这些突变体与野生的过敏原相比，能够引起相似的 PBMC 的增殖，但是 Th2 与 Th1 型细胞因子的比率以及 IgE 的结合能力也显著降低。

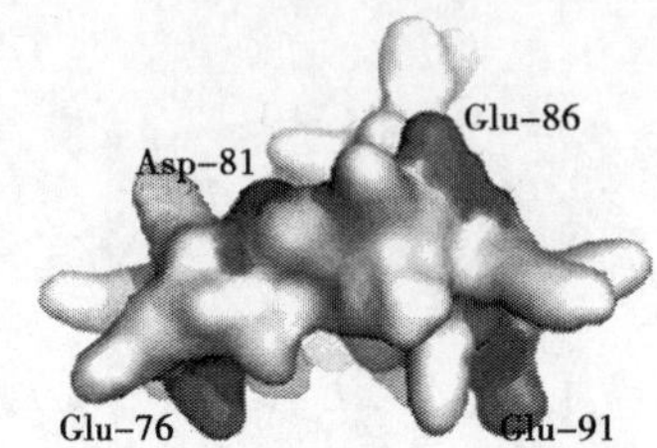

图 7-17　Blo t 5 的 4 个主要 IgE 结合位点

总之，过敏原蛋白结构的解析对揭示过敏原的作用机理，指导设计合成新的过敏治疗药物和新型低致敏尘螨疫苗有重要的指导意义。我们相信，随着新的尘螨过敏原结构的解析，过敏原的作用机理会越来越清晰，尘螨过敏疾病的治疗也会越来越成熟。

主要参考文献

孙劲旅，张宏誉，应万涛，等. 2002. 户尘螨过敏原指纹图谱研究. 中国医学科学院学报，4：408.

Chan S L，Ong S T，Ong S Y，et al. 2006. Nuclear magnetic resonance structure-based epitope mapping and modulation of dust mite group 13 allergen as a hypoallergen，176(8)：4852～4860.

Chan S L，Ong T C，Gao Y F，et al. 2008. Nuclear magnetic resonance structure and IgE epitopes of Blo t 5，a major dust mite allergen. J Immunol，181(4)：2586～2596.

Chruszcz M，Chapman M D，Vailes L D，et al. 2009. Crystal structures of mite allergens Der f 1 and Der p 1 reveal differences in surface-exposed residues that may influence antibody binding. J Mol Biol，386(2)：520～530.

de Halleux S，Stura E，VanderElst L，et al. 2006. Three-dimensional structure and IgE-binding properties of mature fully active Der p 1，a clinically relevant major allergen. J Allergy Clin Immunol，117(3)：571～576.

Derewenda U，Li J，Derewenda Z，et al. 2002. The crystal structure of a major dust mite allergen Der p 2，and its biological implications. J Mol Biol，318(1)：189～197.

Ichikawa S，Hatanaka H，Yuuki T，et al. 1998. Solution structure of Der f 2，the major mite allergen for atopic diseases. J Biol Chem，273(1)：356～360.

Ichikawa S，Takai T，Inoue T，et al. 2005. NMR study on the major mite allergen Der f 2：its refined tertiary structure，epitopes for monoclonal antibodies and characteristics shared by ML protein group members. J Biochem，137(3)：255～263.

Ichikawa S，Takai T，Yashiki T，et al. 2009. Lipopolysaccharide binding of the mite allergen Der f 2. Genes Cells，14(9)：1055～1065.

Le Mao J，Mayer C E，Peltre G，et al. 1998. Mapping of *Dermatophagoides farinae* mite allergens by two dimensional immunoblotting. J Allergy Clin Immunol，102(4)：631～636.

Mattila K, Renkonen R. 2009. Modelling of Bet v 1 binding to lipids. Scand J Immunol, 70(2): 116～124.

Meno K, Thorsted P B, Ipsen H, et al. 2005. The crystal structure of recombinant proDer p 1, a major house dust mite 13 proteolytic allergen. J Immunol, 175(6): 3835～3845.

Mueller G A, Benjamin D C, Rule G S. 1998. Tertiary structure of the major house dust mite allergen Der p 2: sequential and structural homologies. Biochemistry, 37(37): 12707～12714.

Mueller G A, Edwards L L, Aloor J J, et al. 2010. The structure of the dust mite allergen Der p 7 reveals similarities to innate immune proteins. J Allergy Clin Immunol, 125(4): 909～917.

Mueller G A, Smith A M, Chapman M D, et al. 2001. Hydrogen exchange nuclear magnetic resonance spectroscopy mapping of antibody epitopes on the house dust mite allergen Der p 2. J Biol Chem, 276(12): 9359～9365.

Naik M T, Chang C F, Kuo I C, et al. 2008. Roles of structure and structural dynamics in the antibody recognition of the allergen proteins: an NMR study on Blomia tropicalis major allergen. Structure, 16(1): 125～136.

Pernas M, Sanchez-Ramos I, Sanchez-Monge R, et al. 2000. Der p 1 and Der f 1, the highly related and major allergens from house dust mites, are differentially affected by a plant cystatin. Clin Exp Allergy, 30(7): 972～978.

Trompette A, Divanovic S, Visintin A, et al. 2009. Allergenicity resulting from functional mimicry of a Toll-like receptor complex protein. Nature, 457(7229): 585～588.

Weghofer M, Thomas W R, Pittner G, et al. 2005. Comparison of purified *Dermatophagoides pteronyssinus* allergens and extract by two-dimensional immunoblotting and quantitative immunoglobulin E inhibitions. Clin Exp Allergy, 35 (10): 1384～1391.

（吉坤美、夏立新、刘志刚）

第八章　尘螨过敏原的致病机理

第一节　尘螨的致敏性

过敏性疾病是一种与多基因有关、受环境因素影响的常见病和多发病，其发病机制是一个复杂的网络结构。尘螨是哮喘、过敏性鼻炎、特应性皮炎、荨麻疹等多种过敏疾病的最主要过敏原，是过敏性疾病中持续存在的最重要的危险因子。在尘螨引起的过敏疾病中，以过敏性哮喘危害最严重。尽管尘螨普遍存在于环境中，但其使人发病的原因与个人体质的遗传特征有关。

1921年，Kern证明屋尘中存在大量的过敏原，Coca和Cooke在1922年阐明哮喘的发作与过敏原的暴露有关，上述报道开启了对屋尘过敏原的研究。1923年，Ancona首先发现尘螨与哮喘之间的联系，报道了意大利的一些农民患有过敏性哮喘，他们的工作都是处理被螨科生物侵害的谷物。Storm van Leeuwen报道了一例哮喘病例，一位农民因吸入被仓储螨侵害的燕麦粉尘而发生哮喘。这些都表明螨可能是屋尘中的主要过敏原。

日本与荷兰的两个研究组分别最早在各自的国家进行了室内尘螨分布的调查。1964年，Oshima在调查学龄儿童瘙痒症时，发现横滨市学校地板灰尘内存在大量的尘螨，同期的荷兰学者Voorhorst也报道螨类是引起室内灰尘过敏的主要原因。

Dekker(1971)首次报道哮喘过敏患者的床铺灰尘内检出粉尘螨。他认为尘螨是非常重要的哮喘诱因，至少引起60%的哮喘。

大多数尘螨过敏原是有生物化学活性的分子，包括酶、酶抑制剂、分子转运、调节和细胞组织结构相关的蛋白质。室内灰尘中都含有几种尘螨粪便排出的过敏原，其中的一些已经被证明是与消化相关的水解酶。具有酶活性的过敏原主要来自于尘螨的消化系统，它们是尘螨排出的最主要的室内过敏原。尘螨的过敏原混在灰尘中，成为气传过敏原，当过敏体质的人群暴露于这些过敏原时就会引起过敏反应症状。

第二节　尘螨过敏原与先天免疫

一、先天免疫系统

先天免疫(innate immunity)又称天然免疫(natural immunity)或非特异性免疫(non-specific immunity)，是指机体与生具有的抵抗体外病原体侵袭、清除体内抗原性异物的一系列防御功能。在机体防御环境病原生物中起作用的先天免疫系统，也可以介导对非病原性的过敏原的免疫应答。细菌抗原、过敏原可以通过先天免疫细胞处理后结合先天模式识别受体并引发免疫反应。尽管引发人体过敏反应的机理尚不清楚，但是有证据表明先天免疫系统异常参与引发过敏反应。

先天免疫系统主要通过以 Toll 样受体家族为代表的模式识别受体识别病原体。Toll 样受体(Toll-like receptor, TLR)是细胞跨膜受体,属于白细胞介素-1 受体(IL-1R)超家族成员之一。在结构上,胞外段均有富含亮氨酸的重复序列(leucine-rich repeat,LRR),参与对病原模式识别受体的识别;胞内段含有与 IL-1R 的胞质区结构相似的 TIR(Toll/IL-1 receptor)结构域,它是 TLR 和 IL-1R 向下游进行信号传导的基本元件。TLR 是一种模式识别受体(pattern recognition receptor,PRR),主要识别病原微生物的病原相关分子模式(pathogen-associated molecular pattern,PAMP)。迄今为止,在哺乳动物中已发现 13 种 TLR,在人类至少发现 10 种 TLR,包括 TLR1～TLR10(图 8-1),更多的 TLR 可能是存在的。TLR 主要以同源或异源二聚体形式发挥作用,如 TLR2 与 TLR1 或 TLR6 相互作用形成异源二聚体,其他 TLR 主要形成同源二聚体。TLR 主要分布于淋巴组织、白细胞,不同的 TLR 在非淋巴组织也有不同程度的表达,其中 TLR3、TLR7、TLR8、TLR9 位于细胞内,其余 TLR 位于细胞膜。

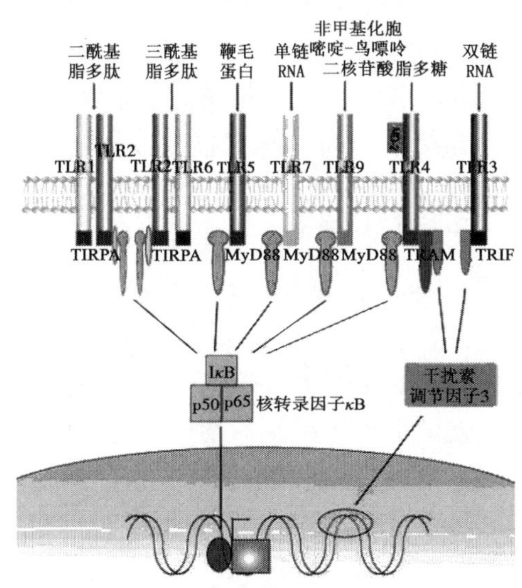

图 8-1　Toll 样受体家族成员(Medvedev,2006)

MD2,髓系分化因子-2;TIRPA,含 TIR 结构域的接头蛋白;MyD88,髓样分化基础应答蛋白 88;TRAM,TRIF 相关的接头分子;TRIF,含 TIR 结构域的诱导 IFNβ 的接头蛋白;IκB,κB 抑制子

缺失 TLR 的小鼠免疫反应倾向 IgE/Th2 型反应,生命早期 TLR 配体的暴露可以抵抗过敏的发生。"卫生假说"认为,大量的微生物成分暴露可以抵抗过敏性疾病的发生。最近的研究表明,TLR 配体的暴露与过敏之间的关系比单纯的保护作用要复杂得多。决定 TLR 配体暴露对个体产生保护结果还是损伤结果的因素包括:①配体剂量;②使用的时间;③TLR 配体反应的遗传多样性。

除 TLR 外,还有多种先天模式识别受体(PRR)在先天免疫细胞提呈抗原的过程中起重要作用。有蛋白酶活性的真菌、花粉和尘螨过敏原可以被嗜酸性粒细胞、巨噬细胞、单核细胞、肥大细胞表面的蛋白酶激活受体(protease-activated receptor, PAR)识别。粉尘螨过敏原 Der p 1、Der p 3 和 Der p 9 通过激活 PAR-2 刺激呼吸道上皮细胞产生炎症因子。

大多数病原体和过敏原表面富含碳水化合物结构，现已明确C型凝集素受体（C-type lectin receptor，CLR）作为一种模式识别受体识别该碳水化合物结构，激活树突细胞，触发细胞内信号级联反应，启动特异性细胞因子产生及调节，极化针对抗原的特异性T淋巴细胞，与皮肤过敏性疾病发病机制密切相关。

Nod样模式受体（nod-like receptor，NLR）在过敏性上呼吸道炎症、过敏性皮炎等疾病中的作用日益受到重视。近年新发现的NOD2被证实是一种细胞内病原识别受体，它能识别存在于革兰阴性和阳性细菌细胞壁的胞壁酰二肽，从而广泛参与宿主对病原体的识别和多种免疫和炎症应答，是联系天然免疫与特异性免疫的重要桥梁。

二、Toll样受体与过敏性疾病

当前，细菌产物暴露与人过敏性疾病的临床表现之间的关系已经成为研究的热点。临床上发现微生物的感染经常与过敏性哮喘和皮疹的症状恶化相关联。流行病学研究也显示，在细菌较多的环境中成长的儿童很少发生过敏反应，这种保护机制来源于革兰氏阴性菌的脂多糖（lipopolysaccharide，LPS）。最近的研究显示某些革兰氏阳性菌成分也具有抵抗过敏发生的作用。另外，过敏体质者的LPS暴露可以加重其病理反应。

TLR2与TLR1或TLR6结合成异源二聚体，可以识别细菌脂蛋白、支原体脂蛋白、酵母菌胞壁酵母多糖、革兰氏阳性菌的肽聚糖（peptidoglycan，PGN）、灵芝多糖-A、克氏锥虫的糖基磷脂酰肌醇（glycosyl phosphatidy lionositol，GPI）锚定蛋白、克雷伯杆菌外膜蛋白A、结核杆菌的细胞壁相关糖脂等。

前期关于TLR2激活和过敏性疾病相互作用的研究产生了相互矛盾的结果。最初使用过敏性哮喘的动物模型研究表明，在致敏期间使用TLR2配体可以增强Th2介导的过敏性炎症。然而其他的研究发现，在过敏原激发之前使用合成的脂肽可以抑制Th2型反应和IgE的产生。近期研究也发现在动物实验中TLR2的激活可以抑制过敏性气管炎，该作用是由增强的Th1反应所介导。

TLR4在介导免疫应答中的作用相当重要，它主要形成同源二聚体参与配体识别，除了介导脂多糖的信号转导之外，还可以识别其他一些革兰氏阴性菌的PAMP，包括热激蛋白60（heat shock protein 60，HSP60）、纤毛、逆转录病毒的包膜糖蛋白、螺旋体的胞壁酸、分枝杆菌的热激蛋白65（mycobacterial HSP65，mHSP65）等。亦有研究表明，TLR4是一些内源性配体的受体，如纤维蛋白原、葡萄糖醛酸、纤维结合素、鼠β-防御素2、肺表面活性蛋白A等。

Hamida使用嵌合小鼠，证明抗辐射小鼠肺部结构细胞TLR4的表达对于树突状细胞的激活和T辅助细胞应答尘螨过敏原是必需的。TLR4触发肺结构细胞生成先天过敏性细胞因子、粒细胞巨噬细胞集落刺激因子、IL-25和IL-33，TLR4的缺失可以终止尘螨过敏引发的气道过敏，吸入性的TLR4抑制剂可以抑制支气管高反应性等哮喘症状。在某些动物实验研究中，TLR4的激活也表现出增强Th2反应的症状。Bottomly的研究指出，TLR4的激活对Th2型反应的影响取决于TLR4激动剂的剂量。

为了解释上述现象，Tan等使用表达TLR4的骨髓嵌合小鼠进行了研究，在研究中发现，高剂量的 LPS 刺激基质细胞表达 TLR 并产生 Th2 型免疫反应，但是在造血干细胞的影响下，强烈的 TLR4 信号也可以引发 Th1 型反应。同时低剂量的 LPS 水平下，小鼠只在基质细胞表面表达 TLR4，但既不产生 Th1 型反应也不产生 Th2 型免疫反应。当基质细胞和造血干细胞中均表达 TLR4 时，低剂量的 LPS＋OVA 即可诱发 Th2 型免疫反应。该研究表明只要基质细胞 TLR4 接受一定阈值（threshold level）刺激时，即可引发 Th2 型免疫反应。

三、Toll 样受体识别尘螨过敏原的模式

过敏原是人们在日常生活中摄入的抗原，免疫系统以同样的方式对不同的过敏原作出反应，这表明在过敏原致敏性的背后可能存在相同的结构和构象。近几十年来，人们对过敏原结构的研究已经取得了长足的进展，大量的研究针对过敏原 B 细胞表位和 T 细胞表位。但是，目前并没有确凿的证据表明 T 细胞和 B 细胞表位之间存在共同的序列。因此，研究者开始质疑 T 细胞和 B 细胞表位是否能够赋予蛋白质过敏原性。近几年来备受关注的先天免疫为解答这个问题提供了重要的指导。

有研究表明，尘螨内源性组分可以引发 TLR4 信号通路。屋尘螨过敏原 Der p 2 与 TLR4 信号复合体 LPS 结合蛋白家族成员 MD2 具有结构上的同源性（图 8-2）。Trompette 据此提出了 Der p 2 是否与 MD2 存在功能同源性的问题。他们的研究报道 Der p 2 可以通过与 TLR4 信号复合物直接作用增强 TLR4 信号，在 MD2 缺失的情况下可以重新启动 LPS 诱导的 TLR 信号通路。更重要的是，Der p 2 在体内和体外实验中表现出相同的功能和生物化学活性——引起 MD2 基因敲除鼠 TLR4 介导的过敏性哮喘。

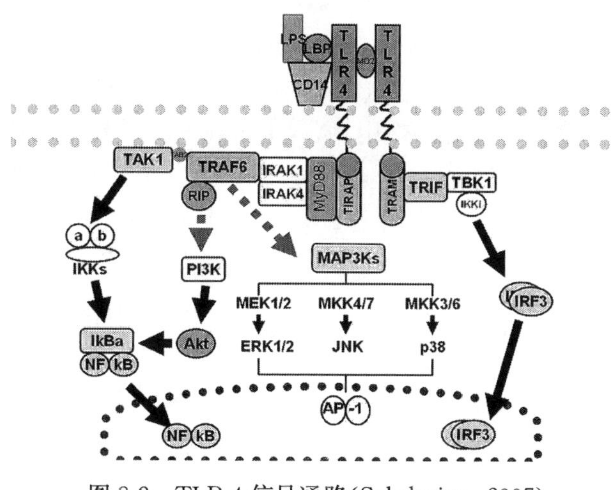

图 8-2　TLR 4 信号通路（Subclavian，2007）

明确 Der p 2 与哺乳动物内源性脂结合蛋白家族成员的分子结构相似性，对我们理解过敏原的致敏性具有重要的指导意义。大量的类 MD2 脂结合家族成员蛋白都是过敏原。通过结合脂类激活天然免疫系统可能是过敏原的一个普遍特征。最近的研究确定了 Der p 5 和 Der p 7 都可以结合疏水复合物，Der p 7 与 LPS 结合蛋白（LBP）相似，并且可以结合革兰氏

阳性菌产生的脂肽多黏菌素 B。广泛来说，很多过敏原都是脂结合蛋白、类固醇样分子、载脂蛋白。很显然，在今后的研究当中，需要确定与这些过敏原结合的脂类的性质、被这些脂类激活的受体，以及这些激活作用所驱动的先天和后天免疫反应的精确途径。

四、Toll 样受体与肥大细胞

长期以来，一直以为肥大细胞只是过敏反应早期的一种效应细胞。最近，人们已经开始认识到，肥大细胞在宿主防御病原菌的天然免疫中也发挥着极其重要的作用。天然免疫的一个重要组成部分，就是具有模式识别作用的 Toll 样受体对病原菌识别。何韶衡等(2004)发现并证实肥大细胞表达多种 PAR 受体(PAR1、PAR2、PAR3 和 PAR4)，过敏原可通过 PAR 受体激活肥大细胞，引起机体的炎症反应等。有文献报道，肥大细胞表面就有 TLR 的表达，并在对病原菌产物作出应答时选择性地以非脱颗粒的方式产生细胞因子和炎症介质，包括白三烯 C4(LTC4)等。这表明，肥大细胞在过敏性疾病中，特别是在感染状态下，一定有新的机制。

研究人肥大细胞上 TLR 的功能和表达，有助于进一步了解 TLR 在疾病中的作用。我们曾报道人脐带血肥大细胞表达 TLR1、TLR2、TLR6、MD2 和 MyD88，但未检测到有 TLR4 mRNA 的表达。在对其他细胞的研究中，PGN 刺激脐带血肥大细胞后，细胞可以依赖性方式产生大量细胞因子如 IL-1、GM-CSF 等，但对于 TLR4 的强激活剂——大肠埃希菌产生的 LPS 却不应答。TLR2 激活剂能刺激人肥大细胞脱颗粒，这在加重过敏性疾病方面有重要意义。在有关金黄色葡萄球菌的研究当中，非常有趣的一项结果是有过敏性皮炎的患者大都同时患有金黄色葡萄球菌的感染。

在 TLR 激动剂激活肥大细胞的研究中，最令人激动的是观察到白三烯的产生。一般来说，TLR 介导的细胞激活与脂质介质的产生无关，尽管 LPS 可上调 COX-2，且白三烯 B4(LTB4)具有强烈的趋化中性粒细胞的作用，但人肥大细胞释放的白三烯主要是 LTC4，因其具有收缩支气管和趋化炎性细胞的作用，所以 LTC4 与过敏性疾病的关系极为密切。

当脐带血肥大细胞被 PGN 或酵母多糖刺激 20min 后 ，可以剂量依赖的方式产生 LTC4，一个细胞即可大量释放 LTC4，与 IgE 介导的释放量在同一个数量级。

第三节　尘螨过敏原与特异性免疫

简单来说，机体吸入尘螨过敏原后，与其他过敏原致敏机理是一样的，过敏原的特异性抗原决定簇经 APC 处理，向 T 细胞传递信息，T 细胞再促使 B 细胞产生较多的尘螨特异性 IgE 抗体，这种抗体能渗入黏膜组织，通过 Fc 受体结合于肥大细胞和嗜碱性粒细胞，使机体处于对该过敏原的致敏状态。当再次吸入尘螨过敏原时，过敏原与上述细胞表面两个或两个以上的邻近 IgE 分子搭桥结合而发生构型改变，即所谓的桥联反应，搭桥后引起细胞膜上的 Fc 受体接近，Fc 受体中的 α 亚基迅速磷酸化，使甲基转移酶和腺苷酸环化酶同时激活，细胞膜磷脂甲基化及 cAMP 合成，钙离子通道开放，细胞内钙离子浓度增加，磷脂酶 A2 活化，导致肥大细胞溃破和嗜碱性颗粒脱颗粒，促使多种生物活性物质，如组胺、白三烯、

5-羟色胺和缓激肽释放出来，引起过敏反应症状，如过敏性皮炎、鼻炎、哮喘等。因此，尘螨过敏原诱发的 IgE 抗体在过敏性反应的发病中起着决定性作用。IgE 介导的组胺等生物活性介质对早期哮喘发作起作用，如接触过敏原后几分钟会出现瘙痒、喷嚏、鼻塞等现象，咳嗽、气喘等症状也出现在哮喘的早期；过后的 6～12h，哮喘症状后期会出现炎症细胞的浸润，主要是白三烯及细胞所释放的酶类引起的炎症反应，这在哮喘的持续发作和疾病延续过程中起重要作用。

随着过敏反应学的进一步发展，人们逐步认识到过敏性疾病的本质是 Th1/Th2 细胞平衡紊乱。辅助性 T 细胞（Th）在调节细胞或体液免疫应答方面起了重要作用。Th 细胞可以分为 Th1 和 Th2 两个亚型，它们分别分泌不同的细胞因子，执行不同的效应功能。正常情况下，Th1 细胞主要介导与细胞毒和局部炎症有关的免疫应答，激活巨噬细胞，参与细胞免疫及迟发型超敏性炎症的发生，亦称炎症性 T 细胞，能产生大量 γ-干扰素（interferon，IFN-r）、白细胞介素（interleukin，IL）、肿瘤坏死因子（tumor necrosis factor，TNF），在机体抗胞内病原体感染中发挥重要作用；Th2 细胞的主要功能为刺激 B 细胞增殖并产生抗体，参与速发型超敏反应，介导体液免疫应答。

机体免疫系统中，Th1 和 Th2 细胞通过表达分泌具有不同功能的细胞因子，发挥既相互促进又彼此制约的免疫调节作用，调节 Th1/Th2 的平衡，这对维持机体内环境稳态有重大意义，一旦此平衡失调，则会诱发许多过敏性疾病的发生。已有大量资料表明过敏反应的发生是由于在遗传基因与环境过敏原的双重作用下，体外环境因素作用于特异性个体导致 Th1/Th2 的分化，调控比例失衡，向 Th2 倾斜，导致抗原特异性 Th2 优势应答，而 Th2 分泌的细胞因子促进 IgE 的产生和嗜酸性粒细胞相关的炎症反应。Th1 和 Th2 型细胞因子网络的失衡，尤其是 Th2 型细胞因子的异常高表达在其发病过程中发挥重要作用。尘螨过敏原具有多种蛋白酶的功能，能通过机体黏膜，被抗原提呈细胞识别和捕获，将过敏原加工处理成免疫性多肽片段，与主要组织相容性复合体（MHC）Ⅱ类分子结合并提呈给 T 淋巴辅助细胞 Th2，产生细胞因子 IL-4，转向 Th2 细胞免疫应答，由 Th2 细胞产生细胞因子和细胞趋化因子，如 GM-CSF、IL-4、IL-5、IL-6、IL-9、IL-10、IL-13 等，以及其他细胞类群对 Th2 细胞因子应答而产生的细胞因子和细胞趋化因子，或者与 Th2 细胞相关组织损伤的反应所产生的细胞因子，如嗜酸性粒细胞趋化素、IL-11 等（图 8-3）。

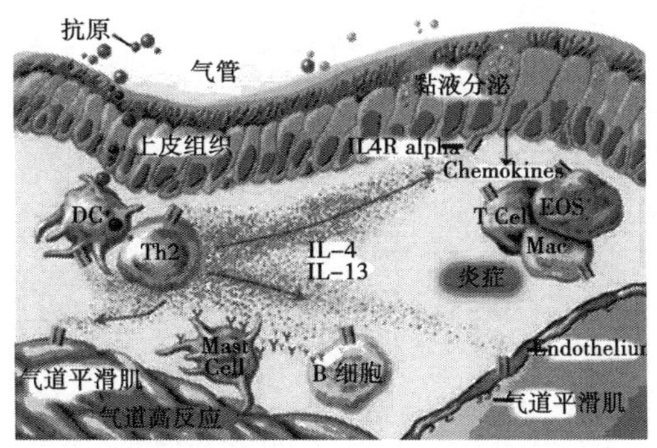

图 8-3　过敏性哮喘的特异性免疫过程（David，2012）

在 Th2 型细胞因子中，IL-4、IL-5 被认为是致敏和促进炎症的关键性因子，可促进 Th 细胞向 Th2 细胞分化，进而加强 Th2 细胞应答；IL-5 与嗜酸性粒细胞的增殖、成熟、活化及募集到鼻腔和气道黏膜、皮肤等有关，IL-4、IL-9、IL-10 与肥大细胞和嗜碱性粒细胞的发育及激活有关，释放白三烯、5-羟色胺、黏附分子等介质，使效应组织发生炎症、黏液过度分泌、上皮下纤维化、组织重塑等级联反应，过敏性炎症反应可被维持下来并可被强化。IL-3、IL-4、IL-9、IL-13 可促进肥大细胞分化发育，活化的肥大细胞释放白三烯和组胺等介质，可增加血管通透性，加强平滑肌收缩；IL-4、IL-13 可促进 IgE 合成。当机体再次遭遇同种过敏原，与肥大细胞表面结合的 IgE 发生交联，即可迅速激活肥大细胞；IL-4、IL-9、IL-13 可使杯状细胞分泌过多黏液；IL-3、IL-4、IL-5、IL-9、IL-13 和粒细胞—巨噬细胞集落刺激因子 GM-CSF 可募集嗜酸性粒细胞和嗜碱性粒细胞至过敏原接触处；IL-4、IL-13 可诱发气道高反应；而 Toll 样受体 TLR 可促进免疫细胞[如树突状细胞(dendritic cell，DC)]成熟和分化，并促进 $CD4^+$ T 细胞向调节性 T 细胞分化，影响调节性 T 细胞的功能而调节 Th1/Th2 平衡，在哮喘和过敏性疾病的发病中起重要的调节作用。

Tupker 用特异性斑点试验(APT)和抗原吸入试验分别验证了尘螨过敏原既可以通过表皮也可以通过呼吸道进入人体。Wistokat 用尘螨进行体外刺激做 APT，然后将 APT 结果与抗原特异性 IgE、特异性淋巴细胞增殖以及外周血 T 细胞激活标志进行比较，结果发现 APT 与抗原特异性淋巴细胞增殖和 CD54 或 CD30T 细胞活化呈显著相关，抗原特异性淋巴细胞与迟发性皮肤变态反应相关。Kora 用抗原刺激人体皮肤，测定了体内白三烯 B4(LTB4)的释放，发现受抗原侵入的皮肤湿重每克含抗原量显著高于对照组，说明了 IgE 介导的 I 型超敏反应中释放的 LTB4 在屋尘螨所致的速发型变态反应中起作用。另有报道称，尘螨过敏原成分被吸入呼吸道后会破坏气道上皮细胞间的紧密连接结构，增加过敏原的通透性，从而促进过敏性哮喘的发作。

以前研究表明，多种尘螨过敏原的化学性质(如蛋白酶活性)在过敏性疾病的发病过程中起重要作用。这些过敏原通过它们自身的蛋白水解活性刺激先天或特异性免疫系统，并参与控制 IgE 的合成。Der p 1 是一种半胱氨酸蛋白酶，它可以消化细胞紧密连接和细胞结构中的关键因子，如 occluding 和 ZO-1。抗胰蛋白酶因子可以保护呼吸黏膜免受丝氨酸蛋白酶的破坏，但是 Der p 1 却可以使该因子失活。肺表面蛋白(SP-A，SP-D)能够通过与过敏原结合，阻止它们与激活的肥大细胞表面的 IgE 结合，从而预防过敏的发生。Der p 1 的蛋白酶可以降解 SP-A 和 SP-D 蛋白并抑制它们的活性。Der p 1 通过以上方式破坏上皮细胞的屏障，使其自身甚至其他过敏原更容易地进入免疫系统，从而触发过敏性哮喘。

IL-4 的释放是生成 IgE 所必需的。研究表明，Der p 1 可以诱导肥大细胞脱颗粒及 IL-4 的释放，这个过程不依赖于 IgE 或 FceR I 而是取决于 Der p 1 的蛋白酶活性。另有报道表明，Der f 1 和木瓜蛋白酶可以依靠其酶活性激活嗜酸性粒细胞及促进炎症因子的释放。在以上两种情况中，肥大细胞的激活依赖于蛋白酶激活受体(PAR)，而嗜酸性粒细胞的激活并不依赖于 PAR。

尘螨过敏原蛋白酶活性对过敏反应的调节还体现在对抗原提呈细胞的调节上。DC 细胞在有蛋白酶活性 Der p 1 存在的条件下分泌 IL-4 的能力上调，分泌 IL-12 的能力下调。IL-12 是一种重要的 Th1 型细胞因子，原因是 Der p 1 裂解了 DC 细胞表面的 CD40 分子，从而阻断了 CD40L-CD40 信号途径，该途径对 Th1 的分化至关重要。

粉尘螨提取液中已检验出相应的微生物成分，如 LPS、几丁质和 16S 细菌 RNA 等，实验结果表明尘螨体内孳生的微生物可能会成为上述细菌成分的主要来源，而不是传统上人们认定的外源性污染。关于尘螨体内微生物之前有研究显示，屋尘螨过敏原 Der p 1 与众多原核生物(细菌)分泌产物的同源性较高，组织学研究也表明 Der p 1 只存在于尘螨肠道内容物中，而不像 Der p 5 那样定位在屋尘螨肠道上皮细胞内部。因此，有学者指出，具有丝氨酸蛋白酶活性的 Der p 1 过敏原有可能是尘螨肠道寄生菌的分泌产物。如前所述，TLR4 的配体为 LPS，使用 TLR4 基因缺陷小鼠经粉尘螨提取液建立哮喘模型的实验表明，在 TLR4 信号通路缺失的条件下，尘螨提取液无法诱导小鼠发生 Th2 型反应、炎症和气道高反应，此外，尘螨特异性 Th17 的产生也大大减少。这些数据表明，尘螨体内的细菌成分，尤其是 LPS 对 Th2 型反应和 Th17 的产生有调节作用。

综上所述，尘螨过敏原致敏及其引起的过敏反应是一个多基因、多分子参与的，联合多条细胞信号转导通路的、复杂的免疫系统疾病。

第四节　过敏性疾病尘螨过敏致病机理的研究

针对尘螨过敏原所导致的一系列表现不同的过敏性疾病，其各自的致病过程和致病机理也存在很多不同。

一、过敏性哮喘

尘螨过敏性哮喘的发生与室内尘螨的水平有密切关系，在高浓度尘螨房间居住的儿童，其发病率是生活在低水平尘螨房间的 7～32 倍。据世界卫生组织报道，每 1g 室尘中含有 100 个尘螨足以使特异性患者致敏，每 1g 室尘中含有 500 个尘螨可诱发尘螨过敏性哮喘患者的急性发作或出现较重的哮喘症状。

1. 过敏原诱导产生特异性抗体

尘螨过敏性哮喘是以肺内嗜酸性粒细胞聚集、黏液过度分泌、气道高反应性为特点的 IgE 介导的Ⅰ型免疫病理反应引起的过敏性疾病，针对某种过敏原的特异性 IgE 是引起Ⅰ型过敏性疾病的主要因素。正常人血清中 IgE 抗体含量很低，而发生Ⅰ型过敏过敏性疾病患者体内 IgE 抗体含量显著增高，因而由尘螨引起的过敏性哮喘的发作与血清免疫球蛋白水平的变化有关。关于过敏原特异性 IgG 及其亚类在过敏性疾病中的作用，学者认为 IgG 具有阻断抗体的性能，IgG 的这种双重作用取决于不同的过敏原、不同的过敏反应阶段和不同的过敏体质。通过临床对尘螨特异性抗体检测的结果发现，尘螨过敏性哮喘患者和对照组血清总 IgE 水平有显著差异；尘螨过敏性哮喘患者和对照组血清的螨特异性 IgE 水平差异显著；患者组血清尘螨特异性 sIgG1、sIgG2 和 sIgG4 的含量均显著高于正常组，但两组 sIgG3 含量无显著性差异。由此推测，sIgG1 和 sIgG2 可能起着封闭性抗体的作用，而 sIgG4 的作用类似于 IgE，可能是过敏性抗体，sIgG4 作为过敏性抗体介导Ⅰ型变态反应，与 IgE 相互调节，在过敏性支气管哮喘发病中起着重要作用。

2. 尘螨过敏原酶活性致哮喘

尘螨过敏原 Der p 1 的强致敏原性，可引起Ⅰ型过敏反应而诱发哮喘，它的蛋白酶作用在过敏反应的诱导和维持中也起着重要的作用。现在已经知道有 6 种带有酶活性的尘螨过敏原与过敏性哮喘有关，它们都具有蛋白酶的特性，一般通过直接造成上皮细胞的紧密连接破坏，使过敏原更容易透过气道。正常气道上皮细胞通过紧密连接形成一道屏障，当 Der p 1 过敏原聚积气管黏液层，其半胱氨酸蛋白酶和丝氨酸蛋白酶的双重活性就会损伤细胞间的连接，导致细胞之间黏附及联系障碍，Der p 1 过敏原直接从受损部位进入机体。Der p 1 引起支气管黏膜的通透性，在体外试验中，Der p 1 会造成细胞之间的分离。Der p 1 通过分解 occluding 而引起内皮细胞间的紧密连接破坏，有利于过敏原通过。Der p 1 诱发的细胞分离也可以促进炎症过程。人支气管上皮细胞离体接触 Der p 1 降低了其通过细胞屏障的阻力，从而增加了通透性。

Der p 1 可以通过抗原提呈细胞诱导产生 Th2 细胞反应。Der p 1 可以上调 IL-4/IFN-γ 的比例，从而使 T 细胞偏向 Th2 反应，诱发 Th2 细胞介导的免疫反应和过敏性炎症反应。使用 Der p 1 刺激支气管，引起了 T 细胞、中性粒细胞、嗜酸性粒细胞和肥大细胞在支气管的募集，并导致强力促炎性介质，如组胺、PGD2、白三烯、蛋白酶、ECP 和 MBP 等的释放。Der p 1 可能还通过刺激诸如细胞因子和酶等的分泌而影响炎症过程，并上调促炎性黏附分子。Der p 1 可以增加人嗜酸性粒细胞和支气管上皮细胞炎性细胞因子的释放及黏附分子的表达。

此外，Der p 1 通过内源性蛋白酶的蛋白水解作用引起淋巴细胞表面分子脱落，影响淋巴细胞功能，诱导黏附分子和细胞因子介导的活化。目前已经发现 Der p 1 可以水解的表面分子中有 Fc 受体 FceR Ⅱ(CD23)和 IL-2 受体(CD25)。

B 细胞膜上的 CD23 及其可溶性碎片是 IgE 合成的重要调节因子。IgE 与 B 细胞膜上的 CD23 结合将一个负反馈 IgE 调节信号传递至 B 细胞。Der p 1 可以水解人 B 细胞膜上的 CD23，水解作用发生在两个部位；Ser155-Ser156、Glu298-Ser299，产生 143 个氨基酸残基，分子质量为 17 kDa(156～298 个残基)，此段包括凝聚素(lectin)决定簇和 C 端部分。裂解作用按顺序先作用于 C 端 Glu298-Ser299，之后作用于 Ser155-Ser156；与木瓜蛋白酶及溶酶体半胱氨酸酶裂解所产生的片段相似，水解产生的 17kDa 可溶性 CD23 碎片包含与 IgE 结合所必需的最小结构，仍能与 IgE 结合；另外，Der p 1 水解 CD23 后使得 B 细胞丧失了结合 IgE 的能力，从而导致调节 IgE 合成的负反馈信号被破坏，IgE 合成增加。

Der p 1 也可能水解单核/巨噬细胞上的 CD23。单核/巨噬细胞膜上的 CD23 与整合素受体 CD11b/CD18 和 CD11c/CD18 结合后被激活，产生促炎性细胞因子 TNF-β 和 IFN-γ，进而诱导 Th1 反应，抑制 Th2 反应。因此，Der p 1 诱导的 CD23 水解可能使得巨噬细胞不能活化，干扰巨噬细胞诱导的 Th1 细胞分化。

CD25 表达于 $CD24^{+}CD25^{+}$ 调节性 T 细胞表面，并影响其功能。$CD25^{+}$ T 细胞的减少使对 Th 反应的调节作用减弱，使 Th 反应向 Th2 方向发展。Der p 1 诱导的 CD25 水解将引起 Treg 减少，从而促进 Th2 细胞的增殖。

Der p 1 半胱氨酸蛋白酶活性在体内能增强总 IgE 和 Der p 1 特异性 IgE 合成的能力。$CD8^{+}$ T 细胞抑制 IgE 产生，通过诱导向 Th1 的免疫偏移，抑制了对吸入过敏原的致敏。

Der p 1 诱导的 CD25 水解对于 $CD8^+$ T 细胞有一个强烈的抗增殖作用。这说明 Der p 1 蛋白酶活性使免疫反应有利于 IgE 合成的可能机制是通过消除 $CD8^+$ T 细胞对 IgE 的抑制作用。Der p 1 的半胱氨酸蛋白酶活性还使得 DC 分泌 IL-12 减少，从而使得 Th 反应向 Th2 极化。抗胰蛋白酶是一个参与气道环境自稳态调节的主要抗蛋白酶，它抵制气道中其他蛋白酶的活性，如中性粒细胞弹性酶和细菌蛋白酶，这些蛋白酶可以引起细胞损伤。Der p 1 通过其半胱氨酸蛋白酶活性，可以抑制抗胰蛋白酶。α1 抗胰蛋白酶活性的降低能导致针对其他蛋白质所致上皮细胞损伤的宿主防御的缺失，从而促进气道组织损伤。

3. Treg 细胞的调节作用

Th2 细胞在过敏性支气管哮喘的发生发展中起着重要的作用。继往研究认为 Th1 细胞可以下调 Th2 细胞的作用，在哮喘中起着有益的作用；近年来研究认为 Th1 细胞本身也有促炎性，Th1 反应的加强会加重哮喘和过敏性疾病。这些结果提示单纯的 Th1 反应并不能调节和控制哮喘及过敏性疾病的发生，必然存在着其他的免疫因素对哮喘和过敏性疾病发生起调节作用。

Treg 细胞是 $CD4^+$ T 细胞中一个亚群，细胞表面高表达 CD25，细胞核内特异性地表达 Foxp3 基因。在哮喘的发病过程中，Treg 细胞功能缺失起着关键的作用。Foxp3 基因突变的患者出现 IPEX 综合征（immune dysregulation，polyendocrinopathy，enteropathy，X-linked syndrome，IPEX），外周血 IgE 水平增高。除此，研究发现，小鼠 Foxp3 基因功能缺失后，会产生过敏性气道炎症。哮喘小鼠脾脏 $CD4^+CD25^+$ Treg 细胞所占 $CD4^+$ T 细胞比例显著下降，且 $CD4^+CD25^+$ Treg 细胞中 CTLA24 和 TGF-β mRNA 表达水平下降，提示哮喘过程中 Treg 细胞数目减少，细胞功能也可能降低；以 CD25 抗体去除 $CD4^+CD25^+$ T 细胞导致哮喘时抑制性细胞因子分泌减少，气道炎症加重，说明 $CD4^+CD25^+$ T 细胞对哮喘的发生具有调节和抑制作用。

4. 免疫耐受缺陷

随着对尘螨过敏原的致病机理的不断研究，发现“Th1/Th2 偏移”假说不能完全解释哮喘的免疫学机制异常。正常人接触过敏原后不会发生 Th2 细胞的过度活化，因为正常人可以对过敏原产生免疫耐受。而哮喘患者由于免疫耐受缺陷导致接触过敏原后 T 细胞异常活化，增殖和分化为 Th2 细胞，引起“Th1/Th2 偏移”，导致哮喘的气道炎症，这就是所说的“免疫耐受缺陷”假说。“免疫耐受缺陷”的假说从更深层上次解释了哮喘发病的免疫学异常。树突状细胞（DC）是目前已知功能最强大的抗原提呈细胞（antigen presenting cell，APC），它既是气道过敏性炎症的始动因素，也可能是介导免疫耐受的枢纽环节，在激发免疫反应和诱导免疫耐受两个方面均起关键作用。Fas/FasL 介导的 T 细胞凋亡是机体诱导和维持外周免疫耐受的重要机制。将 FasL 基因转染到 DC 等 APC 能够诱导 T 细胞凋亡，导致机体对相关抗原的不反应性。研究人员将屋尘螨主要过敏原 Der p 2 和 FasL 基因共转染 DC 获得基因转染的 FasL-Der p 2-DC，研究 FasL-Der p 2-DC 诱导 HDM 致敏/激发小鼠对过敏原特异性免疫耐受的作用和机制，结果证实 Der p 2 和 FasL 基因共转染 DC 和经屋尘螨过敏原刺激的 FasL 基因转染 DC 都能诱导致敏/激发小鼠的过敏原特异性 T 细胞凋亡，引起致敏/激发小鼠 T 细胞对过敏原不反应性，从而诱导过敏原特异性的“免疫耐受”;Der p 2 和 FasL 基因共转染 DC、FasL 基因转染 DC 和 Der p 2 基因转染 DC 过继屋尘螨致敏/激发小鼠均能抑制 Th2 细胞活化，减少支气管肺泡灌洗液(BALF)中细胞总数和嗜酸粒细胞比例，降低 BALF 中 IL-4 和 IL-5 的水平，增高 IFN-γ 水平，改善过敏性气道炎症，提示 DC 在诱导对过敏原的免疫耐受中起重要的枢纽作用，为哮喘的治疗提供了新的思路。

二、过敏性鼻炎

过敏性鼻炎(PAR)通常由 IgE 介导的鼻腔黏膜及黏膜下组织的过敏反应性炎症所引起，是临床上最为常见的过敏性疾病，发病率在不同地区及人种之间存在差异，全球平均患病率在 10%～25%。由于现代生活方式的改变、环境污染的加重，使得过敏性鼻炎的发病率近年来呈非常迅猛的上升趋势，在工业化程度较高的国家和地区发病率增高更为明显且呈逐年上升趋势。

过敏性鼻炎是特异性疾病，与过敏原的接触和个体特异性有关，当尘土中过敏原的浓度达到致敏的水平后，是否发病主要与个体有关。尘螨是引起常年性过敏性鼻炎最常见的致敏原之一。过敏性鼻炎同属Ⅰ型过敏反应，由 IgE 介导的肥大细胞和嗜碱性粒细胞脱颗粒，从而释放各种生物活性介质和各类细胞因子，导致一系列诸如血管通透性增加、黏膜水肿、分泌亢进等过敏反应，其主要病理生理变化表现为：①鼻黏膜及黏膜下组织毛细血管扩张，管壁通透性增高，血浆渗出，造成局部组织水肿、充血；②黏膜及黏膜下腺体分泌亢进，导致分泌物大量增多；③嗜酸性粒细胞浸润。

约 80%的哮喘患者有过敏性鼻炎，40%的过敏性鼻炎患者有哮喘，所以说“过敏性鼻炎与哮喘是一个气道，一种疾病”，应积极治疗鼻炎以防止发展为哮喘。过敏性鼻炎与哮喘在疾病的发病机制上存在很多的相似之处。从免疫机制看，过敏性鼻炎和哮喘几乎完全一致，近年来的观点认为过敏性鼻炎和哮喘为系统性过敏综合征局部表现。

学者在研究过敏性鼻炎的特异性免疫治疗过程中发现，治疗后患者 IL-2 分泌增加，而 IL-4、IL-5 分泌减少，三种细胞因子治疗前后均有显著性差异。IL-2 可刺激 Th0 向 Th1 分化，是 Th1 反应增强的一个标志。IL-4、IL-5 分泌减少说明 Th2 反应减弱。因此推测尘螨疫苗注入机体后，皮下组织的抗原提呈细胞受刺激产生的细胞因子可增强 Th1 反应而抑制 Th2 反应，使机体内 Th 反应趋于平衡状态。所以，Th1/Th2 细胞平衡紊乱，抗原特异性 Th2 优势应答，被认为是尘螨所致的过敏性鼻炎的重要致病机制。

目前的研究普遍认为 IL-4 是促进 Th2 细胞反应的主要介质。IL-13 能作用于 B 细胞和单核细胞，进而促进 IgE 生成。实验证明，IL-4 缺陷的转基因小鼠仍能产生 IgE 反应，而 IL-4/IL-13 都缺陷的转基因小鼠则不能产生 IgE 反应；IL-13 缺陷小鼠的 T 细胞不能产生 Th2 型细胞因子。研究人员用流式细胞仪检测过敏性鼻炎患者细胞内 IL4、IL-13、IFN-γ 的表达并用 ELISA 法检测血清中 IL-4、IL-13 含量，发现 IL-4、IL-13 在过敏性鼻炎患者中的表达较对照组明显升高；正常人血液经标准化尘螨过敏原刺激后可测出 IFN-γ，但检测不到 IL-4、IL-13，而对螨过敏的过敏性鼻炎患者经标准化尘螨过敏原刺激后可以测到 IL-4、IL-13，说明 IL-4 和 IL-13 可能都参与了过敏性鼻炎患者体内的变态反应。研究 IL-4 与 IL-13 在过敏性鼻炎的发病机制中的作用，为临床应用 IL-4、IL-13 的拮抗剂治疗过敏性鼻炎提供理论基础。还有实验发现，过敏性鼻炎患者血清屋尘螨的特异性 IgE 水平同过敏原皮肤试验结果有相关性，二者在过敏性鼻炎的诊断中有重要作用。总 IgE 水平在过敏性鼻炎患者血清中增高，对过敏性鼻炎患者的诊断有参考价值。

三、异位性皮炎

异位性皮炎又称特应性皮炎（AD），在儿童中的发病率约为 10%，尘螨是特应性皮炎最重要的过敏原之一。患者对尘螨的过敏程度与特应性皮炎的病情严重程度密切相关。

尘螨引起特异性皮炎的途径有两个：①直接通过皮肤引起；②通过吸入尘螨过敏原也可引起特异性皮炎。许多特异性皮炎患者往往有其他的过敏症状，如哮喘或过敏性鼻炎。有研究通过对广东地区 90 例异位性皮炎患者血清特异性 IgE 检测发现，尘螨是诱发异位性皮炎最主要的过敏原，屋尘螨和粉尘螨特异性 IgE 阳性检出率分别为 50.0%和 47.8%。

异位性皮炎的发病机制是多因素的，包括易感因素、免疫因素、诱发因素，这些因素相互作用而导致异位性皮炎的发生。其中，免疫异常是其发病的中心环节。异位性皮炎急性皮损处表现为表皮层水肿伴少量 T 细胞浸润，真皮层内血管周围大量炎症细胞浸润，以 T 细胞为主；急性皮损中所有 T 细胞均表现为皮肤淋巴细胞抗原水平提高，肥大细胞数目正常，嗜酸性粒细胞、嗜碱性粒细胞及中性粒细胞少见；慢性皮损处则表现为表皮增生，海绵层轻度水肿，表皮内大量朗格汉斯细胞、真皮内大量巨噬细胞浸润；另外，肥大细胞、嗜酸性粒细胞、Th1 细胞数目增加。

如前所述，尘螨过敏原进入人体，主要通过呼吸道吸入，经抗原提呈细胞 APC 以 MHC-II 分子限制性方式处理，其特异性抗原表位刺激过敏原特异性 Th2 细胞，使之活化，活化的 Th2 细胞释放 IL-4、IL-13，诱导 B 细胞产生 IgE 抗体。这些 IgE 抗体与肥大细胞核嗜碱性粒细胞表面存在的大量 Fc 受体以高亲和力结合，机体进入致敏状态；过敏原再次侵入，与这些已经存在的 IgE 抗体结合，通过桥联作用，触发一系列生物化学反应，钙离子通道开放，胞外钙离子内流，导致细胞脱颗粒反应，释放各种生物介质，包括各种趋化剂、炎性活化剂、致痉剂等，这些介质直接作用于目标细胞、组织或器官，引起速发症状。

在这个尘螨过敏原诱导机体免疫应答的过程中，过敏原与 APC 之间的作用至关重要。关于尘螨过敏原抗原提呈的途径有多种说法，但大都缺乏直接而有力的证据来证实。其中，有研究认为 APC（主要是树突状细胞，DC），其突触伸出气管上皮间，与抗原接触，由于上皮细胞间通透性增加，通过细胞转运来提呈抗原；而也有人认为抗原提呈是在支气管相关淋巴组织中进行，或者是由气管内的巨噬细胞来进行抗原提呈。

Th1/Th2 平衡调控在异位性皮炎的发病机制中也起到重要作用，可能是其发病机制的基础。其所产生的细胞因子之间联系紧密，一种细胞因子合成可以激活或抑制其他细胞因子的产生或功能。急性皮损处 Th2 细胞浸润，活化的 Th2 细胞释放 IL-4、IL-13，诱导 B 细胞产生 IgE，同时也抑制 Th1 细胞发育；慢性皮损处则 Th1 细胞浸润，Th1 细胞产生 IFN-γ，促进 CD 未致敏细胞向 Th1 细胞分化，抑制 Th2 细胞的发育及 IgE 的产生。IL-4 与 IFN-γ 调控失衡导致 IgE 及过敏反应进展，IFN-γ 细胞增多，说明 Th1/Th2 平衡向 Th1 方向倾斜，Th1 占优势。而 IL-4、IL-13 刺激使得 B 细胞上的协同刺激因子 B7-2 表达显著增高，这在早期急性病变中，Th0 细胞上的受体与树突状细胞 DC 上的 B7-2 作用，使得 Th1 细胞向 Th2 细胞分化。另外，B7-2 与血清中 IgE 水平呈正相关，提示 B7-2 与 IgE 的合成存在关联。细胞因子和协同刺激因子微环境影响 Th1/Th2 平衡,从而促使异位性皮炎从以 Th2 细胞为主的急性期进入以 Th1 为主的慢性期。

细胞上的归巢受体(CLA)与真皮内血管上 E 选择素相互作用,使 T 细胞从外周血归巢至皮肤,异位性皮炎患者急性皮损处所有 T 细胞均有 CLA。嗜酸性粒细胞是异位性皮炎患者慢性皮损处的主要效应细胞,Th2 细胞分泌的细胞因子可以促使活化嗜酸性粒细胞汇聚到患者的皮肤内。嗜酸性粒细胞活化趋化因子和单核细胞趋化蛋白-4 刺激嗜酸性粒细胞向皮肤趋化,这两种趋化因子在慢性皮损中表达增加。异位性皮炎患者的白细胞还能够提高 cAMP-磷酸二酯酶的活性,使环磷酸腺苷水解增加,抑制 IFN-γ 的作用,促使 Th1 细胞向 Th2 细胞分化,有利于 B 细胞合成 IgE 及 Th2 细胞产生白细胞介素。

四、荨　麻　疹

近年的研究表明,荨麻疹的发生与其居室环境孳生的螨类有关。研究者用 29 种过敏原对广州珠江地区 432 例慢性荨麻疹患者进行皮试,结果尘螨阳性率最高,达 71.1%。另一项研究通过点刺试验发现,慢性荨麻疹患者中,屋尘螨阳性率为 40.5%,粉尘螨的阳性率为 35.4%,50.6%的患者至少一项尘螨过敏。除此之外,研究者也对慢性湿疹患者进行了检测,结果发现慢性湿疹患者中屋尘螨阳性率为 27.5%,粉尘螨的阳性率为 37.4%,有 48.4%的慢性湿疹患者至少一项尘螨过敏。慢性荨麻疹和慢性湿疹屋尘螨和粉尘螨的阳性率都与健康对照组有明显差异,说明尘螨是慢性荨麻疹和慢性湿疹发病的一个重要因素。尘螨过敏原与慢性荨麻疹和慢性湿疹有关,是诱发、加重慢性荨麻疹和慢性湿疹的重要因素。

慢性荨麻疹病因复杂,国内外报告慢性荨麻疹患者中有相当一部分与吸入过敏原有关,而尘螨是诱发慢性荨麻疹的重要致敏原。多数荨麻疹与 IgE 介导的Ⅰ型变态反应有关。IgE 这种亲细胞性反应素型抗体,在正常人血清中含量甚微,但在Ⅰ型变态反应中血清含量明显增高。一项研究对 116 例过敏性皮肤病患儿血清特异性 IgE 及总 IgE 进行检测分析,结果表明荨麻疹患儿中有 85.9%的患儿血清 IgE 升高。这提示我们,IgE 表达水平的升高是荨麻疹致病的重要因素。

五、其他过敏性疾病

尘螨过敏原的交叉反应性常影响其他过敏性疾病的进程。抑制试验表明对蜗牛的 IgE 反应一般都能被尘螨浸液抑制,而蜗牛的浸液不能显著抑制尘螨与尘螨特异性 IgE 的结合。这些结果证明了交叉反应的存在,尘螨常常是致敏物质。一个患者在尘螨—蜗牛的交叉反应中所涉及的过敏原常常不止一种。有研究表明,原肌球蛋白在这种交叉反应中,只在少数病人中发挥作用,此外,还有其他过敏原参与,这类患者不仅对尘螨—蜗牛过敏,同时还会对虾过敏。在尘螨—蜗牛交叉反应中,蜗牛过敏原是耐热分子,它们并不存在于蜗牛的某一特定器官。与尘螨—蜗牛交叉反应有关的尘螨过敏原可能包括 Der p 4、Der p 5 和血蓝蛋白(hemocyanin)。此外,正在接受尘螨免疫治疗的患者中,还常常发生食物诱导的交叉过敏反应,如进食蜗牛后,在以前接受免疫注射的部位常常出现荨麻疹、水肿和瘙痒。在这些患者中,对蜗牛的 IgE 似乎增加了,而对尘螨的 IgE 仍然无变化。发生这种情况是因为过敏原以更高的浓度，通过“非自然”途径进入体内。这样可产生对抗原发生反应的 IgE 增加，而在自然情况下，这些抗原不是过敏原。

主要参考文献

蔡科军，朱清仙. 2006. 过敏性哮喘中的树突状细胞和 Toll 样受体信号转导. 实用临床医学，7(12)：190～193.

李国平，刘志刚，钟南山. 2005. 重组 Der p 2 过敏原诱导小鼠变态反应气道炎症动物模型的建立. 中华微生物学和免疫学杂志，25(7)：564～569.

李国平，刘志刚，冉丕鑫，等. 2004. 卵白蛋白诱导哮喘小鼠脾细胞增殖中 STAT5 的变化. 细胞与分子免疫学，20(5)：611～614.

李国平，熊瑛，刘志刚，等. 2004. 支气管哮喘豚鼠气道上皮细胞信号转导子与转录活化因子 1 表达及其对气道炎症的调控. 中华结核和呼吸杂志，27(5)：306～310.

李湘辉，沈小英，刘志刚，等. 2009. 粉尘螨过敏原对树突状细胞作用的研究. 免疫学杂志，25(6)：262～269.

刘晓宇，蔡科军，刘志刚，等. 2011. 舌下含服粉尘螨疫苗免疫治疗法对哮喘小鼠树突状细胞及 NF-kB 的影响，南昌大学学报(医学版)，51(9)：1～5.

刘晓宇，闫浩，李盟，等. 2011. 标准化粉尘螨疫苗免疫治疗哮喘小鼠气道炎症的实验研究，免疫学杂志，27(12)：1029～1032.

沈小英，朱清仙，刘志刚. 2009. Der f Ⅰ 作用于 DC2. 4 诱发哮喘的机制研究，寄生虫与医学昆虫学报，10(3)：147～151.

孙鲲，林科雄，吴奎，等. 2006. CD4$^+$CD25$^+$T 淋巴细胞对支气管哮喘小鼠气道炎症的影响及作用机制. 中华结核和呼吸杂志，29 (2)：109～112.

王彦，卓文磊，毕玉田，等. 2007. FasL 基因转染树突状细胞对屋尘螨致敏/激发小鼠气道炎症影响的研究. 中国呼吸与危重监护杂志，6(1)：15～18.

吴奎，毕玉田，王耀丽，等. 2008. Foxp3 基因转染对人 CD4$^+$CD25$^-$T 细胞表型和功能的影响. 第三军医大学学报，30(3)：186～188.

俞善昌. 2005. 表达 Toll 样受体 CD4$^+$调节性 T 细胞与哮喘和过敏性疾病. 上海医学，28(8)：631～633.

Anna M T, Chen H C, Pierre P, et al. 2010. TLR4 Signaling in stromal cells is critical for the initiation of allergic Th2 responses to inhaled antigen. The Journal of Immunology, 184(7)：3535～3544.

Aurelien T, Senad D, Alberto V, et al. 2009. Allergenicity resulting from functional mimicry of a Toll-like receptor complex protein. Nature, 457(29)：585～589.

Bach J F. 2002. The effect of infections on susceptibility to autoimmune and allergic diseases. N Engl J Med, 347 (12)：911～920.

Chandrashekhar P, Ruslan M. 2005. Toll-like receptors：linking innate and adaptive immunity. Microbes and Infection, 16(5)：1382～1387.

Furmonaviciene R, Ghaemmaghami A M, Boyd S E, et al. 2007. Der p 1 cleaves cell surface DC-SI GN and DC-SIGNR：experimental analysis of in silico substrate identification and implications in allergic responses. Clin Exp Allergy, 37：231～242.

Gould H J, Sutton B J. 2008. IgE in allergy and asthma today. Nat Rev Immunol, 205～217.

Golubets K, Bottomly K, Herrick C A, et al. 2010. EBI3 deficiency leads to diminished T helper type 1 and increased T helper type 2 mediated airway inflammation, 132(4)：595～566.

Gould H J, Sutton B J, Beavil A J, et al. 2003. The biology of IgE and the basis of allergic disease. Annu Rev Immunol, 21：579～628.

Hales B J, Thomas W R. 1997. T-cell sensitization to epitopes from the house dust mites *Dermatophagoides pteronyssinus* and *Euroglyphus maynei*. Clin Exp Allergy, 27(8)：868～875.

Hendrik Jan de Heer, Hamida Hammad, Thomas Soullié, et al. 2004. Essential role of lung plasmacytoid dendritic cells in preventing asthmatic reactions to harmless inhaled antigen. JEM, 200(1): 89～98.

He S, Aslam A, Gaca M D, et al. 2004. Inhibitors of tryptase as mast cell stabilizing agents in the human airways: effects of tryptase and other agonists of PAR2 on histamine release. J Pharmacol Exp Ther, 309(1): 119～126.

Inohara N, Nunez G. 2002. ML-a conserved domain involved in innate immunity and lipid metabolism. Trends Biochem, 27(5): 219～221.

Jarniki A G, Thomas W R. 2002. Stimulatory and inhibitory epitopes in T-cell responses of mice to Der p 1. Clin Exp Allergy, 32(6): 942～950.

Li T, He S. 2006. Induction of IL-6 release from human T cells by PAR-1 and PAR-2 agonists. Immunol Cell Biol, 84(5): 461～466.

Miyamoto T, Oshima S, Ishizaki T. 1968. Allergenic identity between the common floor mite (*Dermatophagoides farinae* Hughes, 1961) and house dust as a causative antigen in bronchial asthma. Journal of Allergy, 42(1): 14～28.

Roeber D, Achari A, Takai T, et al. 2003. Crystallization and preliminary X-ray analysis of Der f 2, a potent allergen derived from the house dust mite (*Dermatophagoides farinae*). Acta Crystallogr D Biol Crystallogr, 59(6): 1046～1048.

Schulz O, Sewell H F, Shakib F. 1999. The interaction between the dust mite antigen Der p 1 and cell signalling molecules in amplifying allergic disease. Clin Exp Allergy, 29(4): 439～444.

Shakib F, Schulz O, Sewell H. 1998. A mite subversive: cleavage of CD23 and CD25 by Der p 1 enhances allergenicity. Immunol, 19(7): 313～316.

Shpacovitch V, Feld M, Bunnett N W, et al. 2007. Protease-activated receptors: novel PARtners in innate immunity. Trends Immunol, 28(12): 541～550.

Sokol C L, Barton G M, Farr A G, et al. 2008. A mechanism for the initiation of allergen-induced T helper type 2 responses. Nat Immunol, 9(3): 310～318.

Van Neerven R J, Van de Pol M M, Wierenga E A. 1994. Peptide specificity and HLA restriction do not dictate lymphokine production by allergen-specific T-lymphocyte clones. Immunology, 82(3): 351～356.

Voorhorst R, Spieksma F T M, Varekamp H, et al. 1967. The house-dust mite (*Dermatophagoides pteronyssinus*) and the allergens it produces. Identity with the house-dust allergen, 39(6): 325～339.

Yu L, Lai N K. 2001. In vivo and in vitro detection and clinical correlative analysis of bronchitic asthma (300 cases). Chin J Microbiol Immunol, 21(Suppl): 87～90.

（巩丽云、张强、刘志刚）

第九章　过敏原的标准化

过敏原(allergen)是能够引起人体 IgE 应答的一类生物大分子，它们不仅可以引起过敏反应，也可以用于临床脱敏疗法治疗过敏性疾病。过敏原制品是指用于诊断或治疗人类过敏性疾病的产品。过敏原粗浸液(allergenic extract)是以生物组织作为起始材料，采用生物学工艺和分离纯化技术制备的生物活性制剂，是一类专供过敏反应学科使用的特殊药物。早在 19 世纪初期，过敏原提取物就被西方变态反应学家用于临床特异性诊断和脱敏治疗Ⅰ型过敏疾病，到现在已经有 100 年的历史。世界卫生组织(WHO)推荐，过敏性疾病最佳治疗组合，是早期干预联合避免与过敏原接触的措施和标准化过敏原疫苗特异性免疫治疗，其中标准化过敏原疫苗特异性免疫治疗是唯一可以改变过敏性疾病自然进程的对因治疗。1998 年，WHO 在关于脱敏治疗的指导性文件中把以前的术语“过敏原提取物”改为“脱敏疫苗”，指出疫苗(过敏原提取物)可改变或下调过敏性疾病免疫应答的免疫学特性。

过敏原提取物与合成药物不同，它是所有抗原性和潜在抗原性物质的混合物，本身具有极大的变异性，而且提取物中的有效成分或活性因为不同的药品批次而存在较大的变异。WHO 指出，过敏原提取物的质量对临床特异性诊断的准确性和治疗的有效性至关重要，成功的脱敏治疗取决于标准化、可以持续生产和高质量的脱敏疫苗。随着过敏性疾病发病率的逐年上升，临床迫切需要标准化的过敏原疫苗对患者进行诊断与治疗，所以过敏原提取物的标准化是个全球性的问题，迫在眉睫。要保证生产出组分、浓度及生物学活性恒定的过敏原制品，不仅需要严格控制原材料，规范生产过程，更需要全面的标准化。

国外在过敏原标准化方面起步较早，经过多年的努力，取得了很大的发展。FDA 公布的已标准化的过敏原提取物达 19 种。目前，在美国乃至全球，越来越多的过敏原提取物正在被标准化。我国在过敏原标准化方面的工作起步较晚，以往大部分医院都是在使用自制的没有标准化的过敏原提取物(院内制剂)进行治疗，过敏原的制备混乱，迫切需要解决过敏原标准化的问题。

第一节　过敏原标准化的概念及发展史

过敏原的标准化是指用过敏原提取液的参考品作标准，用合适的定量检测方法和规程去测定待测过敏原提取液效价的过程。过敏原标准化的目的是通过一定的步骤尽可能地减少由于原材料的不同而导致不同批次过敏原产品之间的差别，保证不同批次过敏原产品的一致性。由于标准化过敏原含所有相关致敏蛋白而不含其他杂质，故特异性诊断更加准确；由于标准化过敏原主要致敏蛋白含量和效价之间有明确的比例关系，故脱敏治疗的疗效和安全性更好；由于不同批次过敏原的组成和效价是一致的，故更便于医生临床使用。

WHO 要求过敏原的标准化至少要对三个方面进行评估：①它包含过敏原所有致敏蛋白，且组成成分一致；②主要致敏蛋白含量一致；③总过敏原效价一致。所以，过敏原的标准化需要我们从原材料的选择、过敏原的制备、国际标准的制定和使用、特异性过敏原的定量、过敏原的效价等方面都进行标准化。部分过敏原厂商声称其产品是标准化的过敏原，其实很多过敏原产品只是达到了生产过程的规范化，而并未达到 WHO 所推荐的标准化。

随着对过敏性疾病病因的揭示和特异性免疫诊断及免疫治疗的临床应用与发展，过敏原提取液的质量控制和标准化工作也随之发展，标准化随着新技术的实现而逐渐改进完善。

1944 年，在美国变态反应学会的第一次会议上就已经要求参会者中有关过敏原提取液的文章统一使用标准单位 PNU，尽管这只是个暂时性的解决方法，但为过敏原的标准化迈出了重要的一步。在 20 世纪 70 年代后期，美国生产出第一个通过 FDA 标准的过敏原提取物。1993 年，美国食品药品管理局(FDA)规范了过敏原制品体外试验、体外补充试验和体内试验。1994 年，美国生物学评价及研究中心(CBER)发布了关于过敏原提取物的管理规定。1997 年，美国变态反应、哮喘及免疫学学会推荐使用标准化的过敏原提取物进行过敏性疾病的特异性诊断与免疫治疗(AAAAI，1997)。

1976 年欧洲 ALK 公司建立了 DAS76 方案《丹麦过敏原标准化方案》，并于 1978 年成为首家生产标准化过敏原的公司。1989 年，北欧药事委员会颁发了关于过敏原制品的注册指南。

1997 年 1 月，WHO 和全世界的过敏、哮喘和免疫学协会相聚日内瓦，发布了进行脱敏治疗的指南，建议使用已知效价和保存期的标准化疫苗。该指导文件认为过敏原提取物的质量对临床特异性诊断的准确性和治疗的有效性都是至关重要的。

过敏原提取液单位的表示方法也经历了一个历程。最早开始统一使用的单位是 PNU，但由于 PNU 只代表总的蛋白量，并不是标示主要致敏原的浓度，也不能反映过敏原提取液的效价，且蛋白质降解后，其 PNU 并不降低，故此单位有很大的局限性。m/V(质量与体积之比)仅标明了过敏原提取液制备的起始浓度，与效价没有恒定的关系。在欧洲，其效价单位是基于引起与规定浓度的组胺产生的风团一样大小的过敏原剂量，这个单位开始称为 HEP(组胺等价单位)，现在称为 BU(生物单位)。同时，由于欧洲的管理体系，使欧洲还出现了像 SQ、TU 等这样企业自己制定的特殊单位。在美国，FDA 建议的单位是基于过敏原皮内试验后测定红斑而不是风团的大小，因为 FDA 经实验证实在测量结果时，红斑可比风团取得更准确的结果。他们用 AU(变态反应单位)表示过敏原的效价(以 15 个个体的总红斑直径为 50mm 的 3 倍稀释液数字的平均值)。现在，FDA 建议用 BAU(生物等价过敏单位)为单位。确定 BAU 的方法称为 ID_{50} EAL 方法，就是引起皮内试验红斑总直径 50mm 的稀释浓度决定生物等价单位。国际关于过敏原提取液的单位的不同表示方法见表 9-1。

表 9-1　过敏原提取液单位的表示方法

单位	测定方法	应用区域
IU(国际单位)	WHO 标准相关体外试验	全球
BAU(生物等价过敏单位)	ID_{50} EAL 方法	美国
AU(变态反应单位)	终点皮肤试验	美国
BU(生物单位)	与组胺相关的皮肤试验	欧洲
HEP(组胺等价单位)	与组胺相关的皮肤试验	被 BU 取代
SQ(标准量单位)*	免疫疗法中的维持量	欧洲
TU(治疗单位)**	免疫疗法中的维持量	欧洲
PNU(蛋白氮单位)	1PNU 相当于 0.01μg 蛋白氮 g/ml	全球，渐为淘汰
m/V(质量与体积之比)	1μg 花粉中提取的过敏原	全球，渐为淘汰
Noon		已被淘汰

* SQ 为欧洲 ALK 公司根据 BU 给自身产品制定的特殊单位；

** TU 为欧洲默克公司根据 BU 给自身产品制定的特殊单位

第二节 过敏原标准化的现状

一、美 国

过敏原制品由生物鉴定和研究中心(CBER)专门管理。FDA 规定取得标准过敏原疫苗的生产厂家在发放其产品到市场前,必须用 FDA 的相应参考品(FDA reference)及 FDA 许可的或适当的方法对其进行检测以确定效价。这可以保证不同厂家生产出来的标准化提取液有更高的一致性。其标准化过敏原疫苗主要是水溶液剂型及天然的、没有修饰过的过敏原。自 20 世纪 80 年代以来,美国已有 19 种过敏原先后得到标准化(表 9-2),主要是花粉类、螨类及蜂类过敏原,到目前为止,还没有真菌和食品类的标准化过敏原疫苗。大部分在市面上销售的过敏原提取液仍是未标准化的。

表 9-2 美国 19 种标准化的过敏原提取物

过敏原疫苗	检测方法	标示单位
粉尘螨 屋尘螨	竞争 ELISA 总蛋白*	AU/ml(等价于 BAU/ml)
猫皮毛 猫毛发	Fel d1(RID) IEF 总蛋白	BAU/ml 5~9.9 Fel d1 U/ml=5 000 BAU/ml 10~10.9 Fel d1 U/ml=10 000 BAU/ml
百慕达草/爬根草 红顶草 早熟禾/肯塔基蓝草 多年生黑麦草 果树园草/野茅 梯牧草/猫尾草 草地羊茅 黄花茅	竞争 ELISA IEF 总蛋白	BAU/ml
矮豚草/艾叶豚草	Amb a 1(RID)	Amb a 1 单位
大黄蜂 胡蜂 意大利蜜蜂 白脸黄蜂 黄蜂 混合黄蜂	透明质酸酶 磷脂酶活力	μg 蛋白

* 此测定只为提供相关信息;IEF,等电聚焦电泳(isoelectric focusing);RID,放射免疫扩散试验(radial immunodiffusion)

到 2006 年为止,取得了 CBER 生产许可证、为市场上供应诊断和治疗的过敏原提取物的厂家主要有 ALK-Abello, Allergy Laboratories, Inc., Allermed Laboratories, Inc., Greer Laboratories, Inc., Hollister-Sister Laboratories LLC, Nelco Laboratories, Inc., Antigen Laboratories, Inc. 等。

二、欧　洲

过敏原标准化由欧洲药典来规范管理，与美国的有较大的差异(其区别见表 9-3)。各过敏原制品生产商根据欧洲药典建立各自的企业参考品(in-house reference preparation，IHRP)，然后用合适的体内或体外方法，以 IHRP 为标准测定提取液的生物活性及主要过敏原的浓度。具体的检测方法由企业自己来制定。没有一个外部的标准去保证不同厂家间产品的一致性。这个系统的好处是提供医生更多的选择，不同厂家的产品以及鼓励各厂家不断地提高自身的产品质量，不断利用新技术来分析及控制自己的产品。欧洲市场上的过敏原提取液多为铝吸附剂型或类过敏原。

表 9-3　美国与欧洲在过敏原疫苗标准化方面的主要区别

美国	欧洲
1. FDA 选择有代表性的提取液作为其参考品	1. 由企业来选择代表性的提取液作为企业参考品
2. 根据 FDA 参考品来测定提取液的生物活性	2. 根据企业参考品来测定提取液的生物活性
3. 根据 FDA 主要过敏原参考品测定提取液的主要过敏原浓度	3. 根据企业参考品测定提取液的主要过敏原浓度
4. 检测方法及试剂由 FDA 指定	4. 检测方法及试剂由企业制定
5. 主要是过敏原水溶液	5. 主要是氢氧化铝吸附的过敏原疫苗
6. 没有修饰过的过敏原疫苗	6. 没有修饰过的或化学修饰过的过敏原疫苗
7. 对多种过敏原过敏的患者混合使用疫苗	7. 主要是单独使用的过敏原疫苗

随着社会和科技的发展，这两种不同的调控机制似乎已慢慢开始相互学习，逐渐走向一致，WHO 推荐的过敏原标准基本来自美国和欧洲变态反应协会认可的意见书。美国机制中现在以“一致性监视”提取物的模式运作，也就是提取物的分类标准化既可根据 FDA 要求的方法和试剂进行，也可以根据内部的标准进行。2002 年 3 月至 2005 年 2 月，欧盟的多个国家参与了 WHO-IUIS 过敏原标准化委员会的名为 CREATE 的大项目，着手制定 8 种纯化天然过敏原及重组过敏原(Bet v 1、Phl p 1、Phl p 5、Ole e 1、Der p 1、Der p 2、Der f 1、Der f 2)的标准。

三、国　内

我国开展脱敏治疗已经有 50 多年的历史，取得了一定的经验。到目前为止，我国开展特异性免疫治疗的医院多至 1000 家，但成立变态反应科(过敏反应科)的仅 20 多家。由于变态反应学科专业人员很少、医师专业程度普遍较差，致使脱敏治疗不规范至今仍是我国变态反应学界突出的问题。目前临床上使用的绝大多数为过敏原粗提物，缺乏质量控制，基本没有做标准化前就直接用于患者。为尽快改变现状，国家食品药品监督管理局(SFDA)于 2000 年 8 月颁发了关于《变态反应原暂行规定》，暂行规定中明确指出，国家鼓励和支持“过敏原”的产业化和标准化，并于 2003 年 8 月颁发了变态反应原(过敏原)制品质量控制技术指导原则。我国的变态反应学者以及相关机构也在为加速我国过敏原标准进程付出不懈的努力。钟南山院士积极呼吁建立我国自己的过敏原质控标准；在我国标准化过敏原疫苗制备未解决之前，应提高我国粗制过敏原制备水平，建立粗制过敏原标准，以便正确诊断过敏性疾病。2006 年，浙江我武生物科技股份有限公司国内首次研制成功粉尘螨滴剂，并获 SFDA 新药证书和生产批文，实现了粉尘螨疫苗的标准化和国产化。

第三节 过敏原的标准物质

生物制品标准物质是指用于生物制品效价、活性或含量测定的或用于其特性鉴别、检查的生物制品或生物参考物质。作为一个以蛋白质为活性成分且活性成分的浓度直接影响疗效的药物，制备相应的标准品用于对每批产品进行各检测指标的对比，对产品的标准化有非常重要的作用。我国 SFDA 颁发的《变态反应原(过敏原)制品质量控制技术指导原则》中也明确规定：过敏原的标准化要求建立一个有准确定义的、经全面鉴定后性质稳定的参照品。

一、国际标准品

国际标准品(IS)用于比较过敏原产品的特异性活性，使内部标准的一致性和不同厂商测量值的比较成为可能。高水平的标准化只能通过建立国际标准来实现。1980～1981 年，国际免疫学会(IUIS)对建立 IS 的原则进行了规定。IS 的建立先由 IUIS 过敏原标准化小组委员会来执行，最后要得到 WHO 的认可，由国际协作组织对 IS 的纯度、活性、无菌性和稳定性进行鉴定。目前已有矮豚草(*Ambrosia artemisiifolia*，short ragweed)、梯牧草(*Phleum pratense*，tomothy grass)、屋尘螨(*Dermatophagoides pteronyssinus*，dust mite)、狗(*Canis familiaris*，dog)和白桦树(*Betula verrucosa*，birch)这 5 种过敏原的国际标准。每种国际标准品都被冻干并分装在 3000～4000 个密封的玻璃安瓿中，可用作测量过敏原产品相对效价的标准。可以通过伦敦的国立生命科学和对照研究所(National Institute of Biological Science and Control，NIBSC)获得这些标准品。

另外，交链孢霉菌(*Alternaria alternata*，mold)、百慕大草(*Cynodon dactylon*，Bermuda grass)、毒麦(*Lolium perenne*，rye grass)、猫(*Felis domesticus*，cat)和粉尘螨(*Dermato-phagoides farinae*，dust mite)的标准也列入了计划。

由于这些国际标准只是通过体外方法确定其效价为 100 000 IU，并没有经过任何的临床试验，所以这些国际标准不作诊断和治疗用途，它主要是作为内部参考品(IHR)用于相对效价的校准。

二、内部参考品

过敏原产品生产商、过敏原研究团体或管理机构都应制备具有代表性的过敏原制剂作为内部参考品(IHR)，又称企业参考品，并以之作为对其他各批过敏原制剂(包括中间体和半成品)进行质控的参考品。其他常规的过敏原制剂应以 IHR 为标准，进行过敏原成分鉴别及效价测定。需用体外实验方法鉴定 IHR 的组成，说明 IHR 中存在所有相关过敏原。采用适当的体外方法确定其生物活性，还要测定 IHR 的主要过敏原浓度。

如果已有 IS,需进行 IHR 与 IS 的比较研究(包括定性和定量分析)。应进行 IS 和 IHR 总活性测定的平行分析,如结果成立(呈平行关系),则可以用 IS 按国际单位校正 IHR 的效价。

第四节　过敏原标准化的策略和关键技术

过敏原原材料的选取是过敏原提取物制备的第一步。过敏原提取物的质量直接取决于过敏原原材料的特性和纯度。样品须由有相关资质的人员进行收集,相关过敏原的含量也必须通过合适的方法进行检测。必要的时候,还要对过敏原物种进行纯培养,以尽量排除不必要的污染,如微生物等。另据报道,患者对过敏原的反应存在地域差异,所以尽可能选取符合患者暴露于自然环境时接触到的相应数量和比例的过敏原。

根据 WHO 提出的三点要求,以及我国 SFDA 颁发的《变态反应原(过敏原)制品质量控制技术指导原则》,在实践中,标准化主要包括以下 4 个步骤:

(1)过敏原的组成成分分析,以确保含有所有的相关致敏蛋白;

(2)主要致敏蛋白含量测定,以确保主要致敏蛋白含量一致;

(3)过敏原总生物活性测定,以确保总生物效价一致;

(4)过敏原基因多态性鉴定,以适应在不同地理区域的应用。

一、过敏原的组成分析

每一批新产品的组成都须与 IHR 相比以保证它们的组成是一致的。根据不同的过敏原选择相应的标准分离技术。聚丙烯酰胺凝胶电泳(SDS-PAGE)是广泛使用的高分辨率技术,过敏原分子经蛋白质变性后根据分子质量大小的不同被分离。等电聚焦(IEF)是根据各过敏原成分的净电荷(即所谓的“等电点”,pI)分离蛋白的定性电泳技术。免疫印迹技术(Western blotting)是将过敏原借 SDS-PAGE 电泳有效分离成许多蛋白带后被固定在蛋白结合膜上,如硝酸纤维素膜,再使用各种染料或标记抗体染色进行检测。

交叉免疫电泳(CIE)是把琼脂平板电泳和火箭电泳结合起来的一种方法。先将过敏原样品在琼脂凝胶中进行电泳分离,然后使已分开的各过敏原成分与原泳动方向呈 90°角的方向泳向含特异性抗体的琼脂凝胶中,于是该过敏原样品中的各个抗原成分和它相对应的抗体依次形成若干锥形沉淀线,根据沉淀线的位置及面积(或高度)可确定该过敏原的质和量。

二、主要致敏蛋白含量测定

过敏原的主要致敏蛋白可以反映过敏原的生物学活性,所以主要致敏蛋白含量的测定是过敏原标准化过程的重要环节。测定每一批过敏原提取物的主要过敏原含量,以确保主要致敏蛋白含量一致。

在相关特殊试剂和/或分子参照标准确实可行的情况下,过敏原提取物中过敏原分子的浓度可以用分子蛋白定量的各种方法来进行。现在主要用的还是免疫化学定量分析方法。不同于以往的蛋白质—化学方法(如定量光谱学方法),这些方法具有与免疫反应活性和过敏原活性直接相关的优点。免疫化学定量中使用的主要试剂是多聚或寡聚的多克隆抗体和单克隆抗体。多克隆抗体主要用于定量凝胶沉淀的方法,如交叉免疫电泳(CIE)、火箭免疫电泳(RIE)、单放射免疫扩散(SRID)等。对于单放射免疫扩散(SRID),含有单特异性抗体的凝胶中沉淀抗原形成的扩散环的面积与加人孔中的抗原量有关。火箭免疫电泳(RIE)就是将过敏原在含有相应特异性抗体的凝胶中进行电泳,在电场作用下,过敏原向一个方向移动,在移动的过程中,逐步与凝胶中的特异性抗体结合而沉淀呈火箭状。沉淀峰面积越大,说明抗原量越多,二者呈正相关,因此可用于过敏原的定量测定。此法具有敏感性高、快速等优点。

双抗放射免疫分析(DARIA)、放射免疫分析(RIA)等方法具有灵敏度高的优点,曾成为检测主要过敏原浓度的重要方法,但由于需要一定的设备、放射性同位素有半衰期及污染环境等缺点,而逐渐被酶联免疫吸附试验(ELISA)所代替。目前,ELISA 方法是测定过敏原含量应用最广泛的方法,其中以双抗体夹心 ELISA 法应用最多。双抗体夹心 ELISA 技术把过敏原加到已包被了单克隆或多克隆单特异性抗体的微量滴定板上,然后用酶标记的单克隆或多克隆单特异性抗体检测。与前面的凝胶沉淀分析方法相比,这些方法具有更高的灵敏度,并使检测的自动化成为可能。

在特殊情况下可以使用以纯物理化学理论为基础的定量分析方法,如物理分离(电泳法或色谱法)、与定量检测联用(如凝胶银染后扫描测定其光密度值或在 280nm 处测定色谱峰的吸收值)等。免疫反应和以物理化学为基础的分析方法所得到的定量分析数据对确定免疫反应活性和单个过敏原的量之间的关系是非常有用的,如在稳定性研究中对过敏原蛋白降解和变性的检测。

三、过敏原总生物活性测定

过敏原效价是所有致敏蛋白活性的总和,即过敏原分子中任何分子上任何表位所能结合的各个特异 IgE 分子所表示的过敏原活性的总和,其测定结果总是取决于所选择的患者组合以及所用的方法。评估过敏原效价的方法分为体外技术和体内技术。

1. 体内技术

体内用于过敏原活性测定的方法是定量皮肤试验(QST),如皮刺试验(SPT)、皮内试验(IST)等。这些方法的重现性主要取决于每一批患者的一致性。出于伦理学的考虑,体内试验不能用于过敏原产品的常规分析。不同批次间的产品可通过合适的体外技术与已经确定体内活性的 IHR 进行比较。

目前在美国,FDA 确定生物效价(BAU)的体内方法称为 ID_{50}EAL 方法,就是引起皮内试验红斑总直径 5mm 的稀释浓度决定生物等价单位。取>15 个对待测过敏原高度过敏的自愿受试者,每个受试者被注射入一系列 3 倍稀释浓度的过敏原提取液,15min 后,测定每一个稀释浓度产生的红斑的最长径及中点垂直径的总和($\sum E$),将产生 50mm$\sum E$ 的稀释浓度作对数转换,此对数值称之为 D_{50}。取所有受试者的 D_{50} 均值,根据此值计算提取液的生物效价。

在实际工作中，可以用下面方法简单计算过敏原提取液的生物效价：如果 D_{50} 均值为 9.0～10.9，那么提取液的生物效价为 1000 BAU/ml；如果 D_{50} 均值为 11.0～12.9，那么提取液的生物效价为 10 000 BAU/ml；如果 D_{50} 均值为是 13.0～14.9，那么提取液的生物效价为 100 000 BAU/ml。

2. 体外技术

体外测定过敏原总生物活性的传统方法为放射过敏原吸附抑制试验（RAST 抑制试验）或类似 RAST 抑制试验，参考标准结合于固相，可以是纸盘、琼脂糖凝胶或磁性颗粒，加入血清池并用抗 IgE 检测结合的 IgE。在 RAST 抑制试验中，IgE 与固相的结合被同时加入的一系列稀释的待测过敏原所抑制，其活性与参考品进行比较，平行的抑制曲线说明组成类似，而不平行的曲线说明过敏原的组成在定性和定量上都有差别。用能抑制阳性血清 50%活性的过敏原提取液量表示其活性。这种方法的顺利进行在很大程度上取决于抑制试验和试剂的选择。即使采用理想的抑制试验和试剂，过敏原提取物也只能与一个确定的、含有理想组成的标准进行定量比较。

现在，ELISA 技术已成为体外测定过敏原生物效价的主流方法。经 CBER 实验室验证，ELISA 竞争试验测定结果与 RAST 抑制试验是等价的，且 ELISA 竞争试验更为准确、简便。故可采用 ELISA 竞争试验代替 ELISA 抑制试验进行过敏原产品的总生物活性体外测定。CBER 负责人 Jay E. Slater 指出，早期研究表明皮肤试验确定的 RP 与 RAST 抑制试验确定的 RP 有很好的相关性，后期研究表明 ELISA 竞争试验与皮肤试验确定的 RP 也有非常好的相关性，并指出只要可测出准确的生物效价，可用其他方法代替。

ELISA 竞争试验的测定原理：把过敏原提取物参考品包被于 96 孔板中，对待测品、参考品及质控参考品进行系列稀释后加于孔中。血清池的加入引起了包被于板中的过敏原提取物与游离的待测品对血清中的 IgE 的竞争。温育与洗板后，加入 Bio（生物素）标记的 IgE 二抗。结合血清中抗体的标记抗体可吸附于板上。多余的二抗被洗掉后，加入 HRP-SA（HRP 标记的链霉亲和素），进而加入底物 TMB 进行显色。颜色的深浅与包被于板中的过敏原成正比，而与加入的待测过敏原成反比。用 1mol/L H_3PO_4 终止反应并于 450nm 读取吸光度。过敏原提取物的相对效价（RP）由平行线分析进行测定。样品必须进行 3～5 次的有效性测定。取所有的有效 logRP 的均值，计算 logRP 的标准差（SD）。如果 SD 符合要求，计算 logRP 几何均值的反对数值。根据 1993 年 FDA 公布的关于过敏原制品体外试验法的相关规定，如果是进行了 3 次有效测定，RP 的 95%置信区间（CI）为 0.70～1.43；6 次有效测定的 RP 95%CI 为 0.78～1.29。后来 CBER 对 Amb a 1 和 Der p 1 两种标准化疫苗的诊断用量、治疗用量及安全用量进行了深入研究，发现放宽剂量的范围一样有治疗作用，于是在 2000 年 11 月把测定企业的花粉与尘螨的 RP 95%CI 放宽为 0.5～2.0。

发光免疫分析（LIA）是另一种用于检测过敏原总活性的方法，它通过测定过敏患者血清中可以结合过敏原提取物的特异性 IgE 的数量来进行检测。这些试验的结果取决于组成血清池患者的选择。血清池是一个决定性的试剂，最好应包含 20 位或更多的对待测过敏原过敏患者的血清。为了确保可供连续使用，应建立一个大的血清池，改变对照血清池时应非常小心。排除血清对试验结果的影响，免疫分析方法还有一个问题，那就是过敏原分子要接在一种特定的固相上。理想状态下，所有可能的过敏原分子和所有可能的抗原表位都能够均等地接在固相的表面，在分析过程中使各种 IgE 克隆可以在固相的表面发生各种可能的反应。但实际上这是很难做到的，因为固相表面的结合取决于一定的化学官能团(如赖氨酸上的 ε-氨基)，而这些官能团在不同的过敏原分子表面结合的数量和空间分布都是不同的。因此，过敏原分子在固相支持体表面的等位分布只能通过间接的方法实现，而且只有在多微粒和异质材料的固相表面才能进行分布的调整。

四、过敏原序列多态性

过敏原提取物中含有在氨基酸组成上存在差异的相似蛋白质分子，这种现象可能是由于等位基因或基因家族的存在，通常称为多态性。RNA 编辑产生了氨基酸序列的变异，过敏原序列的多态性是影响过敏原整体性质和标准化的重要因子。这些变异可能影响到过敏原的致敏性，如蟑螂过敏原 Bla g 4、尘螨 2 组过敏原和桦树花粉 Bet v 1 都表现出序列多态性，序列多态性会影响 IgE 结合活性、T 细胞反应和多种免疫细胞产生细胞因子的能力。不同的同种型过敏原甚至可能存在于不同批次的过敏原提取物中。

序列多态性同样影响过敏原与单克隆抗体的反应性。据报道，在韩国分离所得的尘螨主要过敏原 Der f 12 存在氨基酸序列的多肽性，在双抗夹心 ELISA 检测中，抗体结合能力方面的差异达 2 倍。流行病学调查显示，在使用免疫分析试剂盒进行过敏原鉴定时，有必要考虑过敏原的多态性。因此，在不同的国家和地区进行过敏原亚型序列多态性的研究和鉴定，可以有效提高过敏原鉴定的准确性。

目前兴起的基因组学和生物信息学方法，都是研究过敏原序列多态性的有效手段。

第五节 过敏原提取物中的天然佐剂

过敏原提取物中的一些成分可以引起先天免疫或特异性免疫。事实上，已经有报道证明粉尘螨提取物中含有多种可引发天然免疫的物质，这些物质，不论是否是过敏原，都可以激活多种免疫细胞，进而影响到过敏反应的发生。

内毒素(endotoxin)是一类革兰氏阴性菌的细胞壁成分，已经证明它可以通过诱导人类细胞的炎症反应来调节过敏反应。有研究表明，在常规室内环境中，灰尘中的内毒素浓度可达到 300～18 000ng/g，这表明内毒素的吸入量极高，并且会对过敏发生有一定的影响。CBER 用凝胶鲎试验技术检测 58 份通过 FDA 认证的标准化过敏原提取物，发现不同过敏原提取物内毒素的含量变异非常大，为 0～34 000EU/ml；即使是不同厂家生产的同一种过敏原提取物，其内毒素含量也相差甚远。例如，标准化的猫毛过敏原提取物，其中一厂家为 24 000～48 000EU/ml，另一厂家为 4800～9600EU/ml；标准化的粉尘螨过敏原提取物，其中一厂家为 6000～12 000EU/ml，另一厂家为 600～1200EU/ml，相差 10 倍之多。最新采用基因组测序研究显示粉尘螨肠道中含有 100 多种细菌微生物，由于目前尘螨疫苗是从纯培养尘螨提取而成，故不同厂家和不同批次尘螨疫苗中内毒素含量的差异与其不同地点、不同批次培养的尘螨生物原材料有关，尽管一些研究表明内毒素的含量对过敏原提取物的活性没有明显的影响，一些动物实验还显示低剂量的内毒素会增强 Th1 应答，然而动物实验已表明高剂量的内毒素会增加发生炎症反应及毒性反应的危险性。目前还没有关于过敏原提取物中由内毒素引起的临床效应方面的评估，也没有在免疫治疗后由于过敏原提取物中内毒素的含量而引发副作用方面的数据。当过敏原提取物用于诊断时，内素毒的含量不会影响到对结果的判断，但之前的研究表明细菌脂多糖(LPS)会引起机体的致热反应，这就提示当过敏原提取物用于治疗时，高浓度的内毒素也许会影响其安全性及有效性。故是否要对标准化过敏原提取物的内毒素含量进行检测，有待进一步的研究。

此外，β-葡聚糖为真菌细胞壁的主要成分，在标准化过敏原中的含量也较高，据报道，某类标准化过敏原提取物中的β-葡聚糖最高含量为41.8ng/ml。在人体内，通过影响Th1、Th2平衡的方式调节过敏反应。鞭毛蛋白是细菌鞭毛的主要成分，也会引起炎症反应，目前对于该蛋白质有待进一步的研究。微生物DNA片段在过敏发生过程中的作用也很复杂。单纯疱疹病毒(herpes simplex viruse，HSV)通过激活TLR-9诱导产生TNF-α。DNA片段可能含有CpG序列，该序列可以抵抗过敏的发生。近期的研究表明，标准化的粉尘螨疫苗中也含有细菌DNA片段，因此，对过敏原(如尘螨)疫苗中的细胞微生物成分，如细菌内毒素、LPS、β-葡聚糖、CPG-DNA等的研究以及含量对疫苗安全性和有效性的评估都十分重要。

第六节　重组过敏原的标准化

传统的过敏原提取物直接来自天然的原材料过敏原，虽具有较好的免疫治疗效果，但尚有诸多问题无法通过现有的技术手段解决。这些问题包括：含有大量的未知成分；主要过敏原缺失或含量较低；所含过敏原的比例不确定，治疗潜力各不相同；容易被其他物质或其他来源的过敏原污染；无法根据过敏患者的实际情况进行合理调配；可能会引发新的过敏反应；作为疫苗使用时，不符合国际上的不同质量标准；难以标准化，不同批次、不同品牌的产品之间无法进行比较；无法精确地评价治疗效果和研究其治疗机理。

基因重组过敏原就是在过敏原蛋白组分分析的基础上，从天然过敏原中提取mRNA，反转录构建cDNA文库，将其插入载体，导入宿主细胞，在宿主细胞中表达、分离、纯化而得到过敏原组分。与天然过敏原制剂相比，基因重组过敏原的优势在于：生产条件恒定、可大量生产、易于纯化，这对过敏原的标准化非常有利。此外，还可在肽链氨基酸水平上对之进行取代、修饰、缺失而增强其免疫活性，降低其过敏原活性，从而提高免疫治疗的疗效及安全性；其含量易于控制，可使用基本的通用质量单位；可精确调整过敏原比例；可以针对患者实际的过敏病情调配适宜的脱敏疫苗；符合统一的国际标准；不同品牌和批次间的产品可以相互进行比较；可以精确地阐明其脱敏治疗机理，并根据不同的治疗方案设计开发不同性质的重组过敏原。目前的研究结果表明，只要恰当地确定其构成组分及各组分的含量，基因重组过敏原混合物的抗原性与其天然提取液几乎完全相同。

由于重组过敏原的上述各种优势，使近年来基因重组过敏原的研究取得了很大的发展。2001年欧洲的科研单位和过敏原生产厂家联合启动了CREATE项目，选择了Bet v 1、Phl p 1、Phl p 5、Ole e 1、Der p 1、Der p 2、Der f 1、Der f 2共8种重组过敏原，将它们与天然过敏原进行充分的研究，以期对它们进行标准化，开发出过敏原标准物质，从而建立起全球统一的过敏原质量标准。

目前应用于临床试验的重组过敏原疫苗主要有两类。一类为用基因工程手段修饰过的低致敏重组过敏原疫苗，另一类为不经基因工程修饰的过敏原野生型基因重组过敏原。2004 年，人们使用重组低致敏桦树过敏原 Bet v 1 进行了首次重组过敏原脱敏治疗的临床实验。试验前的验证表明，低致敏重组 Bet v 1 的致敏性较天然 Bet v 1 低 100 倍。由于致敏性较低，患者可以接受大剂量的注射。仅仅经过短暂的治疗，就在某些患者体内激发出桦树过敏原特异性 IgG(IgG1、IgG4、IgG2)抗体，甚至还检测出与 Bet v 1 相似的部分杨树、榛子和食物过敏原。2006 年召开的第 25 届欧洲过敏和临床免疫学会上，通报了用重组野生型过敏原疫苗脱敏治疗临床实验结果，该实验中，147 位患者被分为 4 组，分别接受重组 Bet v 1a、纯化的天然 Bet v 1、桦树过敏原提取物和安慰剂注射，治疗周期为 2 年。结果显示，治疗组在在症状和病理评分方面明显优于对照组。该实验还证明重组 Bet v 1 诱导产生了大量的 Bet v 1 特异性 IgG(IgG1、IgG4、IgG2)抗体。这些实验都直接证明了重组过敏原可以应用于过敏性疾病的脱敏治疗。

标准化过敏原疫苗特异性免疫能够显著减轻变态反应疾病患者的症状及减少其用药量，可以显著改善患者的整体生活质量。虽然在目前来讲，其费用相对昂贵，但若能在变态反应疾病的早期进行特异性免疫治疗，其实际上能够减少患者的总费用，如对症用药、住院或门诊治疗、因病缺欠考勤、病假而带来的费用，因而具有较高成本效益比。重组过敏原的发展也许会使过敏原疫苗的标准化成本大大降低，从而能使更多的过敏性疾病患者享受到特异性免疫治疗带来的实惠，提高生活质量。

市场上有许多过敏原提取物，对它们都进行标准化既不可行又不经济。不同地域的常见过敏原不同，对当地常见过敏原应主张标准化，而对一些偶尔才使用的过敏原提取物，测量主要致敏蛋白是目前较现实而又有价值的目标。

要使标准化的过敏原提取液得到广泛应用，还需要多方的合作与理解支持。希望以后市场的过敏原疫苗产品有更高的一致性，公众能对过敏性疾病的正确诊断和治疗方法有更多的认识。更希望我国能有更多的企业能取得 SFDA 的过敏原疫苗和过敏原诊断试剂的生产批文，我国的过敏原标准化进程走得更快、更好。

主要参考文献

顾耀亮，李佳娜，刘志刚. 2009. Der f 1/Der f 2 单克隆抗体的制备与鉴定. 热带医学杂志，9(12)：1370～1373.

吉坤美，刘晓宇，唐艳，等. 2010. 标准化粉尘螨变应原脱敏疫苗中主要变应原 Der f 2 含量测定. 中国人兽共患病学报，26(7)：663～667.

练玉银，杨杏芬. 2006. 尘螨变应原含量检测研究进展. 热带医学杂志，6(5)：603～605.

刘晓宇，吉坤美，李荔，等. 2011. 粉尘螨主要变应原 Der f Ⅱ单克隆抗体的制备与鉴定. 中国人兽共患病学报，27(11)：1021～1023.

许静，傅颖媛，刘志刚. 2006. 单克隆抗体在变态反应性疾病中的应用. 江西医学检测，24(6)：551～556.

Bousquet J，Locky R，Malling H J，et al. 1998. Allergen immunotherapy：therapeutic vaccines for allergic diseases. J Allergy Clin Immunol，102：558～562.

Carreira J，Lombardero M，Ventas P. 1994. New developments *in vitro* methods. Quantification of clinically relevant allergens in mass units. Arb Paul Ehrlich Inst Bundesamt Sera Impfstoffe Frankf A M，87：155～164.

Dreborg S，Einarsson R. 1992. The major allergen content of allergenic preparations reflects their biological activity. Allergy，47(4 Pt 2)：418～423.

Doreswamy V，Peden D B. 2011. Modulation of asthma by endotoxin. Clin Exp Allergy，41(1)：9～19.

Esch R. 2006. Evaluation of allergen vaccine potency. Curr Allergy Asthma Rep, 6(5): 402～406.

Ferreira F, Briza P, Infuhr D, et al. 2006. Modified recombinant allergens for safer immunotherapy. Inflamm Allergy Drug Targets, 5(1): 5～14.

Hochrein H, Schlatter B, O'Keeffe M, et al. 2004. Herpes simplex virus type-1 induces IFN-alpha production via Toll-like receptor 9-dependent and independent pathways. Proc Natl Acad Sci U S A, 101(31): 11416～11421.

Huang H Z, Liu Z G, Yang X, et al. 2006. Application of electrochemical impedance spectroscopy or monitoring allergen-antibody reactions using gold nanoparticle-based biomolecular immobilization method. Analytical Biochemistry, 356(2): 208～214.

Huang H Z, Ran P X, Liu Z G. 2007. Impedance sensing of allergen-antibody interaction on glassy carbon electrode modified by gold electrodeposition. Bioelectrochemistry, 70(2): 257～262.

Huang H Z, Ran P X, Liu Z G. 2008. Signal enhancement of surface plasmon resonance-based immunoassay for the allergen detection. Sensors and Actuators B: Chemical, 131(2): 417～423.

Jeong K Y, Yi M H, Jeong K J, et al. 2009. Sequence diversity of the Bla g 4 cockroach allergen, homologous to lipocalins, from *Blattella germanica*. Int Arch Allergy Immunol, 148(4): 339～345.

Jeong K Y, Jin H S, Oh S H, et al. 2002. Monoclonal antibodies to recombinant Der f 2 and development of a two-site ELISA sensitive to major Der f 2 iso-allergen in Korea. Allergy, 57(1): 29～34.

Jacquet A. 2010. The role of the house dust mite-induced innate immunity in development of allergic response. Int Arch Allergy Immunol, 155(2): 95～105.

Jeong K Y, Hong C S, Lee J S, et al. 2011. Optimization of Allergen Standardization. Yonsei Med J, 52(3): 393～400.

King T P, Hoffman D, Lowenstein H, et al. 1994. Allergen nomenclature. WHO/IUIS Allergen Nomenclature Subcommittee. Int Arch Allergy Immunol, 105(3): 224～233.

Lin Y, Miller C A. 1997. Standardization of allergenic extracts: An update on CBER's standardization program. Arb Paul Ehrlich Inst Bundesamt Sera Impfstoffe Frankf A M, 91: 127～130,

Linhart B, Valenta R. 2005. Molecular design of allergy vaccines. Curr Opin Immunol, 17(6): 646～655.

Linhart B, Valenta R. 2004. Vaccine engineering improved by hybrid technology. Int Arch Allergy Immunol, 134(4): 324～331.

Liu Z G, Huang H Z, Yuan P. 2009. Detection of binding of antibodies with recombinant house dust mite allergen (rDer p 2) by surface plasmon resonance technique. Spectroscopy and Spectral Analysis, 29(2): 293～296.

Niederberger V, Reisinger J, Valent P, et al. 2007. Vaccination with genetically modified birch pollen allergens: immune and clinical effects on oral allergy syndrome. J Allergy Clin Immunol, 119(4): 1013～1016.

Park J W, Kim K S, Jin H S, et al. 2002. Der p 2 isoallergens have different allergenicity, and quantification with 2-site ELISA using monoclonal antibodies is influenced by the isoallergens. Clin Exp Allergy, 32(7): 1042～1047.

Slater J E. 2000. Draft guidance for reviewers: potency limits for standardized dust mite and grass allergen vaccines: a revised protocol. http://www.fda.gov/cber/gdlns/mitegrass.txt.

Singh M B, Bhalla P L. 2005. Recombinant expression systems for allergen vaccines. Inflamm Allergy Drug Targets, 5 (1): 53～59.

Slater J E. 2004. Standardizied Allergen Exreacts in theUnited States. In: Allergens and Allergen Immunotherapy. 3rd Edition. New York: Marcel Dekker, Inc: 421～432.

Traidl-Hoffmann C, Mariani V, Hochrein H, et al. 2005. Pollen-associated phytoprostanes inhibit dendritic cell interleukin 12 production and augment T helper 2 cell polarization. J Exp Med, 201(4): 627～636.

Thorn J, Rylander R. 1998. Airways inflammation and glucan in a row house area. Am J Respir Crit Care Med, 157 (6 Pt 1): 1798～1803.

Trivedi B, Valerio C, Slater J E. 2003. Endotoxin content of standardized allergen vaccines. J Allergy Clin Immunol, 111 (4): 777～783.

Turkeltaub P C. 1997. Biological standardization. Arb Paul Ehrlich Inst, 91: 145～156.

Turkeltaub P C. 1989. Biological standardization of allergenic extracts. Allergol Immunopathol (Madr), 17(2): 53～65.

Turkeltaub P C, Rastogi S C, Baer H, et al. 1982. A standardized quantitativw skin-test assay of allergen potency and stability: Studies on the allergen dose-response curve and effect of wheal, erythema, and patient selection on assay results. J Allergy Clin Immunol, 70(5): 343～352.

Valenta R. 2002. The future of antigen-specific immunotherapy of allergy. Nat Rev Immunol, 2: 446～453.

Valenta R, Kraft D. 2002. From allergen structure to new forms of allergen-specific immunotherapy. Curr Opin Immunol, 14(6): 718～727.

Van Ree R. 2004. The Create partnership the create project: EU support for improvement of allergen standardization in Europe. Allergy, 59: 571～574.

Van Ree R. 1997. Analytic aspects of the standardization of allergenic extracts. Allergy, 52(8): 795～805.

Zhu Z, Zheng T, Homer R J, et al. 2004. Acidic mammalian chitinase in asthmatic Th2 inflammation and IL-13 pathway activation. Science, 304(5677): 1678～1682.

（刘志刚、练玉银）

第十章　尘螨的采集、分离、培养与传代及过敏原浸液的制备

第一节　尘螨的采集与分离

尘螨是主要吸入性过敏原，种类甚多，生境广泛，最常见的有屋尘螨和粉尘螨。屋尘螨主要孳生于人类居住和工作的环境中，如室内床褥、沙发、衣物、地毯及家具等的灰尘中；粉尘螨主要在面粉厂、棉纺厂及食品、中药、动物饲料等仓库的地面大量孳生，居室内也是优势种，尤其在我国南方（广州、深圳）。尘螨是一种啮食性的自生螨，一般在春秋季大量繁殖，秋后数量下降。但由于不同地区环境温度和湿度不同，因而尘螨的季节消长亦各不相同。因此，尘螨采集应根据不同地区及其季节消长规律，通过选择不同的材料来采集不同种类的尘螨。下面介绍几种采集、分离尘螨的方法。

一、尘螨的采集

1. 吸扫法

采用真空吸尘器吸取、甩抖、毛刷和小扫帚扫取等方法收集屋内家具、沙发、绒毛玩具等处长期积落的灰尘，以及面粉厂、棉纺厂、磨坊粉尘车间机器旁及地面积落的粉尘，尤其是长时间积落下来的旧粉尘，不要采集从地面扫起的尘土，对带有油质、蜡质的材料不要采集。将采集的尘样放入干净的器皿内，并在随后 4h 内称重、镜检和分离螨。

2. 挑取法

对药品污染螨可取药品肉眼观察有疑似活螨的白点移动处，用放大镜检视，用解剖针挑取可疑物放在滴有 70％乙醇的载玻片上，低倍镜可观察虫体，高倍镜或油镜可观察其形态。

3. 黑胶片法

此方法适合仓库及药材垛中活螨的采集，即选用 15cm×15cm 的黑色胶片放入仓库地面或药材垛中，每个检测点放 2 或 3 块。30min 后轻轻取起，用手握住胶片对角，观察正反两面有无近似圆形的白点移动，用蘸有水的解剖针将其挑入 70％乙醇中。

二、尘螨的分离

对采集来的尘螨样品，可根据其不同的形状、性状和性质进行分离。

1. 直接镜检法

将采回的尘样取一定量放在平皿内，置连续变倍显微镜下直接镜检，用解剖针或细毛笔（笔头撇尖蘸水）按顺序拨离尘样，当发现体态较圆而饱满、符合尘螨特征的雌、雄个体后用解剖针将尘螨挑出。

2. 振筛法

根据尘螨的大小（0.170～0.500mm），选择不同孔径（0.074～0.900mm）的筛网。将选定的筛按孔径由大到小、从上至下叠放在电振动机上，再把样品放入最上面的筛内，盖上盖，开机过筛，留在最下一层 0.074mm 筛上的细尘样品供进一步分离用。

3. 漂浮法

取一定量样品放入盛有饱和食盐水的烧杯中，搅拌使污染螨上浮，待样品沉淀后，用载玻片沾取漂浮物镜检。因尘螨的比重为 1.10，而饱和盐水的比重为 1.20，故尘螨可漂浮于溶液之上，达到分离螨虫的目的。

4. 热驱螨法

将采集的尘样放入一个改装的 Tullgren 漏斗装置，亦称螨虫分离器（图 10-1）。它是一个铝制圆桶，顶部安有一 60～100W 的灯泡（距离分样筛约 10cm），底部附有孔径大小适宜的分样筛，下接漏斗，漏斗下放一盛有适量甘油的小器皿。利用活螨怕热的习性，打开灯泡照射 1～2h，活螨便自动沿着漏斗内的底部细颈内壁向下移动，通过分样筛落入器皿中，且最后移开样品筛用甘油冲洗下漏斗以充分收集残留的活螨。

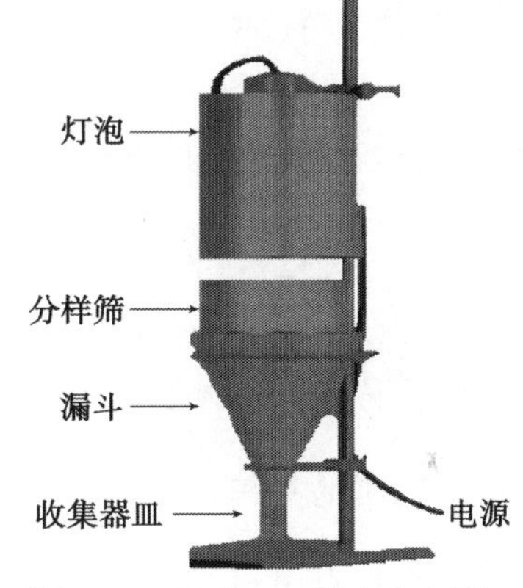

图 10-1 Tullgren 螨虫分离器

5. 避光法

因尘螨有喜湿、畏光、怕热的特性，故利用光照驱螨可达到分离尘螨的目的。参考李朝品（2006）等研究采集分离粉尘螨的方法：用水湿润样品，均匀平铺在玻璃板上，厚度不超过 1cm，宽度 3cm，长度不限。取一张黑纸宽度 10cm，前后折成两部分，将折线与样本的右侧边对齐，使其中的一部分平展于玻璃板上，左侧架一玻璃棒，高度 5cm 左右，另一部分黑纸架在玻璃棒上，沿玻璃棒放一日光灯，螨受光线刺激向黑纸下爬行，灯亮几小时后用毛笔从黑纸及玻璃板上收集尘螨。

第二节 尘螨的保存与标本制作

一、尘螨的保存

对未制作成玻片标本的尘螨，可存放于保存液中保存。常用的保存液有两种：一种是

70%～80%乙醇；另一种是奥氏液（Oudeman's fluid）。前者操作较为简便，而后者对尘螨的保存质量比前者更好。欲保存尘螨标本，首先用蒸馏水将其洗涤几次，然后将螨挑入预热的 50%～70%乙醇（70～80℃）中固定，当其肢体充分展开后，再放入盛有保存液的指形管中，保存液量应不少于虫体体积的 10 倍，用脱脂棉塞塞紧瓶口后，同时贴上记录有尘螨种类、采集地点、时间和采集人等内容的标签，最后将指形管放入盛有同样保存液的广口瓶中，软木塞塞口。这样保存使得指形管不易破，且管内的保存液不易干涸也便于携带。

保存液：

A. 70%～80%乙醇

B. 奥氏液（100ml）

70%乙醇	87ml
甘油	5 ml
冰醋酸	8 ml

二、尘螨的标本制作

（一）活体的检查

将采集、分离后的标本放在体式显微镜下观察其体形、颜色、步态、大小等。

（二）标本制作

制片分临时和永久两种。

1. 临时标本的制作

将螨类直接封入 50%～100%的乳酸中，让螨体柔软的部分慢慢地被溶蚀掉，而不使螨的表皮发生皱缩。根据样本骨化程度用不同浓度的乳酸，一般骨化程度低的种类，乳酸浓度可低些。然后放在电灯泡上或约 60℃的加热板上温热。冷却后，螨类就可透明。而对于躯体较柔软的螨类，可在乳酸中加入适量木桃红，使标本稍加着色，以便观察。

临时封固剂：

A. 50%～100%乳酸

B. 乳酸苯酚

酚	20g
乳酸	20g
甘油	40g
蒸馏水	20ml

C. 乳酸木桃红

乳酸	60 份
甘油	40 份
木质粉红	微量

2. 永久标本的制作

由于尘螨躯体微小，分类鉴定必须在高倍显微镜下检视，一般都使用封固液将其透明，制成永久玻片标本。

1)在干净的载玻片中央滴加 2 或 3 滴的永久封固剂，将清理后的尘螨标本正放于封固剂中央，而对背部隆起又脆弱的尘螨，还需在封固剂中放入 3 或 4 块碎盖片或棉线作为支撑，以免尘螨被压碎或变形，最后盖上盖玻片。封固剂的量以加盖片后正好铺满而不外溢为宜。

2)加热玻片标本，常用电吹风法。用热风加热使封固剂出现气泡或开始沸腾时，停止加热，冷却标本后即可。

3)玻片标本完全干燥后，用指甲油或金胶封固盖片 4 周以防标本受潮发霉。

4)在玻片标本的右方粘贴标签、标记学名等。

永久封固剂：常用的有两种。

A. Faure 改进的贝氏封固剂

蒸馏水	50ml
水合氯醛	5g
甘油	20ml
阿拉伯树胶	30g

药品按上述顺序在室温下混合，搅拌，用细棉布过滤。贝氏封固剂的缺点是：①会使一些体很软的尘螨发生皱缩；②像刚毛一类的微小结构不清晰。

B. C-M 封固剂

甲基纤维素	5g
多乙烯二醇	2g
一缩二乙二醇	1ml
95%乙醇	25ml
乳酸	100ml
蒸馏水	75ml

甲基纤维素和乙醇混合，加入其余成分，通过滤纸过滤。混合液置于 40～50℃的恒温箱内，经 3～5d 或直到希望的稠度。

第三节　尘螨的培养与传代

一、场　　地

尘螨培养室面积以 15～25m^{2}为宜，因尘螨喜湿、畏光、怕热，故在人工培养尘螨的过程中，应创造一个黑暗、高湿、适温的环境，温度(25±2)℃、湿度 70%～80%，且室内应具有紫外线灯、刷洗池等。

二、仪　　器

生化培养箱、干燥玻璃器、空气加湿器、平底搪瓷盆、小型超净台、体视镜、显微镜等

三、饲　　料

尘螨是一种啮食性的自生螨，以粉末性物质为食，如动物皮屑、食物碎屑和真菌等。不同类型的尘螨其食性略有不同，只有合理地配制饲料，才能饲养出大量的试验对象。

粉尘螨以面粉、大米为饲料即可繁殖，但面粉、大米属能量饲料，其蛋白质、矿物质、维生素等营养素含量少，将玉米、豆粉、鱼粉、面粉、酵母粉等作为配合饲料更有利于粉尘螨的生长。李孝达报道，粉尘螨培养可采用全麦粉（过 40 目）100g、酵母片粉（过 40 目）2.5g、虾皮粉（过 40 目）1.3g、牛肉松 0.5g、麦胚 2g、维生素 C 0.05g、肌醇 0.05g、胆固醇 0.05g、对羟基苯甲酸乙酯 0.05g，混配后接入粉尘螨，1 个月后，可发现有大量活跃新个体产生，50d 后观察有较多雄性个体生长。

屋尘螨单以面粉为饲料很难繁殖，若以全麦粉为主加以适量的麦皮、干酵母、虾皮、牛肉粉、维生素 C、肌醇、胆固醇、山梨酸等混合，经磨碎、高温高压除霉灭菌后可作为屋尘螨的培养饲料。也可采用一份粉末鱼粉与一份干酵母搭配，培养屋尘螨。

四、方　　法

屋尘螨培养：从采集样品中挑出多个活的雌雄屋尘螨，放入装有饲料的小烧杯进行预饲养。经过 2 个月，如有繁殖则挑出进行鉴定，若为屋尘螨则再接种于另一加饲料的烧杯中，如不能繁殖则放弃，再另外挑出活螨进行饲养。正式的饲养用干燥玻璃缸，下层用饱和盐水，中层用塑料盆，饲料放在盆中，把挑出的活螨放入盆中，塑料盆缘涂一层凡士林以防螨虫爬出，玻璃干燥缸边缘亦涂一层凡士林，盖一平面玻璃盖，中央制成 10cm×10cm 的大孔，并用滤纸将孔覆盖，在滤纸边缘亦用凡士林涂抹。用滤纸的目的是使饲养缸内能保持一定的氧气，培养 2～3 个月后用爬盘法可收集活螨。

粉尘螨培养：将含螨粉尘倒入平底搪瓷盒或铝制盒内，铺成薄层，再用玻片将其铺平。由于螨的活动破坏了粉尘光滑的表面，出现小突起，取突出物在显微镜下挑出雌雄粉尘螨。取一广口瓶，内放粉尘螨培养饲料，将雌、雄均有的粉尘螨接种于此，瓶口用滤纸封闭。将容器放入玻璃干燥器内，将含螨容器放入干燥器的屉板上，屉板下放饱和盐水，保持湿度，然后将干燥器置于温度为 25℃、相对湿度为 75％的恒温箱中，或放于可保持 25℃左右的室内，培养 4～6 周后即可在饲料表面形成群落，将长出的螨连同饲料移植入装有新鲜饲料的直径约 15cm、高 18cm 的圆筒形玻璃缸中，用滤纸封闭瓶口，仍置于温度为 25℃、相对湿度为 75％的恒温箱中培养，4～6 周后即可获得大量的尘螨（图 10-2）。将螨连同饲料移植入装有新鲜饲料的玻璃缸中重复以上操作，即可获得大量的纯螨材料。

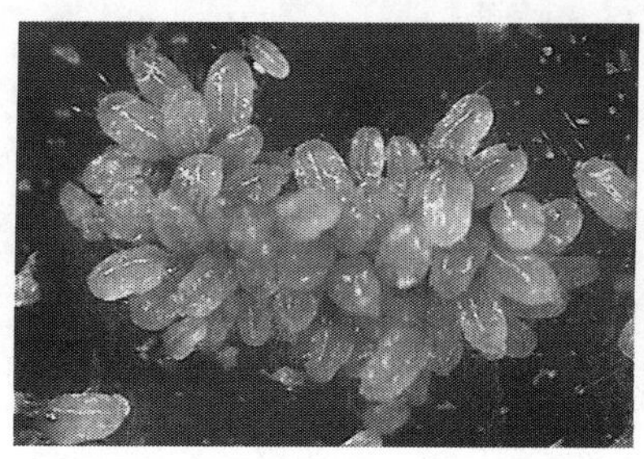

图 10-2　纯培养粉尘螨照片

第四节　尘螨过敏原的提取

一、尘螨过敏原浸液的制备

尘螨过敏原浸液(院内制剂)是临床特异性诊断及脱敏治疗尘螨过敏性疾病的重要药物,是新药开发的源泉。尘螨过敏原浸液(院内制剂)的制备经下列基本步骤始可完成,在实际操作中可针对不同材料和要求进行调整。

1. 尘螨材料的采集及净化

尘螨繁殖高峰在每年的春秋季节,即 5～6 月和 9～10 月,收集应在这两个季节进行。采集点主要在居室内、面粉厂、食品厂及磨坊等处,收集尘样过筛除杂,获取尘螨(详见本章第一节)。更常用的是从大规模纯培养后的尘螨培养基中分离原材料(尘螨)。

净化就是应用分样筛和洗涤等,去除或降低尘螨材料中的杂质以提高其纯度,增加有效成分的含量。根据尘螨的大小,选择依次通过不同孔径的筛网。将过筛后的材料用清洁的冷水清洗,并注意勿将材料长时间浸泡,以防材料中有效成分丢失,然后再用多层滤纸滤除溶剂。

2. 材料去脂

大多数尘螨材料均应用有机溶剂去除其中的油脂、脂溶性毒素及其他带有刺激性物质,以使材料中的有效成分更容易在水性溶液中浸出提取,同时也可防止过敏原提取过程中乳化现象的发生而浑浊不清。

(1)常用去脂溶剂

常用去脂溶剂有乙醚、丙酮、甲苯、二甲苯、无水乙醇等。乙醚去脂效果好,挥发快,但其易燃、易爆且具有麻醉毒性,最好不用。丙酮相对乙醚要稳定,去脂效果也好,因此尘螨的清洗和去脂多用丙酮。

(2)去脂方法

浸泡法:将材料浸于去脂溶剂中,室温下振摇 1～2h,倒去材料上面带脂的有机溶剂,换入新鲜溶剂继续去脂,直到溶剂清澈为止,然后倒掉脂溶剂,置于通风橱自然风干,冷藏备用。

分液漏斗法：将材料倒入分液漏斗，加入 2 倍以上的丙酮，塞好活塞，用手倒转漏斗，以同方向旋转振摇数分钟(图 10-3)。振摇完毕，再将漏斗固定于铁支架上，打开上口活塞，待材料和溶剂完全分层后，扭开下面活塞，使材料由下端缓慢流入烧杯，然后再倒掉带脂溶剂，清洁漏斗。若一次去脂不完全，可反复去脂。去脂材料加入应以“少量多次”为原则，这样去脂效果才好。

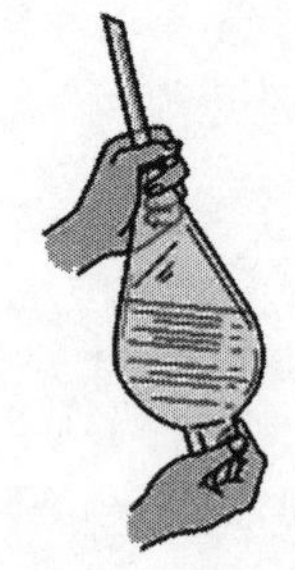
图 10-3 分液漏斗去脂

3. 过敏原提取

将去脂后的尘螨材料经液氮研磨成粉末后，按质量体积比(m/V)浸泡在相应的提取液内，4℃提取 48～72h，且用磁力搅拌器搅拌。

4. 浸液去杂质

提取完成后，即须去除提取溶液中非溶性杂质，将含有有效成分的溶液分离出来。分离方法可用过滤或离心来完成。过滤就是利用溶液自身的重力穿过滤材，从而去除沉淀物获得澄清过敏原浸液。过滤分常压过滤和减压过滤，尘螨浸液去杂一般采用常压过滤。离心分离是利用离心力把悬浮在溶液中的不溶性颗粒分离出来。4℃ 12 000g 离心 10min，取上清再经常压过滤备用。

5. 浸液透析和浓缩

(1)透析

透析是根据盐溶液渗透原理，去除浸液中低分子电解质等刺激性成分，保留蛋白质和多糖等有效成分。即将去杂后的浸液倒入透析袋，将透析袋放入透析用液中，置于 4℃冰箱内透析 24h，每 4～6h 更换一次提取液，至提取液不变色为止。

(2)浓缩

透析过程中浸液易稀释，为提高浸液的浓度，一般采用自然蒸发、负压抽吸和聚乙二醇 6000 吸附等浓缩方法来完成。

自然蒸发：将过敏原浸液装入透析袋并暴露在空气中，使其自然蒸发，也可用风扇吹拂以加快蒸发速度。

负压抽吸：取一吸滤瓶，是上口旋以橡皮塞，塞中央打孔，安装一根玻璃管直通瓶内，玻璃管下端插入装有浸液的透析袋，扎紧袋口。当吸滤瓶接通负压后，空气不断通过玻璃管进入透析袋内并从袋壁逸出，便很快使袋内液浓缩。

聚二乙醇 6000 吸附：将装有浸液的透析袋放入带盖的容器中，透析袋的周围放入一定量的聚二乙醇 6000，即可吸附溶液中的水分，从而达到浓缩的目的。

浓缩方法有很多，但无论哪种方法都需注意：①浓缩过程不能加热；②使用的吸附剂不能与溶液发生化学反应。

6. 浸液酸碱度测定及校正

酸碱度的测定可使用酸度计，亦可使用 pH 试纸。一般用酸度计精确测定过敏原浸液的 pH。若测定浸液的 pH 低于或高于 7 时，就需对其进行酸碱度校正。PH 低于 7 时，需用 1mol/L 氢氧化钠校正；高于 7 时，需用 1mol/L 盐酸校正。校正时，缓缓滴入校正液，并不断搅匀和测定，直至 pH 为 7。

7. 浸液除菌及检查

(1)尘螨过敏原浸液除菌

尘螨过敏原浸液中的活性成分不耐热，应采用机械方法如除菌过滤器(滤器、滤垫和滤瓶)(图 10-4)或注射器滤器，将浸液中的微生物除去。使用除菌过滤器时，应在无菌室或超净台中进行。在酒精灯下，将灭菌后的滤器和滤瓶组装在一起，先用少量水打湿滤垫，然后将滤液倒入滤器中。15～20min 后，待液体完全浸透滤垫时，开启正压或负压泵，使滤液缓缓滴入滤瓶。除菌过滤完后，立即在无菌条件下将过敏原浸液分装至消毒疫苗瓶中并标记。

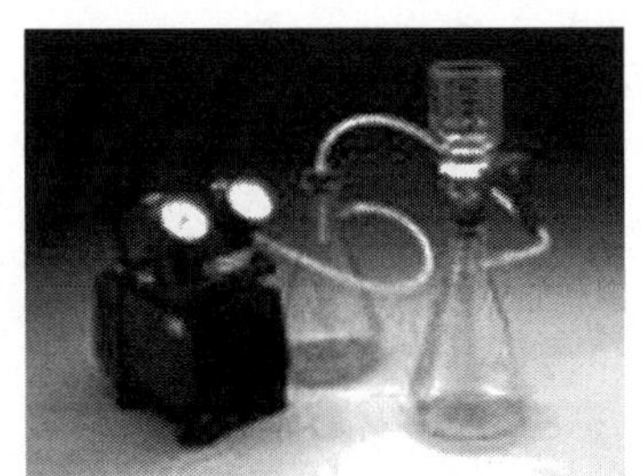

图 10-4 除菌过滤器装置

(2)灭菌检查

经过除菌过滤后的尘螨过敏原浸液还需做灭菌检查，尘螨属于吸入性过敏原，需同时做细菌及真菌检查。检查方法就是在无菌条件下，取 1ml 样品分别接种于葡萄糖肉汤培养基(检查细菌)和沙氏培养基(检查真菌)内，各 0.5ml。细菌培养基放入 37℃培养箱培养观察 5d；真菌培养基在室温(22～25℃)下培养观察 8d。若培养基仍为澄清，则为阴性，可供药用。

8. 浸液急性毒性试验

各种吸入性过敏原，在第一次应用临床前，均应作急性毒性试验。取 5 只体重约为 20g 的小白鼠，在无菌条件下腹腔注射待检样品 0.5ml，观察喂养一周，以小鼠是否死亡为指标。一旦发生死亡，可重新取小白鼠再重复一次试验，只有连续出现几次死亡而又找不出其他原因时，方可确定与受试药液有关，应予废除。

9. 浸液标准化

目前过敏原疫苗标准化的方法还未统一，但基本原则是一致的。标准化过程主要是对总效价测定和对主要过敏原含量进行标准化。标准化的主要问题是标准品的建立、适当标记单位的选择及检测方法的确立。标准品一般用生物活性单位(如 BAU)和主要过敏原的含量表示。标准化指标有质量体积比(m/V)、Noon 单位、总氮单位、蛋白氮单位等。

二、实验室尘螨过敏原的提取

不同种类尘螨原料和不同的过敏原提取方法，所得到过敏原浸液的有效组分是不同的。尘螨过敏原的提取方法有很多，只有选择合适的提取方法才能提高过敏原浸液中有效成分的效价和质量，从而对于进一步进行科研、诊断和治疗研究有很大帮助。以下介绍几种常用的尘螨过敏原提取液和提取方法。

（一）常用提取液配制

1. 碳酸氢盐—盐水提取液(Coca 碱性提取液)配制

氯化钠	5.0g
碳酸氢钠	2.75g
苯酚	4.0g
水	1000ml

新鲜配制后储存于 4℃冰箱

2. 裂解液的配制

尿素 Urea(FW60.6)	19.2g
CHAPS	106g
Tris base	0.194g
PMSF	7.0mg
Aprotinin	80μg
超纯水	40ml

新鲜配制或配好后储存于－20℃冰箱

3. Trizol 提取法试剂

Trizol 试剂，氯仿，异丙醇，无水乙醇，盐酸胍

用 DEPC 处理过的超纯水配制 75%乙醇

（二）常用尘螨过敏原的提取方法

1. 碳酸氢盐—盐水提取法(Coca 提取法)

1)细胞破碎和蛋白质溶解：取适量的尘螨螨体，放入研钵中，加入液氮，液氮液面没过样品。在液氮挥发后，将样品置于 15～20℃，10min。再次加入液氮，反复冻溶 4 次。在研钵内反复研磨冻溶后的样品，时间约 10min。

2)提取：将研磨后的样品置于 5ml 塑料离心管内，按 0.1g∶1ml Coca 液比例，加入 Coca 液，放入 4℃冰箱内提取 48～72h。在提取过程中应每日用振荡器或磁力搅拌器搅拌 4h。

3）提取液用双层滤纸去除虫体及杂质。如过滤不澄清，应再行脱脂。过滤液倒入透析袋，将透析袋放入提取液中，置于 4℃冰箱内。4h 更换一次提取液，至提取液不变色为止。

4)溶液再经注射器滤器过滤除菌。

5)抽取样品进行蛋白质含量测定，置于－20℃储备。

2. 裂解液提取法

1)将研钵置于消毒盒内，在 180 ℃烤箱中烤 2 h，冷却至室温，将匀浆器头置于消毒盒内，用 DEPC 处理后的超纯水(100ml 超纯水中加入 0.2ml DEPC，剧烈振荡使 DEPC 溶于其中，高压溶液灭活残留的 DEPC)浸泡。

2)匀浆：将研磨后的样品置于 5ml 玻璃匀浆器内，按 0.1g∶1ml 裂解液比例加入裂解液，摇匀后在室温下放置 5min。将匀浆器内管填满碎冰再放入冰盒内快速匀浆 30～60min。将匀浆后的样品 4 ℃搅拌 2h，4℃、12 000g 离心 10min，取上清液备用(图 10-5)。

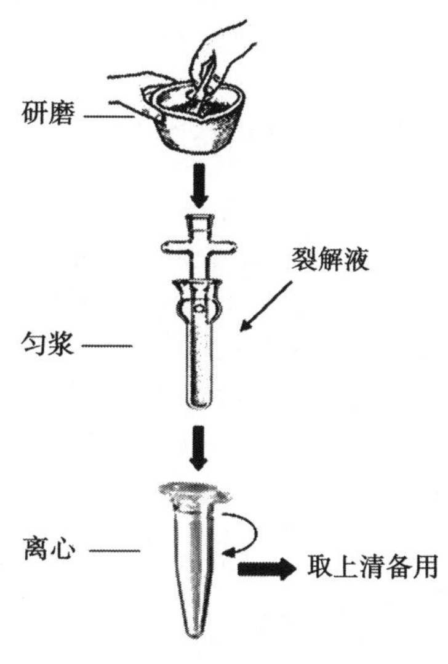

图 10-5　裂解液提取法

3. Trizol 提取法

(1)研磨

方法同上。

(2)蛋白质沉淀

将研磨后的样品按 1∶10 加入 Trizol 试剂，迅速混匀后室温静置 5～10min，加入氯仿(1ml 氯仿/5ml Trizol)，剧烈振荡 15s 后，室温下静置 5min。4℃下 12 000g 离心 15min。离心后可见液体分层，上层为无色的水相(RNA 层)，中间有一界面(DNA 层)，下层为红色的酚—乙醇有机相(蛋白层)。分别吸出上两层，再在红色的酚—乙醇有机相中加入异丙醇(按大于 1.5ml 无水乙醇/1ml Trizol 比例)，上下颠倒混匀数次，室温放置 10min，然后在 4℃、12 000g 离心 10min。弃去上清液，所得的沉淀即为蛋白质沉淀。

(3)蛋白质洗涤和再溶解

用含 0. 3 mol/L 盐酸胍的 95％乙醇溶液 1ml 漂洗蛋白质沉淀，室温静置 20min，4℃、12 000g 离心 10min，弃上清。上述步骤重复 3 次。在漂洗后的沉淀中加入无水乙醇再漂洗 1 次，方法同上。洗涤后的蛋白质真空干燥 5～10min，用移液管吸取 1％ SDS 溶解蛋白质。对于其中不溶性的颗粒物，可 4℃、12 000g 离心 10 min 去除，再将上清液移置新管。所得样品用于 Western blotting 或－20℃保存备用。

主要参考文献

范怡敏，杨彬，邵红霞，等. 2006. 上海地区户尘螨的分离培养及 Der p 2 基因的克隆与表达. 现代免疫学，26(5)：391～397.

李朝品. 2006. 医学蜱螨学. 北京：人民军医出版社.

李全文，代立群，李绍鹏. 2002. 介绍一种过敏原粉尘螨的培养方法. 中国生化药物杂志，23(2)：61～63.

李全文，代立群，孙希志. 2004. 过敏原粉尘螨的培养. 潍坊医学院学报，26(2)：158.

刘晓宇，吴捷，刘志刚，等. 2010. 中国不同地理区域室内尘螨的调查研究. 中国人兽共患病学报，26(4)：310～314.

赖乃揆，于陆，邹泽红，等. 2001. 屋尘螨的人工饲养与临床测试的研究. 中华微生物学和免疫学杂志，21：26～28.

裴伟，海凌超，廖桂福，等. 2009. 粉尘螨和屋尘螨饲养及分离技术研究进展. 中国病原生物学杂志，4(8)：633～635.

王斌，吴捷，刘志刚，等. 2009. 深圳某高校学生寝室床尘螨类调查及相关影响因子分析. 中国寄生虫学与寄生虫病杂志，27(1)：89～90.

Arbes S J Jr，Sever M，Vaughn B，et al. 2005. Feasibility of using subject-collected dust samples in epidemiologic and clinical studies of indoor allergens. Environmental Health Perspectives，113(6)：665～669.

Chang Y C，Hsieh K H. 1989. The study of house dust mites in Taiwan. Ann Allergy，62(2)：101～106.

Custis N J，Woodfolk J A，Vaughan J W，et al. 2003. Quantitative measurement of airborne allergens from dust mites，dogs，and cats using an ion-charging device. Clinical And Experimental Allergy，33(7)：986～991.

Fletcher A M，Pickering C A C，Custovic A，et al. 1996. Reduction in humidity as a method of controlling mites and mite allergens：The use of mechanical ventilation in British domestic dwellings. Clinical and Experimental Allergy，26(9)：1051～1056.

Liu Z G，Bai Y，Ji K M，et al. 2007. Detection of *Dermatophagoides farinae* in the dust of air conditioning filters. International Archives of Allergy and Immunology，144(1)：85～90.

Motoki M，Hashimoto T，Sasaki T，et al. 2007. House dust mites and their allergens in 29 primary and secondary schools in Tokyo，Japan. Medical Entomology and Zoology，58(4)：275～281.

Wickens K，Mason K，Fitzharris P，et al. 2001. The importance of housing characteristics in determining Der p 1 levels in carpets in New Zealand homes. Clinical and Experimental Allergy，31(6)：827～835.

（罗新萍、刘志刚）

第十一章　几种新技术在尘螨研究中的应用

尘螨在室内分布十分广泛，是引起呼吸道及皮肤Ⅰ型变态反应最常见的室内致敏原。正是由于尘螨的广泛分布性和易致敏性，自20世纪60～70年代以来，学者们对其进行了大量的研究工作。随着分子生物学和基因工程等各种生物学技术的不断发展，使得尘螨抗原在分子水平和基因水平都得到了更为深入的阐明，为尘螨过敏性疾病的诊治及致病机制研究提供了一些良好的手段。本章简要介绍几种近年来应用于尘螨研究的新技术。这些新技术在尘螨研究中的应用有利于人们更进一步把握和治疗尘螨过敏性疾病。

第一节　基因克隆与表达技术

基于PCR的基因克隆与表达技术是在体外经PCR反应将目标DNA分子片段进行扩增，扩增的产物与克隆载体DNA连接并转入细胞获得大量拷贝，该克隆载体中的目标DNA分子片段再经酶切、连接入表达载体，最后转入相应的工程细胞进行诱导表达，获得特定的蛋白质。在这一过程中，载体在细胞内自我复制，并带动重组的DNA分子片段共同增殖，从而产生大量的目标DNA分子片段。其主要目的是获得目标基因或DNA片段的大量拷贝，有了这些与亲本分子完全相同的分子克隆，就可以进一步转入表达系统诱导表达，最终获得目标DNA分子编码的蛋白质。基于PCR的基因克隆与表达技术的具体过程如下。

1. 目的基因的制备

提取组织细胞的总RNA，利用逆转录酶将mRNA单链逆转录为互补DNA（cDNA），随后，cDNA的另一条链通过引物和DNA聚合酶进行PCR扩展，获得目的基因。

2. 目的基因或序列插入载体

在目的序列两端设计上与载体上相同的限制性内切核酸酶位点，则同一限制酶切开产生的黏性末端，在降低温度退火时能重新互补结合，在DNA连接酶催化下，目的序列就与载体DNA链相连接。

3. DNA重组体导入宿主细胞

目的基因序列与载体连接后，要导入受体细胞中进行繁殖扩增，所用的受体细胞一般是限制修饰系统缺陷的变异株，即不含限制性内切核酸酶和甲基化酶的突变体，它可以容忍外源DNA分子进入体内并稳定地遗传给后代。受体细胞经过一些特殊方法[如电击法、$CaCl_2$、RbCl(KCl)等化学试剂法]的处理后，细胞膜的通透性发生了暂时性的改变，成为能允许外源DNA分子进入的感受态细胞。进入受体细胞的DNA分子通过复制，表达实现遗传信息的转移，使受体细胞出现新的遗传性状。将转化后的细胞在筛选培养基中培养，即可筛选出转化子，即带有异源DNA分子的受体细胞。

4. 目的基因序列克隆的筛选与鉴定

目的序列与载体DNA正确连接的效率、重组导入细胞的效率都不是百分之百的，因而最后生长繁殖出来的细胞并不都带有目的序列。通常培养出来的细胞群中只有一部分，甚至只有很小一部分是含有目的序列的重组体。因此将目的重组体筛选出来是基因克隆的重要步骤。常用的筛选与鉴定的技术有：根据重组载体的筛选标志筛选（最常见的载体携带的标志是抗药性标志，如抗氨苄青霉素、抗四环素、抗卡那霉素、蓝白斑筛选法等）；核酸杂交法，利用标记的核酸做探针与转化细胞的DNA进行分子杂交，可以直接筛选和鉴定目的序列克隆；PCR法；DNA限制性内切核酸酶图谱分析；核苷酸序列测定，已知序列的核酸克隆要经序列测定确证所获得的克隆准确无误；未知序列的核酸克隆要测定序列才能确知其结构、推测其功能，用于进一步的研究。因此，核酸序列测定是分子克隆中必不可少的鉴定步骤。

5. 目的基因的诱导表达

最早被采用的表达系统是原核表达系统，该表达系统是目前掌握最为成熟的表达系统。其优点在于能够在较短时间内获得基因表达产物，而且所需的成本相对比较低廉。但与此同时，原核表达系统还存在许多难以克服的缺点，如目的蛋白常以包涵体形式表达，导致产物纯化困难；而且原核表达系统翻译后加工修饰体系不完善，表达产物的生物活性较低。因此，利用真核表达系统来表达目的蛋白越来越受到重视。目前，基因工程研究中常用的真核表达系统有酵母表达系统、昆虫细胞表达系统和哺乳动物细胞表达系统。

基因工程和分子生物学技术生产的重组蛋白在治疗方面有高度的敏感性、特异性和低免疫原性等优点，可提高临床免疫治疗的安全性和疗效，对尘螨引起的过敏性疾病的治疗具有重要的意义，因此近年来该技术在尘螨的研究中得到了广泛的应用，并极大地推动了尘螨的遗传背景、致病机制、生物利用等方面的研究。我国研究者近年来对尘螨属过敏原分子生物学的研究增多。郝敏麒等分别对华南地区粉尘螨Der f 1、Der f 2进行克隆测序。该方法成功克隆出广州地区粉尘螨的特异过敏原，发现广州地区粉尘螨的Der f 1过敏原基因序列与GenBank中的序列有高度同源性，仅有6个碱基的差异，其编码的氨基酸序列完全一致，不影响抗原表位的改变。朱健琦等(2006)利用分子生物学技术对粉尘螨主要过敏原Der f 1、Der f 2进行了克隆表达，获得大量rDer f 1、rDer f 2抗原，为进一步以基因工程重组过敏原为基础的检测试剂国产化奠定基础。

国际上利用类似方法研究尘螨过敏原的实例也很多，采用了原核、真核甚至昆虫细胞等多种表达系统实现对尘螨过敏原的表达。例如，Greene等利用超声波处理cDNA文库获取编码Der p 1随机片段，为获得与天然过敏原特性相似的重组过敏原，把Der p 1的基因片段亚克隆至表达载体pGEX-1，通过免疫印迹和免疫吸附实验分析，获得5个准确的B细胞结合位点34～47、60～72、82～99、112～140和166～194，该表达蛋白可作为免疫治疗的候选疫苗，但其表达量有限。利用原核表达系统表达尘螨过敏原的成功范例还有Chua等将Der p 2基因克隆并在大肠埃希菌中表达，获得纯度较高的重组过敏原，重组过敏原保留天然过敏原的活性；Yuuki 等对 Der f 2 基因进行克隆并在大肠埃希菌中表达。为了克服原核表达系统所存在的一些缺陷，酵母被用于真核细胞蛋白的表达，成为表达尘螨过敏原较为的理想表达系统。Chua 等在酵母系统中表达 rDer p 1，表达量有所增加，经单克隆抗体亲和纯化，获得高保真重组体，与天然 Der p 1(natural Der p 1，nDer p 1)相比该重组体氨基酸序列的 N 端添加了 28 个残基，但保持原来酶活性且有较好的 IgE 结合力。Oort 等在酵母系统高效表达 rDer p 1，该重组体与 nDer p 1 相比 IgE 反应性降低，减少嗜碱性粒细胞释放组胺，从而降低过敏反应，体外放射性过敏原试验(RAST)结果反映，nDer p 1 结合 IgE 的能力是 rDer p 1 的两倍。天然的过敏原成分复杂，在长期使用过程中易导致严重 IgE 介导的过敏反应。重组的过敏原通过基因工程技术减少 IgE 结合的抗原表位，且保持过敏原 T 细胞识别结构域，有效降低 IgE 介导的过敏反应。为获得更有效的重组 Der f 1 的表达系统，Yasuhara 等利用甲基营养酵母菌(*Pichia pastoris*)分泌系统，从粉尘螨 cDNA 文库中，通过兔抗 Der f 1 免疫血清分离出来的 Der f 1 的 cDNA，该序列覆盖全部可读框所编码的前体，存在 6 个碱基的差异，且在两末端编码的氨基酸序列是不同的。在此系统中表达的该重组蛋白分子量比天然变应厚高，易糖基化。为使分子量更接近天然过敏原，破坏 N 端糖基化模序，形成新的突变体即 N53Q，也在 *P. pastoris*(GS115)中表达，通过体外激活转化为成熟体，与常规在大肠埃希菌表达蛋白缺乏前体序列相比，该重组蛋白有高的 IgE 结合力和低过敏原性，且表达量较高，在免疫治疗中更安全有效。Shoji 等尝试了在杆状病毒感染的昆虫细胞(SF9)中表达的 Der f 1，利用该方法获得的 Der f 1 保留着天然 Der f 1 结合 IgE 活性，是昆虫细胞表达尘螨过敏原的成功探索。

第二节 噬菌体展示技术

噬菌体展示技术(phage display technique，PDT)是以改造的噬菌体为载体，把待选基因片段定向插入控制噬菌体外壳蛋白质的 DNA 区域，使外源多肽或蛋白质表达并展示于噬菌体表面，进而通过亲和富集法筛选表达有特异肽或蛋白质的噬菌体，最终获得具有特异结合性质的多肽/蛋白质，并实现基因克隆化的一种重要的分子生物学技术。该技术于 1989 年分别由英国剑桥的 Winter 研究组和美国加州的 Lernerd 研究组同时创立，噬菌体展示技术的实现使得丝状噬菌体表面展示技术制备高亲和力特异性抗体成为可能。

噬菌体展示技术的基本原理是将多肽或蛋白质的编码基因或目的基因片段克隆入噬菌体外壳蛋白结构基因的适当位置，形成的融合蛋白表达在噬菌体颗粒的表面，不影响和干扰噬菌体的生活周期，同时保持的外源基因天然构象，也能被相应的抗体或受体所识别；利用固定与固相支持物的靶分子，采用适当的淘洗方法，洗去非特异结合的噬菌体，筛选出目的噬菌体；外源多肽或蛋白质表达在噬菌体的表面，而其编码基因作为病毒基因组中的一部分可通过分泌型噬菌体的单链 DNA 测序推导出来。

目前，用于表面展示的系统种类多样，除丝状噬菌体展示系统外，还包括 λ 噬菌体展示系统、T4 噬菌体展示系统和细菌展示系统等。

1. 单链丝状噬菌体展示系统

PⅢ是噬菌体的次要外壳蛋白，位于噬菌体颗粒的尾端，是噬菌体感染大肠埃希菌所必需的。每个噬菌体颗粒都有 3～5 个拷贝 PⅢ蛋白，其在结构上可分为 N1、N2 和 CT 三个功能区域，这三个功能区域由两段富含甘氨酸的连接肽 G1 和 G2 连接。其中，N1 和 N2 与噬菌体吸附大肠埃希菌菌毛及穿透细胞膜有关，而 CT 构成噬菌体外壳蛋白结构的一部分，并将整个 PⅢ蛋白的 C 端结构域锚定于噬菌体的一端。PⅢ有 2 个位点可供外源序列插入，当外源的多肽或蛋白质融合于 PⅢ蛋白的信号肽(SgⅢ)和 N1 之间时，该系统保留了完整的 PⅢ蛋白，噬菌体仍有感染性；但若外源多肽或蛋白直接与 PⅢ蛋白的 CT 结构域相连，则噬菌体丧失感染性，这时重组噬菌体的感染性由辅助噬菌体表达的完整 PⅢ蛋白来提供。PⅢ蛋白很容易被蛋白水解酶水解，所以有辅助噬菌体超感染时，可以使每个噬菌体平均展示不到一个融合蛋白。

PⅢ展示系统的主要用途是制备噬菌体抗体，它的突出优点是模拟了自然免疫选择系统。自然免疫系统中，抗原结合于 B 细胞表面受体而使其活化并分裂增殖、分化成有抗体分泌功能的浆细胞。这个过程可以从约 5×10^{9} 个鼠细胞和约 10^{12} 人细胞中选出一个至几个特异 B 细胞，并有选择性地富集特异性 B 细胞，通过多轮突变和选择，pⅢ展示系统完全模拟了自然选择系统；噬菌体展示的抗体片段可以由抗原包被的板、柱等选择，或者用生物素标记的抗原从液相中捕获。结合在固相抗原的噬菌体抗体经洗涤后可用可溶性半抗原、酸、碱等洗脱，然后感染大肠埃希菌培养扩增，再经下一轮的“吸附—洗脱—扩增”筛选。首轮筛选可使特异性噬菌体富集 20～1000 倍，一般经 4 轮筛选，可富集 10^{7} 倍。

2. λ 噬菌体展示系统

Maruyama 等用 PV 系统成功地展示了有活性的大分子蛋白 β-半乳糖苷酶(465kDa)和植物外源凝集素 BPA(120kDa)。λ 噬菌体的主要尾部蛋白 PV 可供外源序列插入。λ 噬菌体的 PV 蛋白构成了它的尾部管状部分，该管状结构由 32 个盘状结构组成，每个盘又由 6 个 PV 亚基组成。PV 有两个折叠区域，C 端的折叠结构域(非功能区)可供外源序列插入或替换。λ 噬菌体在细胞内进行装配，可展示难以分泌的肽或蛋白质。该系统展示的外源蛋白质的拷贝数为平均 1 个分子/噬菌体，这表明外源蛋白质或多肽可能干扰了 λ 噬菌体的尾部装配。

D 蛋白是 λ 噬菌体头部组装必需蛋白，分子质量为 11kDa，参与野生型 λ 噬菌体头部的装配。头部组装过程中先形成支架状前头，然后水解加工成前头，当 DNA 进入头部以后，D 蛋白附着于病毒衣壳的外侧，将噬菌体头部锁住，使之围绕 DNA 就位，因此正常情况下，D 蛋白在噬菌体头部形态发生上是必需的。当突变型噬菌体基因组小于野生型基因组的 82%时，可以在缺少 D 蛋白的情况下完成组装，故 D 蛋白可作为外源序列融合的载体，而且展示的外源多肽在空间上是可以接近的。病毒颗粒的组装可以在体内也可以在体外，体外组装即是将 D 融合蛋白结合到 λD-噬菌体表面，而体内组装是将含 D 融合基因的质粒转化入 λD-溶源的大肠埃希菌菌种中，从而补偿溶源菌所缺的 D 蛋白，通过热诱导而组装。该系统有一个优点，即噬菌体上融合蛋白和 D 蛋白的比例可以由宿主的抑制 tRNA 活性加以控制，这对于展示那些可以对噬菌体装配造成损害的蛋白质特别有用。

3. T4 噬菌体展示系统

SOC 是一个分子质量为 9kDa 的小蛋白，是 T4 衣壳组装非必需的，而且不论在体内还是体外，它都具有与成熟衣壳表面特定位点高亲和力地专一结合的能力。T4 噬菌体在宿主细胞内组装而不必通过分泌途径，因此可以展示的肽或蛋白质范围广，尤其适用于展示那些不能被 *Escherichia coli* 分泌的复杂蛋白质。目前已成功地利用该系统展示了 HⅣ-1 病毒被膜糖蛋白 gpl 20 的 v3 环状结构域和脊髓灰质炎病毒 VP1 衣壳蛋白(312 肽)，两者均能形成正确的折叠结构。

T4 噬菌体展示系统是将外源肽或蛋白质与 T4 噬菌体的小外壳蛋白(small outer capsid protein, SOC)C 端融合而被展示。它的显著特点是能够将两种性质完全不同的外源多肽或蛋白质，分别与 T4 衣壳表面上的外壳蛋白 SOC(9kDa)和 HOC(40kDa)融合而直接展示于 T4 噬菌体的表面，因此它表达的蛋白质不需要复杂的蛋白质纯化，避免了因纯化而引起的蛋白质变性和丢失。T4 噬菌体是在宿主细胞内装配，不需通过分泌途径，因而可展示各种大小的多肽或蛋白质，很少受到限制。由于该系统容量大(至少 35kDa 的蛋白质)、拷贝数高，故在完整结构域或蛋白质的免疫学展示、蛋白质与蛋白质间相互作用的研究及生物工程学方面有相当大的应用潜力。在 DNA 包装被抑制时，T4 是双股 DNA 噬菌体中唯一能够在体内产生空衣壳的噬菌体(SOC 和 HOC 也同时组装)。因此，在用重组 T4 做疫苗时，它能在空衣壳表面展示目的抗原，这种缺乏 DNA 的空衣壳苗，在生物安全性方面具有十分光明的应用前景。

随着噬菌体展示技术自身建库、筛选方法等方面的进一步改进和完善，噬菌体表面展示技术在蛋白质相互作用方面的成功应用，为筛选新的结合蛋白提供了一种简单、有效的手段，还为功能基因组学的研究提供了一个新的方法。噬菌体展示技术经过近 20 年的发展和完善，已成为生命科学领域的一项重要技术，广泛应用于抗原—抗体库的建立、药物设计、疫苗研究、病原检测、基因治疗、抗原表位研究及细胞信号转导研究等。该技术在尘螨过敏原的研究中也得到了一定的应用，Furmonaviciene 等成功利用噬菌体肽文库进行鼠抗屋尘螨Ⅰ类过敏原的单克隆抗体的抗原表位特性分析。该研究从冻干的屋尘螨培养上清液中分离出 Der p 1 抗原，使用了两种噬菌体展示库：M13 丝状噬菌体和 T7 噬菌体。展示库中插入的蛋白质两侧为半胱氨酸残基，促使二硫键的生成并保持肽链构象。利用鼠 mAb 2C7 抗 Der p 1 抗体筛选多肽展示库。该研究结果表明，屋尘螨Ⅰ类过敏原自 147 位亮氨酸至 160 位谷氨酰胺一段氨基酸序列作为一个潜在的抗原表位可被人类抗屋尘螨Ⅰ类过敏原 IgE 识别，为通过破坏 IgE 和屋尘螨Ⅰ类过敏原相互作用达到治疗目的提供可能。Szalai 等利用噬菌体表面展示技术生成的模拟肽模拟了两种主要屋尘螨 Der p 1 和 Der p 2 抗原决定基的构象。这两种模拟肽不仅分别能被抗 Der p 1 和抗 Der p 2 的单克隆抗体识别，而且能够与过敏性患者血清中的特异性 IgE 结合。该研究结果提示利用噬菌体表面展示技术生成的屋尘螨 Der p 1 和 Der p 2 抗原决定基模拟肽可进一步用于特异性抗原表位的免疫治疗研究。

第三节　遗传标记技术

分子标记技术的发展很快，目前常用的分子标记有核酸序列分析、随机扩增多态性 DNA(RAPD)、限制性片段长度多态性(RFLP)、直接扩增片段长度多态性(DALP)、扩增片段长度多态性(AFLP)、微卫星 DNA (microsatellite DNA)、分子杂交技术(molecular hybridization)、单链构象多态性(SSCP)和双链构象多态性(DSCP)等。在螨类研究中应用较多的分子标记主要有 RAPD、RFLP、DALP、AFLP、SSR、核酸序列分析等。

1. 随机扩增多态性DNA(random amplified polymorphic DNA,RAPD)

RAPD 于 1990 年由 William 等创立。该技术是利用随机引物(一般为 8～10bp)通过 PCR 反应非定点扩增 DNA 片段,然后用凝胶电泳分析扩增产物 DNA 片段的多态性。扩增片段多态性便反映了基因组相应区域的 DNA 多态性。RAPD 所使用的引物各不相同,但对任一特定引物,它在基因组 DNA 序列上有其特定的结合位点,一旦基因组在这些区域发生 DNA 片段插入、缺失或碱基突变,就可能导致这些特定结合位点的分布发生变化,从而导致扩增产物数量和大小发生改变,表现出多态性。就单一引物而言,其只能检测基因组特定区域 DNA 多态性,但利用一系列引物则可使检测区域扩大到整个基因组,因此,RAPD 可用于对整个基因组 DNA 进行多态性检测,也可用于构建基因组指纹图谱。

近 10 余年来,RADP 在螨类研究中已有较多的应用。De Guzman 等用 RAPD 技术检测了美国雅氏瓦螨 *Varroa jacobsoni* Oudemans 的起源。通过对 64 条引物的筛选,选出其中有代表性的 2 条引物的扩增结果进行分析,结果显示美国的雅氏瓦螨可能起源于俄罗斯,而巴西和波多黎各的雅氏瓦螨则起源于日本。Edwardsa 等比较了用 8 种引物扩增植绥螨科(Phytoseiidae)近盲走螨属(*Typhlodromalus*)3 个种的 RAPD 扩增结果,对条带遗传距离的分析显示种内遗传距离远低于种间遗传距离。Yli-Mattila 等用 24 个引物对芬兰真绥螨 *Euseius finlandicus* 进行 RAPD 扩增,成功地区分了芬兰真绥螨中的 2 个品系。Rodrigues 等用 RAPD 技术和 COⅠ序列分析法分析细须螨科(Tenuipalpidae)紫红短须螨(*Brevipalpus phoenicis*)的多态性,结果显示这两种方法所得的结果基本一致,证实佛罗里达州和巴西的细须螨属于单系群。RAPD 技术在螨类中的应用在我国虽起步较早,但研究范围和深度有限,陈景龙等曾探索过地理纤恙螨(*Ieptotrombidium deliense*)RAPD 反应条件;罗萍选用 4 种随机引物对腐酪食螨(*Tyrophagus putrescentiae*)和屋尘螨(*Permatophagoides pteronyssinus*)进行过 RAPD 扩增。

2. 限制性片段长度多态性(restriction fragment length polymorphism,RFLP)

限制性片段长度多态性是发展最早的分子标记技术。RFLP 技术的原理是检测 DNA 在限制酶酶切后形成的特定 DNA 片段的大小。因此,凡是可以引起酶切位点变异的突变如点突变和一段 DNA 的重新组织等均可导致 RFLP 的产生。此技术及其从中发展出来的一些变型均包括以下基本步骤:DNA 的提取、用限制性内切核酸酶酶切 DNA、用凝胶电泳分开 DNA 片段、把 DNA 片段转移到滤膜上、利用放射性标记的探针显示特定的 DNA 片段(通过 Southern 杂交)、构建出多态性图谱,进行结果分析。

RFLP 技术在恙螨致病基因研究中应用较为广泛,但在螨类系统学中应用较少。Osakabe 等通过对叶螨科(Tetranychidae)全爪螨属(*Panonychus*)的核糖体 DNA 的 RFLP 分析,表明核糖体 DNA 适合于分析叶螨科内的系统发育关系,并且所得的结果与形态特征的分析结果相一致。RFLP 分析数据多态信息量大,结果稳定可靠,重复性好,不受环境及物种发育阶段影响。

3. 直接扩增片段长度多态性(direct amplification of length polymorphism, DALP)

DALP 技术是基于 PCR 技术扩增基因组 DNA 限制性片段,基因组 DNA 先用限制性内切核酸酶切割,然后将双链接头连接到 DNA 片段的末端,接头序列和相邻的限制性位点序列作为引物结合位点,它是用于检测基因多态性并用扩增产物直接测序的一种新方法。DALP 技术通用测序引物 M13 为核心序列,在此基础上任意添加少数碱基的引物进行样品基因组的 PCR 扩增,以得到相应的 DNA 指纹的方法。这个方法利用了引物 M13 的序列特性,即其广泛存在于真核、原核细胞基因组当中,并且出现于多个位点。DALP 拥有 RAPD 信息量大的优点,同时也不需要被分析样品的基因组参考序列。而其引物序列相对 RAPD 较长(RAPD 引物不多于 10 个碱基),PCR 扩增时采用相对高的退火温度,这些都使得 DALP 的结果比 RAPD 有更高的重复性和稳定性。同时,由于使用了通用测序引物 M13 为核心序列的双引物扩增,得到的 DNA 条带的 5′端和 3′端的序列不一样,但都含有对应的 M13 序列,所以可以用充作其核心序列的 M13 测序引物直接测序,省去了繁琐的克隆步骤,简化了实验流程。Perrot-Minno 等用 DALP 技术分离了植绥螨科加州小新绥螨的 5 种多态位点。

4. 扩增片段长度多态性(amplified fragment length polymorphism, AFLP)

AFLP 是 RFLP 与 PCR 相结合的产物,其基本原理是先利用限制性内切核酸酶水解基因组 DNA 产生不同大小的 DNA 片段,再使双链人工接头的酶切片段连接作为扩增反应的模板 DNA,然后以人工接头的互补链为引物进行预扩增,最后在接头互补链的基础上添加 1～3 个选择性核苷酸作引物对模板 DNA 基因再进行选择性扩增,通过聚丙烯酰胺凝胶电泳分离检测获得的 DNA 扩增片段,根据扩增片段长度的不同检测出多态性。

Weeks 首次在螨类中使用此技术,探索了适合于螨的 AFLP 程序并讨论了此技术的优缺点。罗萍用限制性内切核酸酶 Eco RⅠ、Pst Ⅰ消化腐酪食螨、屋尘螨基因组 DNA,发现两者存在不同的限制性酶切图谱。Carew 等用 AFLP 和微卫星标记两种方法分析了 3 种危害葡萄瘿螨的分类地位及群体遗传结构。

5. 微卫星DNA(microsatellite DNA)

微卫星 DNA 是一种广泛分布于基因组中的 DNA 串状简单重复序列,每个重复单元的长度为 1～10bp,串联成簇,总长 50～100bp。由于重复次数和程度的不同,使所在的基因座位呈现一定的多态性。微卫星上不同长度的等位基因按简单的孟德尔方式遗传。由于微卫星具有高度多态性、在基因组中含量丰富且分布均匀等优点,这一技术很快便发展为一种分子标记,在许多研究中得到了广泛应用。

Evans 等研究了大蜂螨的 9 个微卫星位点。Nishimura 等分离并描述了神泽叶螨中的 7 个微卫星标记,为以后的神泽叶螨的行为生态、群体遗传、基因图谱分析的研究提供了基础。Navajas 等通过对 5 个微卫星位点的分析研究了温室中二斑叶螨的群体遗传结构。Pegler 等利用 ITS-2 序列分析和微卫星 DNA 两种分子标记及形态学特征比较分析了来自不同寄主的痒螨。结果显示形态上的多变可能是不同生活环境下表型改变的结果。Walton 等用线粒体 DNA 和微卫星标记分析了皮肤人疥螨和皮肤犬疥螨之间的系统发育关系。

由于微卫星DNA在基因组中多态性高，并且等位基因数目多、呈共显性遗传，其指纹图谱有极高的多态性，结果稳定可靠，重复性好，适用于尘螨的系统进化研究。

6. 表达序列标签(expressed sequence tag,EST)

EST是一个短的cDNA子序列，可以用来确认基因转录本，进行基因序列的鉴定。含有EST的cDNA序列通常由cDNA文库克隆而来，受当前技术的影响，其长度被限制在500～800个核苷酸。因为这些克隆片段含有的DNA与mRNA互补，所以EST代表了部分可以表达的DNA序列。可以用物理图谱技术将EST在特殊的染色体位置上标示出来，如辐射杂交映射或FISH。此外，如果已得知某一物种的基因组序列，我们就可以用通过计算机将EST序列排列出来。EST的鉴定工作进展迅速，目前公共数据库中可用的EST序列已超过7200万个。

Angus等使用EST研究主要的尘螨物种与过敏性疾病之间的关系，包括粉尘螨、热带无爪螨和主要的仓储螨类如腐食酪螨、粗脚粉螨。在粉尘螨和热带无爪螨中发现3000个EST，其中超过50%的EST与已知的基因显著相匹配，并且都可以被归类到相应的8类功能基因，如代谢、基因表达、蛋白质合成、细胞信号转导等。他们的研究除了发现有一些与已知螨类过敏原同源的基因外，还鉴定出一些重要的未知尘螨过敏原，它们与一些非尘螨来源的过敏原存在同源性。

第四节　双向电泳技术

双向电泳是蛋白质组学研究中最常用的技术，具有简便、快速、高分辨率和高重复性等优点，能同时将上千种蛋白质分离和展示，是目前分析复杂组分蛋白质分辨率最高的工具。1975年，意大利生化学家O'Farrell发明了双向电泳技术，该技术利用蛋白质的带电性和分子质量大小的差异，通过两次凝胶电泳达到分离蛋白质群的目的。双向电泳技术依据两个不同的物理化学原理分离蛋白质。第一向电泳依据蛋白质的等电点不同，通过等电聚焦将带不同净电荷的蛋白质进行分离。在此基础上进行第二向的SDS聚丙烯酰胺凝胶电泳，它依据蛋白质分子质量的不同将之分离。最早采用等电聚焦的凝胶是用载体两性电解质与聚丙烯酰胺凝胶配制成pH梯度的管状胶，在每次电泳前需现制。由于实验条件和操作上的误差，往往会造成不同批次凝胶内部pH梯度不稳定和重复性差，而且在等电聚焦过程中因聚焦时间过长也会引起凝胶内部pH梯度的变化。目前使用的固相化pH梯度(IPG)干胶条弥补了上述管状胶的不足。IPG干胶条pH梯度是通过缓冲复合物与聚丙烯酰胺凝胶共价结合形成的，随着凝胶聚合而将pH梯度固定。即使胶条在高电压下进行较长时间的等电聚焦，仍保持稳定的pH梯度，这是高分辨分离所必需的。IPG胶灌注在塑料片上，然后盖上相同大小的塑料片，机械切割成固定大小而易操作的干胶条。

由于蛋白质的等电点和分子质量是两个彼此不相关的重要性质，而双向电泳同时利用了蛋白质间的这两个性质上的差异分离蛋白质，因此双向电泳的分离能力非常强大，自第一次应用该技术以来，其分辨率已从15个蛋白点发展到10 000多个蛋白点。一般的双向电泳也能分辨1000～3000个蛋白点。双向电泳在分离蛋白质混合样品、比较差异方面有不可替代的作用，结合质谱鉴定技术可查明大型蛋白复合物各组组分，与其他生物技术如分子生物学、分子遗传工程、免疫学、微量蛋白质的自动氨基酸序列分析相结合，可以快速准确地发现和鉴定新的蛋白质，因此，双向电泳技术被广泛应用于医学、生命科学的各个领域。

孙劲旅等对户尘螨的蛋白提取液进行双向凝胶电泳分析，在采用 Coca 液、裂解液及 Trizol 法提取纯种户尘螨螨体蛋白后，用二喹啉甲酸(BCA)检测法测定蛋白质含量、双向电泳比较上述蛋白质提取方法的效果，结果显示，使用传统的过敏原制备方法——Coca 液提取 48h，经过双向电泳发现仅仅有少量低分子质量的蛋白点；用裂解液提取的蛋白质经过双向电泳可见明显增多的低分子质量蛋白点，但无中分子质量的蛋白点；Trizol 法提取的蛋白质经过双向电泳可见中分子质量的蛋白点，如 174～178kDa 和 133. 0kDa 的蛋白质。结果提示，双向电泳的指纹图谱在鉴定尘螨种类和相关研究中具有一定的价值。

第五节　基因芯片技术

以微阵列芯片为代表的高通量分析技术是 20 世纪 90 年代发展起来的一项前沿生物技术。它是将自动化的 DNA 测序、DNA 扩增(PCR)、高效率的寡核苷酸合成，以及核酸标记化学工艺等有机结合在一起的一门技术。其理念来源于 Roger Ekins 于 1989 年提出的一项新理论，该理论指出，在平方微米或平方毫米面积的“微点”上反应比传统的宏观免疫试验具有更高的灵敏度。微点反应理论的提出促使 Roger Ekins 进一步提出微阵列的设想，并进行了此方面实验。在 80 年代末，牛津大学的 Edwin Southern 成功地利用喷点式方法将寡核苷酸点到玻璃表面。与此同时，Stephen Fodor 采用光蚀刻技术通过原位合成制成了寡核苷酸微阵列。这两种方法是目前寡核苷酸基因芯片制造的基本方法。喷点式方法首先合成寡核苷酸探针，然后再将这些探针按一定的顺序固定在经过衍生化处理的固相载体表面(如表面经过特殊处理的硅晶片等)。这种方法制备的 DNA 芯片，探针的制备或合成技术成熟，但阵列中探针的密度不高。原位合成芯片使用的是完全不同的技术，这种方法是将硅片光蚀刻技术、DNA 固相合成技术和化学光敏合成技术的有机结合起来，在常规的 DNA 合成技术基础上，采用特制的多通道自动加样系统，直接在活化过的固相载体表面合成众多的寡核苷酸探针，这种方法制备寡核苷酸芯片具有快速高效、芯片上的探针密度高等优点，其代表是美国 Affymetrix 公司生产的 Gene Chip 系列。该公司的原位合成芯片可以达到极高的密度，目前能达到的最高分辨率是 10μm，在每平方厘米的合成表面可合成多达 50 万个寡核苷酸探针。其独特的“PM/MM”探针设计，即采用完全配对探针(perfect-match，PM)检测阳性信号，对应每一 PM 探针，又设计了中心位点突变的不完全配对探针(mismatch，MM)，利用 MM 探针可以有效扣除背景信号和非特异杂交信号；PM/MM 探针的联合使用，大大提高了检测的灵敏度和准确性。

基因芯片技术是各学科综合交叉的崭新技术，其在尘螨过敏原研究中也已开始应用。Heishi 等采用 Affymetrix 公司高密度寡核苷酸微阵列(基因芯片)技术检测了用屋尘螨浸液皮内注射的 NC/Nga 小鼠耳郭基因的表达情况，结果显示特应性皮炎样耳郭皮肤病损与细胞因子、细胞因子受体、黏附分子等 1000 余个基因表达水平的改变相关。该研究还证实 NC/Nga 小鼠模型是研究无病原体污染螨性致敏作用的有效模型。

第六节 转基因技术

转基因技术是指利用分子生物学技术，将某些生物的基因转移到其他物种中，改造生物的遗传物质，由于导入基因的表达引起生物体性状的可遗传修饰，将这一技术称之为转基因技术。转基因技术在农业生产、动物饲养和医药研究等诸多领域有着广泛的应用前景。

在转基因食品潜在致敏性的研究中，唐明娟等将粉尘螨过敏原(Der f 2)基因引入植物中表达。经 PCR、Southern、Northern 杂交以及 ELISA 检测表明，外源基因已发生整合并正常表达，表明转基因烟草作为一个实验系统来研究尘螨基因产物的致敏性是可行的。同时，采用 RT-PCR 从转基因烟草中扩增出经植物加工后的致敏原 Der f 2 的基因片段，序列比对证明植物(烟草)能对粉尘螨的内含子进行正确识别和有效剪切。该实验结果显示，转基因烟草可作为一个实验系统来研究尘螨抗原的致敏性，尘螨过敏原的免疫交叉反应也可在转基因实验系统中做更深入的研究。

第七节 生物信息学技术

生物信息学(bioinformatics)是一门数学、统计学、计算机科学与生物医学交叉结合的新兴学科，它已广泛地渗透到医学的各个研究领域中，成为生物医学发展不可缺少的重要工具。随着人类基因组计划的快速发展，生物信息学技术在人类疾病与功能基因的发现与识别、基因与蛋白质的表达与功能研究方面都发挥着关键的作用。Smith 运用生物信息学的预算法则和氨基酸定点突变的方法研究 Der p 2 的 B 细胞决定簇。首先用计算机运算分析 Der p 2 的氨基酸序列并确定其疏水和可变形的序列部分，然后用定点突变的方法使位于序列中第 44～46 和第 100 个亲水的氨基酸残基发生突变，再用鼠抗 Der p 2 单抗及螨过敏患者 IgE 通过竞争抑制性 ELISA 法测定反应情况。结果发现在这两个部位的氨基酸发生突变后均不同程度地影响了抗原与抗体的结合活性。最后他认为在缺乏三维结构信息的情况下，运用数学预算法即能确定 Der p 2 的重要 B 细胞抗原决定簇。这将有助于用定点突变来调节抗体对抗原的识别，并有可能为抗原特异性免疫治疗提供一条新思路。

第八节 单克隆抗体技术

抗体是由 B 淋巴细胞分化形成的浆细胞合成、分泌的。每一个 B 淋巴细胞在成熟的过程中通过随机重排只产生识别一个抗原的抗原受体基因。骨髓瘤细胞可在体外生长繁殖，应用细胞杂交技术使骨髓瘤细胞与免疫的 B 淋巴细胞二者合二为一，得到杂交的骨髓瘤细胞。这种杂交细胞继承两种亲代细胞的特性，既具有 B 淋巴细胞合成专一抗体的特性，又有骨髓瘤细胞能在体外培养增殖永存的特性，用这种来源于单个融合细胞培养增殖的细胞群，可制备抗一种抗原决定簇的特异单克隆抗体。用杂交瘤技术制备出来的单克隆抗体纯度高、专一性强、效价高，使用时可免除不同细胞及微生物种或株间血清学上的交叉反应，大大提高了诊断的特异性及敏感性，另外，在研究细胞表面标志、提纯可溶性抗原、进一步研究抗体的结构和功能等方面都起着十分重要的作用。Nishiyama 先在 5 种鼠抗 Der f 2 单克隆抗体中筛选出 2 种能抑制螨过敏患者血清 IgE 与 Der f 2 过敏原结合者，即这两种鼠单抗与人血清中抗 Der f 2 的 sIgE 结合相同的抗原决定簇；然后重组合成 43 个不同的单一位点突变的 Der f 2 蛋白分子，与筛选出的鼠单克隆抗体反应，发现在蛋白分子 C 端周围和第 73 个氨基酸周围的氨基酸残基改变后，其与鼠单抗反应的能力明显下降。根据以上发现，他认为 Der f 2 过敏原分子的 C 端部分及第 73 个氨基酸残基周围是与 IgE 结合的关键部位，亦即主要抗原决定簇所在之处。运用类似的方法，Takai 发现人 IgE 与 Der f 2 的结合主要依赖于 Der f 2 的三级结构而非氨基酸的连续序列，其中 1～24、25～29、121～123 序列是与 IgE 结合所需的最小氨基酸 N 端、C 端序列。顾耀亮等构建了粉尘螨 Der f 1 单克隆抗体；刘晓宇等利用单克隆抗体技术构建了 Der f 2 单抗，为粉尘螨过敏原疫苗的标准化奠定了基础。

随着生物学技术的不断发展，多种新技术新方法在尘螨过敏原研究中得以广泛应用，相信不久以后，人们便可从免疫学水平、基因分子水平等多个层面对尘螨各组主要过敏原有一个系统完整的把握。加之对各过敏原主要抗原决定簇部位的认识，亦可使人们对过敏原与机体免疫系统之间的作用有更加清晰的认识。这将有利于从更微观的水平上把握和治疗尘螨过敏性疾病。

主要参考文献

蔡成郁，白羽 刘志刚. 2007. 粉尘螨 3 类变应原基因的克隆、表达、纯化与变应原性鉴定. 中国寄生虫学与寄生虫病杂志，25(1)：22～26.

顾耀亮，李佳娜，刘志刚. 2009. Der f 1 单克隆抗体的制备与鉴定. 热带医学杂志，9(12)：1370～1373.

黄志坚，刘志刚，2007. 腐食酪螨过敏原的分析鉴定与纯化. 中国寄生虫学与寄生虫病杂志，25(6)：483～487.

郝敏麒，徐军，钟南山. 2003. 华南地区粉尘螨主要变应原 Der f 2 的 cDNA 克隆及序列分析. 中国寄生虫学与寄生虫病杂志，21(3)：160～163.

郝敏麒，徐军，钟南山. 2001. 粉尘螨Ⅰ类变应原(Der f 1)的 cDNA 克隆及序列分析. 免疫学杂志，17(3)：213～215.

刘志刚，周珍文，高波，等. 2004. 粉尘螨 cDNA 文库的构建. 中国人兽共患病杂志，20(11)：923～925.

刘志刚，杨慧，付颖媛，等. 2006. 屋尘螨变应原 Der f 1 基因原核表达产物的纯化及特性鉴定. 热带医学杂志，6(6)：656～659.

刘晓宇，吉坤美，李荔，等. 2011. 粉尘螨主要变应原 Der f Ⅱ 单克隆抗体的制备与鉴定. 中国人兽共患病学报，27(11)：1021～1023.

刘晓宇，吉坤美，刘志刚，等. 2009. 屋尘螨重组变应原 Der p 2 的表达、纯化及免疫学活性鉴定. 中国人兽共患病学报，25(8)：764～767.

孙劲旅，张宏誉，应万涛，等. 2004. 利用双向电泳比较 3 种提取户尘螨蛋白的方法. 基础医学与临床，24 (3)：321～326.

唐明娟，胡鸾雷，曹蕾，等. 2004. 粉尘螨过敏原在转基因植物中的致敏活性分析. 科学通报，49：86～89.

朱永峰，刘志刚，高波，2006. 粉尘螨 6 类变应原(Der f 6)的克隆表达、纯化及免疫学特性鉴定. 中国寄生虫学与寄生虫病杂志，24(4)：241～246.

朱永烽，刘志刚，高波. 2008. 粉尘螨变应原 Der f 18 的克隆表达、纯化及免疫学特性鉴定. 寄生虫与医学昆虫学报杂志，15(3)：162～166.

朱健琦，刘志刚，高波，等. 2006. 粉尘螨Ⅰ类变应原(Der f Ⅰ)的克隆表达、纯化及免疫学特性. 昆虫学报，49(2)：213～218.

朱健琦，刘志刚，高波，等. 2006. 粉尘螨Ⅱ类变应原的克隆表达、纯化及其免疫学特性. 免疫学杂志，22(2)：213

～216.

Chen A A, Theng O S, Tim C F. 2004. Sequence tag catalogs of dust mite-expressed genomes: utility in allergen and acarologic studies. American Journal of Pharmaco Genomics, 4(6): 357～369.

Chua K Y, Dilworth R J, Thomas W R. 1990. Expression of *Dermatophagoides pteronyssinus* allergen, Der p 2, in *Escherichia coli* and the binding studies with human IgE. Int Arch Allergy Appl Immunol, 91(2): 124～129.

Chua K Y, Kehal P K, Thomas W R, et al. 1992. High-frequency binding of IgE to the Der p allergen expressed in yeast. J Allergy Clin Immunol, 89(1 Pt 1): 95～102.

Desmarais E, Lanneluc I, Lagnel J. 1998. Direct amplification of length polymorphisms (DALP), or how to get and characterize new genetic markers in many species. Nucleic Acids Res, 26(6): 1458～1465.

De Guzman L I, Rinderer T E, Stelzer J A, 1997. DNA evidence of the origin of *Varroa jacobsoni* Oudemans in the Americas. Biochem Genet, 35(9～10): 327～335.

Furmonaviciene R, Tighe P J, Clark M R, et al. 1999. The use of phage-peptide libraries to define the epitope specificity of a mouse monoclonal anti-Der p 1 antibody representative of a major component of the human immunoglobulin E anti-Der p 1 response. Clin Exp Allergy, 29(11): 1563～1571.

Greene W K, Chua K Y, Stewart G A, et al. 1990. Antigenic analysis of group I house dust mite allergens using random fragments of Der p 1 expressed by recombinant DNA libraries. Int Arch Allergy Appl Immunol, 92(1): 30～38.

Heishi M, Imai Y, Katayama H, et al. 2003. Gene expression analysis of atopic dermatitis-like skin lesions induced in NC/Nga mice by mite antigen stimulation under specific pathogen-free conditions. Int Arch Allergy Immunol, 132(4): 355～363.

Navajas M, Perrot-Minnot M J, Lagnel J, et al. 2002. Genetic structure of a greenhouse population of the spider mite *Tetranychus urticae*: spatio-temporal analysis with microsatellite markers. Insect Mol Biol, 11(2): 157～165.

Nishimura S, Hinomoto N, Takafuji A A. 2003. Isolation, characterization, inheritance and linkage of microsatellite markers in *Tetranychus kanzawai* (Acari: Tetranychidae). Exp Appl Acarol, 31(1,2): 93～103.

Nishiyama C, Hatanaka H, Ichikawa S, et al. 1999. Analysis of human IgE epitope of Der f 2 with anti-Der f 2 mouse monoclonal antibodies. Mol Immunol, 36(1): 53～60.

O'Farrel P H. 1975. High resolution two-dimensional electrophoresis of proteins. J Biol Chem, 250: 4007～4021.

Osakabe M, Sakagami Y. 1994. RFLP analysis of ribosomal DNA in sibling species of spider mite, genus *Panonychus* (Acari: Tetranychidae). Insect Mol Biol, 3(1): 63～66.

Pegler K R, Evans L, Stevens J R, et al. 2005. Morphological and molecular comparison of host-derived populations of parasitic *Psoroptes* mites. Med Vet Entomol, 19(4): 392～403.

Perrot-Minno M J, Lagnel J, Desmarais E, et al. 2000. Isolation and characterization by direct amplification of length polymorphisms (DALP) of codominant genetic markers with *Mendelian inheritance* in *Neoseiulus californicus* (Acari: Phytoseiidae). Exp Appl Acarol, 24(10,11): 795～803.

Pham X D, Otsuka Y, Suzuki H, et al. 2001. Detection of *Orientia tsutsugamushi* (Rickettsiales: Rickettsiaceae) in unengorged chiggers (Acari: Trombiculidae) from Oita Prefecture, Japan, by nested polymerase chain reaction. J Med Entomol, 38(2): 308～311.

Rodrigues J C V, Gallo-Meagher M, Ochoa R, et al. 2004. Mitochondrial DNA and RAPD polymorphisms in the haploid mite *Brevipalpus phoenicis* (Acari: Tenuipalpidae). Exp Appl Acarol, 34(3,4): 275～290.

Shoji H, Hanawa M, Shibuya I, et al. 1996. Production of recombinant mite allergen Der f 1 in insect cells and characterization of products removal of pro-sequence is essential to IgE-binding activity. Biosci Biotechnol Biochem, 60(4): 621～625.

Smith A M, Chapman M D. 1997. Localization of antigenic sites on Der p 2 using oligonucleotide-directed mutagenesis targeted to predicted surface residues. Clin Exp Allergy, 27(5): 593～599.

Takai T, Mineki R, Nakazawa T, et al. 2002. Maturation of the activities of recombinant mite allergens Der p 1 and Der f 1, and its implication in the blockade of proteolytic activity. FEBS Lett, 531: 265～272.

Takai T, Yuuki T, Okumura Y, et al. 1997. Determination of the N-and C-terminal sequences required to bind human

IgE of the major house dust mite allergen Der f 2 and epitope mapping for monoclonal antibodies. Mol Immunol，34(3)：255～261.

van Oort E，de Heer P G，van Leeuwen W A，et al. 2002. Maturation of *Pichia pastoris*-derived recombinant pro-Der p 1 induced by deglycosylation and by the natural cysteine protease Der p 1 from house dust mite. Eur J Biochem，269(2)：671～679.

Walton S F，Dougall A，Pizzutto S，et al. 2004. Genetic epidemiology of *Sarcoptes scabiei* (Acari：Sarcoptidae) in northern Australia. Int J Parasitol，34(7)：839～849.

Weeks A R，Van Opijnen T，Breeuwer J A. 2000. AFLP fingerprinting for assessing intraspecific variation and genome mapping in mites. Exp Appl Acarol，24(10,11)：775～793.

Yasuhara T，Takai T，Yuuki T，et al. 2001. Cloning and expression of cDNA encoding the complete prepro-form of an isoform of Der f 1，the major group 1 allergen from house dust mite *Dermatophagoides farinae*. Biosci Biotechnol Biochem，65(3)：563～569.

Yli-Mattila T，Paavanen-Huhtala S，Fenton B，et al. 2000. Species and strain identification of the predatory mite *Euseius finlandicus* by RAPD-PCR and ITS sequences. Exp Appl Acarol，24(10,11)：863～880.

Yuuki T，Okumura Y，Ando T. 1991. Cloning and expression of cDNA coding for the major house dust mite allergen Der f 2 in *Escherichia coli*. Agric Biol Chem，55(5)：1233～1238.

（王亮、刘志刚）

第二篇　尘螨与疾病

第十二章　尘螨过敏性疾病的病理生理学和遗传学

第一节　尘螨过敏性疾病的病理生理学

尘螨分布呈世界性，在我国的分布也极为广泛。引起人类过敏性疾病的螨类主要有三类：屋尘螨（*Dermaphagoides pterongssinus*，Dp）、粉尘满（*Dermaphagoides farinae*，Df）和埋内欧尘螨（*Euroglyphus maymei*，Em）。在我国以及世界大部分地区，屋尘螨和粉尘螨分布较广，是室内强烈的过敏原螨种。活螨、死螨、螨死亡后的碎屑及排泄物均有极强的过敏原性。

尘螨过敏性疾病的发病因素很多，通常与地区、职业和遗传等有关。尘螨过敏在儿童中的发病率比成人高，患者中约半数以上在 12 岁前发病。常见的螨性过敏性疾病包括哮喘、过敏性鼻炎、特应性皮炎等。

一、哮　　喘

（一）概述

哮喘是一种气道慢性炎症疾病，其特征包括可变气道阻塞、气道炎症和气道高反应性，自发性或治疗后可逆。多个国家和地区的流行病学研究显示尘螨是儿童和成人哮喘发展的危险因子。上海哮喘患者的皮试结果显示，对尘螨浸液产生阳性反应者达 85%～90%，与国外报道类似。螨性哮喘好发于春、秋两季，少数病例可终年发作，这主要与环境中的温度、湿度及尘螨的密度有关。现代化的生活模式和生活设施，可能是促进哮喘发病率增高的一个重要因素。Munir 等总结了尘螨所致过敏性哮喘中发病受遗传倾向、环境触发和过敏原暴露三个方面影响的相互关系，在环境触发因子、遗传倾向、暴露于过敏原因素的共同作用下患者产生致敏，如果再次暴露于过敏原则可发生哮喘症状。

尘螨过敏患者，哮喘症状的严重程度与暴露的级别相关：有人对 67 例父母任何一方有过敏性鼻炎或哮喘的儿童随访至 11 岁发现，1 岁时暴露在 Der p 1＞10μg/g 尘土中的儿童在 11 岁时哮喘发生率增加 5 倍；暴露的级别越高，则哮喘发生得越早。在成人也有类似的报道，对平均年龄为 41 岁的成人研究发现，尘螨暴露与气道高反应性成正相关，与 FEV1 成负相关。有人对 9 例仅对尘螨过敏的哮喘患者进行起居室和卧室地板 Der p 1 检测后发现，在夏、秋季尘螨水平和气道高反应性均在高峰，春季均在低峰。

对尘螨过敏的儿童和成人，不暴露于尘螨环境后哮喘发生明显逆转，症状和肺功能改善，气道炎症和高反应性均减轻。意大利的研究表明，当儿童脱离尘螨环境后，他们的哮喘症状好转、峰流速增加、气道高反应性降低、尘螨 sIgE 水平下降、诱导的痰中嗜酸性粒细胞和上皮细胞数量减少。当这些儿童回到有尘螨的环境后，哮喘复发。Platts－Mills 等发现,尘螨过敏患者在环境控制病房住院2个月后,9例患者有5例气道高反应性下降8倍以上。在丹麦,30个哮喘患者房间经过改造,空气换气改善后,床垫上面尘螨计数从110个螨/g尘土下降到20个螨/g尘土;5个月后,他们的用药积分下降,FEV1改善,总IgE水平下降;15个月后峰流速和哮喘症状明显改善。

(二)病理生理学

尤其是在有长期病史的成年人,引发哮喘气道炎症反应的细胞和分子机制是非常复杂、相互影响且多变的。哮喘的不同阶段,如急性或慢性、严重或轻微,其病理生理学都不尽相同。纤维支气管镜检和活检的使用为人们了解哮喘发病的免疫学机制提供了基础。

1. 细胞水平的炎症

传统观点认为,哮喘是一种气道阻塞疾病。第一手病理资料来自死于哮喘或者其他原因的哮喘患者,或者是进行了肺部切割手术的哮喘患者。尽管这些患者的病情不尽相同,但是都提示病理学的改变提供了直接的认识,包括哮喘炎症的起因和结果。持续性的气道炎症被认为是严重、轻微,甚至是无症状哮喘的特征。典型的显微特征则包括炎症细胞的浸润、呼吸道平滑肌的肥大、基底膜的增厚。

黏液栓的组成包括黏液、血清蛋白、炎性细胞、细胞碎片,这些碎片由脱落的上皮细胞和巨噬细胞以螺旋的形式融合在一起。黏液栓会引起气道堵塞,引发换气和吸气失调,导致低氧血症,即使过度换气也无法解决。厚而坚韧的黏液栓可能延伸至细支气管,黏液延伸并充满黏膜下层腺体。在致命的哮喘中,黏液的过度分泌会导致黏膜下腺体的肥大和超长增生。黏液中包含的核酸、糖蛋白和清蛋白使其更黏稠。这种异样黏膜流体会使得纤毛大量丢失,从而损害了黏膜的清洁功能。

哮喘中,气道壁的加厚与疾病的严重程度相关。致命哮喘,气道壁增厚为50%~300%,而在非致命哮喘个体中为10%~100%。这种增厚源于多种组织结构,包括平滑肌、上皮组织、黏膜组织和黏液腺体。这种炎症水肿涉及整个呼吸道,尤其是下黏膜层,可以看到显著的下黏膜层肥大和增生,以及杯状细胞的肥大增生。在致命哮喘中,杯状细胞的肥大和增生伴随着上皮细胞的丢失及形成炎症占主导的微环境,在细支气管中这种现象尤为突出。在外膜层,肌层和微血管出现了肥大现象。最近,形态学观察表明,相比非哮喘患者,哮喘患者支气管中生有数量更多并且占据面积更大的丛生血管。

在哮喘中,炎症的严重程度和免疫细胞浸润性,主要来源于驻留细胞的激活、炎症细胞的募集及向气道的浸润。炎症性浸润的典型特点是多细胞共同作用,主要是嗜酸性粒细胞,但是也有不同程度的其他细胞,如淋巴细胞、中性粒细胞等。中性粒细胞、淋巴细胞、嗜酸性粒细胞都是从气道周围募集来的,而肥大细胞是典型的驻留细胞;巨噬细胞和树突状细胞既是驻留细胞,也会募集到肺部组织。组织化学显示,肥大细胞的脱颗粒和嗜酸性粒细胞的液泡化,表明这些炎症细胞已经被激活。而且在哮喘患者体内,发现了黏膜肥大细胞在分泌小颗粒。尸体解剖后发现,在哮喘患者的支气管和肺组织中,肥大细胞的数量显著减小,其实是这些肥大细胞发生了脱颗粒,而不是它们的数量真正减少了。肺泡灌洗液和支气管活体检测证实,嗜酸性粒细胞是哮喘的众多炎症细胞中占主导地位的。不管是在大气管还是支气管中，急性哮喘发作都伴随着大量的嗜酸性粒细胞浸润。但是也不能一概而论，在有些极其严重的或致死哮喘中，也没有发现嗜酸性粒细胞的缺失，这就说明了哮喘发作是个多相性的过程。肺泡巨噬细胞在哮喘患者、正常人体肺泡中都是占主导地位的，一旦被激活，就会分泌大量多种细胞因子。肺部淋巴细胞似乎是启动强烈的 Th2 免疫的基础。支气管活体检测显示，淋巴细胞的数量和哮喘严重程度没有什么相关性，但也有证据表明，随着 CD25 以及后期的 CD69、VLA-1 的增加会激活这些细胞，CD4 亚型的 T 细胞被激活，但是 CD8 亚型的几乎没被激活。

2. 上皮组织的破坏

尽管存在争议，支气管上皮组织的破坏仍然被认为是慢性哮喘最主要的特征。柱状上皮细胞从基细胞中分离出来，导致上皮组织的破坏和脱落，是个漫长而且伴随严重炎症的过程。剥落的上皮组织以痰的形式咳出来。上皮组织的不断破坏伴随着修复的增加，然而这种长期的创伤会导致永久性无法恢复到正常状态。修复过程的再生只生成简单化、叠生、非纤毛的上皮细胞和杯状细胞，而不是正常、层生、纤毛化的上皮柱状细胞。再生区域也存在着旺盛的有丝分裂活动。

嗜酸性粒细胞来源的一些细胞因子，是导致上皮组织脱落的主要因素，包括 MBP、ECP、ROS，以及中性粒细胞、肥大细胞来源或来自上皮底层水肿部分的蛋白质。脱落细胞并没有坏死的迹象。死于哮喘的患者，肺部检测显示激活的上皮脱落，这些部位细胞凋亡的面积要比非哮喘的大得多，这就表明这是个非粒细胞毒性的过程。

3. 上皮下基底膜的增厚

光学微检测发现，死于哮喘的患者基底膜的面积是非哮喘的两倍多，但是更多的细节研究显示这确实与基底膜增厚有关。这样的增厚与哮喘的严重程度没有什么关联。

胶原蛋白是胞外基层的主要组成成分，气道壁结构主要由胶原蛋白Ⅰ、Ⅲ、Ⅴ组成，而胶原蛋白Ⅳ是基底膜的主要组成成分。免疫组织化学显示，网状基底膜的增厚成分是胶原蛋白Ⅲ、Ⅴ，以及少量的胶原Ⅳ和纤维蛋白连接素。层粘连蛋白和胶原蛋白Ⅳ的分布在哮喘患者中没有发生太大变化。然而，在一般哮喘患者缺失的层粘连蛋白 β2 链，在慢性哮喘和职业性哮喘患者中，免疫显色却呈阳性。这种改变可能打破上皮细胞的致密性，并且削弱了胞间联系，使得上皮细胞丢失。

这种增厚的组成成分是间质胶原，说明支气管上皮细胞对这种沉积没有什么贡献。这些黏膜下的胶原可能是成肌纤维细胞分泌的，因为成肌纤维细胞的数量与胶原厚度是一致的。肥大细胞、嗜酸性粒细胞和 T 细胞也会在层粘连蛋白处聚集，这里也发现大量的成肌纤维细胞，表明在各个炎症细胞间的通讯起着重要的作用，而且这些炎症信号是通过气道壁交流的。成肌纤维细胞的增生、上皮下细胞的纤维化对哮喘的重要性目前还没有明确。一些研究表明，气道纤维化的程度和胆碱敏感度（气道高反应的指示剂）之间存在某种关联。

这些改变可以作为组织重塑的标记，对部分可逆、不可逆阻塞气道的再生发挥重要作用。另外一种解释就是，层黏蛋白间的基质沉积或许是哮喘发病的自发现象，最重要的证据就是在不同年龄段的哮喘患者中这种增厚都是存在的。

4. 平滑肌的肥大

在哮喘中，平滑肌的改变被认为是增生而不是肥大。三维重塑显示，如果只看较大的气道，平滑肌的积聚主要是由于增生，但在支气管和细气管中，那么肥大就占主导地位了。平滑肌层的增厚遍及整个气道，甚至到孔径只有 2mm 的膜样细气管。因此，平滑肌缩短相同程度的话，对末端气管孔径的影响比较大气道要大得多。平滑肌的收缩会降低正常气道的口径，并且会完全地闭塞那些已加厚了的气道。在哮喘中，这种增加的肌聚集原因仍然不清楚，但是可能的解释是由于介质介导肌肉连续的刺激。增生也可能是支气管反复收缩引发的。生长因子，如上皮生长因子，通过激活有蛋白酶活性的受体，从而诱导平滑肌的有丝分裂，但是炎细胞分泌的收缩激动剂是通过跨膜 G 蛋白偶联受体起作用的。

在炎症早期阶段就发生修复的慢性炎症是具有一致性的，哮喘气道也无例外，这些改变包括层粘连蛋白的增厚、气道壁的增厚、平滑肌的肥大、黏膜杯状细胞的分泌。修复中的其他证据：成肌纤维细胞的存在、纤维化和胶原的增加、层粘连蛋白的沉积等。支气管上皮细胞是可以正常再生的，但是基膜下的增生却是不正常的。平滑肌的肥大和杯状细胞的增生有永久的和不可逆的，众多的细胞因子影响到气道纤维化。TGF－β 增强了纤维连接素、粘蛋白、胶原蛋白Ⅰ和Ⅲ的合成。基层纤维生长因子 bFGF 能诱导形成暂时性的基质，内皮缩血管肽对气道平滑肌和层粘连细胞有促有丝分裂作用。其他细胞因子包括血小板因子 PDGF、EGF、TNF 和胰岛素生长因子 IGF。

5. 细胞学的机制

(1)肥大细胞

肥大细胞起源于骨髓中的先祖细胞，在外周循环中以无差异的单核细胞迁移到组织后，在多种细胞因子(如 SCF)的诱导下成熟。肥大细胞广泛分布于全身的黏膜和结缔组织表面。肺部肥大细胞主要分布在气道腔壁、支气管上皮、黏膜下和肺实质组织中。在肺部胰蛋白酶亚型肥大细胞占主导地位，尽管糜蛋白酶和胰蛋白酶亚型在肺部都是存在的。抗原引起 IgE 结合细胞表面的 FceRⅠ受体的桥联作用，使得肥大细胞激活并脱颗粒。这会引起一系列的反应，包括前炎症因子、新合成类脂物质的释放、转录和合成多种细胞因子。除了传统的 IgE 依赖方式，最近研究发现，肥大细胞还可以有另外一种非 IgE 依赖的方式激活并释放组胺和一系列细胞因子，即一般的抗原，多半实质是丝氨酸蛋白酶活性的抗原或过敏原可以通过酶活性激活肥大细胞，使其释放组胺和细胞因子。

电镜显示，在哮喘患者支气管黏膜中的肥大细胞处于一种“活化”状态：分泌介质、合成细胞因子并进行大范围的脱颗粒。患者对过敏原早期的反应很可能就是肥大细胞在起作用，一系列已合成介质的释放，如组胺、前列腺素和白三烯，都会诱发支气管的收缩、黏液的分泌、黏膜的水肿。三个方面的证据支持了这一观点：首先，体外纯化的肥大细胞的介质释放与体内 IgE 依赖的方式在动力学上是相当的；其次，支气管受抗原激发数分钟内收集的灌洗液中发现了大量增加的胰蛋白酶，这是一种肥大细胞已合成的特异性蛋白酶，证明在哮喘发作早期肥大细胞是激活的；最后，体外用于抑制肥大细胞脱颗粒的色甘酸二钠(平喘药)和 β 受体激动剂，在体内都可以明显的抑制哮喘早发相血浆中组胺的含量。相比早发相，还没直接证据证明肥大细胞在迟发相中起直接作用，但是肥大细胞会分泌很多的因子和蛋白酶来加重迟发相的反应和慢性炎症的发生。肥大细胞合成、分泌一系列的前炎症因子，如 IL-4、IL-5、IL-13，这些因子会调控 IgE 的合成、Th2 淋巴细胞的分化和嗜酸性粒细胞引起的炎症。另外，肥大细胞还会分泌一些细胞因子和中性蛋白酶，包括 TNF-α、TGF-β、FGF 以及胰蛋白酶、糜蛋白酶，这些因子会激活纤维化从而重塑气道壁。

临床上应用了一些价廉但长效的肥大细胞稳定剂，如色甘酸二钠和 β 受体激动剂；然而，色甘酸二钠、萘多罗米（平喘药）对肺部肥大细胞释放介质几乎没有什么作用，而且会加快免疫耐受。一种新的方法已经证明肥大细胞对哮喘的重要性：一种新的特异抗 IgE 单克隆抗体对过敏原引发的迟相反应有抑制作用，减轻早发相反应程度，降低患者对皮质类固醇药物的依赖。

越来越多的证据表明，肥大细胞不仅会加重哮喘气道炎症的程度，而且对紊乱的气道病理起着关键作用。气道高反应与肥大细胞的数量、灌洗液中组胺的浓度和自发释放都有很强的关联性。有趣的是，嗜酸性粒细胞支气管炎的患者痰中组胺和前列腺素都有很大的提高，这些患者对皮质类固醇会有慢性咳嗽和气道炎症，但却是正常的气道反应，这就质疑了肥大细胞激活和紊乱气道病理的关系。这种矛盾的现象最近被另外一种现象解释，即肥大细胞存在于哮喘患者气道平滑肌中，而不存在于嗜酸性粒细胞支气管。平滑肌型肥大细胞数量和气道高反应呈负相关性，表明肥大细胞的定位对哮喘不同表型起着关键作用。值得注意的是，平滑肌型肥大细胞仅限于肥大细胞糜蛋白酶亚型，而不是胰蛋白酶亚型。

(2)肺巨噬细胞和树突状细胞

在正常或者哮喘患者的气道腔中，巨噬细胞都是数量最多的一类细胞，能产生和分泌一系列的前炎症因子及抗炎症因子，也包括氧自由基、类花生酸等。巨噬细胞可能在哮喘病理学中发挥重要的作用，能够产生众多的前炎症因子，如 MIP-1α、GM-CSF、TNF-α、IL-8、嗜酸性粒细胞活化趋化因子、RANTES、前列腺素和 LTB4 等，也能够促使 $CD4^+$ T 细胞产生 IL-5，说明这些因子会起始和持续哮喘炎症。

巨噬细胞另外一个重要作用就是能产生抗炎症因子，如 IL-10 和 IFN-γ，这些因子能下调 T 细胞的功能；或者产生 IL-12，能够使 T 细胞向 Th1 方向转化。有意思的是，吸入固醇类激素会上调巨噬细胞产生 IL-10，降低 MIP-1α、GM-CSF。巨噬细胞 CD40 表达量的降低可能会导致 $CD4^+$ 细胞分泌 IL-5，这又会使得巨噬细胞 IL-12 表达量降低。

巨噬细胞另外一个重要的作用和树突状细胞一样，是作为抗原提呈细胞。当机体再次接触抗原时，记忆性 Th2 类型细胞的扩增对 Th2 型免疫反应至关重要。树突状细胞被认为是“专业”的抗原提呈细胞。一个没有搞清楚的问题就是，巨噬细胞会不会参与黏膜哮喘免疫。巨噬细胞的抗原提呈作用是 Th1 IL-12 介导的其他系统的 Th2 的发展。这种假说在最近一个研究中得到证实，即 OVA 激发的小鼠，巨噬细胞通过 Th1 机制对抗原引发的嗜酸性粒细胞炎症和气道高反应都有保护作用。由此可见，巨噬细胞既能加重也能抑制哮喘反应和炎症。

(3)淋巴细胞

T 淋巴细胞不仅是哮喘主要的效应细胞，也会通过分泌细胞因子和化学增活素而与其他的炎症细胞共同发挥作用。淋巴细胞因表面有显著的分子标记而分为两个亚型：CD4 亚型主要在体液免疫中发挥作用,而对病毒感染调控则涉及 CD8 亚型。

有大量证据显示,淋巴细胞在过敏的产生和决定患者发病的严重程度中起着极其重要的作用,淋巴细胞的激活,包括 CD25 的表达,提示发生了严重的哮喘。淋巴细胞在哮喘中的作用和贡献主要体现在其多因子性,能分泌种类繁杂的细胞因子。激活的 T 细胞能分泌 Th2 型的因子,如 IL-41、IL-13,这些能诱导 B 细胞产生 IgE,增强胞间黏附蛋白,尤其是 VCAM-1 的大量表达。

Th1/Th2 失衡不应视为哮喘的特异病征,例如,即使 IFN-γ 能下调 IgE 的合成,也能使得 T 细胞向 Th1 方向转变,但是体内研究试验没有发现这些患者的哮喘症状有所减轻。在恶化的哮喘患者中,不管是抗原刺激或未刺激,肺泡灌洗细胞培养上清及患者血清中的 IFN-γ 表达都是上升的。所以,哮喘不完全是 Th2 型的疾病。虽然哮喘加重大部分涉及 CD4 亚型 T 淋巴细胞,但是涉及致死哮喘多是 CD8 亚型的。

(4)嗜酸性粒细胞

嗜酸性粒细胞起源于骨髓 $CD34^+$ 干细胞,成熟于有 IL-5 的特异器官组织中。嗜酸性粒细胞在哮喘中的作用主要是:启动组织损伤和重塑、传递抗原、抵御病毒。外周血、支气管灌洗液、支气管活检都显示抗原刺激后或者哮喘加重时,嗜酸性粒细胞数量都会增多。嗜酸性粒细胞在肺部的募集涉及多种黏附因子和趋化因子选择性地相互作用。嗜酸性粒细胞上的 VLA-4 和上皮细胞表达的 VCAM-1 对它们在气道中的募集起着关键作用。另外,抗原刺激 24h 后,骨髓中嗜酸性粒细胞前体细胞表面的 IL-5 受体的表达增加,表明这些细胞在为 IL-5 的增加做准备。

凋亡和程序性死亡多发生在炎症或被破坏的组织中。相比非哮喘患者,在哮喘患者支气管黏膜中的嗜酸性粒细胞凋亡数量显著下降,这可以作为哮喘严重程度的指标。

嗜酸性粒细胞含有 4 种颗粒,其中第二种颗粒数量最大,这种颗粒含有 4 种基本的蛋白质成分:MBP、ECP、EPO、EDN。MBP 被认为是一种寄生毒素,对哮喘气道组织会有很大的毒性作用,在哮喘气道上皮脱落的邻近区域,有大量 MBP 沉积。MBP 抑制毒蕈碱的受体,从而增强了支气管的收缩反应。EPO 与过氧化氢结合催化一些卤素(氯、碘、溴)的氧化,并且产生一些酸类,从而破坏气道组织。嗜酸性粒细胞内容物通过三种方式释放:胞吐作用、裂解释放和间歇脱颗粒。

当嗜酸性粒细胞被细胞因子(IL-5)激活后,会产生细胞毒性蛋白和脂类介质,也会产生一系列的细胞因子,如 IL-1、IL-2、IL-3、IL-5、IL-6、IL-10、IL-16。不像 T 细胞,嗜酸性粒细胞可以在其包内颗粒储存一些延迟释放的因子,如 GM-CSF、IL-2、IL-4、IL-5、TNF-α。目前还不清楚嗜酸性粒细胞激活后是否释放所有颗粒。释放的细胞因子浓度和 T 细胞释放的浓度差不多。嗜酸性粒细胞也能产生生长因子和细胞毒素。

嗜酸性粒细胞介导的炎症与气道重塑的标志,如 TGF-β 的生成、气道壁增厚有相关性。而且,还有些嗜酸性粒细胞通过大量表达 MBP、IL-5、嗜酸性细胞活化趋化因子等激活并参与哮喘。

最近,IL-5 在哮喘中的角色开始被质疑,有些研究有助于更加了解 IL-5 调控嗜酸性粒细胞及其后续作用。Flood-Page 等对患者使用 Anti-IL-5,然后评估骨髓、外周循环、支气管活检和支气管灌洗液中的嗜酸性粒细胞。Anti-IL-5 清空了循环系统和肺泡灌洗液中的嗜酸性粒细胞，但在气道中仅减低了55%，在骨髓中减少了57%。这些观察说明，在哮喘关键组织中(如气道)，IL-5并不能清空嗜酸性粒细胞。虽然在循环系统中嗜酸性粒细胞被清空，但是仍然存在于关键组织中，并对哮喘病理发挥重要作用。而且，Liu等研究了循环系统和气道壁中嗜酸性粒细胞的IL-5受体，发现肺泡灌洗液中的嗜酸性粒细胞IL-5受体显著降低，也不会对IL-5有正常的反应。这些发现表明IL-5的作用仅限于对循环细胞，对气道中的细胞可能就是其他因子起主导作用了。

(5)中性粒细胞

有研究发现，抗原激发哮喘后，在气道实质组织中出现了中性粒细胞，过敏患者中，中性粒细胞也会被激活并释放一些炎症因子，如髓过氧物酶。在一些哮喘"亚型"中，中性粒细胞可能会发挥很重要的作用。中性粒细胞的聚集通常就是突发致死哮喘、哮喘恶化、气道皮质类固醇依赖的一种标志。最后，中性粒细胞在职业性哮喘、运动诱发的哮喘和病毒引发的哮喘加重中起主导作用。

(6)上皮细胞

气道上皮是一种特异的物理屏障，用来阻挡环境异物对肺组织的入侵；除了屏障作用外，上皮组织还会参与免疫细胞和炎症细胞的募集、激活和分化，尤其发生了异物(如抗原、病毒、花粉等)入侵时，这些物质会引起上皮组织的破坏。上皮组织的破坏会上调黏附因子(ICAM-1、CD40)、细胞因子(GM-CSF、IL-4、IL-13、IL-9、IL-11)等，这些因子能维持肥大细胞、嗜酸性粒细胞、嗜碱性粒细胞的存活，并诱导B细胞向能合成IgE的浆细胞分化。T细胞、肥大细胞、嗜酸性粒细胞这些能表达CD40配体的细胞，能够通过与上皮细胞的CD40结合，从而调节上皮组织的功能，主要是调节ICAM-1的表达，RANTES、IL-8、MCP-1的释放，以及调控上皮细胞对TNF-α和IL-1β的敏感性。

上皮组织的破坏与上皮下成肌纤维母细胞的相互作用、上皮—间充质细胞的营养支持单元的激活，都导致气道高反应和气道重塑，使得慢性炎症得以持续。柱状上皮细胞的脱落是哮喘的另外一个特征，同时伴随着杯状细胞的变形、黏膜的肥大。参与破坏上皮细胞的因子，包括炎症细胞的产物(ECP、MBP、MMP-9)、ROS、肥大细胞蛋白酶类。一些环境污染物和氧化物，以及一些具有酶活性的过敏原如Der p 1和Der p 9，都会破坏组织。屏障功能的丢失意味着上皮的活化、纤毛清洁功能的下降，血浆的渗透和保护因子的流失，使得黏膜下组织直接暴露于外界的异物和支气管活化因子(ET-1、LTC4、NO、PGE)，这会促使气道高反应发作。

上皮组织连续暴露于有害物质(经流行病研究证实的有氧化压力、环境污染物、气道病毒感染和含低抗氧化剂食物)，会加重哮喘病理。体外实验证实，相比正常细胞，哮喘上皮细胞对氧化压力表现出更敏感的程序性死亡。暴露于柴油内燃机生成的颗粒，使得气管上皮细胞产生了更多的炎症因子(IL-8、GM-CSF、RANTES)；环境氧化压力的后果就是大量炎症细胞的涌入，中性粒细胞、巨噬细胞和嗜酸性粒细胞向破坏的上皮组织募集，释放ROS使得炎症更加恶化，并且延长了修复时间，导致慢性、持续的气道炎症。

氧化压力下破坏的上皮组织不仅是多种前炎症因子的来源，也产生了多种增生和肥大因子，会激活和调控上皮—间充质细胞的营养支持单元中的成肌纤维母细胞。在体外细胞共培养体系中发现存在上皮细胞和纤维细胞之间的通讯。上皮组织的破坏会刺激 FGF、IGF、PDG、FET-1、TGF-β、纤维胶原基因的表达。在体外用 EGRF 选择性抑制剂 AG1478 处理受伤的上皮单细胞层，引起了 TGF-β 高量表达。动物模型证实，Th2 细胞因子 IL-13、IL-4 参与炎症，但是只有 IL-13 在上皮下纤维组织，参与重塑；但在体内，IL-13、IL-4 都刺激上皮细胞产生 TGF-β 从而激活了上皮下纤维层（图 12-1）。因此，上皮破坏和 Th2 炎症都可以释放肥大和增生因子。

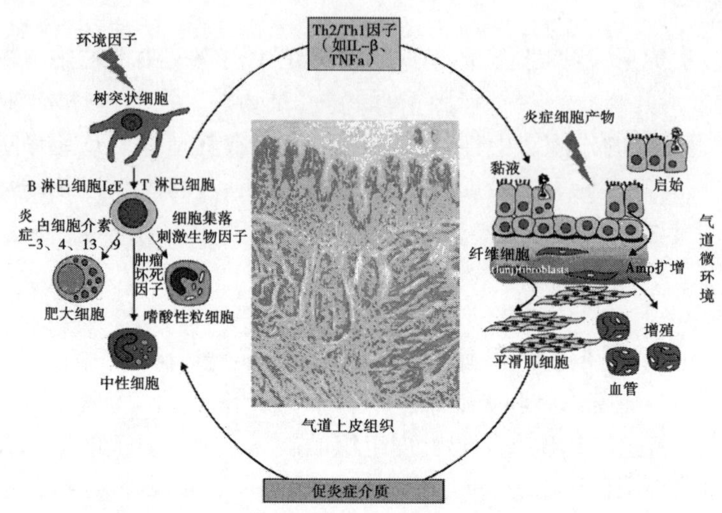

图 12-1　哮喘气道上皮组织炎症机制（Lancet，2006）

二、过敏性鼻炎

（一）概述

过敏性鼻炎（allergic rhinitis，AR）是由多因子参与的鼻黏膜炎性反应性疾病，是对吸入性抗原如尘螨发生的变态反应的最常见表现。它以喷嚏、流涕、黏膜结构破坏、结膜和咽部瘙痒为主要特征。AR 和哮喘是同一疾病（呼吸道变态反应）在不同部位的不同表现，有着非常类似的临床表现。

过敏性鼻炎一般存在于有遗传过敏性体质的人群中。这些人的家族史中有相似或相关的症状，个人史上有过敏性皮炎、风疹或哮喘过敏史。在过敏性鼻炎典型病例中，不同变过敏原引发的速发型超敏反应导致其症状和体征。该反应由鼻部黏膜中特异性 IgE 抗体介导，这些抗体占机体循环 IgE 抗体的 15%～50%。来自于尘螨、花粉、孢子以及其他空气过敏原颗粒的可溶性抗原可迅速与潮湿的鼻部黏膜及眼部结膜接触，从而引起易感机体发生过敏性鼻炎。

(二)病理生理学

研究表明，尘螨是过敏性鼻炎最主要的过敏原。鼻腔受到尘螨刺激后会出现急性反应和迟发反应(在刺激后3.5～8.5h出现)。与没有迟发反应的AR患者相比，有迟发反应的患者在早期有白三烯生成增加及在两期中对组胺鼻腔高反应。这也反映了尘螨与AR之间的因果关系。Asero等研究发现，尘螨作为过敏性鼻炎最主要的过敏原之一，可长期诱导鼻黏膜炎症并进一步发展为鼻息肉。组织学上，息肉由一疏松水肿的基质组成，基质内有多种炎症细胞聚集，包括中性粒细胞、嗜酸性粒细胞、浆细胞和淋巴细胞等。

有研究表明，常年性和季节性AR患者鼻黏膜上皮细胞的TGF-β免疫活性均明显升高，包括与之相互关联的肥大细胞数量和定位于肥大细胞的TGF-β受体，提示上皮细胞表达TGF-β可具有包括上皮细胞招募或驻留肥大细胞的作用，从而使AR自然发生这个重要的生物学过程。动物实验显示，对照组豚鼠的鼻黏膜几乎没有TGF-β表达，而AR组豚鼠鼻黏膜TGF-β明显表达，主要分布在黏膜上皮细胞以及固有层内浸润的炎性细胞胞浆和细胞外基质，提示TGF-β可能在AR鼻黏膜重塑过程中起重要作用。新近研究发现，AR组小鼠模型及患者鼻黏膜内有活化的TGF-β信号转导，并可能与杯状细胞的增生有关。

在对尘螨、桦树花粉过敏的AR或哮喘伴AR患者进行特异性免疫治疗的研究中发现，治疗后产生的对过敏原的耐受依赖于IL-10和TGF-β的产生，并且和过敏原特异性$CD4^+$ $CD25^+$ Treg产生增多有关。临床上特异性免疫治疗的疗效与诱导能分泌IL-10和TGF-β的Th1细胞，从而与抑制Th2细胞因子的产生有关。多项研究显示，AR也存在鼻黏膜的组织重塑，但不如哮喘的下气道重塑明显和广泛。研究表明，AR患者的鼻黏膜上也有TGF-β基因表达。AR动物实验还显示黏膜上皮细胞损伤、杯状细胞化生和细胞外基质沉积是鼻黏膜组织重塑的特点；在长期过敏原刺激下，TGF-β可能是参与重塑过程的重要因子。

三、特应性皮炎

(一)概述

特应性皮炎又称异位性皮炎(atopic dermatitis, AD)，是一种免疫介导的炎症性皮肤病，病因复杂。一般认为AD的发生与遗传、免疫和环境等因素的相互作用有关，免疫异常在其发病中起关键作用。AD在儿童中的发病率为10%。尘螨是特应性皮炎最重要的过敏原之一。患者对尘螨的过敏程度与特应性皮炎的病情严重程度密切相关。尘螨引起特异性皮炎的途径有两个：①直接通过皮肤引起；②通过吸入尘螨过敏原也可引起特异性皮炎。许多特异性皮炎患者往往有其他的过敏症状，如哮喘或过敏性鼻炎。

(二)病理生理学

AD的早期发病与IgE相关。其病理生理学特征是在急性期以Th2细胞免疫应答为主，慢性湿疹期则有 Th1 细胞参与。AD 患者皮肤和血液中有两种树突状细胞（dentritic cell，DC）亚群，即髓样树突状细胞（myeloid dendritic cell，mDC）和浆细胞样树突状细胞（plasmacytoid dendritic cell，pDC）。DC 亚群在过敏原摄取和产生临床症状过程中起信号转导作用，在 AD 的发病中可能起重要作用。这两种 DC 具有不同的表面标志和功能。研究发现，AD 患者皮肤和血液中的 Dc 表面有高表达的 IgE 高亲和力受体 FceR I，该受体在特应性个体 DC 上表达数量较非特应性个体多。

大量研究结果显示，mDC 和 pDC 在 AD 的病理生理学中具有重要作用。研究发现，与正常受试者和银屑病患者（Th1 型疾病模式）相比，AD 患者外周血中 pDC 数量多于 mDC，导致 AD 患者外周血中 DC 数量增多，但 mDC 与 pDC 比值却降低：mDC 与 pDC 的比值与血液中总 IgE 水平、IFN-γ 与 IL-4 比值以及疾病严重程度相关，皮损中 pDC 浸润与血管表达外周神经地址素（peripheral neural addressin，PNAd）密切相关；体外实验发现，同种异体基因刺激 AD 患者的初始 $CD4^+$ 细胞诱导产生 pDC 的能力超过了 mDC。结果提示血液中 DC 亚群的免疫功能失调使 Th1/Th2 分化出现差异，是导致 AD 患者免疫应答异常的重要原因。

1. 髓样树突状细胞（mDC）

AD 皮损中的 mDC 根据其表面携带的 FceR I 不同分为朗格汉斯细胞（Langerhans cell，LC）和炎症性表皮树突状细胞（inflammatory dendritic epidermal cell，IDEC）两个亚型。研究结果提示，LC 和 IDEC 参与了 AD 的急性和慢性过程。在 IgE 介导的结合及活化后，发生两个过程：其一，提呈抗原的 LC 迁移到外周淋巴结，有效地将处理过的抗原提呈给 T 淋巴细胞，产生 Th2 型免疫反应（主要由产生 IL-4、IL-5 和 IL-13 的 T 淋巴细胞参与）；其二，激活的 LC 在局部将过敏原衍生肽提呈给抗原特异性 T 淋巴细胞，从而诱发经典的 T 淋巴细胞介导的继发性免疫反应。同时，LC 表面的 FceR I 聚集趋化因子，如 IL-16、巨噬细胞源性趋化因子（macrophage-derived chemokine，MDC）、胸腺和活化调节趋化因子（thymus activation regulate factor，TARC）以及单核细胞趋化蛋白（monocyte chemotactic protein，MCP），并诱发其释放。这些细胞因子在调节 mDC 分化、激活和迁移，以及转运免疫细胞中发挥重要作用。

2. 浆细胞样树突状细胞(pDC)

与其他炎症性皮肤病相反，AD 患者外周血中 pDC 数量增加，而皮损内数量增加有限。出现这种情况的原因可能是 pDC 从血液进入皮肤后其恢复机制缺陷，细胞对 AD 皮损中前凋亡信号高度敏感，由此造成 AD 患者外周血中 pDC 滞，而皮损中 pDC 减少。其他的解释是：正常人 IL-3、IFN-γ 可延长 pDC 存活增加，而 IL-4 通过抵抗 IL-3 的作用诱导 pDC 凋亡。研究发现 AD 患者血液中 DC 增加可使单核细胞和角质形成细胞产生粒细胞—巨噬细胞集落刺激因子（GM-CSF）、IL-4 和 IL-18，而在 AD 患者 IL-4 不能抑制 IL-3 诱导的 pDC 存活作用，使 pDC 凋亡减少，结果外周血中 pDC 数量增加。另有研究显示，AD 患者皮肤内产生 IFN-γ 和 IFN-γ 的 pDC 数量较低，可能导致患者对病毒易感性增加。最近的研究发现，pDC 也表达 Fc 受体（包括 FceR I），在 AD 患者，与 pDC 表面 FceR I 结合的 IgE 数量同疾病状态和血清中 IgE 水平相关，pDC 可能通过 FceR I-IgE 参与特应性反应，并促进 Th2

免疫应答。

第二节　螨过敏性疾病的遗传学

一、概　　述

通过对患者的长期观察，发现过敏和哮喘有明显的家庭聚集现象，提示此类病有显著的遗传倾向。一些家族的遗传方式符合孟德尔遗传规律，根据每个家族所患哮喘的人数比例分为常染色体显性遗传（一半人受累）和隐性遗传（1/4 人受累）。然而，在许多家庭中，受累的情况（临床特异性、升高的 IgE 水平、皮肤刮痕试验阳性、哮喘）并不完全一致，并且受累患者所占的比例显著偏离孟德尔遗传规律。这种不一致性表明哮喘可能受多基因和环境病原学因子的综合作用。

对双胞胎的大量研究已经更进一步阐明了过敏和哮喘的遗传学。这些研究一致地证实一个显著的遗传输入，但也表明过敏和哮喘并不满足孟德尔的单基因遗传规律或单位点突变。在对双胞胎尤其是单卵双胞胎任何有益表型（包括过敏和哮喘）的研究中估量遗传规律，常见抗原引起的皮肤刮痕试验阳性在单卵双胞胎的高度一致性中接近 70%，而哮喘和过敏性鼻炎的一致性在单卵双胞胎中仅有 30%～40%。在定义皮肤刮痕试验阳性或血清中 IgE 水平升高时，过敏的遗传率在重复性上可达 50%～60%。估算的哮喘遗传率在儿童中多变，达到约 60%，在成人中仅为 35%。

在对双胞胎过敏或哮喘病因学的研究中仍有一些未解的难题，远亲中短期内大量出现过敏性临床病变不可能是遗传因素引起的。这更强调了环境改变在过敏性疾病中的作用。当前过敏性疾病变发生率增加的主要原因被认为是社会经济环境的改善，因此可推测出过敏性疾病发生率的升高可能与不断改变的微生物环境或饮食有关。来自于流行病学机构及动物实验的不完全证据提示，孩童时期所患的一些感染可能会促使机体产生免疫耐受。这和一个猜测相一致，即环境越干净越容易引起过敏性疾病的发生。

二、分子遗传学方法

大量对双胞胎的研究已经暗示了遗传因子在过敏和哮喘病因学中所起的重要作用。遗传因子与环境病因学改变在过敏和哮喘中同样起着重要的作用。然而这些研究并没有估计有多少个基因位点可能促进了过敏和哮喘的发生，并且也没显示出这些突变体及它们的作用方式——单个突变体或多个突变体共同发挥作用。

最近 30 年，分子遗传学技术、资源和相关知识的大幅度提升，给当今人类解决过敏和哮喘提供了强有力的武器，并最终有可能发现变异性哮喘的基本起因，以便形成一种行之有效的方法来预防或控制该类疾病的发生。例如，人类基因组工程在完整的人类基因中寻找到 3 亿个脱氧核苷酸碱基对。在同一时间，数千个不同的基因位点被克隆出来，其中也包括许多与过敏和哮喘免疫机制及病原学相关的基因，如 IL-4、IL-13 及其受体和白三烯受体。对人类基因组中单个及连续的基因突变的搜寻也已经揭示了个体中 DNA 序列的高突变及易变区。与变应性哮喘分子遗传学相关的两个常见的突变方式是数目可变的串联重复

(VNTR)和单核苷酸多态性(SNP)。VNTR 常常是双核苷酸重复,这表明高度改变广泛存在于人类染色体并且表现出中性,可通过大量成熟而有效的方法来进行研究。VNTR 因此在家族性的过敏和哮喘的基因连锁研究中是很有价值的,并可作为下一步定点克隆或定点候选基因连锁方法研究的基础。SNP 表示单个位点核苷酸的交换,它广泛散布于 DNA 编码调节区和非编码区。DNA 两个邻近的 SNP 间平均间隔 1000bp,这可作为基因分析中的一种有价值的方法,但在基因表达的定性和定量效应中也可作为天然的候选者。

总之,这两种补充的方法被用于当前辨认促过敏或哮喘突变体的位点。基因连锁是家族性过敏和哮喘的常用研究方法,也可用于研究某些家族性过敏或哮喘的罕见的单遗传症状。基因组合(包括候选基因研究)则用于非亲家族过敏或哮喘的研究。

1. 基因连锁方法

基因连锁的分子方法主要用来定义染色体位点的位置,这可作为位点及由疾病引起该位点突变体辨认的基础。基因连锁定律是紧邻的基因位点在家族内是共遗传的,并且这些基因位点离得越近,共遗传的可能性就越大。因此,这种方法需要对家族的共遗传进行研究来更好地在不同染色体(最典型的是 VNTR)间的 DNA 标记物上定义表型和高度的多态性。经证明此方法能准确地辨别许多具有明显表型的单遗传性疾病的位点,如通过运用定点克隆方法对 7 号染色体未知的胆囊纤维化跨膜调节子(CFTR)位点的辨认。过敏和哮喘的基因连锁方法所遇到的难题是遗传的不规律性和复杂性及表型辨别的可信度,尤其是在精细地绘制染色体位点的过程中。实际上,这些困难意味着极有可能通过基因联合方法来取代原先的基因连锁方法进行位点的最终鉴定。

2. 基因联合方法

基因联合是指一群无关个体疾病与基因突变体的共发率,推定为由于测试基因突变体与未知促疾病突变体的染色体的紧密排列,或者因为测试基因突变体本身促成疾病。这第一种情况代表末端的基因连锁,以致突变体的非随意分布能在无关人群中观察到。

联合是疾病中基因调查的一个重要方法,尤其是当疾病本身的病理生理学暗示为候选位点时。例如,IL-4 及其受体位点内或调节部分的基因改变可以作为定性或定量调节 IgE 合成及过敏性疾病的候选基因。这是候选基因方法,它是通过研究一系列伴有疾病个体与地理上或伦理上相配的正常个体的 SNP 来实现的。这种方法适用于在没有提到遗传连锁的染色体定位或当通过基因连锁方法很难精确定位的附属物。作为附属物,此方法有助于通过增加动力和可靠性来绘制染色体区,尤其是在能得到大量的 SNP 或直接应用于已知的一些位点基因突变体的辨认。位置候选基因法在选择伴有单一表型的患者时有潜在的优势,因此限制了可变外显和表型复制,并且对已知功能位点提供一个及时的参照,以便更全面地定义基因突变体和早期测试它们的功能对机体的影响。

基因联合方法作为最主要的技术所受到的最大限制是当遇到像过敏和哮喘这类疾病时需考虑大量的候选基因。为了避免Ⅰ类统计错误(假阳性)的发生,对包括大量基因的研究需要运用不同的检测技术和巨大的样本量。不适当地选择对照组,如仅仅从患有其他病组中选而非在总体中选择,或地理上或伦理上相配很差,会引起遗传分层,所选的样本量不足会出现Ⅰ类统计错误。

三、遗传研究结果

1. 遗传连接研究

有关过敏和哮喘基因连接的首次报道是在 11 号染色体。但在当时可运用的多态性标记物相对很少,使此研究受到限制。从那以后,许多实验借助学术和商业组织可以系统地进行研究,这些研究拥有大量有益的、分布良好的 VNTR,并且显示了过敏和哮喘以及相对定量表型的基因谱连接研究。从这些研究中可总结出以下几点。

1)在运用遗传连接分析方法时,复合表型疾病如过敏和哮喘的分析远比单个表型引起的疾病困难得多。

2)已观察到过敏和哮喘中有多个染色体连接区,因此,每个症状可能有许多遗传促进因素,从而每个遗传促进因素显示了遗传的异质性。

3)过敏和哮喘的许多染色体位点表型的遗传连锁可能由于此类患者染色体表型很难解开,因为在大多数的哮喘病中,过敏是一个重要的因素。然而,这些遗传连锁也暗示会出现一些遗传突变体,如负责 Th2 免疫信号的那些位点可能会促进 IgE 的产生及黏膜支气管炎症的发生。

4)在其他情况下,表型特异性连锁成为哮喘的一个启动子。

5)每个连锁所起的作用相对来说较小,并且任何个体疾病的产生都是来源于多个位点基因的共同作用。每个个体多基因位点的相互作用方式也是不同的。因此,过敏和哮喘也都是多基因疾病。另外,先前对双胞胎的研究暗示了过敏和哮喘与环境有重要的相互作用。

6)作为不同人口染色体的一小部分——重复遗传序列,常常引起 5、6、11、14、16 号染色体疾病。出于各种原因,这段重复序列并不完全相同。每个症状的多基因型意味着几乎所有的基因组研究在数量上差于同胞配对。这个序列将不可能包括所有小的遗传作用,并且,到目前为止,研究主要集中在白人人种。

7)一些研究(尤其是美国的 CSGA)通过种族起源强调了过敏和哮喘主要的遗传连锁的不同方式。研究表明,遗传多样性的人群在过敏或哮喘的遗传危险因子有明显的差异。这些差异归因于遗传突变体以及处于不同环境背景下与过敏和哮喘的病原生理学相关位点出现的频率。

8)一些染色体连锁中观察到了优先的母性传递,这能否反映基因组印记的遗传机制仍然不是很清楚。在基因组印记里,父方特异性的等位基因在某些位点是沉默的,或通过过敏母亲 Th2 细胞因子特异性机制来增强。

9)过敏和哮喘所建立的染色体连锁取得了大量的科学进展。然而,现在定义这些染色体区中的每个伴有促疾病变体的精确位点变得更困难。过敏和哮喘的多基因性和异源性特征,以及可变的外显率的存在、交联的基因效应和表型复制使精确连锁绘图变得困难。其他的一些技术将会有所帮助,包括在无关的疾病和对照组中使用基于 SNP 分析的基因联合方法来绘制已定义的染色体区。在一些区域可能有多个候选位点,并且每个候选位点可能有促过敏或促哮喘的变体。

10)对过敏和哮喘首次基因连锁报道是在 11 号染色体的长臂,尽管由于早期样本量不足所带来的重复性低下，11 号染色体的长臂现在已经在不同人口中被确认。尽管高亲和力 IgE 受体的 β 亚单位的任何一个突变体的功能活性仍然不甚明了，但是接下来的绘图和遗传联合研究表明其很可能是过敏位点。2002 年，由商业和学术合作进行的一个全基因组关联研究揭示了哮喘与 20 号染色体短臂的联系。这个组织当时使用一系列的遗传学、分子克隆和统计学方法来鉴定哮喘和一个编码位于膜的金属蛋白酶位点(ADAM33)的突变体之间紧密的关联性。ADAM33 在支气管平滑肌细胞和肺成纤维细胞表达。调查者认为有炎症时所鉴定的突变体可能会促进气道的重塑(伴有平滑肌细胞肥大和纤维化)，进一步的研究仍然还在进行中。

11)瑟顿综合征是一个与过敏相关的严重皮炎的罕见隐性综合征。在遗传连锁和定点克隆方面的研究已鉴定出一个编码多区域的丝氨酸蛋白酶抑制剂(LEKT1)的位点 SPINK5。分子和功能的研究将会阐述丝氨酸蛋白酶抑制剂与特应性变态反应可能的相关性。

2. 遗传联合研究和候选基因

在 IgE 反应和嗜酸性支气管炎症的形成过程中会产生已被鉴定出的许多分子，包括蛋白质和更小的分子(如酯类炎症分子)。Th2 免疫机制在两个过程中的重要性已经得到重视。由于人类基因组的遗传突变体出现的高频率以及分布的广泛性，尤其是 SNP 以平均 1∶1000 bp的比例出现，这些蛋白质或酶的许多位点的基因突变体很有可能指导其他分子的代谢。许多这样的突变体将保持中性，但是其他的突变体可能定量地改变基因表达(如从 5′端或 3′端或内含基因要素)，或可能定性地改变蛋白质功能，如蛋白质编码外显子区内的一些氨基酸的替换。

一些这类的基因将会拥有突变体，它们可能明显地影响过敏和哮喘的危险性；这提供了许多过敏和哮喘遗传危险性的候选基因。突变体自身(大部分是 SNP)可被视为促进基因和蛋白质功能改变的最终候选者，从而影响过敏和哮喘的危险性，并且能够用于基因联合研究来检测候选的基因位点。

作为典型的例子，影响 IgE 合成及过敏发生的候选者包括：IL-4 和 IL-13 的位点以及它们的受体亚单位，CD40 和 CD40 配体，核因子 κB(NF-κB)和 STAT-6，FceR I，CD23 和糖基化抑制物，增强因子。对同种的 IgE 反应来说，白细胞抗原(HLA)和 T 细胞受体(TCR)基因复合物显然是候选者，其中的许多也可能是哮喘基因遗传作用的候选者。许多哮喘特异性的位点涉及支气管嗜酸性粒细胞炎症或它的控制。例如，IL-5 和它的受体，趋化因子和它们的受体，CCR3 和 CCR5R 肿瘤坏死因子(TNF)及它的受体脂类介质产生的催化剂，肥大细胞释放的促炎症酶类，与 IL-4 相比对气道作用更具特异性的 IL-13，控制一氧化氮(NO)合成和代谢的位点，由于 IL-10 和转化生长因子 β(TGF-β)的免疫控制作用。

运用遗传联合来探测这些位点的候选者，意味着直接探测是否有影响过敏和哮喘危险性的遗传突变体，这种方法主要被视为探测一个分子病理学的重要方法。例如，由于涉及哮喘支气管炎症 IL-13 信号通路(IL-13 及其受体亚单位和 STAT-6)的证据日益增加，有研究组选择继续研究 IL-13 信号通路的遗传突变体。

迄今为止，运用许多遗传联合方法对过敏或哮喘的许多候选位点进行了研究。尽管方法学上存在一些不足，但是已经得到大量重要的观测结果，总结如下。

基因联合研究数据与基因连锁研究数据得到的是相同的结论。过敏和哮喘是遗传异质性的；这些疾病在一些情况下共有一个遗传危险因子，但在其他情况下则不同；过敏和哮喘的遗传危险因子在不同种族人群间显示出明显的差异；这些疾病属于多基因性病变，在其中，基因相互作用是相关联的。

Th2 免疫信号（包括 IL-4 和 IL-13 通路）内的遗传突变体在大量人群过敏或哮喘表型中表现出明显的相关性。不同的遗传和功能分析是怎样被用于阐述遗传联合分析方法是值得注意的。IL-4 启动子区突变体，如 5 号染色体的这个位点的－589 位和 33 位的核苷酸，已被证实与高 IgE 水平相关，也是过敏和严重哮喘的广泛表型。

IL-13 的突变体（在启动子区，－1055 位核苷酸和 110 位的谷氨酰胺变为精氨酸）已被证实与特异性和非特异性哮喘相关。分子构型表明将 110 位轻度酸性氨基酸谷氨酰胺替代为碱性精氨酸或许能够去除 IL-13 第 110 位精氨酸与 IL-4Ra 之间碱性排斥力来增强 IL-13 配体与受体的结合。对这个突变体接下来的功能研究表明，作为一个替代，IL-13 第 110 位谷氨酰胺突变体与其受体 Ra2 结合很疏散，以致上调配体的利用率，并且增加了哮喘发生的危险性。

编码 16 号染色体短臂并作为 IL-4 和 IL-13 受体的一个重要亚单位 IL-4Rα，表明许多遗传突变体的产生都是由于氨基酸的替代所致。尽管这个位点完整的遗传作用仍然未被阐明，但是患哮喘和过敏的各类人群中已经观察到这些突变体的可复制性及相关性。仍然有很多问题需要解答。例如，哪些突变体能够成为哮喘和过敏的遗传危险性？不同人群中的这些突变体的人口归因风险是多少？IL-4Rα 的这些突变体与信号通路上游和下游的其他分子突变体间有显著的等位基因内互补效应吗？在一组转染实验中我们发现，运用大鼠和人的 B 淋巴细胞株，突变体 Ile50Val 上调了 IL-4Rα 对 IL-4 的反应，并伴有 STAT-6 激活的增加和 Th2 细胞增殖。这个突变在英国人群中很少与过敏相关，但在日本人群中与过敏有较大的相关性。不同的基因分析方法已经证实了 IL-4Rα 突变体与疾病的相关性。传递不平衡检验（TDT）显示出突变体从父方到哮喘子女的不随意传递。单体型分析研究了这个位点复合物基因型传递，不同人群中的这个位点上至少发现了 6 个 IL-4Rα 常见突变体。

STAT-6（12 号染色体）的不同突变体，尤其是独特的 Th2 细胞转导和反式分子位点的 3′端空白部分，与过敏和哮喘表型相关联。

β2 腺苷酸受体突变体与哮喘或肺功能紊乱有关，体外研究表明这些突变体在功能上起到重要的作用。出于特殊考虑，纯合子第 16 位精氨酸的缺失显示了肺功能对长效 β 激动剂沙丁胺醇反应的降低。这个发现尤其重要，因为它暗示遗传突变体的鉴定可能具有实用价值，也表明药物的遗传学效应。

Ⅱ类 MHC 位点突变体与特异的过敏原致敏作用相关，DR 位点对豚草和蟑螂过敏原敏感。然而，这些作用并不能作为预测一般过敏或哮喘的金指标。许多其他的阳性联合结果也有报道。例如，烟胺比林一氧化氮合酶突变体与哮喘有关，有关 NO 的背景生物学可能有助于理解这些突变体的早期功能性及它们在哮喘中的作用。已知的涉及其他肺部症状的位点可能对严重哮喘起到相对弱的作用，如在 CFTR 和 α1-抗胰蛋白酶上一些突变体的杂合性。

与过敏和哮喘危险性增加相关的许多突变体是常见的，因此我们会问：为什么要坚持保留表面上不利的突变体。一个可能的解释（尤其是 Th2 信号通路的突变体）是这些突变体促成了更有效的Th2反应，如对感染和寄性蠕虫增加了抵抗力。

由于患者和对照组数量有限，许多基因联合研究的结果被低估了。所报道的阳性结果很可能会出现发表偏倚。至于过敏和哮喘的遗传连锁研究，没有一致的重复性。在一些情况下，没有重复性反映了早期的错误联合，但在其他情况下，则反映了不同人群遗传异质性和多基因疾病的事实。由此可见，将来的研究需要拥有更大数量的患者和对照组。总体来说，基于过敏和哮喘的遗传联合研究将为预测疾病及计划预防或制定控制策略提供理论基础。

四、结　　论

遗传因素或遗传性基因突变体是过敏和哮喘的一个重要的危险因素，这些突变体与环境改变在引起这些疾病中起着同等的作用。

近10年分子遗传学连锁和联合研究表明这些遗传因子是多复联的且来源于多个位点的突变体。因此，过敏和哮喘在起源上是遗传异质和多基因的。在一些情况下，遗传突变体可能会引起过敏和哮喘，然而在其他情况下，这些突变体清晰地促进一个病变，以遗传危险因子的方式存在显著的种族间差异。迄今为止，有效的遗传连锁研究着重于5、6、11、12、13、16和20号染色体的显著遗传作用。

遗传联合研究连同早期对候选基因突变体的功能测试暗示Th2免疫信号通路的遗传突变体是重要的危险因素。这包括在IL-13(5号染色体)、IL-4Rα(16号染色体)、STAT-6(12号染色体)位点上的突变。另外，B2-ADR(5号染色体)突变体影响了哮喘中支气管扩张药的效果，并且HLA-DR(6号染色体)突变体影响了特异性过敏原敏感化的形成。金属蛋白酶ADAM33(20号染色体)的突变体可能影响炎症哮喘支气管的重构。

尽管对遗传学知识了解甚深，但仍然有大量工作要做，如对任何给定总体的主要遗传危险因素进行分类，以及弄清这些突变体引起过敏和哮喘的分子病理学，包括孤立的和复合的。能够有效地理解这些知识需要掌握一些相应技术，包括在较大量的测试人口中运用适合的统计学方法进行的遗传连锁和联合探测，把研究的重点聚集在遗传突变体对功能性分子和细胞的影响。

主要参考文献

李国平，熊瑛，刘志刚，等. 2004. 支气管哮喘豚鼠气道上皮细胞信号转导子与转录活化因子1表达及其对气道炎症的调控. 中华结核和呼吸杂志，27(5)：306～310.

李国平，刘志刚，冉丕鑫，等. 2004. 卵白蛋白诱导哮喘小鼠脾细胞增殖中STAT5的变化. 细胞与分子免疫学，20(5)：611～614.

孙宝清，邬扬源，汤葳，等. 2005. 尘螨抗原对支气管上皮细胞单核细胞趋化蛋白-1表达的影响. 中华微生物学和免疫学杂志，25(12)：970～973.

Ammit A J, Panettieri R A Jr. 2001. Invited review: the circle of life: cell cycle regulation in airway smooth muscle. J Appl Physiol, 91(3): 1431～1437.

Azzawi M, Bradley B, Jeffery P K, et al. 1990. Identification of activated T lymphocytes and eosinophils in bronchial biopsies in stable atopic asthma. Am Rev Respir Dis, 142 (6 Pt 1): 1407～1413.

Beyer K, Nickel R, Freidhoff L, et al. 2000. Association and linkage of atopic dermatitis with chromosome 13q12～14 and 5q31～33 markers. J Invest Dermatol, 115: 906～908.

Bush R K. 2004. Etiopathogenesis and management of perennial allergic rhinitis: a state-of-the-art review. Treat Respir Med, 3(1): 45～57.

Chavanas S, Bodemer C, Rochat A, et al. 2000. Mutations in SPINK5, encoding a serine protease inhibitor, cause Netherton syndrome. Nat Genet, 25(2): 141～142.

Chung K F, Barnes P J. 1999. Cytokines in asthma. Thorax, 54: 825～857.

Cookson W O, Sharp P A, Faux J A, et al. 1989. Linkage between immunoglobulin E responses underlying asthma and rhinitis and chromosome 11q. Lancet, 1 (8650): 1292～1295.

Daniels S E, Bhattacharrya S, James A, et al. 1996. A genome-wide search for quantitative trait loci underlying asthma. Nature, 383(6597): 247～250.

Dizier M H, Besse-Schmittler C, Guilloud-Bataille M, et al. 2000. Genome screen for asthma and related phenotypes in the French EGEA study. Am J Respir Crit Care Med, 162(5): 1812～1818.

Donnadieu E, Cookson W O, Jouvin MH, et al. 2000. Allergy-associated polymorphisms of the Fc epsilon RI beta subunit do not impact its two amplification functions. J Immunol, 165: 3917～3922.

Dunnill M S. 1960. The pathology of asthma, with special reference to changes in the bronchial mucosa. J Clin Pathol, 13: 27～33.

Flood-Page P T, Menzies-Gow A N, Kay A B, et al. 2003. Eosinophil's role remains uncertain as anti-interleukin-5 only partially depletes numbers in asthmatic airway. Am J Respir Crit Care Med, 167(2): 199～204.

Fuiano N, Incorvaia C. 2012. Dissecting the causes of atopic dermatitis in children: less foods, more mites. Allergol Int, 61(2): 231～243.

Ghazvini P, Pagan L C, Rutledge T K, et al. 2010. Atopic dermatitis. J Pharm Pract, 23: 110～116.

Heinzmann A, Grotherr P, Jerkic S P, et al. 2000. Studies on linkage and association of atopy with the chromosomal region 12q13～24. Clin Exp Allergy, 30(11): 1555～1561.

Hizawa N, Freidhoff L R, Chiu Y F, et al. 1998. Genetic regulation of *Dermatophagoides pteronyssinus*-specific IgE responsiveness: a genome-wide multipoint linkage analysis in families recruited through 2 asthmatic sibs. Collaborative Study on the Genetics of Asthma (CSGA). J Allergy Clin Immunol, 102(3): 436～442.

Holgate S T, Lackie P M, Howarth P H, et al. 2001. Invited lecture: activation of the epithelial mesenchymal trophic unit in the pathogenesis of asthma. Int Arch Allergy Immunol, 124(1～3): 253～258.

Howard T D, Postma D S, Jongepier H, et al. 2003. Association of a disintegrin and metalloprotease 33 (ADAM33) gene with asthma in ethnically diverse populations. J Allergy Clin Immunol, 112: 717～722.

Jeffery P K, Godfrey R W, Adelroth E, et al. 1992. Effects of treatment on airway inflammation and thickening of basement membrane reticular collagen in asthma. A quantitative light and electron microscopic study. Am Rev Respir Dis, 145 (4 Pt 1): 890～899.

Kemp A S. 2009. Allergic rhinitis. Paediatr Respir Rev, 10: 63～68.

Kurz T, Strauch K, Heinzmann A, et al. 2000. A European study on the genetics of mite sensitization. J Allergy Clin Immunol, 106(5): 925～932.

Laitinen T, Daly M J, Rioux J D, et al. 2001. A susceptibility locus for asthma-related traits on chromosome 7 revealed by genome-wide scan in a founder population. Nat Genet, 28(1): 87～91.

Lee Y A, Wahn U, Kehrt R, et al. 2000. A major susceptibility locus for atopic dermatitis maps to chromosome 3q21. Nat Genet, 26(4): 470～473.

Lemanske R F Jr, Busse W W. 2010. Asthma: clinical expression and molecular mechanisms. J Allergy Clin Immunol, 125(2): S95～S102.

Liu L Y, Sedgwick J B, Bates M E, et al. 2002. Decreased expression of membrane IL-5 receptor alpha on human eosinophils: I. Loss of membrane IL-5 receptor alpha on airway eosinophils and increased soluble IL-5 receptor alpha in the airway after allergen challenge. J Immunol, 169(11): 6452～6458.

Li J, Luo L, Wang X Y, et al. 2009. Inhibition of NF-kappa B expression and allergen-induced airway inflammation in a mouse allergic asthma model by andrographolide. Cellular & Molecular Immunology, 6(5): 381～385.

Li J, Sun B, Huang Y, et al. 2009. A multicentre study assessing the prevalence of sensitizations in patients with asthma and/or rhinitis in China. Allergy, 64: 1083～1092.

Lonjou C, Barnes K, Chen H, et al. 2000. A first trial of retrospective collaboration for positional cloning in complex inheritance: assay of the cytokine region on chromosome 5 by the consortium on asthma genetics (COAG). Proc Natl Acad Sci U S A, 97(20): 10942～10947.

Malerba G, Lauciello M C, Scherpbier T, et al. 2000. Linkage analysis of chromosome 12 markers in Italian families with atopic asthmatic children. Am J Respir Crit Care Med, 162 (4 Pt 1): 1587～1590.

Marsella R, Samuelson D. 2009. Unravelling the skin barrier: a new paradigm for atopic dermatitis and house dust mites. Vet Dermatol, 20(5～6): 533～540.

Mathias R A, Freidhoff L R, Blumenthal M N, et al. 2001. Genome-wide linkage analyses of total serum IgE using variance components analysis in asthmatic families. Genet Epidemiol, 20(3): 340～355.

Montefort S, Djukanovic R, Holgate S T, et al. 1993. Ciliated cell damage in the bronchial epithelium of asthmatics and non-asthmatics. Clin Exp Allergy, 23(3): 185～189.

Murdoch J R, Lloyd C M. 2010. Chronic inflammation and asthma. Mutat Res, 690(7): 24～39.

Nishimura A, Campbell-Meltzer R S, Chute K, et al. 2001. Genetics of allergic disease: evidence for organ-specific susceptibility genes. Int Arch Allergy Immunol, 124(1～3): 197～200.

Nurmatov U, van Schayck CP, Hurwitz B, et al. 2012. House dust mite avoidance measures for perennial allergic rhinitis: an updated Cochrane systematic review. Allergy, 67(2): 158～165.

O'Sullivan S, Cormican L, Faul J L, et al. 2001. Activated, cytotoxic CD8(+) T lymphocytes contribute to the pathology of asthma death. Am J Respir Crit Care Med, 164(4): 560～564.

Ober C, Tsalenko A, Parry R, et al. 2000. A second-generation genomewide screen for asthma-susceptibility alleles in a founder population. Am J Hum Genet, 67(5): 1154～1162.

Ober C, Tsalenko A, Willadsen S, et al. 1999. Genome-wide screen for atopy susceptibility alleles in the Hutterites. Clin Exp Allergy, 29(4): 11～15.

Ober C, Cox N J, Abney M, et al. 1998. Genome-wide search for asthma susceptibility loci in a founder population. The Collaborative Study on the Genetics of Asthma. Hum Mol Genet, 7: 1393～1398.

Salvato G. 2001. Quantitative and morphological analysis of the vascular bed in bronchial biopsy specimens from asthmatic and non-asthmatic subjects. Thorax, 56(12): 902～906.

Shin Y S, Takeda K, Gelfand E W. 2009. Understanding asthma using animal models. Allergy Asthma Immunol Res, 1(1): 10～18.

Shirakawa I, Deichmann K A, Izuhara I, et al. 2000. Atopy and asthma: genetic variants of IL-4 and IL-13 signalling. Immunol Today, 21(2): 60～64.

Shirakawa T, Li A, Dubowitz M, et al. 1994. Association between atopy and variants of the beta subunit of the high-affinity immunoglobulin E receptor. Nat Genet, 7(2): 125～129.

Skoner D P. 2001. Allergic rhinitis: definition, epidemiology, pathophysiology, detection, and diagnosis. J Allergy Clin Immunol, 108 (1 Suppl): S2～8.

Sur D K, Scandale S. 2010. Treatment of allergic rhinitis. Am Fam Physician, 81: 1440～1446.

Trabetti E, Cusin V, Malerba G, et al. 1998. Association of the FcepsilonRIbeta gene with bronchial hyper-responsiveness in an Italian population. J Med Genet, 35(8): 680～681.

van Herwerden L, Harrap S B, Wong Z Y, et al. 1995. Linkage of high-affinity IgE receptor gene with bronchial hyperreactivity, even in absence of atopy. Lancet, 346(8985): 1262～1265.

Wan H, Winton H L, Soeller C, et al. 2000. Quantitative structural and biochemical analyses of tight junction dynamics following exposure of epithelial cells to house dust mite allergen Der p 1. Clin Exp Allergy, 30(5): 685～698.

Wong G K, Li S T, Hui D S C, et al. 2002. Individual allergens as risk factors for asthma and bronchial hyperresponsiveness in Chinese children. European Respiratory Journal, 19(2): 288～293.

Wenzel S E, Schwartz L B, Langmack E L, et al. 1999. Evidence that severe asthma can be divided pathologically into two inflammatory subtypes with distinct physiologic and clinical characteristics. Am J Respir Crit Care Med, 160(3): 1001～1008.

Wiltshire S, Bhattacharyya S, Faux J A, et al. 1998. A genome scan for loci influencing total serum immunoglobulin levels: possible linkage of IgA to the chromosome 13 atopy locus. Hum Mol Genet, 7(1): 27～31.

Wjst M, Fischer G, Immervoll T, et al. 1999. A genome-wide search for linkage to asthma. German Asthma Genetics Group. Genomics, 58(1): 1～8.

Xu J, Postma D S, Howard T D, et al. 2000. Major genes regulating total serum immunoglobulin E levels in families with asthma. Am J Hum Genet, 67(5): 1163～1173.

Xu J, Meyers, DA, Ober C, et al. 2001. Genomewide screen and identification of gene-gene interactions for asthma-susceptibility loci in three U. S. populations: collaborative study on the genetics of asthma. Am J Hum Genet, 68(6): 1437～1446.

Ying S, Humbert M, Barkans J, et al. 1997. Expression of IL-4 and IL-5 mRNA and protein product by $CD4^+$ and $CD8^+$ T cells, eosinophils, and mast cells in bronchial biopsies obtained from atopic and nonatopic (intrinsic) asthmatics. J Immunol, 158(7): 3539～3544.

Yokouchi Y, Nukaga Y, Shibasaki M, et al. 2000. Significant evidence for linkage of mite-sensitive childhood asthma to chromosome 5q31～q33 near the interleukin 12 B locus by a genome-wide search in Japanese families. Genomics, 66(2): 152～160.

（刘杰、胡东生）

第十三章　支气管哮喘

支气管哮喘(哮喘)是临床上的常见病、多发病，是当前世界性的重大卫生学问题。2000年 WHO/IAACI 报告指出，近些年来哮喘的发病率和死亡率仍呈上升趋势，在儿童上升尤其迅速，特别是城市化之后，可能与暴露于室内过敏原增加等因素有关。儿童哮喘与过敏性疾病国际流行病学研究表明，亚洲地区城市化后支气管哮喘明显增加，哮喘发病率为0.8%～29.1%，有明显的区域性，但具体因素不明。

哮喘是一种气道慢性炎症疾病，许多细胞与细胞成分在其中发挥重要作用，特别是肥大细胞、嗜酸性粒细胞、T 淋巴细胞、巨噬细胞、中性粒细胞和上皮细胞。气道炎症导致喘息、气紧、胸闷和咳嗽。其症状与可逆气流受限有关，炎症导致气道高反应。部分患者气流受限呈不完全阻塞。哮喘的症状主要为咳嗽、喘息、呼吸困难；哮喘的主要特征包括：可逆气流受限；对特异与非特异刺激出现支气管气道高反应；气道炎症；特异质患者往往有风疹、过敏性鼻炎和过敏性结膜炎。

第一节　病因及流行病学

一、哮喘的诱因与风险因素

研究表明，过敏性疾病发生与遗传、环境和生活方式有关，哮喘发生的风险因素包括污染、吸烟、饮食、城市化生活方式、早期暴露感染机会减少和病毒感染等。在众多因素中，气源性过敏原是主要的诱因，但不同的地区间存在明显差异。在亚洲许多地区屋尘螨是最主要的过敏原，其中在日本柳杉花粉是过敏性鼻炎的主要过敏原，在泰国屋尘螨是儿童与成人哮喘主要过敏原，在许多地区蟑螂、油棕和花粉也是常见的过敏原。遗传因素在哮喘发病机制中也是重要的发病因素，然而遗传因素并不是近年来哮喘发病增加的唯一原因。环境因素的变化与过敏性疾病有密切的关系。

钟南山院士和他的团队对广州 10 所中小学的学生进行了哮喘流行病学调查，按照哮喘及其他过敏性疾病的国际间对比研究方案(ISAAC)对广州市 4 个中心城区 10 所中学的数万名 13～14 岁青少年进行横断面问卷调查结果进行对比分析发现，1988 年哮喘的发病率为 2.14%；1994～1995 年为 3.14%；2006 年为 5.9%，哮喘发病率较 20 年前显著增高。研究表明，在 1983～2013 年的 30 年间，过敏性哮喘的发病率上升了 175%(即发病率上升了1.75 倍)。钟南山院士在对哮喘患者的过敏原分类研究中发现，近 30 年中对尘螨抗原过敏的哮喘患者人数显著增加，增加的幅度和哮喘发病率增加总的幅度相当；而对其他抗原过敏的哮喘发病率增加不明显，说明尘螨过敏原在近 30 年来哮喘发病率急剧增高中有非常重要的作用。

二、哮喘发病率、病死率和经济负担

哮喘患者生活质量明显降低，同时存在较重的经济负担。支气管哮喘发病率在世界所有的疾病中排名第 22 位。亚太地区支气管哮喘调查和现状研究显示，多数的哮喘和过敏性鼻炎患者治疗能取得较好的疗效，但 27%的成年人与 37%的哮喘患儿在患病期间无法正常学习和工作，40%的患者曾有入院治疗、急诊就诊的病史。研究表明，哮喘的严重程度分布存在明显的地域差异，我国和越南报道的大多数哮喘患者存在严重的哮喘发作。而哮喘导致的劳动力丧失，在菲律宾高达 46.6%，韩国仅为 7.5%。另一项对 4 个亚洲国家哮喘儿童的调查表明，大多数患儿(73%)在诊断支气管哮喘前，已经有过敏性鼻炎的症状，过敏性鼻炎严重影响患者的生活质量，并且加重了哮喘的症状。

不同国家哮喘的发病率存在明显差异。全球每年大约 250 000 人死于哮喘，在我国 5～34 岁年龄段的哮喘患者，每 10 万人的病死率大于 10，也有报道病死率高达 36.7/10 万，位居全球第一。哮喘和过敏性鼻炎每年的治疗费用和间接费用近年来明显增加，对社会造成沉重的经济负担。通过 8 个亚太地区城市哮喘中心的研究结果表明，哮喘每年的直接治疗费用也是因国而异的，其中马来西亚人均 108 美元，香港人均 1010 美元。患者的急诊费用要占总费用的 18%～90%。亚太地区的经济负担占人均国内生产总值比例高于美国患者的经济负担占人均国内生产总值(亚太地区为 13%，美国为 2%)，而且亚太地区人均医疗保险支出高于美国(亚太地区为 300%，美国为 12%)。

第二节　发 病 机 制

一、哮喘发病机制

哮喘是以气道对各种刺激产生气道高反应，其气道阻力、肺容积、吸气和呼气流速变化为特征的疾病。患者症状表现为咳嗽、喘息、呼吸困难或气短。近年来对哮喘认识主要经历了三个阶段：20 世纪 70 年代认为哮喘的病理生理学基础是气道平滑肌痉挛，而临床判断方法主要依据患者的症状和体征，同时哮喘治疗以扩张支气管平滑肌为主；80～90 年代发现西方化的城市生活方式与哮喘发病增加存在明显相关性，哮喘的病理生理学基础是气道炎症，临床诊断哮喘的方法主要依据患者的肺功能变化，同时临床治疗哮喘主要是糖皮质激素为主的抗炎治疗；21 世纪遗传学研究发现哮喘发生与遗传有密切关系，是遗传因素与环境因素共同作用的结果，哮喘的病理生理学基础是气道炎症与气道重构。

对哮喘发病的认识变化具有代表性的是，1991 年美国国立卫生研究院(NIH)专家建议，哮喘是以气道阻塞、气道炎症和气道高反应为特征的疾病。1997 年，NIH 专家认为哮喘具有以下特征：哮喘是一种慢性气道炎症疾病，许多细胞和细胞成分在炎症中起着重要的作用，特别是肥大细胞、嗜酸性粒细胞、T 淋巴细胞、巨噬细胞、中性粒细胞和上皮细胞。气道炎症导致喘息、气紧、胸闷和咳嗽，临床症状与进行性但可逆的气流受限有关。炎症导致气道高反应。哮喘与类似疾病区别的重要特征是支气管对乙酰胆碱或组胺激发出现高反应。流行病学显示，部分其他疾病同样呈现非特异性气道高反应；也有一研究显示 7～10

岁儿童，48%哮喘患者无支气管气道高反应。

大部分哮喘被认为是可逆性阻塞性气道疾病，而慢性阻塞性肺病（COPD）通常被认为是不可逆的气流受限。大部分哮喘患者在症状缓解期，无症状时间可持续数天、数月或数年，而COPD患者表现为症状和呼吸困难持续时间长。然而，如果哮喘患者每天的咳嗽、喘息和呼吸困难等症状持续数月，可出现对支气管扩张药物无反应，对于这部分患者恰当的抗炎治疗可以减轻哮喘症状，提高患者生活质量，改善肺功能。并不是所有的哮喘表现为IgE介导免疫应答，大约80%的哮喘为过敏性哮喘。94%的5～11岁儿童患者至少对一种过敏原过敏。研究显示病毒感染明显导致喘息与呼吸困难，其机制与病毒感染能诱导Th2免疫应答并降低γ干扰素（IFN-γ）有关。小于2岁的婴幼儿主要为呼吸道RSV感染，2～16岁的儿童主要为鼻病毒感染，其感染与急性喘息发作明显相关。

许多哮喘患者症状同样被非特异和非IgE介导的触发因子如冷空气、空气污染物、吸入细颗粒（直径<2.5μm）和运动等因素诱发。机体应急状态如创伤后应急综合征同样与哮喘发作有关。

二、遗传与环境因素

1. 遗传因素

遗传因素与环境因素在哮喘的发病机制中起作重要作用，但与环境因素相比，遗传因素起着更为重要的作用。一组资料显示，研究的4910例4岁双胞胎儿童，哮喘发生与遗传因素有关的占68%，与环境因素有关的占13%，非过敏因素占为19%。表13-1为哮喘和特异质相关的染色体基因定位。

表13-1　哮喘和特异质相关的染色体基因定位

过敏性疾病及症状	相关染色体的位点
哮喘	1p,2q,4q,5q,6q,12q,13q,14q,19q,21q
特异质	3q,4q,6p,11q,17q
血总IgE	2q,3q,5q,6p,7q,12q
总血嗜酸性粒细胞数量	15q

目前对大约20种全基因组连锁分析（genome-wide linkage screen）显示，不同人群的染色体区域与哮喘、特异质或高IgE、喘息和支气管高反应的表型有关。许多染色体区域已经被证实与哮喘和过敏性疾病有关，包括：染色体5q区域含细胞因子如白细胞介素3（IL-3）、IL-5和粒细胞集落刺激因子（GMCSF）基因，11q含高亲和力IgE受体（FCER1B），12q含IFN-γ（干扰素）和S基因，16q区域含白细胞介素4受体（IL-4R）（IL-4R和部分IL-13R）。近年来，已有研究表明CYFIP2、二肽酰肽酶10（DPP10）、组织相容性白细胞抗原G（HLA-G）、同源结构域锌指蛋白11（PHF11）、G蛋白偶联受体（GPRA）、整合素—金属蛋白酶33基因（ADAM33）和GPRA（G蛋白受体）在支气管平滑肌细胞表达，可能参与哮喘和肺部过敏性疾病病理学机制。全基因组关联研究显示染色体17q21区域与儿童哮喘发作有关，在该区域血清类黏蛋白3（ORMDL3）和GSDML（gasdermin-like protein）表达与哮喘敏感性有关；ORMDL3为编码内质网膜蛋白基因家族成员之一，主要表达在上皮细胞，调节细胞

凋亡。

全基因组关联研究和候选基因研究将基因分为四大类，即上皮细胞屏障、环境感知与免疫应答、组织应答、Th2 细胞分化与应答基因。环境感知与免疫应答和机体识别病原微生物及过敏原有关，这类基因包括细胞受体与细胞外受体，如 CD14、Toll 样受体 2(TLR2)、TLR4、TLR6、TLR10，细胞内受体如核苷酸结合寡聚化结构物 1(NOD1/CARD4)。丝聚蛋白(FLG)基因突变最初被发现在单基因突变的疾病如寻常型鱼鳞病，但随后发现丝聚蛋白基因变异体与过敏性皮肤炎、湿疹和哮喘有密切关系。丝聚蛋白与角蛋白聚集有关，哮喘患者丝聚蛋白变异体明显影响上皮屏障功能。上皮细胞与固有免疫和获得性免疫功能有关的基因同样参与了哮喘的发病，包括防御素 1(抗菌肽)、子宫珠蛋白/透明细胞(Clara 细胞分泌的 CC16)作为树突状细胞调节 Th2 细胞分化的抑制剂，趋化因子(CCL-5、CCL-11、CCL-24、CCL-26)(与 T 细胞和嗜酸性粒细胞募集有关)。调节 Th2 应答的基因有：Th2 分化与功能的相关基因，如 GATA3、TBX21、IL-4、IL-4RA、STAT6 和 IL-12B，与支气管哮喘有密切关系；编码 IL-13 和 IgE 受体(FceR Ⅰ)，与哮喘敏感性有关。

2. 环境因素

哮喘发生同样与环境因素有关，环境因素包括室内环境与室外环境。美国人在室内时间大约占 90%，如家中、工作地方和学校。室内环境包括空气污染、颗粒、二氧化氮、被动吸烟、臭氧、室内过敏原等因素(表 13-2)。过敏原为水溶性糖蛋白，能诱导免疫球蛋白 E 反应。过敏原通常黏附在直径为 1～100μm 的颗粒上，沉积在上呼吸道与下呼吸道，直接诱导炎症应答及呼吸系统症状。室内过敏原通常常年存在于室内，而室外过敏原通常有明显的季节性。室内过敏原通常分为 5 组：尘螨、蟑螂、宠物皮毛、啮齿类和霉菌过敏原。尘螨生长在温暖潮湿环境。尘螨主要生活在床上用品、地毯、家具和布料中。它们的主要食物来源是人皮肤碎屑，屋尘螨与粉尘螨是最主要的尘螨过敏原，尘螨过敏原主要发现于直径 10～20μm 的颗粒表面。人群对尘螨过敏存在明显的区域性。尘螨过敏患者暴露于尘螨过敏原与肺功能下降和哮喘症状有关。与其他过敏原相比，尘螨能导致哮喘发展，明显加重尘螨过敏患者哮喘症状。前瞻性研究显示婴儿时期与没暴露于高浓度尘螨过敏原相比，暴露于高浓度尘螨过敏原有较高的发展为哮喘的可能。近来研究显示，空调滤网灰尘中也孳生大量的尘螨，尘螨过敏原(尘螨的分泌物、排泄物及虫体死亡的降解产物等)可通过空调送风引起室内空气中尘螨抗原含量的升高，可诱发哮喘的发生。猫毛与狗毛是常见室内过敏原，家中饲养宠物与没有饲养宠物相比，具有较高的猫毛与狗毛过敏原浓度，同样在学校与其他公共场所也能发现猫毛与狗毛过敏原，这与过敏原通过家中饲养有宠物的儿童从家中被动转移到学校有关。在人群中，对宠物过敏原过敏非常常见，40%～60%的哮喘儿童对猫和狗过敏原过敏。由于宠物过敏原具有空气传播和吸附在衣物表面的特征，因此很难完全避免接触过敏原。德国小蠊(*Blatella germanica*)与美洲大蠊(*Periplaneta americana*)是城市常见的两种蟑螂过敏原，几乎在所有的家庭均能检测到该过敏原的存在，同时几乎一半的城市家庭蟑螂过敏原能达到临床导致哮喘症状的水平，郊区家庭蟑螂过敏原水平低于城市家庭水平。在城市，30%～40%哮喘儿童对蟑螂过敏原过敏，在郊区只有 21%哮喘儿童对蟑螂过敏原过敏。啮齿类过敏原：小鼠与大鼠排泄尿液中含有过敏原，过敏原吸附在小颗粒上，易空气传播。这类过敏原是费洛蒙结合蛋白(pheromone binding protein,

PBP)，与动物交配有关，被大量分泌到尿液中。这类过敏原过去认为只与职业哮喘有关，但近年来发现同样与非职业哮喘有关。部分家庭鼠类过敏原水平相似于职业环境，在这些家庭中鼠类过敏原被认为是导致哮喘症状的原因。霉菌过敏原在室内与室外环境均存在较多的种类的霉菌，但较少有研究涉及霉菌对哮喘的影响。曲霉菌和青霉菌是最常见的室内霉菌，一些霉菌主要过敏原已经被分离。对链格孢属霉菌过敏与哮喘的发生和严重程度有关。由于霉菌容易在温暖、潮湿的环境生长，因此减少湿度和通风能减少霉菌的生长。

表 13-2 室内环境因素与哮喘的相关性

室内因素	哮喘发生	哮喘发作
尘螨	增加	增加
被动吸烟	可能增加	增加
蟑螂	可能增加	增加
猫	可能增加	增加
狗	可能增加	可能增加
真菌	可能增加	可能增加
臭氧	?	可能增加
颗粒样物质	?	可能增加
二氧化硫	?	可能增加

许多室外因素包括微粒状物质、二氧化氮和二氧化硫与哮喘有关。室外微粒状物质暴露明显导致哮喘发作，室外微粒状物质暴露与哮喘症状持续时间和肺功能下降有关。臭氧能增加气道炎症和气道高反应，臭氧暴露能导致肺功能下降，哮喘症状加重，增加 β2 受体激动剂的使用，增加急性发作的风险。二氧化硫同样与哮喘症状、哮喘急性发作期和肺功能下降有关。汽车尾气是城市中二氧化硫的主要来源。二氧化硫是环境空气污染物因素之一，主要来源于高硫碳与石油的燃烧。二氧化硫同样能降低哮喘患者肺功能。花粉是室外较常见的过敏原，超过 25%的美国人对豚草和禾草花粉过敏。

三、哮喘的病理生理机制

哮喘是一种炎症气道炎症，其发病与多种炎症细胞和炎症介质导致特征性病理生理变化有关，同时气道炎症与气道高反应和哮喘症状有密切联系。

1. 哮喘气道炎症

虽然哮喘的临床特征是高度变异，并且有不同的细胞类型参与，哮喘症状表现为反复发生喘息与气逼，哮喘严重程度和哮喘气道炎症程度无明确联系，但哮喘存在长期的气道炎症。大多数哮喘患者气道炎症波及包括上呼吸道在内的所有气道，并且炎症对中等大小支气管的生理学具有明显的影响。

哮喘气道炎症的炎症细胞、肥大细胞、过敏原通过结合在肥大细胞表面的高亲和 IgE 受体活化肥大细胞，活化的黏膜肥大细胞释放支气管收缩的介质(组胺、半胱氨酸白三烯、前列腺素 D2)导致气道痉挛；同时气道平滑肌细胞间的肥大细胞数量增加多少与气道高反应有关。嗜酸性粒细胞:支气管哮喘气道嗜酸性粒细胞明显增加,嗜酸性粒细胞释放碱性蛋白导致气道上皮损伤,同时与哮喘气道重构有关。T 淋巴细胞:T 淋巴细胞释放多种细胞因子包括 IL-4、IL-5、IL-9 和 IL-13,明显增强嗜酸性粒细胞诱导的气道炎症和 IgE 产生。树突状细胞:树突状细胞与调节性 T 细胞相互作用,刺激 T 细胞分化为 Th2 细胞。巨噬细胞:过敏原通过细胞表面低亲和受体活化巨噬细胞,释放炎症介质和细胞因子,扩增其炎症应答。中性粒细胞:重度哮喘患者和有抽烟病史的哮喘患者气道与诱导痰中中性粒细胞明显增加,但其在哮喘中的发病作用有待于进一步研究。

气道结构性细胞在哮喘发病机制中的作用:气道上皮细胞表达多种炎症蛋白,释放细胞因子、趋化因子、脂质介质;气道平滑肌细胞表达与上皮细胞相同的炎症蛋白;内皮细胞在炎症细胞从循环系统进入气道中起着重要作用;纤维细胞和肌源性纤维母细胞主要产生胶原和蛋白聚糖,与气道重构有关;气道神经同样与哮喘有关,气道胆碱神经被激活导致气道收缩和黏液分泌;由于炎性物质刺激感觉神经敏感性增加,导致气道高反应和哮喘的症状如咳嗽和胸闷。

哮喘一种气道慢性炎症疾病,许多细胞与细胞成分在其发挥重要作用,特别是肥大细胞、嗜酸性粒细胞、T 淋巴细胞、巨噬细胞、中性粒细胞和上皮细胞。气道炎症导致喘息、气逼、胸闷和咳嗽。其症状与可逆气流受限有关,炎症导致气道高反应(图 13-1)。部分患者气流受限呈不完全阻塞。

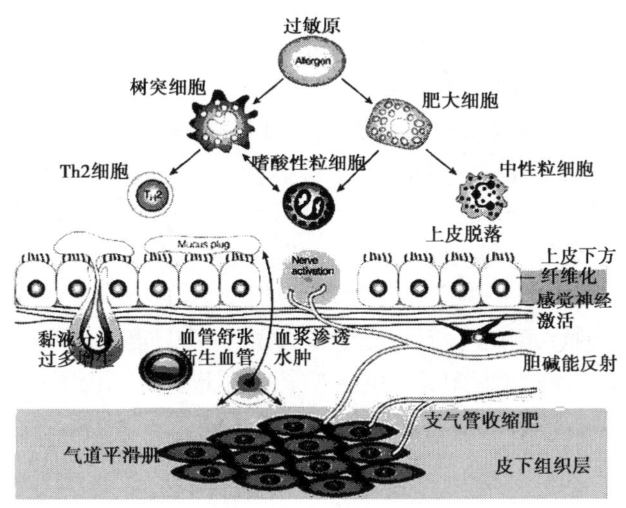

图 13-1　哮喘气道炎症(Barnes,2004)

2. 哮喘气道重构

哮喘气道出现特征性结构改变即气道重构,气道重构与哮喘严重程度和相对不可逆的气道狭窄有关。哮喘气道重构包括上皮下纤维化、气道平滑肌增加、新生血管形成、黏液高分泌。由于胶原纤维沉积和蛋白多糖在基底膜的沉积,形成上皮下纤维化,炎症介质如生长因子等作用导致平滑肌细胞增生,肥大和气道增厚,平滑肌细胞增生及肥大与疾病严重程度有关;气道壁新生血管增殖和生长因子如血管内皮生长因子(VEGF)明显增加气道壁的厚度;同时气道杯状细胞和上皮下腺体增加导致黏液高分泌。

3. 气道高反应

气道高反应是哮喘特征性功能异常，哮喘患者经特异和非特异刺激导致气道狭窄，气道狭窄导致患者出现气流受限和哮喘症状发生。哮喘气道高反应与气道炎症和气道修复有关，虽然其机制不明，但与平滑肌过度收缩、感觉神经敏感性增高和气道壁明显增厚有关。

慢性气道炎症导致气道生理功能改变，形成气道高反应和气流受限；由于气道损伤，形成上皮下纤维化，黏液高分泌，新生血管形成，肌源性纤维细胞增生和平滑肌细胞增生肥大，称为气道重构，导致肺功能永久改变。

4. 尘螨过敏原在哮喘气道损伤和气道重构中的作用

尘螨多种过敏原成分具有蛋白酶活性，直接导致气道损伤，并且蛋白酶激活蛋白酶活化受体(PAR)导致前炎症基因转录。人与小鼠有 4 种类型的 PAR，凝血酶活化人的 PAR 1、PAR 3 和 PAR 4，而胰蛋白酶和类胰蛋白酶活化 PAR 2。屋尘螨和粉尘螨包含有 1 类半胱氨酸蛋白酶、3 类胰蛋白酶、6 类糜蛋白酶和 9 类溶胶原丝氨酸蛋白酶。研究发现，屋尘螨过敏原 Der p 1 能诱导肺上皮细胞 A549 分泌 IL-6 和 IL-8，其机制与 PAR 2 活化有关；尘螨过敏原 Der p 3 和 Der p 9 具有丝氨酸蛋白酶活性，能活化 PAR 1 和 PAR 2，表明尘螨过敏原能通过 PAR 调节上皮细胞功能，参与了哮喘气道炎症。屋尘螨过敏原通过激活 PAR 2 参与哮喘的气道重构，其机制与屋尘螨过敏原诱导上皮向间充质转化(EMT)有关，EMT 参与细胞连接破坏、组织修复和重构等关键过程。气道上皮形成的第一道屏障是防止过敏原进入上皮下的重要屏障，上皮细胞间连接不完整在气道重构和气道高反应中起重要作用。上皮屏障功能通过 E-钙黏素形成的细胞间连接维持，E-钙黏素通过连环蛋白(caterin)连接到肌动蛋白的细胞骨架。哮喘患者气道上皮连接不完整，增加了过敏原渗透性，并且存在 E-钙黏素表达的减少。调节细胞间连接的 E-钙黏素表达减少导致上皮渗透性和气道高反应增加。下调 E-钙黏素表达是 EMT 的重要特征，涉及细胞迁移、修复和组织重构。研究发现，屋尘螨并不影响 E-钙黏素表达，但转化生长因子 TGF-β 能加强屋尘螨诱导 E-钙黏素内化作用，加强依赖于连环蛋白基因转录，并且下调气道上皮细胞角蛋白表达；同时表皮生长因子受体(EGFR)促进 TGF-β 和屋尘螨诱导的间充质转化。

第三节 临床表现

一、症　　状

哮喘主要症状包括喘息、气短、胸闷和咳嗽。其症状通常在夜间或清晨加重，或运动和冷空气刺激能诱发哮喘症状发作。部分哮喘患者可能只有很轻的临床症状，而部分患者可能存在持续的气流受限。胃食道反流疾病：80%的哮喘患者存在为食道反流疾病。其机制可能与哮喘患者发作时胸腔压力增加、抗组胺药物的使用、增加腹腔压力或减少食道下端幽门括约肌的功能有关。

二、体　　征

哮喘患者体格检查可能是正常的。哮喘患者主要体征为听诊是双肺哮鸣音。然而，部分患者即使存在明显的气流受限，可能听诊无明显哮鸣音或只能在用力呼气时发现。有时由于严重的气流阻塞和通气下降，即使严重哮喘发作，部分哮喘患者听诊时也无哮鸣音。其他体征包括口唇发绀、心动过速、桶状胸等。

三、实验室检查

1. 肺功能

虽然哮喘的诊断通常以患者的症状为基础，然而肺功能的检查，特别是肺功能检查发现可逆的肺功能异常有助于哮喘的诊断。这是由于哮喘患者很难识别和感知他们自身症状的严重程度，特别是哮喘症状长期存在；同样，医生很难精确评估哮喘症状，如呼吸困难和喘息。肺功能提供了一种判断气流受限严重程度的手段。可逆性和可变性是哮喘的主要特征之一，可逆性和可变性指哮喘症状与气流受限能自行或药物治疗后缓解。指在吸入短效气管扩张剂如 200～400μg 沙丁胺醇，或吸入表面激素数天或数周后，FEV1 或 PEF 明显改善；可变性指患者症状在不同时间的变化，如一天（昼夜变化）、数天或数月。肺功能是推荐测定气流受限和可逆性的检查方法。可逆性指在吸入短效气管扩张剂后 FEV1 改善 12%，并且 FEV1 增加 200ml。气流受限通过 FEV1 和 FVC 比值判断，FEV1/FVC 正常值大于 0.75～0.80，儿童正常值大于 0.90，低于这一值说明存在气流受限。通过风流速仪测定最大呼吸流量（PEF）对诊断和检查哮喘具有较好的价值。然而，在儿童和成人 PEF 可能低估气流受限的程度。通常 PEF 变异率大于 20%有助于哮喘诊断。

2. 气道高反应测定

对于有哮喘症状但肺功能正常的患者，通过吸入乙酰胆碱或运动测定其肺功能有助于哮喘的诊断。测定气道反应性反映了对导致哮喘发作因素的敏感性，这些因素也称为触发因素。气道反应性测定通常用 FEV1 下降 20%的激发药物的浓度或剂量表示。气道反应性测定对哮喘诊断具有较好的敏感性，但特异性有限。如患者没吸入糖皮质激素，气道反应性测定阴性可以排除慢性哮喘诊断。但是气道反应性阳性并不意味哮喘的诊断，囊性纤维化、支气管扩张和 COPD 患者气道反应性可为阳性。

3. 无创性气道炎症检测

哮喘患者痰液或诱导痰实验可以检测痰中的嗜酸性粒细胞或中性粒细胞。呼气一氧化氮（NO）和一氧化碳（CO）已经被建议作为无创性判断气道炎症的生物标记。哮喘患者在未吸入糖皮质激素时，与正常人比较 NO 浓度增高。虽然呼气 NO 测定缺乏特异性，但能有效地评估哮喘治疗疗效。

4. 过敏原检测

由于哮喘与过敏性鼻炎存在明显联系，因此过敏性鼻炎存在增加哮喘的可能性。同时，过敏原皮肤点刺实验与过敏原特异性 IgE 有助于确定哮喘患者的风险因素。过敏原皮肤试验是最初用于诊断过敏原的实验，具有费用低和高度敏感的特征。过敏原特异性 IgE 在敏感性和特异性方面低于过敏原皮肤试验。

四、哮喘分级

哮喘是以多种炎症细胞和细胞组分参与的慢性气道炎症疾病，气道炎症与气道高反应、喘息、气紧、胸闷和咳嗽有关。哮喘症状同样与可逆的气流受限有关。慢性持续哮喘分为间隙发作(intermittent)、轻度持续(mild persistent)、中度持续(moderate persistent)和重度持续(severe persistent)。哮喘临床分级主要依据哮喘临床症状发生次数、第一秒用力呼气流量(FEV1)和最大呼气流速(表 13-3)。

表 13-3 哮喘严重程度的临床分级

分级	症状	夜间症状	FEV1%	FEV1 变异	短效 β2 受体激动剂对症状控制
间隙发作	≤2 次/周	≤2 次/月	≥80%	<20%	≤2 天/周
轻度持续	>2 次/周但不是每天	3～4 次/月	≥80%	20%～30%	>2 天/周
中度持续	每天	>1 次/每周，但不是每晚	60%～80%	>30%	每天
重度持续	症状持续	频繁	<60%	>30	多次

五、哮喘急性发作

哮喘急性发作指哮喘症状加重，其症状主要为气逼、喘息和胸闷。然而，部分患者可能以咳嗽为主要症状。哮喘发作时在患者双肺可闻及哮鸣音，在一些严重的患者，急性发作时气道严重痉挛，听诊无哮鸣音。如喘息明显患者，其辅助呼吸肌(如胸锁乳突肌和斜角肌)运动加强。轻度急性发作 PEFR≥200L/min 或≥50%预计值。中度急性发作 PEFR 在 80～200L/min 或 25%～50%预计值；严重发作 PEFR≤80L/min 或≤25%预计值。

第四节 诊断与鉴别诊断

一、诊　　断

哮喘诊断通常以症状(气流受限和气道高反应)和对治疗的反应为基础。

1)英国胸科学会诊断哮喘主要依据患者对治疗的反应。如果治疗后，通过峰流速仪或肺功能证实患者是气流受限是可逆的，通常诊断为哮喘。

英国胸科学会哮喘诊断标准：

至少两周，在一周内至少3天PEFR≥20%；

治疗后PEF提高≥20%，如吸入β2受体激动剂10min；吸入糖皮质激素6周或口服强的松30mg 14天；

暴露与触发因素（如运动）PEF下降≥20%。

2)美国哮喘教育与预防计划（NAEPP）采用症状为主的诊断方法。《哮喘诊断与管理指南》要求通过在诊断哮喘前，应评估一下临床症状。然而，这些因素并不足够支持哮喘的诊断，因此肺功能同样运用在哮喘诊断。

喘息症状：呼气时哮鸣音（无喘息和正常的肺部检查，不能排除哮喘的诊断）。

以下为病史特征：

咳嗽，特别是夜间咳嗽；反复喘息和呼吸困难；反复胸闷；

在下例情况，症状发生或加重：

运动；病毒感染；动物皮毛；霉菌；香烟；花粉；气候变化；情感因素；月经周期；夜间症状发作或加重影响患者睡眠。

在新版《NAEPP指南》中推荐肺功能在哮喘最初诊断中运用，在最初治疗后，症状稳定，症状缓解，测定肺功能有助于患者诊断。NAEPP指南并不推荐PEF作为哮喘筛查的方法，因为峰流速值比肺功能值更加不稳定。然而，测定静息（或基础值）的PEF和运动后PEF有助于哮喘诊断；同样，监测PEF值有助于自我判断药物治疗的疗效。

二、鉴别诊断

哮喘鉴别诊断应根据患者的不同年龄进行：婴儿、儿童、青年、成人和老年。

（一）儿童

在这年龄阶段诊断哮喘面临许多挑战，哮喘诊断主要依据临床判断，如症状和体格检查。儿童喘息和咳嗽症状非常常见，许多疾病会导致慢性和反复喘息。小于5岁的儿童喘息分为3种类型：

1)短暂的喘息：常常在小于3岁儿童生长过快有关，这与早熟及父母吸烟有关。

2)慢性持续的早期喘息（小于3岁儿童）：患者通常有典型的反复喘息，其症状与病毒感染有关，无特异质，没有哮喘家族史。其症状可以持续到12岁。其病因可能与呼吸道合胞病毒感染有关（小于2岁）。

3)迟发的喘息和哮喘：哮喘患儿其症状往往从儿童持续到成人。患者往往有典型的过敏史，常常有湿疹等。

儿童哮喘诊断需要同以下疾病鉴别：慢性鼻窦炎，胃食道反流，反复病毒性下呼吸道感染，囊性纤维化，支气管肺发育不良，结核，异物，原发性纤毛运动障碍综合征，免疫缺陷和充血性心脏疾病。

(二)成人哮喘鉴别诊断

病史和体格检查、肺功能检查证实患者存在可逆和可变的气流受限,有助于哮喘的诊断。哮喘应与以下疾病鉴别诊断:高通气综合征、上气道综合征、异物吸入、声带功能障碍和COPD鉴别。

1. 哮喘与COPD鉴别

1)年龄:哮喘多发生在儿童与青少年,而COPD多在中老年。

2)吸烟史:几乎所有COPD患者有吸烟病史或被动吸烟史,而哮喘患者大多无吸烟史。

3)症状:哮喘多为间歇发作,而慢性、进行性加重的症状多为COPD。

4)FEV1可逆性:哮喘急性发作期之间FEV1可以恢复到正常水平,而COPD通常是不可逆。

5)合并症:哮喘患者通常有过敏性鼻炎或湿疹,而COPD通常有吸烟相关疾病冠心病或骨质疏松症。

6)吸入激素:哮喘患者吸入激素是标准的治疗,而COPD只有小部分有效。

2. 过敏性肺炎(HP)

一组由不同致敏原引起的非哮喘性变应性肺疾患,以弥漫性间质炎症为其病理特征;HP或外源性过敏性肺泡炎发生与各种抗原有关,包括鸟粪、小鼠小便蛋白、发霉干草等;急性症状包括发热、干咳和呼吸困难;亚急性症状包括烦躁、低热、干咳和呼吸困难;慢性症状:慢性咳嗽包括呼吸困难、疲倦、厌食、体重下降。影像学:急性期主要为肺密度增加。CT表现为两肺弥漫的毛玻璃密度影和广泛的肺实变影;亚急性期主要表现为两肺散在的边缘模糊的小结节影(直径2~5mm)或网状结节影,以斑片状毛玻璃密度影;慢性期CT表现为两肺内不规则的线样或网样及蜂窝状阴影。

3. 变态反应支气管肺曲霉菌病(ABPA)

ABPA分为血清反应阳性的ABPA和缺乏邻近或中心支气管扩张的ABPA(ABPA-CB);ABPA的发展并不依赖于哮喘的严重程度;CT对诊断ABPA具有较高的价值;中心性支气管扩张指肺部内2/3 CT区域,支气管与邻近支气管动脉相比明显扩张,可呈柱状、“指套”样阴影,其直径为邻近支气管动脉的1.5~3倍。

(三)老年哮喘鉴别诊断

老年人左心功能不全往往表现为喘息、呼吸急促和咳嗽,过去称为心源性哮喘。使用β受体抑制剂在老年人较为常见,左心功能不全与哮喘其症状多在夜间或运动时发生,因此有时较难鉴别。但通过详细病史和体格检查,结合心电图与胸部X射线检查,通常能做出明确诊断。在老年患者鉴别COPD与哮喘较为困难,可能要求吸入支气管扩张剂或口服或吸入糖皮质激素鉴别。因为哮喘和COPD均为慢性气道疾病,均与气道炎症有关。COPD

是以气流受限为特征的疾病，其气流受限为不完全可逆，且进行性发展。COPD 与肺部对有害气体与颗粒导致异常的气道炎症有关。哮喘患者如暴露于有害的环境（特别是香烟）可以发展为不可逆的气流受限，存在哮喘样的气道炎症和 COPD 样的气道炎症。对于部分哮喘患者如发展为慢性呼吸道症状和固定的气流受限，通常很难区分哮喘与 COPD 诊断。

第五节 治 疗

哮喘治疗目标为获得与维持临床控制。哮喘治疗药物分为控制药物与缓解症状的药物。控制性药物通过抗炎作用控制哮喘的临床症状，这类药物包括吸入性糖皮质激素和系统性糖皮质激素，白三烯拮抗剂长效 β2 受体激动剂联合吸入性糖皮质激素、茶碱缓释剂和抗 IgE 抗体。吸入糖皮质激素是当前最有效的控制性药物。缓解性药物通常为按需使用，能迅速缓解气道痉挛和哮喘症状，包括抗胆碱药、短效 β2 受体激动剂、短效茶碱。

（一）哮喘治疗药物

1. 吸入糖皮质激素

吸入糖皮质激素是目前治疗哮喘最有效的抗炎药物。吸入糖皮质激素能有效减轻哮喘症状，提高患者生存质量，改善肺功能，减少气道高反应，控制气道炎症，减少哮喘急性加重的次数和严重程度，并且减少哮喘的死亡率。成人吸入糖皮质激素获得治疗效果剂量相当于每天 400μg 布地奈德，高剂量的激素吸入增加药物毒副作用的风险。然而，哮喘患者存在对吸入激素反应的个体差异，部分患者要求吸入大剂量的糖皮质激素达到满意的治疗效果。吸烟能降低吸入糖皮质激素的疗效，因此吸烟患者应吸入相对高剂量的糖皮质激素。

吸入糖皮质激素局部副作用包括：咽喉部白色念珠菌感染，发音困难，偶见咳嗽。按照系统生物利用度吸入糖皮质激素，全身副作用与药物剂量、给药方式、系统生物利用度、肝脏的首过效应、药物的半衰期有关，因此不同的吸入糖皮质激素存在不同的全身副作用。研究表明，环索奈德、布地奈德和氟替卡松在相同的剂量有较小的全身副作用。目前已证实，在成人每天吸入小于 400μg 布地奈德或等量的表面激素几乎无明显的全身副作用。长期吸入糖皮质激素全身副作用包括抑制肾上腺功能和减少骨密度等。目前没有证据表明吸入糖皮质激素增加肺部感染，包括结核。活动性结核不是吸入糖皮质激素禁忌证。

2. 白三烯调节剂

白三烯修饰剂包括半胱氨酸白三烯（CysLT1）受体拮抗剂和 5-脂肪氧合酶抑制剂。白三烯修饰剂有轻微的支气管扩张作用，减少哮喘症状（包括咳嗽），提供肺功能，减少气道炎症和哮喘发作。白三烯修饰剂可作为轻度持续哮喘患者的药物之一，但单独使用作为控制药物时，其疗效低于小剂量的吸入糖皮质激素。白三烯修饰剂能减少吸入糖皮质激素剂量。

白三烯修饰剂具有较少的副作用，有报道 5-脂肪氧合酶抑制剂齐留通（Zileuton）有肝脏毒性。

3. 长效 β2 受体激动剂

在哮喘治疗中，长效 β2 受体激动剂包括福莫特罗和沙美特罗不应单独使用，单独使用不能有效抑制气道炎症，但长效 β2 受体激动剂与吸入的表面激素联合使用显示了较好的治疗效果，能控制中度吸入糖皮质激素不能有效控制的哮喘患者。长效 β2 受体激动剂联合吸入的表面激素能有效提高哮喘患者的症状评分，减少夜间发作，改善肺功能，减少短效 β2 受体激动剂使用，降低急性发作次数。长效 β2 受体激动剂联合吸入的表面激素能阻止运动诱发的支气管痉挛，比短效 β2 受体激动剂具有更长的保护作用。福莫特罗与沙美特罗相比，具有更快的起效时间。

与口服 β2 受体激动剂相比，吸入 β2 受体激动剂具有相对减少的全身副作用，如心脏刺激、骨骼肌颤动或低钾血症。长期使用单独短效或长效 β2 受体激动剂可能降低 β2 受体激动剂疗效，可能增加哮喘相关死亡风险。研究显示，与单独吸入表面激素相比，β2 受体激动剂和吸入表面激素联合使用并不明显增加患者死亡。安全性和有效性分析显示，β2 受体激动剂和吸入表面激素联合使用，β2 受体激动剂并不影响 β2 肾上腺受体表型。

4. 茶碱

小剂量茶碱具有支气管扩张作用和中度抗炎作用，但茶碱目前无证据表明具有长效控制作用。目前证据不支持茶碱作为第一线控制药物，但茶碱能作为吸入糖皮质激素不能有效控制的补充治疗。有明显资料表明茶碱作为补充治疗其疗效低于 β2 受体激动剂。

茶碱副作用，特别是在剂量大于 10mg/kg，较为明显，但可以通过减少剂量和检测药物浓度来减少其毒副作用。常见副作用包括胃肠道副作用、心律失常和死亡。恶心和呕吐是非常常见的早期症状。许多因素会影响茶碱的代谢，如发热、妊娠、抗结核药减少茶碱的血药浓度，而肝脏疾病、充血性心衰、部分药物包括甲氰咪胍、一些喹诺酮和大环类脂药物将增加毒性副作用的风险。已经显示低剂量茶碱具有明显抗炎作用和较少的副作用，低剂量茶碱使用并不需要监测血药浓度，除非怀疑过量的茶碱使用。

5. 长效口服 β2 受体激动剂

长效口服 β2 受体激动剂包括缓释剂型的福莫特罗、沙美特罗、特布他林和班布特罗，这些药物只应短时间使用。

口服长效口服 β2 受体激动剂具有较高的副作用，包括心血管副作用（心律失常）、焦虑和骨骼肌颤动。心血管副作用常发生在 β2 受体激动剂和茶碱的联合使用。长期单独使用 β2 受体激动剂是有害的。

6. IgE 抗体

抗 IgE 对于血清高 IgE 水平是一个治疗的选择。严重的哮喘患者虽然吸入糖皮质激素仍不能有效控制，如血清高 IgE 水平，使用抗 IgE 治疗能提高哮喘的控制。副作用：一些关于研究抗 IgE 的治疗主要在 12 岁以上进行，并且已经接受吸入或口服糖皮质激素和长效 β2 受体激动剂治疗的哮喘患者，结果显示抗 IgE 治疗是安全的。在接受抗 IgE 治疗的小部分人群，减少糖皮质激素存在变应性肉芽肿血管炎（Churg-Strauss 综合征），因此在临床接受抗 IgE 治疗的患者减少糖皮质激素用量时应注意副作用。

7. 系统性糖皮质激素

对于严重未能控制的哮喘患者可能需要口服糖皮质激素，但由于其明显副作用而限制其应用。如果患者必须长时间口服糖皮质激素激素，应注意减少其副作用。口服糖皮质激素与胃肠外使用糖皮质激素相比具有相对较低的盐皮质激素作用、相对短的半衰期，对横纹肌相对小的影响。

长期口服或胃肠外使用糖皮质激素全身副作用包括骨质疏松、高血压、糖尿病、下丘脑垂体肾上腺轴抑制、白内障、青光眼等。

（二）过敏原特异性免疫治疗

在成人，哮喘过敏原特异性免疫治疗的作用有限。恰当的免疫治疗要求确定和使用单一的临床相关的过敏原，通过逐渐增加过敏原剂量诱导免疫耐受。研究发现，过敏原特异性免疫治疗能减少哮喘患者的症状得分和药物使用，降低过敏原特异和非特异气道高反应，在儿童抗原特异性免疫治疗中有长期的临床效果和潜力防止儿童过敏性鼻炎患者发展为哮喘。

过敏原特异性免疫治疗可能发生局部和系统性副作用，局部副作用包括红肿和水泡，过敏性休克是最为严重的全身副反应。浙江我武生物科技股份有限公司在尘螨过敏原标准化的基础上，研制生产的粉尘螨滴剂（粉尘螨疫苗）获国家食品药品监督管理局（SFDA）颁发的我国第一个过敏原疫苗新药证书和生产批文，该尘螨疫苗通过舌下含服给药方式，可有效避免严重的过敏反应。

主要参考文献

陈德晖，江梅，李靖，等. 2010. 广州地区儿童呼吸道变态反应性疾病螨性变应原相关危险因素分析. 国际呼吸杂志，30(17)：1029～1033.

陈德晖，孙宝清，林育能，等. 2009. 广州地区儿童呼吸道变态反应性疾病常见变应原的流行病学分析. 国际呼吸杂志，29(7)：385～388.

国华，朱清仙，刘志刚，等. 2008. 粉尘螨—壳聚糖疫苗经鼻免疫治疗小鼠过敏性哮喘的实验研究. 现代免疫学，28(1)：21～25.

郝敏麒，徐军，钟南山. 2003. 尘螨致敏小鼠肺部变应性炎症模型的建立，中国病理生理杂志，19(1)：139～141.

刘萍，吴海强，郑跃杰，等. 2008. 儿童过敏患者致敏原筛查及相关因素分析. 中国公共卫生，24(7)：806～807.

刘晓宇，闫浩，朱清仙，等. 2011. 标准化粉尘螨疫苗免疫治疗哮喘小鼠肺组织病理学动态观察. 热带医学杂志，11(11)：1234～1236.

刘晓宇，蔡科军，刘志刚，等. 2011. 舌下含服粉尘螨疫苗免疫治疗法对哮喘小鼠树突状细胞及 NF-κB 的影响，南昌大学学报(医学版)，51(9)：1～5.

刘晓宇，闫浩，李盟，等. 2011. 标准化粉尘螨疫苗免疫治疗哮喘小鼠气道炎症的实验研究. 免疫学杂志，27(12)：1029～1032.

李国平，刘志刚，钟南山. 2005. 重组 Der p 2 变应原诱导小鼠变态反应气道炎症动物模型的建立. 中华微生物学和免疫学杂志，25(7)：564～569.

孙宝清，赖克方，李靖，等. 2004. 广州地区支气管哮喘患者常见吸入变应原调查分析. 现代临床医学生物工程学杂志，10(3)：217～219.

王红玉，郑劲平，钟南山. 2006. 广州市区青少年哮喘和过敏性疾病流行变化趋势调查. 中华医学杂志，86(15)：1014～1020.

王红玉，张纯青，孙宝清，等. 2007. 广州城市青少年特应性与支气管哮喘的关系调查. 中华结核和呼吸杂志，30(7)：504～508.

王红玉，钟南山. 1997. 广州市 13～14 岁儿童哮喘发病率调查. 中国实用内科杂志，17(11)：685～686.

夏立新，马慧，刘志刚，等. 2009. Bla g 7 多肽疫苗免疫治疗小鼠过敏性气道炎症的研究. 中国人兽共患病学报，25(12)：1135～1142.

许卓谦，刘志刚，喻海琼，等. 2006. 重组 Bla g 2 变应原诱导小鼠变态反应气道炎症动物模型的建立. 中华微生物学与免疫学杂志，26(5)：446～451.

Apter A J. 2012. Advances in adult asthma diagnosis and treatment and health outcomes, education, delivery, and quality in 2011: What goes around comes around. J Allergy Clin Immunol, 129(1): 69～75.

Arshad S H. 2010. Does exposure to indoor allergens contribute to the development of asthma and allergy? Curr Allergy Asthma Rep, 10(1): 49～55.

Brandt E B, Sivaprasad U. 2011. Th2 Cytokines and Atopic Dermatitis. J Clin Cell Immunol, 10, 2(3): 110.

Barnes P J. 2012. Severe asthma: Advances in current management and future therapy. J Allergy Clin Immunol, 129(1): 48～59.

Baxi S N, Phipatanakul W. 2010. The role of allergen exposure and avoidance in asthma. Adolesc Med State Art Rev, 21(1): 57～71.

Blaiss M S. 2011. Safety update regarding intranasal corticosteroids for the treatment of allergic rhinitis. Allergy Asthma Proc, 32(6): 413～418.

Bush R K. 2008. Indoor allergens, environmental avoidance, and allergic respiratory disease. Allergy Asthma Proc, 29(6): 575～579.

Busse W W. 2011. Asthma diagnosis and treatment: filling in the information gaps. J Allergy Clin Immunol, 128(4): 740～750.

Bousquet J, Winchester C, Papi A, et al. 2011. Inhaled corticosteroid/long-acting β2-agonist combination therapy for asthma: attitudes of specialists in europe. Int Arch Allergy Immunol, 157(3): 303～310.

Bosnjak B, Stelzmueller B, Erb K J, et al. 2011. Treatment of allergic asthma: modulation of Th2 cells and their responses. Respir Res, 25: 12: 114.

Cayetano K S, Chan A L, Albertson T E, et al. 2012. Bronchial thermoplasty: a new treatment paradigm for severe persistent asthma. Clin Rev Allergy Immunol, 43(1～2): 184～193

Chetan A P, Eugenie B, Peter Van A, et al. 2011. Exercise-induced respiratory symptoms not due to asthma. J Paediatr Child Health, 2011 Nov 3. doi: 10. 1111/j. 1440-1754. 2011. 02209. x.

Chua K Y, Huangfu T, Liew L N. 2006. DNA vaccines and allergic diseases. Clin Exp Pharmacol Physiol, 33(5～6): 546～550.

Cho J Y. 2011. Recent advances in mechanisms and treatments of airway remodeling in asthma: a message from the bench side to the clinic. Korean J Intern Med, 26(4): 367～383.

Daum N, Tscheka C, Neumeyer A, et al. 2012. Novel approaches for drug delivery systems in nanomedicine: effects of particle design and shape. Wiley Interdiscip Rev Nanomed Nanobiotechnol, 4(1): 52～65.

De Benedictis F M, Bush A. 2012. Corticosteroids in respiratory diseases in children. Am J Respir Crit Care Med, 185(1): 12～23.

De Blay F, Barnig C, Ott M. 2009. House dust mite control measures for asthma. Allergy, 64(9): 1404～1405.

Erwin E A, Custis N, Ronmark E, et al. 2005. Asthma and indoor air: contrasts in the dose response to cat and dust-mite. Indoor Air, 15(10): 33～39.

Fattah M A, Hamdy B. 2011. Pulmonary functions of children with asthma improve following massage therapy. J Altern

Complement Med, 17(11): 1065～1068.

Fuiano N, Incorvaia C. 2011. The atopy patch test: is it time to redefine its significance? Ann Allergy Asthma Immunol, 106(4): 278～282.

Gaffin J M, Phipatanakul W. 2009. The role of indoor allergens in the development of asthma. Curr Opin Allergy Clin Immunol, 9(2): 128～135.

Gregory L G, Lloyd C M. 2011. Orchestrating house dust mite-associated allergy in the lung. Trends Immunol, 32(9): 402～411.

Grover C, Armour C, Asperen P P, et al. 2011. Medication use in children with asthma: not a child size problem. J Asthma, 48(10): 1085～1093.

Hancox R J, Cowan D C, Aldridge R E, et al. 2012. Asthma phenotypes: consistency of classification using induced sputum. Respirology, 17(3): 461～466.

Heinrich J. 2011. Influence of indoor factors in dwellings on the development of childhood asthma. Int J Hyg Environ Health, 214(1): 1～25.

Henszelt, Kuźna-Grygiel W. 2006. House dust mites in the etiology of allergic diseases. Ann Acad Med Stetin, 52(2): 123～127.

Kim H, Herbert R, Landrigan P, et al. 2012. Increased rates of asthma among World Trade Center disaster responders. Am J Ind Med, 55(1): 44～53.

Kupczyk M, Dahlén B, Dahlén S E. 2011. Which anti-inflammatory drug should we use in asthma? Pol Arch Med Wewn, 121(12): 455～460.

Lafeuille M H, Duh M S, Zhang J, et al. 2011. Concomitant asthma medication use in patients receiving omalizumab: results from three large insurance claims databases. J Asthma, 48(9): 923～930.

Li G P, Liu Z G, Ran P X, et al. 2004. Activation of signal transducer and activator of transcription 5(STAT5) in splenocytes proliferation of asthma mice induced by ovalbumin, Cellular and Molecular Immunology, 1(6): 471～474.

Li J, Lu Y, Huang K, et al. 2008. Chinese response to allergy and asthma in Olympic athletes. Allergy, 63(8): 962～968.

Li J, Sun B, Huang Y, et al. 2009. A multicentre study assessing the prevalence of sensitizations in patients with asthma and/or rhinitis in China. Allergy, 64: 1083～1092.

Li J, Wang H, Chen Y, et al. 2013. House dust mite sensitization is the main risk factor for the increase in prevalence of wheeze in 13-to 14-year-old schoolchildren in Guangzhou city, China. Clinical & Experimental Allergy, 43: 1171～1179.

Li J, Zhou Z, An J, et al. 2008. Absence of relationships between tuberculin responses and development of adult asthma with rhinitis and atopy. Chest, 133(1): 100～106.

Liu Z G, Guo H, Zhu Q X, et al. 2009. Local nasal immunotherapy: efficacy of *Dermatophagoides farinae*-chitosan nanovaccinein murine asthma. International Archives of Allergy and Immunology, 150(2): 221～228.

Martinez F D. 2011. New insights into the natural history of asthma: primary prevention on the horizon. J Allergy Clin Immunol, 128(5): 939～945.

Markus J. Ege, Melanie M, Anne-Cécile N, et al. 2011. Exposure to environmental microorganisms and childhood asthma. N Engl J Med, 364: 701～709.

Morais-Almeida M, Gaspar A. 2004. The role of allergen exposure and sensitization. Pediatr Pulmonol Suppl, 26: 213～217.

Nadchatram M. 2005. House dust mites, our intimate associates. Trop Biomed, 22(1): 23～37.

Nelson H S. 2007. Advances in upper airway diseases and allergen immunotherapy. J Allergy Clin Immunol, 119(4): 872～880.

O'Connor G T. 2005. Allergen avoidance in asthma: what do we do now? J Allergy Clin Immunol, 116(1): 26～30.

Petrie K J, Perry K, Broadbent E, et al. 2012. A text message programme designed to modify patients' illness and treatment beliefs improves self-reported adherence to asthma preventer medication. Br J Health Psychol, 17(1): 74～84.

Rao D, Phipatanakul W. 2011. Impact of environmental controls on childhood asthma. Curr Allergy Asthma Rep, 11(5):

414～420.

Rogers L, Reibman J. 2012. Stepping down asthma treatment: how and when. Curr Opin Pulm Med, 18(1): 70～75.

Semic J A, Simpson A, Woodcock A. 2006. Dust mite allergen avoidance as a preventive and therapeutic strategy. Curr Allergy Asthma Rep, 6(6): 521～526.

Sharma H P, Hansel N N, Matsui E, et al. 2007. Indoor environmental influences on children's asthma. Pediatr Clin North Am, 54(1): 103～120.

Stevenson C S, Birrell M A. 2011. Moving towards a new generation of animal models for asthma and COPD with improved clinical relevance. Pharmacol Ther, 130(2): 93～105.

Storr M. 2011. Therapy of gastroesophageal reflux disease(GERD). Med Monatsschr Pharm, 34(12): 446～454.

Thomas W R, Hales B J, Smith W A. 2010. House dust mite allergens in asthma and allergy. Trends Mol Med, 16(7): 321～328.

Tranter D C. 2005. Indoor allergens in settled school dust: a review of findings and significant factors. Clin Exp Allergy, 35(2): 126～136.

Viral D, Sundeep S, Adeel R. 2012. Body mass index less than 30 as a predictor of near fatal asthma. CHEST, 142(4): 729A.

Wang H, Lin X, Hao C, et al. 2006. A double-blind, placebo-controlled study of house dust mite. Allergy, 61: 191～197.

Wu F, Takaro T K. 2007. Childhood asthma and environmental interventions. Environ Health Perspect, 115(6): 971～975.

Wang X F, Hong J G. 2011. Management of severe asthma exacerbation in children. World J Pediatr, 7(4): 293～301.

Zhang C, Gjesing B, Lai X, et al. 2011. Indoor allergen levels in Guangzhou city, southern China. Allergy, 66(2): 186～191.

Zhang C, Gjesing B, Spangfort M D, et al. 2008. The allergen-specific IgE reactivity pattern of Chinese house dust mite allergic patients. Allergy, 63(12): 1640～1641.

（李国平、刘志刚）

第十四章　过敏性鼻炎

过敏性鼻炎(allergic rhinitis,AR)又称变应性鼻炎,是发生在鼻腔黏膜的过敏性疾病,为特应性个体接触过敏原(过敏原,allergen)后由IgE介导、以炎性介质释放为开端、有免疫活性细胞和促炎细胞以及细胞因子参与的Ⅰ型过敏反应。根据发病情况,过敏性鼻炎一般可分为常年性过敏性鼻炎和季节性过敏性鼻炎两种。常年性过敏性鼻炎可随时发作,时轻时重,常同其他过敏性疾病并存。季节性过敏性鼻炎,也称花粉症,呈季节性发作,多在春、秋两季发病,发病时间可为数小时、数天至数周不等,发作间歇期完全正常。2008年,由全球61位学者共同完成了新版"过敏性鼻炎及其对哮喘的影响"(ARIA)一文,文中依据症状出现的时程,将AR分为间发性AR(IAR;症状＜4 d/周,或病程＜4周)和持续性AR(PER;症状＞4 d/周,且病程＞4周)。

目前保守估计全球过敏性鼻炎(AR)患者超过5亿。近年来,随着工业化程度的提高,过敏性鼻炎的发病率呈现全球性增长的趋势,已成为一个全球性的健康问题。20世纪90年代中期,在全球56个国家进行的国际儿童哮喘和过敏反应研究(ISAAC)第一阶段的调查报告(1998)显示,13～14岁儿童的花粉症患病率为1.4%～39.7%,各国(地区)间差异极大,总体情况是西方发达国家的患病率明显高于发展中国家(地区)。另外,1997年国际耳鼻咽喉科学会联盟(IFOS)在第16届世界耳鼻咽喉头颈外科学术大会上报告了五大洲31个成员国的过敏性鼻炎流行现状,综合各国的调查资料,全球过敏性鼻炎的发病率为10%～40%,花粉症多见于欧洲及北美洲,常年性过敏性鼻炎(特别是对尘螨过敏)多见于亚洲。

我国尚无全国范围的过敏性鼻炎流行病学调查资料。

第一节　病　　因

过敏性鼻炎是环境和遗传学因素共同作用导致的多因素疾病,可发生于任何年龄,男女均有,易见于年轻人,除花粉外,室内和室外过敏原以及职业性因素是导致过敏性鼻炎的致病危险因素,主要与下列因素有关。

一、遗传因素与表观遗传学

遗传因素是发生过敏性鼻炎的主要因素,研究表明如父母均患过敏性鼻炎,其后代有75%的可能患过敏性鼻炎,如父母一方患过敏性鼻炎,其后代有50%的可能患过敏性鼻炎。过敏性鼻炎通常开始于儿童早期,其症状通常在20～40岁最明显。一些对大多数正常人无害的物质与特异性个体接触,便可引起变态反应的发生,称过敏性体质或特应性个体(atopic individual)。遗传因素影响IgE水平和过敏原敏感性。特应性个体在过敏原的作用下,机体会产生高浓度特异性IgE抗体。研究表明,转录因子GATA结合蛋白3基因多态性、转录活化 T 细胞特异转录因子和白细胞介素 13 是发展为过敏性鼻炎的风险因素。

目前研究表明，胎儿时期和早期生活方式影响过敏性疾病发生。瞬态环境压力可以通过表观遗传学机制长期影响基因表达。组蛋白修饰与哮喘气道高反应和糖皮质激素抵抗有关。表观遗传学影响人 T 细胞分化和树突状细胞的修饰。小鼠动物实验表明母系食用甲基化丰富的食物，通过增加 DNA 甲基化，增加后代过敏性炎症的敏感性。

二、接触过敏原或其他刺激因素

1)吸入过敏原：是导致本病发生的最常见原因。引起季节性过敏性鼻炎发作的多为花粉，因此又称花粉病(pottinosis)或枯草热(hay fever)。引起常年性过敏性鼻炎者有室尘、尘螨、真菌、蚊虫、动物羽毛或皮毛，以及某些工业或农业粉尘，如化学粉尘、烟草、棉花、面粉尘粒等。职业性因素常通过过敏性和非过敏性途径诱发鼻部症状。室尘中的尘螨是重要的过敏原。

2)食入过敏原：该途径引起本病发生的机会少，只占 2%～3%，儿童对食物过敏者较成人为多见，生食物比熟食物更富于致病性，常见的主要有鸡蛋、鱼虾、牛奶、肉类、面粉、豆类，有些药物如磺胺类、抗生素类和水杨酸类也可引起本病。

3)接触过敏原：有些日常用品如肥皂、油漆、化妆品、汽油等，有些药物如酒精、氨水、碘酒、消毒液与身体接触也可致敏，但较少见。

4)物理因素：如工作或生活环境冷热变化急剧、阳光或紫外线的刺激。

5)细菌及毒素：感染后，细菌在机体内引发抗原—抗体反应，可发生过敏性鼻炎。

第二节　发病机理及病理

一、发 病 机 理

近年来，以过敏性鼻炎为代表的过敏性疾病的发病机制研究一直为国内外研究学者所关注，随着参与基本免疫反应的免疫细胞和炎性介质等基本环节被逐个阐明，过敏性鼻炎的发病机制也逐渐清晰。

过敏性鼻炎的基本免疫反应在 20 世纪 70 年代就已基本明确。参与过敏性鼻炎炎症反应的细胞、介质、趋化因子、细胞因子、神经肽和黏附分子组成复杂的网络，导致特定的鼻部症状和非特异性鼻高反应性。过敏性鼻炎属Ⅰ型变态反应，过敏原随吸入的气流进入鼻腔后，一部分可被黏膜表面的黏液毯黏附向后送至鼻咽部被排出；一部分穿过上皮屏障被巨噬细胞吞噬，巨噬细胞将处理后的过敏原传递给淋巴细胞，淋巴细胞变为浆细胞并产生 IgE 抗体，IgE 抗体附着在炎性介质细胞—肥大细胞的胞膜上，使鼻黏膜处于致敏状态(图 14-1)。

当同种过敏原再次与鼻黏膜接触时，过敏原与介质细胞表面的 IgE 抗体结合，介质细胞脱颗粒，释放大量生物活性物质，包括组织胺、激肽、5-羟色胺、慢反应物质、嗜酸性粒细胞趋化因子、肝素等炎性因子，引起鼻腔黏膜毛细血管和小动脉扩张，血管渗透性增加，黏膜水肿；组织胺还可刺激鼻黏膜神经末梢引起鼻痒、打喷嚏；嗜酸性粒细胞趋化因子可使鼻黏膜和分泌物出现大量嗜酸性粒细胞。黏膜中的腺体胆碱能活性增高，腺体分泌增加。同时鼻黏膜对刺激的反应性增高，即使普通外来刺激也能引起症状的出现。进一步的研究表明变态反应过程由两个阶段组成：速发相反应和迟发相反应。

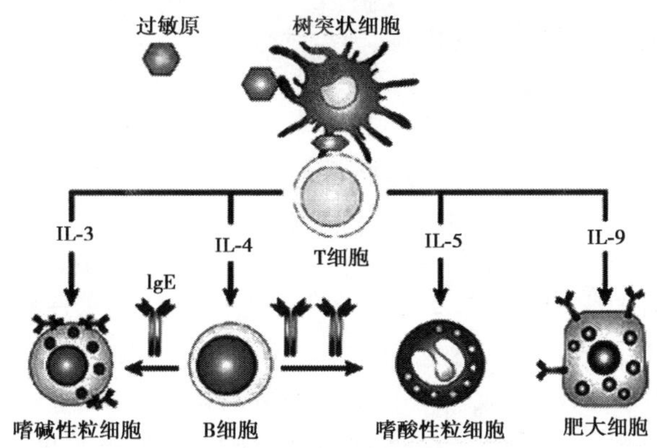

图 14-1　过敏原诱导炎症机制

树突状细胞吸收过敏原，提呈到 CD4 细胞、T 细胞、分泌细胞因子，诱导嗜碱性粒细胞增殖和功能，并诱导 B 细胞分泌 IgE，嗜酸性粒细胞和肥大细胞增殖

1. 速发相反应和迟发相反应

速发相反应：被过敏原致敏的个体在抗原持续刺激下，可在数分钟内发生速发相反应，持续 30min 到 1h。早期速发相反应主要是肥大细胞脱颗粒。过敏原致敏个体的鼻黏膜具有较多的肥大细胞，容易被过敏原活化。肥大细胞脱颗粒和释放炎症介质导致早期速发相反应。释放颗粒中的炎性介质包括组织胺、类胰蛋白、食糜酶、激肽原酶和肝素等。肥大细胞还同时分泌前列腺素 D_2、白三烯 C_4、白三烯 D_4 和白三烯 E_4 等炎性介质。其中组胺是过敏性鼻炎的主要炎症介质，刺激三叉神经的感觉末梢，导致喷嚏症状。组胺同样刺激黏液腺体分泌黏液，并且组胺、白细胞三烯和前列腺素导致局部血管扩张，导致鼻腔充血水肿，出现鼻痒、眼痒、水样涕、连续喷嚏和不同程度的鼻堵等症状。

迟发相反应：在过敏原刺激导致速发相反应后 4～6h，会出现迟发相反应，6～9h 内达高峰，然后逐渐消退。患者喷嚏、流鼻涕和鼻塞等症状持续是迟发相反应主要临床特征，其症状可以持续 18～24h。在此期间，肥大细胞产生的炎性介质作用于血管内皮细胞，表达血管细胞黏附分子和选择素 E(E-selectin)，导致血液循环中的白细胞与血管内皮细胞黏附，在具备趋化作用的细胞因子的协同作用下，促使嗜酸性粒细胞、中性粒细胞、嗜碱性粒细胞、T 细胞和巨噬细胞等浸润鼻黏膜组织，鼻黏膜中浸润的炎性细胞活化并释放炎性介质，可再次激发速发相反应，使急性反应性症状反复出现。迟发相反应可由肥大细胞激发，也可由 T 细胞激发，两者的区别在于：前者依赖 IgE 的作用，而后者可不依赖 IgE，由主要组织相容性复合物介导。从临床表现上不易区分速发相和迟发相反应，唯一的区别是迟发相反应阶段，患者鼻堵的症状相对持久。

2. 炎症细胞在过敏性炎症的作用

肥大细胞在过敏性鼻炎免疫学机制中起重要作用。Irani 等首次将人肥大细胞分为两种亚群，即 MC(T) 和 MC(TC)。MC(T)主要表达中性蛋白酶，即 MC(T)只包含类胰蛋白酶；MC(TC)除包含类胰蛋白酶外，还包含糜酶、组织蛋白酶 G 和羧肽酶。过敏性鼻炎患者鼻黏膜有较多的肥大细胞聚集，而且主要以 MC(T)表型为主。干细胞因子(SCF)、TGF-β和 RANTES 在肥大细胞迁移中起着重要作用。肥大细胞释放 IL-4、IL-5、IL-6、IL-8、IL-10、IL-13 和 TNF-α 等细胞因子，导致鼻高反应。肥大细胞同样诱导 B 细胞 IgE 合成。肥大细胞不仅是速发相反应的效应细胞，同样是迟发相反应和炎症反应中的免疫调节细胞。

嗜酸性粒细胞在慢性变态反应炎症中起重要作用。嗜酸性粒细胞来源于骨髓祖细胞 $CD34^+$。嗜酸性粒细胞活化趋化因子在嗜酸性粒细胞成熟和从骨髓释放过程中起着关键作用。趋化因子如 RANTES 和嗜酸性粒细胞活化趋化因子同样诱导嗜酸细胞聚集与活化。IL-5 和 GM-SCF 等细胞因子能维持嗜酸性粒细胞在组织中的活性，避免细胞凋亡。嗜酸性粒细胞过氧物酶和细胞因子(IL-3、IL-5、GM-CSF)和趋化因子(RANTES、IL-8、MIP-1α)在迟发相反应和炎症反应中起着重要作用。

T 细胞调节过敏性疾病免疫应答。Th1 细胞分泌 IFN-γ 和 IL-2，延长超敏反应；Th2 细胞分泌 IL-4 和 IL-5，参与了 IgE 介导的过敏反应。过敏性鼻炎在黏膜下层与上皮有 $CD4^+$ T 细胞和活化的 $CD25^+$ T 细胞浸润。调节性 T 细胞是 $CD4^+$ 细胞亚群，其细胞表面表达 CD4 和 CD25，细胞核内表达 FOXP3，调节性 T 细胞能抑制 Th2 细胞功能。

3. 上皮细胞在过敏性炎症中的作用

上皮细胞能释放趋化因子和细胞因子(IL-6、IL-8、GM-CSF、TNF-α、RANTES、TARC、嗜酸细胞活化趋化因子和 SCF)，表达细胞间黏附因子(ICAM-1)和血管细胞黏附分子(VCAM-1)。在过敏性鼻炎上皮细胞能表达与释放基质金属蛋白酶(MMP-2、MMP-9 和 MMP-13)。鼻上皮细胞表达 HLA-DR 和 CD86，能提呈抗原到 T 细胞。

4. 尘螨过敏原在过敏性鼻炎发生中的作用

部分尘螨过敏原具有蛋白酶活性，能直接活化炎症细胞。屋尘螨过敏原能活化上皮细胞，诱导上皮细胞分泌细胞因子和趋化因子。其中 Der p 1 能影响上皮细胞紧密连接，增加上皮细胞的渗透性。

二、病　　理

常年性过敏性鼻炎鼻黏膜肉眼观察无特征性变化，可为暗红色充血，也可色淡、苍白或浅蓝色；但季节性过敏性鼻炎，尤其夏季花粉症者，鼻黏膜常呈明显苍白、水肿。黏膜组织镜下可见腺体及杯状增生，多形核细胞和单核细胞浸润。如近期与过敏原密切接触，可见大量嗜酸性粒细胞浸润。发病早期患者，致敏因素消除后，黏膜水肿可消失；长期发病患者，由于血管扩张，管壁增厚，纤维组织增生，黏膜可呈肥厚性改变。

第三节　临床表现与体征

一、临 床 表 现

患者在至少连续 2 天内，每天症状持续 1h 以上。典型过敏性鼻炎的症状如下。

1)鼻痒、打喷嚏:为最常见的首发症状。阵发性鼻内发痒,继之连续打喷嚏,少则一次几个,多则几十个。有时鼻外、软腭、硬腭、咽部、面部、外耳道、颈前部作痒;花粉引起的季节性过敏性鼻炎患者眼部发痒较为明显。

2)流清水样涕:发作时有大量清水样鼻涕流出;发作缓解时,鼻涕少而稠,若合并感染,鼻涕可呈黏脓性。

3)鼻塞:程度轻重不一,间歇性或持续性,可为单侧、双侧或交替进行。

4)其他:嗅觉减退或消失,多为暂时性,但也可为持久性。部分患者可出现头痛、头昏、耳闷、流眼泪、声嘶、哮喘发作等。

二、体征与检查

发作期,典型发作者鼻黏膜苍白、淡白、灰白或淡紫色,以下鼻甲为甚,合并感染,则黏膜充血,双侧下鼻甲暗红。用1%麻黄素收缩可使肿胀的鼻甲明显缩小。鼻腔内有多量水样或稀薄黏性鼻涕。鼻分泌物涂片可见嗜酸性粒细胞增多,如伴有细菌感染,则嗜酸性粒细胞减少或消失,中性粒细胞增多。对食物过敏的患者,鼻分泌物中可见肥大细胞/嗜碱性粒细胞。可有结膜充血。

间歇期,约近半数患者的鼻腔可恢复正常。病史较长、反应剧烈者,鼻黏膜极度苍白、水肿,或呈蓝紫色,严重者其鼻黏膜可呈息肉样变或形成息肉。

儿童患者还可见眼眶下有灰蓝色环形暗影和皱褶,称"变态反应性着色"或"Dennie-Mergan 眶下皱褶",是由于眼眶周围水肿和静脉淤积所致,也是特应性儿童眼鼻过敏的一个特征性表现,合并眼症状多见于动物过敏原和季节性花粉所致者,患儿常有变态反应家族史。

第四节　诊断与鉴别诊断

一、诊　　断

本病的诊断应联合典型病史、体内和体外的诊断试验结果综合判断;典型病例诊断较易,非典型病例诊断较难。

1. 询问病史、了解症状、鼻部检查

需询问其家族过敏史、既往史、工作环境和生活环境等情况。常年性过敏性鼻炎易于在打扫房屋、整理被褥、棉衣、嗅到霉味或油烟时发作,季节性过敏性鼻炎则每到花粉播散期发作,花期一过,不治而愈。过敏性鼻炎典型症状包括鼻溢、喷嚏、鼻塞和瘙痒,过敏性鼻炎症状分级见图 14-2。

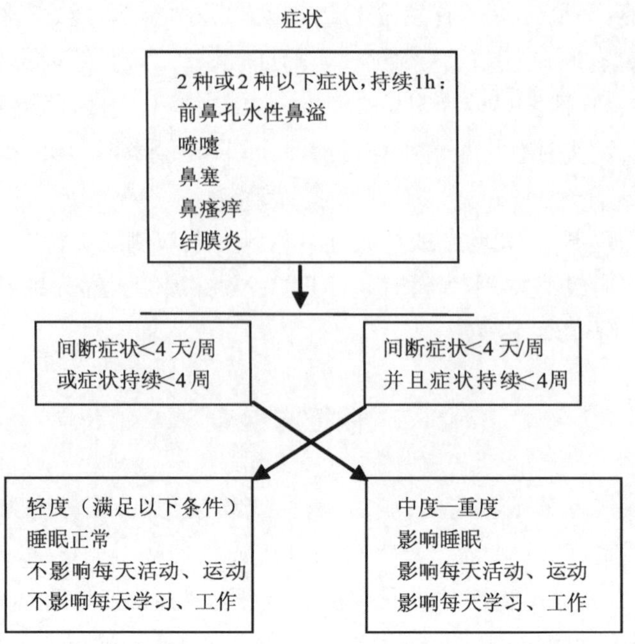

图 14-2　过敏性鼻炎症状分级

2. 过敏原激发试验

以各种过敏原浸液用适宜浓度做皮肤点刺或皮内注射，局部出现风团、红晕者为阳性反应，以此可判定过敏原的种类。过敏原皮肤试验可在短时间内同时一次提供多种过敏原的测试结果，简捷方便，是做鼻黏膜激发试验前筛选可疑过敏原的主要方法，也是诊断过敏性鼻炎的主要指标之一。各种过敏原皮试组合可以根据不同地域的实际情况来选择，如常见过敏原吸入组、食物组等，皮试结果可疑时，可以根据病史和皮试结果选择相应过敏原进行特异性鼻黏膜激发试验或特异性 IgE 检测。鼻黏膜激发试验常在研究或进一步明确过敏原时采用，即将浸有适宜浓度过敏原的滤纸片贴敷于下鼻甲的表面，若呈阳性反应，则很快出现典型的过敏性鼻炎的症状。

3. 特异性IgE 检测

通过放射过敏原吸附试验（RAST）、酶联免疫吸附试验（ELLSA）等测定患者血和鼻分泌物有无特异性 IgE，可作为确诊过敏性鼻炎的依据，并有助于确定患者的过敏原种类。其诊断价值与过敏原皮肤试验相似。鼻分泌物检测 IgE 比血清检测的诊断价值高，这主要是因为 IgE 可以在鼻黏膜局部合成，在血清 IgE 含量增高之前即可增加，因此适合于过敏性鼻炎早期诊断。血清总 IgE 检测无助于诊断过敏性鼻炎。

4. 鼻分泌物涂片与鼻腔灌洗

将鼻分泌物涂于载玻片上，用瑞氏（Wight）法、吉姆萨（Giemsa）法或汉塞（Hevnsat）法染色，显微镜下可见有较多嗜酸性粒细胞；嗜酸性粒细胞的多少与患者近期内是否接触过敏原有关。鼻分泌物涂片也可见到较多的嗜碱性粒细胞/肥大细胞。鼻腔灌洗是一种简单和可迅速完成的收集鼻腔灌洗液的方法，采用 2.5～5.0 ml 0.9% NaCl(37%)逐渐灌入单侧鼻腔后回收，回收率 80％(65％～90％)。

5. 嗜碱性粒细胞脱颗粒组胺释放试验

将患者血中的嗜碱性粒细胞与待测抗原孵育，观察其脱颗粒程度或测定孵育液中组胺含量，若脱颗粒的百分率大于 30％或组胺释放率大于 50％，则对于进一步明确过敏原的种类和判断患者的过敏程度有重要参考价值。

二、鉴别诊断

过敏性鼻炎需与下列几种疾病鉴别。

1. 血管运动性鼻炎

血管运动性鼻炎(vasomotor rhinitis)是在鼻黏膜刺激反应阈降低的情况下出现的一种超敏反应，也称血管舒缩性鼻炎、神经反射性鼻炎，是自主神经、内分泌对鼻黏膜的血管、腺体功能调节失常引起的鼻部异常状态。有时轻触鼻黏膜即可引起闪电样发作，出现鼻塞、喷嚏和流鼻涕等症状，但发作突然，消失亦快。症状与过敏性鼻炎极为相似。温度急剧变化、化学物质的特殊气味、刺激性食物、内分泌失调、情绪激动等均可导致发作。过敏原激发试验和其他实验室检查皆为阴性。

2. 嗜酸性粒细胞增多性非变态反应性鼻炎

嗜酸性粒细胞增多性非变态反应性鼻炎(eosinophilic nonallergic rhinitis)也称非过敏性鼻炎伴嗜酸性粒细胞增多综合征(NARES)，是一种以鼻分泌物嗜酸性粒细胞增多为特征的高反应性鼻病，发病特点是间歇性流大量的蛋清样鼻涕，伴有打喷嚏、鼻塞、头晕、耳闷、乏力。本病发病原因至今不清，Wayof(1991)推测可能是阿斯匹林不耐受综合征的前期表现。现已证实，嗜酸性粒细胞脱颗粒可放两种细胞毒物质：主要碱性蛋白(MBP)和嗜酸性粒细胞阳离子蛋白(ECP)。MBP 和 ECP 都可破坏黏膜上皮细胞造成上皮不同程度损伤，结果使神经末梢易受刺激，导致鼻反应性增高。由此推测 NARES 的临床症状与嗜酸性粒细胞增多有密切关系。用肾上腺皮质激素治疗，鼻分泌物中嗜酸性粒细胞明显减少或消失，临床症状也可得到控制。但用色甘酸钠治疗无效。过敏原激发试验和特异性 IgE 检查均为阴性。

3. 急性鼻炎

也称感冒，与病毒等感染有关，具有传染性，虽有打喷嚏、流涕，但程度相对较轻，病程也短，一般 7～10 天，伴有发热、周身不适，后期鼻涕呈黏液性或黏脓性，鉴别较易。

第五节　治　　疗

目前通过对 AR 发病机制的各个环节的进一步认识，其治疗方法种类繁多，有全身治疗和局部治疗，有药物治疗和手术治疗，有免疫治疗和物理治疗等。2001 年国际过敏会议制订的《过敏性鼻炎及哮喘的防治指南》中推荐的AR的防治方法主要包括避免接触过敏原、药物治疗、过敏原特异性免疫治疗和患者教育；同时也指出中药、针灸、物理治疗等可作为选择性或补充治疗方法，对合适病例必要时可采用手术治疗。

一、避免与过敏原接触

AR是特异性个体接触致敏原后由IgE介导的鼻黏膜反应性疾病，空气传播花粉过敏原引起季节性发病（季节性AR），环境过敏原（室内尘、螨或动物皮屑）则引起常年性发病（常年性AR）。对已明确的过敏原，应尽可能脱离接触。花粉症患者，在花粉播散期应减少户外活动，常年性AR患者要改善居室环境，不养猫狗、花鸟，撤换地毯、羽毛褥垫，室内通风及减少灰尘等措施，必要时戴上口罩加强防护，避免接触。

二、药 物 治 疗

理想的治疗药物不仅能解除AR的主要症状，同时给药方便，患者的依从性好，并且副作用最小。目前，AR的药物治疗包括口服或鼻内抗组胺药、鼻内皮质激素、口服或鼻内减充血剂、口服或鼻内抗胆碱能药、抗白细胞三烯药等。其中鼻腔内局部用药的优点是将药物直接投到鼻黏膜上，避开肝脏首过代谢，从而能把全身作用降到最小，药物集中在鼻部，起效快，产生最佳疗效，而全身副作用甚微。

1. 减充血剂

减充血剂是一类可收缩血管、减轻充血状态的制剂，通过激活鼻甲血管平滑肌α肾上腺素能受体引起鼻甲收缩，改善鼻塞症状。常用的减充血剂有0.5%～1%麻黄碱、萘甲唑林、盐酸羟甲唑林喷剂、盐酸赛洛唑林喷鼻液或滴鼻液。减充血剂主要用于治疗鼻塞，对可逆性的鼻黏膜肿胀能迅速缓解鼻塞症状，适用于鼻黏膜肿胀明显的成人和6岁以上儿童的AR。此类药物不宜大量长期连续应用，连续使用时间不宜超过7天。长期使用可导致快速抗药反应、反跳性鼻黏膜肿胀和药物性鼻炎。有冠心病、原发性高血压、甲状腺机能亢进、充血性青光眼、萎缩性鼻炎、糖尿病等重要器质性和代谢性疾病的患者慎用。孕妇和2岁以内儿童禁用。应当注意的是，这类药物停药后可产生反跳现象，长久使用还可产生依赖性，且不良反应较多，故这类药物目前已较少用于临床，不再作为AR的常规用药，多位专家已发出呼吁限制滥用麻黄碱类鼻腔减充血剂。

2. 肥大细胞膜稳定药

其作用机制是通过抑制细胞内环磷腺苷磷酸二酯酶，致使细胞内环磷腺苷（cAMP）的浓度增加，阻止钙离子转运入肥大细胞内，从而稳定肥大细胞膜，阻止肥大细胞脱颗粒，抑制组胺、5－羟色胺、慢反应物质等过敏反应介质的释放，进而阻抑过敏反应介质对组织的不良作用。局部色酮类药物主要有色甘酸钠和奈多罗米。这类药物用于AR治疗的效果并不明显，一般用作预防复发，一旦AR发作，效果就较差，可不必继续用药。在AR的高发期，特别是AR合并哮喘患者，可提前几天预防性使用；在AR儿童中使用颇广。该类药物对鼻痒、喷嚏和流涕的治疗效果优于对鼻塞的治疗，但临床疗效不如皮质类固醇显著，且需每日多次给药，因此通常推荐用于轻度和早期鼻炎或作预防用。

3. 抗胆碱药

传统药物为阿托品，对 AR 并无明显效果。第 4 代即异丙托溴铵喷雾剂，是一种新型抗胆碱药，其 0.06％或 0.03％的鼻喷雾剂（每日喷鼻 2～3 次）对缓解 AR 患者鼻流涕效果良好。将其与糖皮质激素联合应用，还可有效缓解鼻塞，作用迅速。可用于轻度儿童 AR 的间断治疗，或用于严重病例的辅助治疗。全身不良反应很少，主要副作用有鼻黏膜干涩和鼻出血，在儿童与成年人相似。需注意用量不可太大，喷鼻次数不可太频繁，特别是儿童患者。

4. 肾上腺皮质激素

研究证实，鼻内皮质类固醇是目前 AR 最有效的药物治疗方法。该药从多环节、多水平阻断鼻黏膜过敏性炎症反应，有效预防和治疗 AR 的四大症状（鼻塞、鼻痒、流涕、喷嚏），使用更方便、更安全、更经济，是治疗 AR 的一线药物。

常用的药有：丙酸倍氯米松鼻喷雾剂、丙酸氟替卡松水溶性鼻喷雾剂、布地奈德溶剂鼻腔喷雾剂、糠酸莫米松鼻喷雾剂、曲安奈德鼻气雾剂、环索奈德鼻腔喷雾剂。总体来看，使用推荐剂量的鼻内皮质类固醇对全身影响轻微，一般不会抑制下丘脑－垂体－肾上腺轴，不妨碍生长发育，但可致鼻黏膜干燥或鼻出血。因此要严格执行药物的推荐剂量，特别对儿童患者；并且定期随访，根据病情变化调整药物剂量、用法和疗程。对于涉及鼻黏膜的未经治疗的局部感染，不应使用本品；使用本品达数月或更长时间的患者，应定期检查鼻黏膜，如果鼻咽部发生局部真菌感染，则应停用本品或需给予适当治疗；对于活动性或静止性呼吸道结核感染，未经治疗的真菌、细菌、全身性病毒感染的患者慎用本品。研究表明丙酸氟替卡松、糠酸莫米松、曲安奈德、布地奈德 4 种水溶性的，每天 1 次的鼻内皮质激素，在推荐剂量下，治疗 AR 的有效性和安全性相当，医师选药主要考虑患者的偏好、价格等。

5. 抗组胺药

抗组胺药物包括鼻内和口服两类，是过敏性鼻炎一线治疗药物。鼻内抗组胺药在国外的应用历史已有 10 余年，和口服剂型相比，多数研究显示鼻用剂型的疗效略好于口服剂型。抗组胺药物可在 15～30min 内起效，快速缓解鼻痒和喷嚏等急性过敏性症状，对结膜炎也有治疗作用，但是疗效弱于皮质类固醇，特别是对缓解鼻塞症状效果差。预防性地应用抗组胺药物，还可防止过敏性症状发作。国内市场上的鼻用药物包括：鼻用氮卓斯汀、左旋卡巴斯汀、奥罗他定鼻腔喷雾。鼻用抗组胺药虽为局部用药，但仍要考虑抗组胺药可能的副作用，如心脏毒性、困倦和嗜睡等，少数患者喷药时会产生鼻黏膜刺激，个别患者出现鼻出血。因此 6 岁以下儿童禁用，孕妇使用前应考虑使用本品的必要性，特别是妊娠前 3 个月妇女不推荐使用该药物。因药物可少量进入乳汁，故哺乳期母亲禁用。对于 12 岁以下儿童和肾功能不全者应慎用，同时连续使用不超过 6 个月。

扑尔敏、苯海拉明等第一代抗组胺药物，因有嗜睡等副作用，临床逐渐弃用。近年来，第二代抗组胺药物的共同特点是无困倦、嗜睡副作用，作用时间长达 24h，如西替利嗪、氯雷他定、氮卓司丁、酮替芬、特非那丁和阿司米唑等，但由于特非那丁和阿司米唑有严重心脏毒副作用而很少使用，酮替芬因嗜睡作用也较少使用。目前国内常用的口服药物主要有西替利嗪、氯雷他定、依巴斯丁等。第三代抗组胺药物包括非索非那丁(fexofenadine)、左旋西替利嗪(levocetirizine)、乙氟利嗪(efletirizine)、地氯雷他定(desloratadine)等，第三代抗组胺药物没有中枢神经抑制作用，也没有发现心脏毒副作用，可以更好控制过敏性鼻炎的症状，并对预防哮喘有一定作用。

6. 抗白三烯药物

抗白三烯药物可有效地缓解哮喘症状，并发挥抗炎作用，在治疗哮喘中非常重要。其疗效与口服抗组胺药相当，但弱于鼻内皮质激素。抗白三烯药物适用于AR伴发哮喘患者，特别是对皮质类固醇药物耐受或禁忌者，主要目的是缓解患者的鼻塞症状，并有抗炎作用，治疗的毒副作用少。目前，已进入临床应用的抗白三烯治疗药物分为两类：一类是白三烯受体拮抗剂；另一类是白三烯合成抑制剂，如Zileuton已进入临床应用。其他抗白三烯治疗药物，如磷脂酶A2抑制剂、LTC4合成酶抑制剂等尚未进入临床应用。目前尚未出现鼻腔局部用制剂。

7. 其他药物治疗

重组人IL-4受体、人单克隆IL-5抗体等细胞因子调节剂治疗；注射IgE抗体的抗IgE治疗；环孢霉素A和他克莫司等非选择性免疫抑制剂和Th2细胞抑制剂治疗；调节蛋白基因表达水平的基因治疗等。在IL-5敲除小鼠AR动物模型研究中，发现鼻腔局部给予IL-15可有效控制AR，IL-15可能成为一种新的AR免疫治疗方法。由于AR等过敏性疾病并非单因素、单基因病，且疾病的发病机制、遗传学背景还不明确，因此在疾病的基因治疗等方面还处于探索阶段。

三、免 疫 治 疗

从免疫学角度来看，AR是Th1和Th2免疫反应失衡而引发的、以鼻腔黏膜Th2免疫反应为主的过敏性炎症反应。免疫治疗的原理是通过抑制Th2免疫反应和刺激Th1免疫反应，调节患者的免疫平衡，达到控制过敏症状的目的。

根据给药途径的不同，过敏原特异性免疫治疗可分为皮下注射免疫治疗和非注射免疫治疗。非注射免疫治疗又可分为舌下免疫治疗、口服免疫治疗和鼻内免疫治疗。近年来鼻腔局部和舌下给药途径的研究为特异性免疫治疗开辟了新的途径。在橄榄树花粉所致的Ⅰ型变态反应老鼠动物模型中，鼻内给予重组过敏原，能有效避免气道炎症。局部过敏原鼻内免疫治疗和高剂量舌下的免疫治疗都能维持及恢复正常的Th1/Th2平衡，目前过敏原局部免疫治疗主要是舌下给药，但临床应用尚未普及，特别是过敏原鼻内免疫治疗多处于动物实验阶段。

四、外科治疗

AR属Ⅰ型变态反应，即速发型变态反应，其发病机制除抗原—抗体反应外，还由于副交感神经兴奋性增强，局部释放乙酰胆碱，使鼻腔黏膜血管舒张，腺体分泌增多，引起鼻痒、喷嚏、流清涕等临床症状。鼻腔的副交感神经主要来自翼管神经及筛前神经，下鼻甲黏膜也存在丰富的副交感神经节细胞。AR治疗的核心是在尽量避免与过敏原接触的基础上，采用免疫治疗或抗组胺药物、肥大细胞稳定剂、类固醇激素等联合交替用药。对上述治疗无效的患者可选用外科治疗方案，包括手术治疗和物理治疗，其主要原理都是通过切除或阻断部分副交感神经纤维和下鼻甲微神经节及副交感丛导致乙酰胆碱分泌和P物质释放减少，并使其对外界的物理、化学不良刺激敏感性降低，从而降低血管通透性，减少腺体分泌，抑制喷嚏反射，改善鼻腔通气，达到控制AR的目的。

1. 手术治疗

1）肥大下鼻甲的部分切除术。近年有研究表明，尽管下鼻甲黏膜切除术前后，常年性AR患者血清中的特异性IgE和非特异性IgE水平无显著变化，但患者的主观症状明显改善，鼻黏膜组织中呈纤维化改变，腺体减少，炎性细胞浸润的程度下降，在手术后最长达5年的随访仍显示明显的疗效。

2）解剖畸形的矫正。主要是鼻中隔偏曲矫正术，有利于恢复鼻腔通气引流，减少抗原滞留及炎症介质的发生和存在，从而有助于AR的治疗。

3）降低鼻内神经兴奋性。切断副交感神经纤维对鼻腔的支配，以降低其兴奋性。由于这类手术并发症如眼鼻干燥、泌泪障碍等多而严重，目前多主张在鼻内镜直视下手术以减少并发症，并且由于远期复发率高，已不提倡这类手术。

4）联合手术。AR病因复杂，可引起鼻黏膜肥厚、鼻甲肥大、鼻息肉和鼻窦炎等，有些患者开始就存在上述病变及鼻中隔偏曲等鼻内结构组织异常，对这类患者可考虑进行联合手术，如同时在鼻内镜下进行鼻中隔矫正、鼻息肉摘除，中、下鼻甲部分切除等。临床研究发现，联合手术后确实能明显减轻AR的症状和发作，减少药物使用。

2. 物理治疗

物理治疗主要是指通过光、热及冷冻等物理方法作用于鼻腔神经敏感区，如鼻中隔及鼻腔外侧壁的前半部、鼻丘、下鼻甲等，通过降低副交感神经兴奋性和敏感性，达到控制AR的目的。微波是一种具有生物物理能量的高频电磁波，治疗AR是利用其内生热效应，多不产生烟雾和焦臭味。射频治疗是通过电磁波的内生热效应使病变区出现无菌炎性反应、血管阻塞、纤维组织增生，甚至坏死、脱落等。激光穿透力大，治疗时由于温度过高可导致组织细胞煮沸、炭化或气化，创面出现焦痂，并且治疗中产生烟雾和焦臭味影响操作。低温等离子治疗的效应局限于目标组织的表层，而且是在40～70℃相对较低的温度下实现的，对周边组织的热损伤降至最小程度，可以达到既去除目标组织又引起组织收缩的双重效果。

五、中西医结合治疗

中西医结合治疗过敏性鼻炎能提高机体免疫力，降低机体过敏状态，与其他疗法相比，具有毒副作用较小、安全性高等特点。中成药或针灸治疗应用于AR辅助治疗，取得了满意的效果。中西药复方鼻炎喷剂具有纯天然、无味、快速抗菌、消炎、止痒等作用，已用于临床并取得良好疗效。

第六节　预　　防

一级预防：当尚未出现针对过敏原的致敏反应时，针对有致敏可能性的高危人群采取相应措施，如保持良好的卫生条件、营养条件、生活习惯，注意健身和情绪调节，要有针对感染性疾病的免疫措施，注重环境安全。二级预防：早期发现并及时有效干预影响个体和全社会健康的相关因素。对已出现致敏反应但尚无临床表现的群体应采取相应措施，早期发现引起过敏性鼻炎的过敏原，并尽量避免接触它。三级预防：指针对患病人群所采取的缩短疾病的长期影响、最大限度减小痛苦的措施，采用各种合适的治疗手段，尽量调整和改善患者的整体状况。目前多数现有的工作属三级预防范畴。

过敏性鼻炎是一个全球性常见病，全球发病率有增高趋势，已被视为全球性的健康问题，越来越引起众多学者的注意。随着人们对过敏性鼻炎的严重性、对生活质量影响的显著性和上下呼吸道炎症反应的相关性等的深入研究和认识，以及免疫学、流行病学、遗传学和分子生物学、药学等研究水平的不断提高，相信不久的将来就会探索一套有效规范的AR综合诊治策略。

主要参考文献

曹建伟，丁俊彩. 2012. $CD8^+CD28^+/CD8^+CD28$-T细胞在过敏性鼻炎患儿外周血中的表达. 广东医学，33(24)：3797～3798.

国华，朱清仙，刘志刚，等. 2008. 标准化粉尘螨疫苗鼻腔免疫治疗的疗效和机制初探. 中华微生物学和免疫学杂志，28(3)：273～274.

刘晓宇，张强，吉坤美，等. 2011. 粉尘螨疫苗免疫治疗过敏性鼻炎小鼠鼻黏膜的电镜观察. 江西师范大学学报(自然科学版)，35(5)：532～535.

Aoi N，Masuda T，Murakami D，et al. 2006. IL-15 prevents allergic rhinitis through reactivation of antigen-specific $CD8^+$ cells. J Allergy Clin Immunol，117：1359～1361.

Baiardini I，Braido F，Brandi S，et al. 2006. Allergic diseases and their impact on quality of life. Ann Allergy Asthma Immunol，97：419～428.

Beasley R，the ISAAC Steering Committee. 1998. Worldwide variations in the prevalence of symptoms of asthma，allergic rhinoconjunctivitis and atopic eczema：The International Study of Asthma and Allergies in Childhood(ISAAC). Lancet，351(9111)：1225～1232.

Bush P K. 2004. Etiopathogenesis and management of perennial allergic rhinitis：a state-of-the-art review. Treat Respir Med，3：45～57.

Bousqu J，Khahaev N，Cruz A，et al. 2008. Allergic rhinitis and its impact on asthma(ARIA) 2008 update(in collaboration with the World Health Organization，GA2LEN and AllerGen). Allergy，63：8～160.

Broide D H. 2007. The pathophysiology of allergic rhinoconjunctivitis. Allergy Asthma Proc，28(4)：398～403.

Creticos P S, Lichtenstein L M. 2003. Progress in the development of new methods of immunotherapy: potential application of immunostimulatory DNA-conjugated to allergens for treatment of allergic respiratory conditions. Arb Paul Ehrlich Inst Bundesamt Sera Impfstoffe Frankf A M, (94): 304～312.

Ciprandi G, Cosentino C, Milanese M, et al. 2003. Rapid anti-inflammatory action of azelastine eyedrops for ongoing allergic reactions. Ann Allergy Asthma Immunol, 90(4): 434～438.

Canonica G W. 2002. Introduction to nasal and pulmonary allergy cascade. Allergy, 57, 75: 8～12.

Didier A. 2006. Future developments in sublingual immunotherapy. Allergy, 61: 29～31.

Hellings P W, Fokkens W J. 2006. Allergic rhinitis and its impact on otorhinolaryngology. Allergy, 61: 656～664.

Hilberg O. 2002. Objective measurement of nasal airway dimensions using acoustic rhinometry: methodological and clinical aspects. Allergy, 57, 70: 5～39.

HuangX K, Yang Q T. 2011. Expressions of IL-17, IL-21 and IL-23 in the serum of allergic rhinitis patients. Journal of Medical Biochemistry, 30, (4): 323～327.

Kim D, Draker Lee A. 2002. Brief history of allergy. ENT News, 11(5): 66～67.

Martin B C, Andrews C P, Van Bavel J H, et al. 2006. Comparison of fluticasone propionate aqueous nasal spray and oral montelukast for the treatment of seasonal allergic rhinitis symptoms. Ann Allergy Asthma Immunol, 96: 851～857.

Mânsson A, Bachar O, Adner M, et al. 2009. Nasal CpG oligodeoxynucleotide administration induces a local inflammatory response in nonallergic individuals. Allergy, 64(9): 1292～1300.

Members of the Workshops. 2004. ARIA in the pharmacy: management of allergic rhinitis symptoms in the pharmacy. Allergic rhinitis and its impact on asthma. Allergy, 59: 373～387.

McEldowney S J, Bush R K. 2006. Pollenimmunotherapy: selection, prevention, and future directions. Curr Allergy Asthma Rep, 6: 420～426.

Nelson H S. 2006. Advances in upper airway diseases and allergen immunotherapy. J Allergy Clin Immunol, 117: 1047～1053.

Palomares O, Batanero E, Canamero M, et al. 2006. Prophylactic intranasal treatment with fragments of 1, 3-beta-glucanase olive pollen allergen prevents airway inflammation in a murine model of type I allergy. Int Arch Allergy Immunol, 139: 175～180.

Passalacqua G, Compalati E, Canonica G W. 2010. Investigational drugs for allergic rhinitis. Expert Opin Investig Drugs, 19(1): 93～103.

Pawankar R, Yamagishi S, Takizawa R, et al. 2003. Mast cell-IgE-and mast cell-structural cell interactions in allergic airway disease. Curr Drug Targets Inflamm Allergy, 2(4): 303～312.

Quan S H, Zhang Y L, Han D H, et al. 2012. Contribution of interleukin 17A to the development and regulation of allergic inflammation in a murine allergic rhinitis model. Annals of Allergy. Asthma & Immunology, 108(5): 342～350.

Rodrigo G J, Yanez A. 2006. The role of antileukotriene therapy in seasonal allergic rhinitis: a systematic review of randomized trials. Ann Allergy Asthma Immunol, 96: 779～786.

Savage J, Roy D. 2005. Allergic rhinitis: an update. J R Soc Health, 125: 172～175.

Salib R J, Howarth P H. 2009. Transforming growth factor-beta in allergic inflammatory disease of the upper airways: friend or foe? Clin Exp Allergy, 39(8): 1128～1135.

Shin S Y, Choi G S, Lee K H, et al. 2009. IgE response to staphylococcal enterotoxins in adenoid tissues from atopic children. Laryngoscope, 119(1): 171～175.

Taylor M B, Tan I T, Chan K T, et al. 2012. A prospective study of bacterial flora in nasal cavity of patients with persistent allergic rhinitis. Rhinology, 50(2): 139～146.

Yawn B. 2006. Comparison of once-daily intranasal corticosteroids for the treatment of allergic rhinitis: are they all the same? Med Gen Med, 8: 23.

Yawn B P. 2008. Importance of allergic rhinitis management in achieving asthma control: ARIA update. Expert Rev Respir Med, 2(6): 713～719.

（陈向东、刘志刚）

第十五章　过敏性眼结膜炎

第一节　概　　述

过敏性眼结膜炎是特异性 IgE 抗体介导产生的局部或全身的过敏反应累及眼部时出现的炎症反应，包括在眼睑、结膜及角膜上的炎症损伤。诱发过敏性眼结膜炎的致敏原，临床上常见的为空气中漂浮的过敏原，如花粉颗粒、尘螨排泄物、真菌菌丝及孢子、动物皮屑等。过敏原包括花粉、灰尘、湿冷空气、尘螨、动物毛发、香皂、香水、化妆品、药物、隐形眼镜及其护理液等，因为人的个体体质差异很大，不同的人其过敏原也不尽相同。最常见的引起过敏性结膜炎的过敏物质是植物花粉，这种过敏性结膜炎的症状多呈季节性变化。若过敏物质是灰尘、尘螨或动物的毛发等，因为这些过敏原常年存在，所以过敏的症状也是全年连续的，症状较轻，但也可能随季节不同而加重。

一、发　病　率

随着工业化、污染、城市化进程发展等原因，过敏性疾病的发生率在世界范围内都有逐年上升的趋势，在美国人群中的发病率已增加至 30%～50%。在过敏性疾病患者中，伴随有过敏性眼结膜炎的患者占 40%～60%。过敏性结膜炎患者以儿童居多，特别容易发生在有过敏体质的儿童身上，1978 年一项对 5000 名儿童过敏患者的研究发现，有 32%的儿童以过敏性眼结膜炎为主要症状。在英国和美国，有报道称 18.2%～20%以上的总人群患有各种程度的过敏性眼结膜炎。

过敏性眼结膜炎的发病率在世界各地区有所不同，美国等西方国家的发病率较高。美国的一项民众健康和营养学检测调查数据表明，尘螨和花粉是美国所有区域内过敏性眼结膜炎患者的最主要诱发因素，其中尘螨更是南部地区患者的主要诱因。但在东方国家中的发病率则相对较低，有研究显示在蒙古地区过敏性结膜炎伴发鼻炎患者占乡村和城镇人群 9.3%～18.4%。在巴基斯坦，过敏性结膜炎患者的乡村人群占 3.7%。在中国，据不完全统计，约有 10%的人群患有过敏性结膜炎。随着各种眼部化妆品的使用、隐形眼镜的佩戴，以及空气污染加重等因素，过敏性结膜炎的发病率呈不断上升趋势。

过敏性眼结膜炎常伴随着过敏性鼻炎发生，过敏性鼻炎伴随过敏性结膜炎的发生率是单纯性过敏性鼻炎发生率的 2 倍。在一项过敏性鼻炎患者的研究中发现，高于 75%的患者同时患有过敏性结膜炎，有 10%～20%的患者有哮喘。如果以每种疾病的症状单独统计，美国的过敏性眼结膜炎患者的人群是过敏性鼻炎患者的 2 倍。由于过敏原能直接接触眼表面，眼部可能是过敏性炎症反应最容易发生的部位。过敏性眼结膜炎因为常伴随过敏性鼻炎同时发生，被称为“过敏性鼻结膜炎”，并成为最常见的过敏性疾病。

二、临床表现及诊断

大部分情况下，过敏性眼结膜炎不会产生非常严重的后果，但它可能严重影响患者的日常生活。过敏性眼结膜炎患者常会感觉眼痒、流泪、烧灼感、畏光及眼部黏液性丝状分泌物增加，从而干扰患者正常的日常生活。季节性过敏性眼结膜炎伴随鼻炎的患者还会出现头痛、疲劳、注意力不集中、学习能力受损的情况。过敏性结膜炎患者还会感觉嗜睡、视觉功能损伤，从而增加了发生工作意外的风险。据统计，在约70%的季节性过敏患者中，过敏性眼结膜炎症状至少和过敏性鼻炎症状一样严重。另外，过敏性角膜结膜炎和春季角膜结膜炎等慢性过敏性眼结膜炎还会引起乳头状增生、角膜溃疡，导致视力下降，并可伴发角膜细菌感染及角膜混浊引起散光、圆锥角膜等。

过敏性眼结膜炎的临床症状主要为流泪、眼痒、眼红、眼涩、眼肿及眼刺疼。其中眼红和眼痒是最常见的症状。这些症状的严重程度会随着气候及患者的各种活动而起伏。在天气温暖干燥时，症状会加剧；在温度较低及雨季时，症状会得到缓解。过敏性眼结膜炎的很多症状是非特异性的，如流泪、眼部刺激、刺疼、烧灼感和畏光。一般情况下，过敏性眼结膜炎表现为轻微的眼痒症状，但也有症状严重的患者。

过敏性眼结膜炎的特征性表现是眼痒。一般来说眼部瘙痒就提示有过敏，其他疾病很少有眼部瘙痒症状。另外，眼睑炎、干眼病及其他类型的结膜炎患者也可能有眼痒的症状。因此，搞清楚痒的具体部位很重要。例如，有的患者被认为是结膜的瘙痒，但实际上可能是眼睑皮肤的瘙痒。其中，眼结膜的瘙痒可能是过敏性眼结膜炎引起，主要影响结膜组织；但眼睑皮肤瘙痒可能是接触性过敏引起，主要影响皮肤和结膜。

眼部分泌物也能帮助诊断。眼部分泌物通常是水质的，被描述为流泪，但有时也会有黏性成分。眼部分泌物的性状可以是稀薄的、黏液脓性的及脓性的状态。黏性或黏稠的分泌物是过敏性眼结膜炎的特征。在严重的过敏性眼结膜炎中，如春季角膜结膜炎，黏液呈韧性的条状。

通常环境中的过敏原具有普遍性和非选择性，能同时影响双眼。如果结膜有异物，患者通常会有不舒服的感觉，但当患者述说眼部疼痛时，医生则需要考虑其他的原因。

另外，过敏性眼结膜炎患者常伴随有过敏性鼻炎，而且鼻黏膜和结膜黏膜的症状发生的方式一般是一致的。通常对否认有鼻部或呼吸道症状的过敏性眼结膜炎患者进行详细询问都会发现他们有轻微的鼻部或呼吸道症状。

总体上说，过敏性眼结膜炎的诊断需要根据病史，如用药史、家族及个人过敏史、接触镜佩戴史、发病季节、病程长短和体征作出综合判断，并在必要时辅以实验室检查。

在临床上，根据眼部病变情况，过敏性结膜炎可分为季节性过敏性结膜炎（seasonal allergic conjunctivitis，SAC）、常年性过敏性眼结膜炎（perennial allergic conjunctivitis，PAC）、过敏性角膜结膜炎（atopic keratoconjunctivitis，AKC）、过敏性睑结膜炎（atopic blepharo conjunctivitis，ABC）、春季卡他或春季角膜结膜炎（vernal catarrh or vernal kerato conjunctivitis，VKC）。

对于过敏性眼结膜炎的首选治疗措施为避开过敏原、冷敷和润滑。但日常生活中很难做到完全避免过敏原，常会配合使用肥大细胞稳定剂、抗组胺药、局部用血管收缩剂、糖皮质激素、免疫抑制剂等对症治疗药物来减轻症状。近来，过敏原疫苗免疫治疗方法的建立和应用，从本质上改变了过敏患者对过敏原的机体反应进程，给患者带来了治愈的希望。其中，过敏原疫苗的舌下脱敏治疗方法，操作简便，安全性更高，没有一般药物治疗的副作用，是近10年来治疗过敏性疾病方面最重要的进展之一。

第二节 诊断与鉴别诊断

过敏性眼结膜炎的诊断需要根据病史，如用药史、家族及个人过敏史、接触镜佩戴史、发病季节、病程长短和体征作出综合判断，并在必要时辅以实验室的细胞学和生化检查。

一、病人体征检查

对过敏性眼结膜炎的诊断，首先应进行各种体征检查，包括：是否有累及眼睑的症状（如睑炎、皮炎、水肿、变色、上睑下垂、睑痉挛），是否有累及结膜的症状（如球结膜水肿），是否有充血、眼睑和球结膜的小乳头状增生、结疤及分泌物的增加或异常。另外，与自主免疫性病变和长期激素使用有关的眼色素层炎症需要进行眼底镜检查。

具体的临床检查包括：对眶周组织和眼组织的检查，对眼睑和眼睫毛进行检查，观察眼睑边缘有无在睑结膜炎和结膜皮肤炎中见到的红斑、微血管扩张、结疤、增厚、水肿、睫毛根部的蜀黍红疹、眶周变色、睑痉挛或上睑下垂存在。过敏性眼结膜炎患者还会出现瘀斑或过敏性亮斑，一般被认为是由于皮肤和皮下组织的静脉回流损伤引起。

然后，检查结膜是否有充血、结疤及球结膜水肿，是否有眼分泌物及其分泌的量、持续时间、位置及颜色。

结膜的检查主要通过直接观察，要求患者向上看或向下看，同时轻柔地拉开下眼睑或上眼睑观察结膜情况。过敏性炎症释放的递质能促进血液渗出到周围组织。通常情况下，球结膜水肿很明显。如果水肿严重，还会出现眶周水肿，并由于重力作用在下眼睑周围会更明显。如果球结膜水肿很轻微，有时可以在内侧球结膜的小皱褶处（半月皱襞）观察到。这部分松散的结膜组织会变高而湿润。过敏性眼结膜炎还会有眼部轻中度变红，但眼部严重变红则提示为其他疾病。然而，眼部球结膜水肿的比例比眼红症状更大。结膜炎的炎症可以累及眼前部的结膜、穹窿和眼睑的结膜。

结膜表面也应该仔细地检查在球结膜和睑板结膜上是否有炎症滤泡或小乳头状增生。滤泡可以是浅灰色的、透明的或黄色的小泡，大小可以由针尖大小到直径2mm，并有结膜血管在上面。小乳头状增生的中间会有一束血管。

对上眼睑缘和上睑板结膜的检查很重要。在严重的过敏性眼结膜炎中，这里的组织分别是Trantas点和巨型乳头出现的位置，是过敏性炎症容易出现的独特的解剖学位置，有时能暗示过敏性眼结膜炎的活跃程度。

在急性的过敏性眼结膜炎中，很少有累及角膜的，但在慢性的眼结膜炎中可能会有累及。角膜的一些重要临床特征能直接用眼睛或用手拿式的眼底镜观察到，也可以用裂隙灯活组织显微镜来完成对角膜的检查。

正常的角膜应该是完全光滑和透明的。角膜或结膜表面的黏液附着是一种病理状态。

角膜无光泽提示有点状的上皮角膜炎（常在慢性的结膜嗜酸性细胞浸润状态时见到）。局部的角膜损伤可能发展成溃烂或较大的溃疡。如果表面变干、变白或变黄，可能会形成角膜斑。角膜的边缘迅速包裹到角膜，正常情况下是肉眼不可见的，但当有炎症时出现灰白色或粉红色的水肿，变得可见。稀疏的水肿并有小白点（Trantas Horner's dot）提示有慢性结膜炎中出现的退行性的细胞碎片。另外，由于在眼睛周围有一层薄组织包裹，使得存在有发生二次感染的倾向，并使临床表现变得更复杂。

二、实验室检查

1. 结膜分泌物涂片及结膜刮片

对结膜表面的刮除物中嗜酸性粒细胞的检查能帮助诊断。将下眼睑的刮出物涂抹在显微镜的载玻片上，Hansel 或 Giemsa 染色后观察嗜酸性粒细胞或颗粒的存在情况。正常情况下，在未过敏患者的结膜刮出物中不会有嗜酸性粒细胞的出现，即使是一个嗜酸性粒细胞或颗粒都是诊断过敏性眼结膜炎的有力证据。但是，如果未检出嗜酸性粒细胞也不能排除过敏性眼结膜炎的诊断，因为嗜酸性粒细胞常存在于结膜的深层组织中。在严重的眼结膜炎患者中偶尔会有嗜酸性粒细胞的角膜浸润，一般为扁圆形，浸润主要在角膜上皮下和周边。

2. 睑结膜印迹细胞检查

表面麻醉后，用无菌的醋酸纤维素膜贴于被观察者双眼下睑结膜中间及球结膜，轻轻按压 10s，印取睑结膜及球结膜的上皮细胞。10％福尔马林固定后 PAS 染色，显微镜 100 倍、400 倍下观察结膜上皮细胞、杯状细胞和炎症细胞。进行形态学检查及相关因子检测。常可发现变性的上皮细胞及嗜酸性粒细胞增加。

过敏性眼结膜炎以Ⅰ型过敏反应即速发型超敏反应为主，嗜酸性粒细胞是过敏性眼结膜炎细胞浸润的特征性成分，而正常结膜中是不存在嗜酸性粒细胞的。在过敏性结膜炎患者的睑结膜印迹细胞学检查中可见分叶核细胞、淋巴细胞，与过敏性结膜炎发病机制有关。印迹细胞学检查是一种简单易行、无创伤、可重复进行的眼表面细胞学检查。过敏性结膜炎患者多自觉眼部瘙痒、有分泌物，因此临床上提倡多应用结膜印迹细胞学检查上皮细胞和杯状细胞。

3. 皮肤实验

多用于季节性及常年性过敏性眼结膜炎的致敏原鉴定及诊断。

临床常用的皮肤试验有皮内试验和皮肤点刺试验两种。皮内试验是传统的皮试方法，由于其具有发生临床不良反应的风险，目前已经不常用。皮肤点刺试验是目前最常用的试验方法，通常在患者前臂曲侧面消毒的皮肤上，自上而下排列滴对照液、组胺、尘螨或其他过敏原点刺液各一小滴，间距不小于 3cm。分别用一次性点刺针，将针尖垂直在每一滴正中刺破皮肤使药液渗入皮肤，2～3min 后可将留在皮肤上的液滴分别擦干，在 15min 后根据风团和红晕的大小判断结果。针尖刺入皮肤的深度应该控制在 1mm 左右，以保证检测的安全和有效。

4. 结膜刺激实验

结膜刺激实验(conjunctival provocation test,CPT)将有致敏性的尘螨或花粉浸提液滴入结膜囊,诱导典型的枯草热结膜炎症状,是一种眼部的“皮肤试验”,是衡量过敏反应的一种原始的方法。这种方法常被用来衡量抗过敏的药物和治疗方法的有效性。CPT与放射过敏原免疫吸附实验(RAST)的直接相关性只有71%,因此在临床上,该试验只能用来反映该过敏原是否能引起眼部症状。

5. 血清、泪液IgE定量分析

该法操作简单,虽然能辅助过敏性眼结膜炎的诊断,但血清和泪液特异性IgE的检测,常有不增高的情况,临床检测的敏感性及特异性不高。

尘螨过敏患者的血清特异性抗体水平增高,可通过ELISA或RAST方法检测尘螨特异性抗体。有临床意义的指标包括特异性IgE、IgG和IgA抗体。检测特异性抗体水平可以帮助确诊尘螨过敏及其过敏程度,同时可作为临床疗效评价的指标。

6. 泪液ECP测定

嗜酸性粒细胞阳离子蛋白(ECP)是反映嗜酸性粒细胞活化程度的重要指标,被认为与过敏性疾病有密切关系。

ECP是一种单链糖蛋白,是嗜酸性粒细胞激活后脱颗粒释放的一种炎症介质,具有多种生物学特性,能直接损伤黏膜上皮细胞。黏膜上皮长期受损便于过敏原侵入而增强了过敏反应。国外有报道,春季角膜结膜炎患者血清ECP显著高于正常对照组;国内报道泪液中ECP含量显著高于正常组,同时血清中ECP升高程度远不及泪液,并提示泪液ECP程度与炎症程度相关。因此,泪液ECP检测也许能反映过敏性眼结膜炎局部炎症状况,其定量检测有助于对局部炎症的诊断和监控。泪液ECP测定克服了血清和泪液IgE检测的特异性及敏感性不高的问题,同时没有皮试中因过敏原种类繁多而不易推广的情况。

7. Schirmer泪液试验

这是运用最多且操作简单的一项区分干眼综合征的试验。将无菌的折叠的滤纸条放在结膜囊中,通过观察滤纸的潮湿程度来衡量泪液的产生状况。Schirmer Ⅰ试验(没有麻醉)用来衡量基础和反射的泪液量;Schirmer Ⅱ试验(有麻醉)衡量基础泪液情况。

荧光素试验一种用于检查角膜和结膜表面的水溶性染料。它能给剥脱的上皮染色。将无菌的含有荧光素钠的眼部滤纸条放入眼中,或以液体形式直接滴入眼中。患者眨几下眼使染料均匀分布于结膜和角膜上后便可观察。

三、几种易混淆的眼部疾病(鉴别诊断)

各种对眼部的检查和免疫学检查将有助于确证过敏性眼结膜炎,更重要的是能与其他类似于眼部过敏的疾病相区别。

1. 干眼综合征

干眼综合征(dry eye syndrome),又称泪液膜功能障碍(tear film dysfunction),起因于泪液产生减少、蒸发增多,或者组成泪液膜的眼房水、脂质或黏蛋白层异常。干眼综合征的症状包括眼睛有异物感、容易疲劳、眼干、烧灼感、眼疼、畏光和视物模糊。与过敏性眼结膜炎中组胺释放刺激结膜引起的眼痒和烧灼感不同,患者最初有轻微的眼充血伴随黏液分泌增加及有沙砾感,长时间用眼或暴露于环境空气中后症状会加剧。在冬季,供暖系统引起的室内相对湿度减少至25%以下时也会引起干眼病的症状加重。

干眼症可能由于眼内部泪液膜的病变引起,且和其他眼部和系统性的疾病如眼部过敏、慢性睑炎、第5或第7神经麻痹、维生素A缺乏、类天疱疮和创伤等更有相关性。另外,还有一种与系统性免疫疾病相关的干眼病,表现为块状的角膜结膜炎,或者是常见于绝经后妇女中的激素调节异常。引起干眼症的最常见原因不是自主免疫系统疾病,而是使用有抗胆碱能作用的药物导致的泪液减少,也和包括抗组胺药、治疗精神病药等几类药物的使用相关。

诊断性的测试包括Schirmer试验,它能直接证明泪液的减少。处理方法包括处理引起它的病因、停止使用引起干眼病的药物,以及使用人工泪液或眼部润滑剂。另外,美国FDA已经批准环孢霉素的局部使用。

干眼综合征是一种容易和过敏性眼结膜炎混淆的疾病,它们有几种容易混淆的症状,如流泪、充血和症状加剧。如果累及角膜,则会感觉瘙痒和疼痛,并出现畏光症状。同时,随着病龄的增加,过敏性眼结膜炎患者都会出现干眼病的症状,从而使过敏性眼结膜炎的诊断变得复杂。

2. 眼睑的接触性皮炎

过敏性眼结膜炎主要由IgE介导的肥大细胞的活化引起,而接触性结膜皮肤炎主要是一种迟发型的淋巴细胞高敏反应累及眼睑和结膜。接触性皮炎累及眼部主要有两类:接触性和刺激性的接触性皮炎。眼睑的接触性皮炎与用于头发、脸部、指甲的化妆品以及眼部药物相关。通过皮肤试验发现防腐剂是主要原因,如在隐形眼镜清洗剂中的硫汞撒和局部眼部治疗药物中的苯扎氯铵。

眼睑的接触性皮炎中,眼睛的刺痛和灼烧感,以及眼睑的瘙痒是最普遍的症状。但这种症状常常是短暂的,且不伴随刺激的体征。皮肤试验有助于找出致病原,但需要谨慎解释皮试结果,会有假阳性的可能性。

3. 睑结膜炎

睑结膜炎是最容易被误诊为过敏性眼结膜炎的一种眼睑边缘的炎症,因为它通常会引起结膜炎的副反应。症状包括持续性的灼烧感、眼痒、流泪和干燥的感觉。患者常述说早上的症状比傍晚多,这与干眼病中傍晚的症状明显于早上的症状相反。干眼病中泪液膜经过一整天会变干从而使症状加重,但睑结膜炎患者眼中的大量渗出物使患者在早上醒来时感觉上下眼睑被粘住而睁不开。

睑结膜炎主要是各种感染或皮脂溢引起的。一般认为抗原性物质在诱导眼睑边缘的炎症中起主要作用。通常从患者眼睑边缘分离出来的最常见的生物体是金黄色葡萄球菌，这也会在过敏性皮炎患者中发现。金黄色葡萄球菌睑炎的症状包括睫毛根部的血管扩张、红斑、鳞片状、蜀黍红疹颈圈，以及泪液膜的泡沫样分泌物。

用清洁剂改善眼睑的卫生，并在眼睑边缘涂抹固醇类药膏，可以控制睑结膜炎。

4. 细菌性结膜炎

眼部刺激症状、结膜充血及黏液脓性的分泌物，并在早上症状加重是急性细菌性结膜炎的特征。没有眼痒的症状提示结膜炎是由感染引起，如细菌性的或病毒性的结膜炎。

细菌性结膜炎患者在早上刚醒来时常会发生上下眼睑粘在一起的症状。患者眼表面常有大量的多形核细胞聚集，从而使分泌物呈黄绿色。眼睑结膜的刮片及培养能帮助诊断，并有助于正确使用各种局部用抗生素配方。

一些形式的细菌性感染如包涵体结膜炎与支原体感染有关，并常累及耳前淋巴结。包涵体结膜炎常见的症状包括黏液脓性分泌物和持续时间长于 2 周的滤泡性结膜炎。结膜刮片的 Giemsa 染色可以看出胞质内的包涵体，从而有助于确证诊断。包涵体结膜炎需要进行积极的治疗，因为它有可能在短时间内使角膜穿孔。患者需要使用局部和全身的抗生素，并观察是否有其他性传播疾病。

细菌性结膜炎的症状可能是长期性的，处理方法包括睑缘清洗、热敷及抗生素使用。一般适合使用局部的广谱抗生素。只有当结膜炎很严重时才需要做培养，而且最好由专业眼科医生来对培养物做仔细的检查，并仔细观察眼部症状，确保眼部症状有好转。如果看到或怀疑有 Giemsa 染色阴性的生物体存在，则提示局部用庆大霉素和托普霉素。但这些抗生素都有可能引起过敏反应。仔细询问药物过敏史，以及一定时间段的治疗和检测将减少病情的复杂化。

5. 病毒性结膜炎

病毒性结膜炎常始于急性发病，通常单侧发病持续约一周，但常会变成双侧症状。病毒性结膜炎区分过敏性结膜炎的主要临床症状是有灼烧感，且没有眼痒症状。病毒性结膜炎的普遍表现为水状分泌物，结膜充血、水肿和耳前淋巴结肿大。病毒性感染会产生不好的滤泡反应并有严重的分泌物产生。在慢性的细菌性感染中也会出现淋巴滤泡。病毒性结膜炎也可能累及角膜，形成角膜斑点状病变或上皮溃疡。

腺病毒感染是最普遍的病毒性眼部感染，具有高度的接触传染性。患者的病史有助于诊断。病毒性结膜炎通常在家庭成员及学校儿童之间传播。

一种更严重的病毒性结膜炎是由单纯疱疹病毒引起的，它是西方患者中引起失明的一种重要的感染因素，会产生滤泡反应并有严重的分泌物增加，但它可以没有其他任何的疱疹病毒感染症状。病毒性结膜炎也可以累及角膜，出现角膜斑点状病变或典型的树突状表面溃疡。用荧光素染色是医生用来检测可能的角膜疱疹病变的主要方法。

对于非特异性的病毒性角膜炎的处理是支持疗法而不需要药物治疗。局部的血管收缩剂可以使症状减轻，并减少结膜的充血。如果累及角膜上皮并有二次感染的危险，则需要用些预防性的抗生素。

6. 血管舒缩性结膜炎

血管舒缩性结膜炎包括有眼球血管的膨胀、直径不一致、病理性卷曲和红细胞聚集，与结膜对各种能引起炎症反应的物理因素（冷热温度变化、光、水、灰尘及烟与气味的颗粒物质）、化学因素（挥发性的有机化合物）和具有过敏原性的药物等的非特异性高敏感性相关。这种非过敏原性的刺激反应也被报道与肥大细胞介质的释放有关，并存在于其他容易过敏的组织如鼻部和肺部中。一些医生认为它是对结膜细菌性和病毒性感染的一种免疫反应，以及对化学物质等刺激物的反应。

很多研究发现非过敏原性的眼部高敏感性可能与过敏性眼结膜炎重叠。患者可以同时患有过敏性和非过敏性疾病。结膜刺激实验中用40％葡萄糖高渗溶液检测能清楚地区分正常的、过敏性结膜炎和非过敏性结膜高反应性。

7. 巩膜炎

巩膜炎和结膜炎的区别在于巩膜炎常会持续几天，并有中重度的眼疼症状；而结膜炎会有不适感，但不会有疼痛感。巩膜炎常在患有自身免疫性疾病，如系统性红斑狼疮、风湿性关节炎、韦格纳肉芽肿（Wegener's granulomatosis）的患者中发生，但也有患者只有巩膜炎而没有其他明显的临床病变。

第三节　分　　类

轻度的过敏性结膜炎表现为不同的症状，如眼痒、流泪、肿胀，但不会有损害视力的情况发生。然而，慢性的过敏性眼结膜炎却能引起严重的眼部症状，包括眼睛疼痛、角膜结疤引起的视力减退、白内障或青光眼、眼睑皮肤的损坏。根据眼部症状的严重程度，过敏性眼结膜炎主要被分为两大类。

第一大类包含了发生率较高、症状轻微的过敏性眼结膜炎，一般眼科医生或患者本人就可以根据情况进行处理。其中根据发病特点又分为季节性和常年性过敏性眼结膜炎（SAC和PAC）。

第二类包含了慢性的但更为严重的过敏性眼结膜炎类型，它们常累及角膜，并可能导致视力减退，因此需要眼科专家和过敏症专家协同处理，主要包括过敏性角膜结膜炎（AKC）和春季角膜结膜炎（VKC）等。

各类型的临床症状和病理改变简要介绍如下。

1. 季节性过敏性眼结膜炎

季节性过敏性眼结膜炎（seasonal allergic conjunctivitis，SAC）表现为睑板乳头状突起的自限性的眼部过敏性炎症反应。季节性过敏性眼结膜炎症状的出现与空气中漂浮的随季节变化的致敏原有关。春季时眼部过敏症状的增加与花粉过敏原在空气中增多密切相关，它是最普遍的一种轻度的过敏性眼结膜炎，一半以上的眼部过敏患者属于此型。

季节性过敏性眼结膜炎患者通常有过敏史，眼部症状常伴随鼻咽部的过敏症状而出现，常有鼻炎患者述说眼痒、灼烧感和流眼泪的症状。在急性期时有白色的流出物形成，然后在慢性期时变成黏性的流出物。患者的结膜会有轻微的水肿，眼睑也会出现水肿及乳头状增生。双眼都可以有症状，但严重程度可能不太一样。季节性过敏性眼结膜炎一般不累及角膜，不会造成永久的视觉损伤。在极少数病例中，季节性过敏性眼结膜炎患者也有如畏光和视力模糊的角膜症状出现。结膜的细胞学检查发现，25%的季节性过敏性眼结膜炎患者有嗜酸性粒细胞浸润。血清和泪液检查发现78%的季节性过敏性眼结膜炎患者有血清IgE水平的上升，且几乎所有患者(96%)的泪液中存在IgE。

2. 常年性过敏性眼结膜炎

常年性过敏性眼结膜炎(perennial allergic conjunctivitis，PAC)的临床表现和症状与季节性过敏性眼结膜炎相似，但更轻微、持续时间更长，是过敏症状常年存在的季节性过敏性眼结膜炎的变种。

常年性过敏性眼结膜炎特征性地表现为常年存在的眼部症状，且有87%患者的眼部炎症症状存在季节性起伏变化。患者在尘螨和真菌繁殖最旺的秋季症状明显。相比季节性过敏性眼结膜炎，常年性过敏性眼结膜炎患者更普遍的有与尘螨的接触史，且与常年性的鼻炎有很大相关性；也有因为工作中长期接触过敏原引起常年性过敏性眼结膜炎。

3. 过敏性角膜结膜炎

过敏性角膜结膜炎(atopic kerato conjunctivitis，AKC)的临床病症表现为比季节性或常年性过敏性眼结膜炎更严重的眼痒、灼烧感和流泪症状的常年存在，是一种较为严重的眼部慢性炎症。有些患者在冬季或夏季接触动物皮屑、灰尘和特定食物后表现为季节性的症状加剧。

过敏性角膜结膜炎常累及到下睑板结膜，并伴随有长时间的眼部症状、威胁到视力的眼部病变及过敏性皮炎。人群中约有3%患有过敏性皮炎，而其中25%～40%有累及眼部的症状。过敏性角膜结膜炎随病程发展会引起结膜结疤，形成小乳头状、点状的角膜病变，引起严重的角膜的上皮病变、浑浊、角膜翳、表皮血管增生。患者结膜和角膜的症状包括有角膜结膜炎、白内障、角膜结疤、角膜翳形成、圆锥形角膜和眼部单纯疱疹。

4. 春季卡他或春季角膜结膜炎

春季卡他或春季角膜结膜炎(vernal catarrh or vernal kerato conjunctivitis，VKC)临床表现为上睑板或睑缘的乳头状突起及鲜红的状态，是一种严重的慢性眼部炎症。症状包括严重的瘙痒，并因为触风、灰尘、亮光、热空气及和毛衣物的接触而加重。该病具有明显的季节性，在春季时，由于各种树和草的花粉增多会引起季节性的暴发高峰，因此被称为“春季卡他”。

春季角膜结膜炎多发于有季节性过敏、哮喘和湿疹的疾病史的儿童和青年中。患者多为14岁以下人群，而且男女患者比例为2∶1。眼部症状一般在进入青春期后自然消失，但如果继续存在，则不再有男女比例不平的现象。春季角膜结膜炎的发生在亚洲和非洲种群的人群中更普遍。

5. 巨型乳头状结膜炎

巨型乳头状结膜炎(giant papillary conjunctivitis，GPC)是一种由于眼内异物的存在，如隐形眼镜或突起的角膜缝合线，导致的眼内的炎症反应并持续存在的一种医原性疾病。

当眼内异物被移除时，巨型乳头状结膜炎会自然愈合，很少会有角膜病变的发生。

巨型乳头状结膜炎的临床症状包括眼痒、流泪、眼部过度不适及黏液分泌。其中，开始时的白色透明分泌物逐渐变厚、变黏稠。当春天花粉季节时，症状会增加，可能会有 Trantas 点、睑缘浸润和球结膜的充血水肿。由于该炎症反应中存在大量肥大细胞，因而被认为是通过过敏反应的机制。

第四节 病 理

过敏性眼结膜炎代表了一系列类型的病变，包括 SAC、PAC、AKC、VKC 和 GPC。虽然具有过敏疾病史的患者更容易得巨型头状结膜炎（GPC），它一般不被包括在里面，因为它多由于物理损伤引起，并常和长时间佩戴隐形眼镜有关。过敏性疾病累及眼部的症状包括一系列不同的临床病理变化，从简单间歇性的痒、流泪或眼红，到严重的危及视力的角膜病变。这些都是免疫学病变累及眼的前表面，可能在 SAC、PAC、VKC、AKC 和 GPC 患者中出现。SAC、PAC、AKC 和 VKC 的一般临床症状包括红、痒和流泪。它们之间最重要的区别是 SAC 和 PAC 是自限性疾病，不会引起眼表面的损伤；而 AKC 和 VKC 等慢性眼过敏疾病则会引起角膜的溃疡和结疤，并最终影响到视力。

另外，随患者的病龄增加，患者的高过敏性由 IgE 介导的肥大细胞引起的过敏状态过渡到由肥大细胞和其他类型细胞一起介导的并由不同的机制、细胞因子和不同类型的细胞参与的病理变化。例如，在一般类型的 SAC 和 PAC 过敏中，肥大细胞的脱颗粒和组胺的释放起重要作用，只包括很少的嗜酸性粒细胞；而在 AKC 和 VKC 这类更加慢性的炎症反应中，主要以与活化的肥大细胞和嗜酸性粒细胞相互作用的 Th2 型淋巴细胞浸润为主。过敏性眼结膜炎随时间延长会伴发 Th1 细胞介导的干眼病，这也使过敏性眼结膜炎的病理变化更为复杂，并使诊断和治疗变得复杂。

一、季节性和常年性过敏性眼结膜炎的病理特征

季节性和常年性过敏性眼结膜炎（PAC）主要由于接触周围环境空气中的过敏原，如各种树和草的花粉、尘螨、霉菌及动物皮屑等引起。皮肤点刺试验可用来辨别相关的致敏原，但也有很多季节性过敏性眼结膜炎患者点刺试验阴性。一般认为它们主要是由特异性 IgE 介导的肥大细胞释放组胺、白三烯 4（leukotriene C4，LTC4）和前列腺素 D2（prostaglandin D2，PGD2）引起的一系列反应。两种患者都有对空气中致敏原的敏感性，并在泪液和血液中有 IgE 水平升高。这个早期反应相在接触过敏原大概 20min 时达到高峰，接着是以黏附因子分泌上调，以及结膜中肥大细胞、中性粒细胞、嗜酸性粒细胞、嗜碱性粒细胞和巨噬细胞的增加为特征的迟发相反应，并在大概 6h 时达到高峰。

季节性过敏性眼结膜炎（SAC）表现为急性或亚急性的自限性的临床症状，并在花粉季节由于过敏原的持续存在而持续。患者的特征性症状为痒、红及眼睑水肿，也有述说流泪、黏膜分泌增加和灼烧感的症状。而在常年性过敏性眼结膜炎患者中，临床表现为持续存在几个月的不同程度的非特异性红、灼烧感和球结膜水肿，并伴随有轻微的痒，使得患者感到不舒服及焦虑感。眼部的症状可能伴随着季节性、常年性及慢性的鼻炎，也有极少数存在于哮喘患者中。

另外，两类患者的主要致敏原不同，据报道，89%的常年性过敏性眼结膜炎患者血清中有对尘螨特异性的 IgE，但在季节性过敏性眼结膜炎患者中只有 43%；78%的常年性过敏性眼结膜炎患者眼泪中有尘螨特异性的 IgE，但在季节性过敏性眼结膜炎患者眼泪中没有能检测到尘螨特异性 IgE。

二、过敏性和春季角膜结膜炎的病理特征

对 6 位春季角膜结膜炎（VKC）和 13 位过敏性角膜结膜炎（AKC）患者的一项病理研究表明，角膜损伤的程度与炎症程度，也即结膜的充血水肿情况相关，而另有研究表明与上睑板结膜的黏液分泌和细胞浸润情况有关。考虑到慢性过敏性眼结膜炎的严重后果，研究清楚相关病理过程中参与的炎症因子，并与引起急性过敏性结膜炎的因子相区别，对及时防止慢性炎症引起的视力损伤有重要作用。

1. 春季角膜结膜炎的病理特征

春季角膜结膜炎是一种相对少见的过敏性眼结膜炎，通常影响生活在气候较温暖地区的儿童和年轻人，而且半数情况下伴随有其他过敏症状。春季角膜结膜炎通常具有季节性，一般从春季持续到秋季。然而，症状持续存在的情况也不少见，特别在亚热带或沙漠气候下生活的患者中。由于大部分患者在花粉季节发病，一般认为春季角膜结膜炎是对环境中过敏原的过敏反应。春季角膜结膜炎是一种对称性的眼病，但两只眼睛的严重程度可以不一样。根据主要受累的结膜的位置，分为睑缘的和眼睑的两种。

春季角膜结膜炎区分于季节性和常年性的过敏性眼结膜炎的典型特点是大量炎症细胞的浸润。而春季角膜结膜炎最显著的症状是在睑板处结膜结缔组织的过度增生形成巨大铺路石样乳头，表面有一层乳样膜并溢出大量的胶原纤维。

春季角膜结膜炎的病理变化中，角膜最严重的病变是溃疡。累及角膜的临床症状包括畏光、异物感和流泪。春季角膜结膜炎的角膜病变可以从浅表的点状扩大到块状的溃疡，最终引起结疤（图 15-1）。如果它存在于视轴处，将导致永久性的弱视。

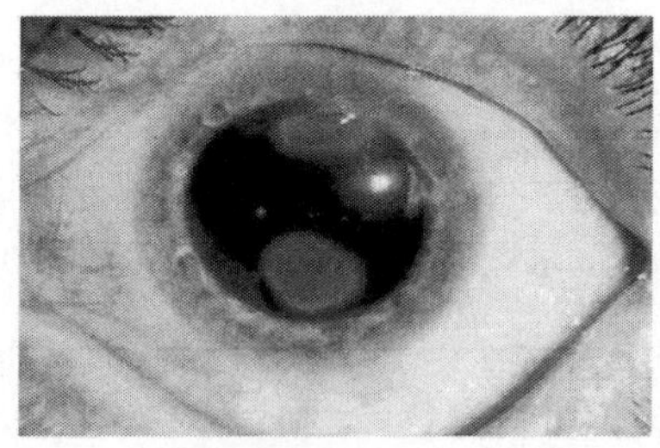

图 15-1　过敏性和春季角膜结膜炎患者中角膜上皮受损形成溃疡

另外还包括：由嗜酸性粒细胞、表皮细胞和 Charcot-Leyden 晶体组成的薄而多的奶白色纤维蛋白的分泌；由嗜酸性粒细胞和吞噬细胞组成的短时间（持续 2～7d）的睑缘或结膜的黄白点（Horner 点和 Trantas 点）；Charcot-Leyden 晶体浸润的角膜盾状溃疡；下眼睑处额外的皱褶（Dennie 线）。长期型的春季角膜结膜炎还存在有平行于睑缘的白色疤痕状线

形的上皮下纤维化(Arlt 线)。

随着病程进展,其他的纤维组织增生形成“巨型乳头”。在春季角膜结膜炎患者中,直径达 7～8mm 的巨型乳头主要发生在上睑板,并被描述为“大卵石”(图 15-2)。这些大卵石在疾病的静止期时持续存在,而在活跃期(通常在春季)时变得肿大。

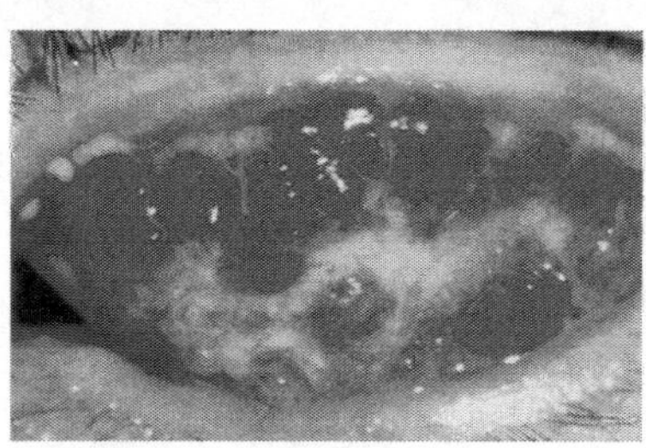

图 15-2 春季角膜结膜炎患者中结膜表面形成巨型乳头

春季角膜结膜炎眼部综合征包括类固醇引起的白内障和青光眼、角膜中心疤痕、不规则的散光、圆锥形角膜和睑缘组织增生、可能由皮质激素类眼药水的滥用引起的干眼综合征。在严重的情况下,圆形的角膜炎延伸到上皮层,并在角膜上形成盾状溃疡。一种最普遍的角膜退行性变化是在角膜的周围区域形成脂质沉淀聚集成角膜弓,从而形成假性老年环。

大量嗜酸性粒细胞的浸润和活化是与该病相关的角膜病变的原因。活化的嗜酸性粒细胞释放的表皮毒性因子可使角膜表皮的点状角膜炎演变成较大的糜烂、溃疡和斑块。角膜组织的受累与结膜的发红及局部的水肿有关,而与巨型乳头的大小或者其他临床症状无关。

2. 过敏性角膜结膜炎的病理特征

过敏性角膜结膜炎是一种复杂的系统性免疫反应变化在眼部的症状,通常伴随着过敏性皮炎及其他如鼻炎、哮喘等过敏性疾病。眼部的临床症状可以包括眼睑、结膜、角膜的不同程度的损伤及视力影响。眼部结膜和角膜表皮的损伤是由很多因素引起,包括嗜酸性粒细胞的各种介质的直接作用、分泌型 IgA 的减少、眼睑中金黄色葡萄球菌菌落的外毒素作用及假管的形成。

过敏性角膜结膜炎患者眼周围的湿疹常累及到眶周围的皮肤和脸颊,表现为红斑、变厚和鳞片状。眼睑的眶下皮肤常由于浮肿变厚出现被称为 Dennie-Morgan 线的皱褶。可能由于长期的摩擦,在老年患者中常有侧边眉毛消失的症状(de Hertoghe's sign),还包括双侧累及的上下睑板结膜组织(主要为下睑板)的乳头状增生(图 15-3);更严重时出现结膜瘢痕,伴随有上皮下纤维化、穹窿变短和睑球粘连形成,类似临床上发现的疤痕性类天疱疮;由于眼睑的硬化和浸润常会有葡萄球菌眼睑炎二次感染,球结膜充血水肿,角膜上皮出现荧光黄的点状并有睑缘浸润、Horner 点或 Trantas 点(图 15-4);若发生角膜结疤和新血管形成可能会致盲。

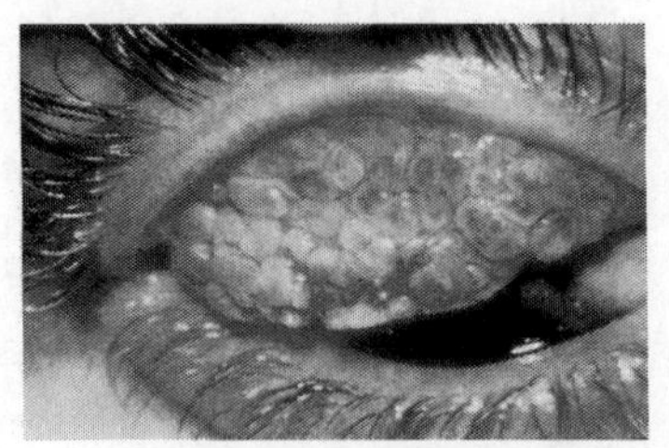

图 15-3 上眼睑结膜形成乳头状增生及下眼睑结膜充血水肿

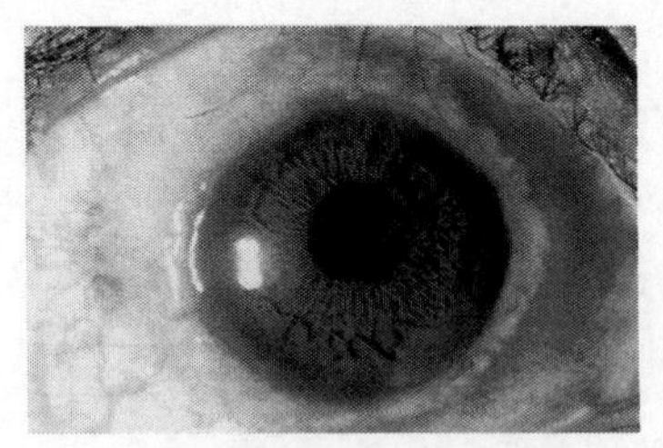

图 15-4 散在的水肿并伴有小白点（Trantas-Horner dot）提示细胞色素层退化，常见于过敏性和春季角膜结膜炎患者中

对过敏性皮炎眼部症状最早的描述是白内障的出现。在 8%～12%的严重型过敏性皮炎患者中存在有过敏性角膜结膜炎引起的白内障，特别是在发生过敏性皮炎 10 年后的年轻患者中。过敏性角膜结膜炎白内障的一个独特之处是它主要影响晶状体的前部分，然后在 6 个月内迅速发展到使整个晶状体混浊化。过敏性角膜结膜炎患者也有形成后极性白内障的。长时间的皮质激素局部治疗能促进白内障特别是后极性白内障的形成进程。

白内障的发生与过敏性皮炎的严重性、病变部位、血清 IgE 水平或哮喘没有直接相关性。有一项对累及眼部或不累及眼部的过敏性皮炎患者的研究发现，白内障在过敏性皮炎累及眼部的患者中的发生与伴随着的升高的血清 IgE、大米和小麦的食物性过敏原特异性的 IgE（IgE-RAST）和泪液中组胺及 LTB4 水平有关。另外，眼部病变的活跃性与皮炎的加剧和缓解，以及泪液中 ECP 的水平有关。然而，也有报道白内障或视网膜脱落与血清 IgE 水平、呼吸道过敏史、睑上局部皮质激素的应用或系统性皮质激素的应用没有关系。

对过敏性角膜结膜炎的组化病理分析有诊断特异性，表现为具有明显的肥大细胞、嗜酸性粒细胞和淋巴细胞在结膜上皮的浸润。另外，Langerhans 细胞也被发现在眼部过敏性炎症反应中起作用。

三、巨型乳头状结膜炎的病理特征

巨型乳头状结膜炎（GPC）是一个由肥大细胞及各种淋巴细胞的混合细胞介导的过程，与嗜碱性粒细胞、嗜酸性粒细胞、浆细胞和淋巴细胞的浸润有关。

一般认为隐形眼镜的聚合物、防腐剂（硫汞撒）及蛋白类的物质沉积在隐形眼镜表面引起了巨型乳头状结膜炎，但这种假设仍然存在争议。对抛弃型隐形眼镜上糖蛋白的分析表明，泪水越多，在隐形眼镜上黏附的蛋白质也越多。镜面上的蛋白沉淀多在睑板面而不是角膜面，而且多为 IgA 抗体，其次是 IgG、IgE 和 C1q。

在一例隐形眼镜相关的病例中，发现浸入到上皮表面的含有 Russell 小体的浆细胞和肥大细胞增加。巨型乳头状结膜炎患者泪液中还有中性粒细胞趋化因子的增加。然而，泪液中组胺水平没有增加，LTC4 水平却有增加。

巨型乳头状结膜炎可以发生在硬式隐形眼镜和软式隐形眼镜佩戴者中，影响 1%～5%硬式隐形眼镜佩戴者和 15%的软式隐形眼镜佩戴者。5%～10%的软式和 3%～4%的硬式隐形眼镜佩戴者中存在上眼睑乳头状增生。使用抛弃型隐形眼镜被认为是一种治疗巨型乳头状结膜炎的方法。但是在早期实验中没有发现抛弃型隐形眼镜可以减少巨型乳头状结膜炎的发病。

眼部组织的原位杂交结果表明，巨型乳头状结膜炎中 IL-3、IL-4、IL-5 的 mRNA 水平增加。但研究结果同时表明，所有的慢性的过敏性眼结膜炎都有 Th2 型细胞因子的 mRNA 水平的少量升高。

第五节　发病机制

眼部的过敏反应是因为环境中过敏原接触结膜，并和结膜中肥大细胞上的特异性 IgE 结合引起的一系列反应。早期反应可持续 20～30min，主要表现为肥大细胞的脱颗粒，引起泪液中组胺、类胰蛋白酶、前列腺素和白三烯水平的升高。迟发相则主要表现为各种炎症细胞在结膜黏膜的聚集，起因于早期反应中的肥大细胞脱颗粒激活了血管内皮细胞表达趋化因子和黏附分子，从而使 T 细胞表达和分泌趋化因子、单核细胞趋化蛋白(monocyte chemoattractant protein，MCP)、白细胞介素 IL-8、嗜酸性粒细胞活化趋化因子、巨噬细胞炎症蛋白(MIP)-1、细胞间黏附分子(ICAM)、血管细胞黏附分子(VCAM)和 P-选择素。这些因子最终引发了眼部炎症细胞在结膜黏膜的聚集的迟发相反应。迟发相反应对应着长期和慢性的过敏性眼结膜炎症状的持续存在，并以嗜酸性粒细胞、嗜碱性粒细胞、中性粒细胞和 T 淋巴细胞在黏膜的浸润为特征。另外，角膜和结膜的内皮细胞胶成纤维细胞也通过表达细胞因子、趋化因子、黏附分子和其他各种维持局部炎症的因子在过敏性炎症中起作用，并造成组织重构。

一、肥大细胞及介质

肥大细胞在体内有广泛的分布，特别是在结缔组织和黏膜表面。在人类结膜组织中，肥大细胞的数量大致为 5000～6000 个/mm^3。在眼部组织中，肥大细胞存在于结膜、脉络膜、睫状体、虹膜和视神经中，以及上皮下的固有层中。对正常人类结膜组织的肥大细胞进行免疫组化分析发现主要为 MC_{TC}(tryptase and chymase-positive mast cell)。

肥大细胞在过敏性眼结膜炎的病理过程中起重要作用。花粉季节时，季节性过敏性眼结膜炎患者的固有层中的肥大细胞平均数相比正常人增加了大约 61%，并持续到花粉季节过后。肥大细胞的总数在过敏性和春季角膜结膜炎患者的结膜基质和上皮中也有增加。肥大细胞能分泌很多如 IL-4、IL-6、IL-8、IL-13、TNF-α 和 TGF-γ 等细胞因子，在黏膜中引起炎症细胞聚集。

泪液中肥大细胞介质如组胺、类胰蛋白酶、白细胞介素和前列腺素具有各种生物学活性，是引起急性和慢性过敏性眼结膜炎中眼痒、眼红、流泪和黏液分泌的原因。其中，组胺是引起眼部过敏和炎症反应的主要介质。组胺存在于哺乳动物眼部结构中，包括视网膜、脉络膜、和视神经；组胺受体则存在于结膜、角膜和眼动脉上。已经在结膜上发现了 H1 和 H2 两种不同的组胺受体。眼部的过敏反应主要由组胺作用于 H1 受体介导。过敏性眼结膜炎患者的泪液中组胺的水平能达到大于 100 ng/ml 水平(正常对照组患者中为 5～15 ng/

ml)。

组胺被发现能调节血管通透性、平滑肌收缩、黏液分泌、炎症细胞迁移、细胞活化和对 T 细胞功能的调节作用。它在眼部引起的变化与在其他组织中的相似,包括毛细血管扩张引起的结膜充血、血管通透性增加引起的球结膜水肿和平滑肌收缩。

二、T 细胞及各种因子

在更严重的慢性过敏性眼结膜炎中,T 细胞是引起眼表面损伤的重要细胞,一般被认为是由 Th1 和 Th2 分别介导的不同细胞因子作用下的两种作用途径构成,而且两者的活化相互制约。

T 细胞在过敏性和春季角膜结膜炎中释放细胞因子。基于过敏患者结膜组织的活组织检查的报道,从细胞因子的增加情况可以发现在春季角膜结膜炎中有 Th2 的活化,而在过敏性角膜结膜炎中 Th1 和 Th2 都有活化。但从巨型乳头状结膜炎患者的结膜活体组织中分离出来的 T 细胞只产生很少的细胞因子。也有一些对季节性过敏性眼结膜炎、过敏性和春季角膜结膜炎患者的研究证实混合的 Th 细胞在各种疾病中的作用。同时,有研究表明,相比季节性和常年性过敏性眼结膜炎患者,在过敏性和春季角膜结膜炎患者的结膜中有更多的 T 细胞浸润,这表明 T 细胞在过敏性和春季角膜结膜炎发病过程中的重要作用。

在对春季角膜结膜炎的研究中,多个报道都证实了 Th2 细胞和 Th2 型细胞因子的存在。而在炎症的活跃阶段,多种 Th1 型、Th2 型细胞因子均被报道有大量表达,其中包括增加眼部炎症的典型 Th1 型细胞因子——干扰素 IFN-γ。这个现象与在动物模型中的发现相似。研究发现炎症活跃时期的细胞因子增加的类型差不多,但各因子增加的量在不同类型眼病过敏中却不同。同时,细胞因子受体 CCR3 和 CXCR3 在结膜组织和 T 细胞中的表达被明显上调。

根据文献记载,Th2 型细胞因子 IL-4 和 IL-13 在春季角膜结膜炎病理过程中有激发结膜成纤维细胞迁移、增殖、产生胶原的重要作用。基质金属蛋白酶(MMP)和 MMP 的组织抑制因子(TIMP)的表达失衡引起了细胞外基质的大量沉积并形成巨型乳头。更有证据表明包括血管表皮生长因子(VEGF)在内的多种生长因子在组织中过量表达,并可能与组织生长和重构有关。

最近的流式血细胞计数发现过敏性角膜结膜炎患者的血清和眼泪中初始 Th(CD4/45RA^{+})和记忆 Th(CD4/29^{+})水平增高。这些炎症细胞在结膜中的存在提示 Th2 细胞因子有增加,这个现象在过敏性角膜结膜炎患者眼部组织的原位杂交中也得到证实,即发现在眼部组织中 IL-2、IL-3、IL-4 和 IL-5 的 mRNA 水平相比正常组织有升高。

三、嗜酸性粒细胞及其他细胞

结膜组织中的其他细胞如上皮细胞和成纤维细胞也在多种结膜病变中起作用,特别是在春季角膜结膜炎患者中产生嗜酸性粒细胞活化趋化因子(eotaxin-1)。结膜中嗜酸性粒细胞的浸润被认为引起春季角膜结膜炎患者中的角膜病变,泪液中该因子的出现则提示疾病过程累及到角膜。

在过敏性和春季角膜结膜炎及巨型乳头状结膜炎患者中发现结膜中的嗜酸性粒细胞数量高于正常水平，其中巨型乳头状结膜炎患者的最高，表明嗜酸性粒细胞浸润程度与是否累及角膜没有相关性。

同时，研究表明结膜嗜酸性粒细胞的颗粒主要碱性蛋白（major basic protein，MBP）在过敏性角膜结膜炎患者中升高，而中性白细胞弹性蛋白酶和 MBP 在春季角膜结膜炎的患者中则都有升高，这也提示了中性粒细胞在其中的作用。MBP 和嗜酸性粒细胞阳离子蛋白被报道在体外能减少并影响人角膜上皮细胞的形态。综合这些数据，尽管对于各型过敏性结膜炎的病理机制还有一些争论，研究人员已经发现严重过敏性眼疾病发生过程中细胞介质起重要作用。

第六节 治 疗

世界卫生组织（WHO）对过敏性疾病的治疗提出了一个综合性的治疗方案。过敏性眼结膜炎作为过敏性疾病的一种，它的治疗方法和其他过敏性疾病一样主要分为 4 个方面：避免接触过敏原、患者教育、对症药物控制过敏症状、过敏原疫苗的特异性免疫治疗。

一、避免接触过敏原

1. 预防干预

对所有过敏性疾病，寻找引起患者过敏的致敏原并消除这个直接诱因，避免患者与过敏原的接触是一种经济而有效的方法。过敏患者通过对过敏原的检测诊断，明确过敏原后，在日常生活中避免接触。通常患者不再接触致敏原后，过敏症状会自然消退。如将尘螨引起的哮喘患者转移至尘螨繁殖少的、气候干燥的纬度地区后，能使患者的哮喘症状得到缓解。引起过敏性眼结膜炎的致敏原，临床上常见的有花粉颗粒、尘螨排泄物、真菌菌丝及孢子、动物皮屑等，或眼内的异物。如果患者的致敏原是动物皮屑，则在知情后避免接触是很好的一种方式。如果致敏原是眼内的异物，则在医生的仔细询问和检查后通常能知道，去除该异物是最有效的方法。

将患者和致敏原隔离从理论上看起来简单，但和其他过敏性疾病相似，一些过敏原在日常生活中常常很难完全避免接触。在引起过敏性眼结膜炎的过敏原中，尘螨是最重要的一种，在气候温暖潮湿地区，它是过敏症状持续存在的主要诱因。要隔离尘螨与患者的接触，主要在于日常生活中被子、枕头和地毯等容易滋生尘螨物品的处理。由于在温暖潮湿的区域中尘螨孳生较多，即使家里的尘螨得到很好控制，在工作学习等公众场合仍有很多机会接触，因此不可能做到完全隔离尘螨。另外，季节性的花粉颗粒及真菌菌丝和孢子等，经常会在公众环境的空气中漂浮，亦很难完全避免。对于这类过敏原的隔离，更重要的是对患者及其家属的教育，让患者本人及家属了解如何尽可能地减少与过敏原的接触。另外，有的过敏患者的致敏原有多种，其中可能有些过敏原（如花粉和螨虫等）在特定环境下是不可能避免，还有很多过敏原是未知的。因此，避免接触过敏原是一种很好的方法，但不是对所有患者都适用。

2. 对过敏患者的教育

通过对过敏患者的教育，使其了解过敏性疾病，从而帮助过敏性疾病的预防和治疗。让患者学会在日常生活中如何避免与过敏原的接触，从而减少过敏发生。同时也要让患者知道在发生过敏反应时应如何进行必要的应对。

对于尘螨过敏的患者，可以用密封性能好的被套和枕套使尘螨不能透过，同时使周围环境变得整洁。将被套、枕套和地毯在高于 55℃的热水中每周清洗一次，从而杀灭尘螨。或者将这些容易滋生尘螨的物品经过日晒处理。由于地毯为尘螨生长提供了很好的环境，在尘螨过敏患者家中最好不使用地毯；或者用聚乙烯材料的薄片包裹、经常更换。地毯可以用水蒸气熏蒸处理等方式来杀灭尘螨。

猫、狗等宠物的皮屑也是一种重要的过敏原，而且猫、狗的过敏原还存在于腺体和分泌物中，这种分泌物能形成微小颗粒悬浮于空气中并保留一段时间。在家中避免与猫、狗过敏原接触的最好方法就是不养宠物，并将家中所有毯子、垫子及家具等清洗一遍。

对蟑螂过敏患者的家中，需要有效地灭蟑螂，彻底清扫。将家中容易藏匿蟑螂的地方清扫干净，将蟑螂进出的洞口封住，或用药水杀灭。另外，家中物品要保持干燥，避免可能致敏的霉菌的生长。避免进食过敏性食物，避免在工作中接触过敏原，外出时可以佩戴眼镜和口罩并避开可能散布花粉的区域，从而避免接触空气中的花粉等过敏原。

对于患者的这类教育可能很繁琐，但却能让患者时刻注意远离致敏原，避免发生突然的过敏症状而加重过敏性疾病症状。这不但对过敏性结膜炎的康复有益，也对其他过敏性疾病的康复有帮助。但是，因为致敏原可能存在于各个公众环境中，上述方法可能很难做到使患者完全避免与致敏原的接触，患者通常需要有药物控制过敏症状。

二、对症药物治疗

过敏性眼结膜炎的药物治疗主要是针对它的病理机制，如针对肥大细胞的肥大细胞稳定剂、针对组胺的组胺受体拮抗剂、针对炎症的皮质激素和针对严重炎症反应的免疫调节剂。

最简单和最直接的方法是在受影响的组织上局部用药来治疗或预防眼部过敏性疾病，包括血管收缩剂、抗组胺剂、肥大细胞稳定剂和抗炎症药物。这些药物的有效性随患者而异。而对药物的选择取决于眼部的健康状况和其他因素，如药物的费用、隐形眼镜的佩戴和患者可能的顺应性。

过敏性眼结膜炎发生时首要的处理方案包括隔离过敏原、冷敷、冲洗和润滑剂的使用。冷敷能使过敏症状，特别是眼部瘙痒症状得到缓解。所有的眼部用药物冷藏后使用都会使患者感觉到症状缓解。另外，根据需要可以局部使用生理盐水对眼结膜囊进行冲洗，以及起润湿、黏稠作用的药物，如甲基纤维素或聚乙烯醇组成的泪液替代物每天使用 2～4 次。这种方法有助于去除和稀释接触眼球表面的致敏原，对轻度病症有效。如果光用泪液替代物不够，还可以配合使用晚上涂抹的药膏，使患者睡觉时能保持眼表面的湿润。

然后是局部用的减充血剂、抗组胺剂、肥大细胞稳定剂和抗炎症药物。局部用减充血剂主要起收缩血管的作用，在减少红斑中很有效，配合使用抗组胺剂效果更佳。血管收缩剂如苯肾上腺素、奈甲唑啉和四氢唑啉，是通过激活其受体减少血管充血和眼睑水肿的拟交感神经药物。副作用包括滴注时引起的灼烧感和刺痛感，瞳孔放大，以及长期使用引起的充血或药物性结膜炎，主要的禁忌证是青光眼。

抗组胺药如左卡巴斯汀、氮卓斯汀、依美斯汀。可以单独用局部的抗组胺药物来处理过敏性结膜炎，但联合使用抗组胺药和血管收缩剂比单独使用都更为有效。与局部抗组胺剂合用的血管收缩剂常有苯肾上腺素和萘唑啉。常用的滴眼液有盐酸萘甲唑啉滴眼液。

如有眼外症状，可以口服使用，但效果不如局部用药，而且全身用药可引起嗜睡等症状或镇静，对于从事驾驶、高空作业等工作的患者需特别注意，通常夜间睡前使用最好。常用的有苯海拉明、扑尔敏、异丙嗪等。

肥大细胞稳定剂通过阻断细胞膜钙通道，抑制抗原与肥大细胞膜上 IgE 结合引起炎症介质释放而发挥作用，包括色甘酸二钠、奈多罗米、洛度沙胺、哌罗来斯、NAAGA，总体作用不如抗组胺药，但对抑制流泪更有效。对已发作患者疗效差，最好在接触过敏原前使用。也有同时有肥大细胞稳定性和抗组胺的活性的奥洛他定氢氯化物，以及有稳定肥大细胞和拮抗递质作用的酮替芬。

非类固醇类抗炎症药物(抑制前列腺素的产生)为环氧化酶抑制剂，可抑制前列腺素的产生和嗜酸性粒细胞的趋化，包括酮咯酸、双氯芬酸、氟比洛芬。前列腺素，特别是 PGE2、PGI2，能降低人皮肤和结膜对组胺引起的瘙痒的阈值。临床数据表明这类药物能明显减轻季节性过敏原引起的过敏性眼结膜炎的眼部瘙痒和结膜充血。

当局部用药如抗组胺药物、血管收缩剂或色甘酸钠无效时，可以使用具有更强免疫调节作用的药物，通常包括局部少量的类固醇处理。糖皮质激素可以抑制肥大细胞介质释放，阻断炎症细胞趋化性，抑制磷脂酶 A2，阻断花生四烯酸及其代谢产物的产生。但是局部类固醇用药可能会引起眼部综合征，如眼内压增加、病毒感染等，故对重症患者应严格限于短期使用。常用滴眼液有地塞米松、氟米龙。有两种修饰过的类固醇药物能有效治疗过敏性结膜炎。双甲丙酰龙是强的松龙的衍生物，在眼前房快速失活。氯替泼诺是另一种修饰过的皮质激素，在急性和预防性处理过敏性结膜炎时很有效。

另有免疫抑制剂，主要有环孢素 A 和他克莫司，主要用于一些需要使用激素治疗的严重过敏性结膜炎，可以很快控制局部炎症及减少激素用量，但在停药后 2～4 个月后往往复发。

三、特异性免疫治疗

特异性免疫治疗(special immunotherapy，SIT)又称脱敏治疗，是针对过敏性疾病的病因进行治疗，将诱发过敏性疾病的特异性过敏原配制成各种不同浓度的提取液，通过各种途径反复给药，剂量由小到大，浓度由稀到浓，让患者反复接触后耐受性增高，当再次接触该过敏原时，不再诱使疾病发作，或发作程度减轻。它没有一般化学药物的副作用，能从病因上改变过敏性疾病的病程发展，经过 2～3 年的长期治疗后，有望能彻底治愈，给广大过敏患者带来了希望，主要用于季节性过敏性眼结膜炎。

对诸如尘螨过敏的患者而言，很难避免或完全清除尘螨过敏原，患者所需的最佳治疗是进行早期干预，避免同过敏原接触，同时进行特异性免疫治疗。目前较为公认的有两种标准化特异性免疫治疗的给药方式，即传统的皮下注射给药和新型的舌下含服给药方式。

主要参考文献

黄紫薇. 1997. 过敏性结膜炎患者血清、泪液 ECP 测定及临床意义. 实用医学杂志，13(8)：542～543.

孙声桃，徐筠，魏秋彩. 2007. 过敏性结膜炎的结膜印迹细胞学改变. 眼科新进展，27(8)：618.

Austin J B, Kaur B, Anderson H R, et al. 1999. Hay fever, eczema, and wheeze: a nationwide UK study(ISAAC, international study of asthma and allergies in childhood). Arch Dis Child, 81(3): 225～230.

Anderson D F, MacLeod J D, Baddeley S M, et al. 1997. Seasonal allergic conjunctivitis is accompanied by increased mast cell numbers in the absence of leucocyte infiltration. Clin Exp Allergy, 27(9): 1060～1066.

Anderson D F, Zhang S, Bradding P, et al. 2001. The relative contribution of mast cell subsets to conjunctival TH2-like cytokines. Invest Ophthalmol Vis Sci, 42(5): 995～1001.

Asano-Kato N, Fukagawa K, Okada N, et al. 2005. TGF-beta1, IL-1beta, and Th2 cytokines stimulate vascular endothelial growth factor production from conjunctival fibroblasts. Exp Eye Res, 80(4): 555～560.

Abu El-Asrar A M, Struyf S, Al-Mosallam A A, et al. 2001. Expression of chemokine receptors in vernal keratoconjunctivitis. Br J Ophthalmol, 85(11): 1357～1361.

Avunduk A M, Avunduk M C, Dayanir V, et al. 1997. Further studies on the immunopathology of atopic keratoconjunctivitis using flow cytometry. Exp Eye Res, 65(6): 803～808.

Ballow M, Mendelson L, Donshik P, et al. 1984. Pollen-specific IgG antibodies in the tears of patients with allergic-like conjunctivitis. J Allergy Clin Immunol, 73(3): 376～380.

Bacon A S, Ahluwalia P, Irani A M, et al. 2000. Tear and conjunctival changes during the allergen-induced early-and late-phase responses. J Allergy Clin Immunol, 106(5): 948～954.

Bielory L, Ghafoor S. 2005. Histamine receptors and the conjunctiva. Curr Opin Allergy Clin Immunol, 5(5): 437～440.

Bielory L. 2000. Allergic and immunologic disorders of the eye. Part I: immunology of the eye. J Allergy Clin Immunol, 106(5): 805～816.

Bielory L. 2006. Allergic diseases of the eye. Med Clin North Am, 90(1): 129～148.

Bielory L, Katelaris C H, Lightman S, et al. 2007. Treating the ocular component of allergic rhinoconjunctivitis and related eye disorders. Med Gen Med, 9(3): 35.

Bielory L, Friedlaender M H. 2008. Allergic conjunctivitis. Immunol Allergy Clin North Am, 28(1): 43～58.

Bielory L. 2008. Ocular allergy overview. Immunol Allergy Clin North Am, 28(1): 1～23.

Bielory L. 2007. Differential diagnoses of conjunctivitis for clinical allergist-immunologists. Ann Allergy Asthma Immunol, 98(2): 105～114.

Bielory L. 2000. Allergic and immunologic disorders of the eye. Part II: ocular allergy. J Allergy Clin Immunol, 106(6): 1019～1032.

Bonini S, Bonini S, Vecchione A, et al. 1988. Inflammatory changes in conjunctival scrapings after allergen provocation in humans. J Allergy Clin Immunol, 82(3 Pt 1): 462～469.

Bourcier T, Moldovan M, Goldschild M, et al. 1998. Value of lacrymal IgE determination and conjunctival cytology in the diagnosis of chronic conjunctivitis. J Fr Ophtalmol, 21(3): 209～213.

Bonini S, Bonini S, Lambiase A, et al. 2000. Vernal keratoconjunctivitis revisited: a case series of 195 patients with long-term followup. Ophthalmology, 107(6): 1157～1163.

Bousquet J, Knani J, Hejjaoui A, et al. 1993. Heterogeneity of atopy. I. Clinical and immunologic characteristics of patients allergic to cypress pollen. Allergy, 48(3): 183～188.

Butrus S, Portela R. 2005. Ocular allergy: diagnosis and treatment. Ophthalmol Clin North Am, 18(4): 485～492.

Calder VL, Jolly G, Hingorani M, et al. 1999. Cytokine production and mRNA expression by conjunctival T-cell lines in chronic allergic eye disease. Clin Exp Allergy, 29(9): 1214～1222.

Charpin D, Birnbaum J, Haddi E, et al. 1991. Altitude and allergy to house-dust mites. A paradigm of the influence of environmental exposure on allergic sensitization. Am Rev Respir Dis, 143(5 Pt 1): 983~986.

Chambless S L, Trocme S. 2004. Developments in ocular allergy. Curr Opin Allergy Clin Immuno, 4(5): 431~434.

Donshik P C, Porazinski A D. 1999. Giant papillary conjunctivitis in frequent-replacement contact lens wearers: a retrospective study. Trans Am Ophthalmol Soc, 97: 205~216; discussion 216~220.

Dykewicz M S, Fineman S. 1998. Executive summary of joint task force practice parameters on diagnosis and management of rhinitis. Ann Allergy Asthma Immunol, 81(5 Pt 2): 463~468.

Foster C S, Calonge M. 1990. Atopic keratoconjunctivitis. Ophthalmology, 97(8): 992~1000.

Friedlaender M H, Okumoto M, Kelley J. 1984. Diagnosis of allergic conjunctivitis. Arch Ophthalmol, 102(8): 1198~1199.

Fukuda 1K, KuoC H, MorohoshiK, et al. 2012. The murine CCR3 receptor regulates both eosinophilia and hyperresponsiveness in IgE-mediated allergic conjunctivitis. Br J Ophthalmol, 96: 1132~1136.

Fukushima A, Sumi T, Fukuda K, et al. 2006. Analysis of the interaction between IFN-gamma and IFN-gammaR in the effector phase of experimental murine allergic conjunctivitis. Immunol Lett, 107(2): 119~124.

Hussain A, Awan H, Khan M D. 2004. Prevalence of non-vision-impairing conditions in a village in Chakwal district, Punjab, Pakistan. Ophthalmic Epidemiol, 11(5): 413~426.

Irani A M, Butrus S I, Tabbara K F, et al. 1990. Human conjunctival mast cells: distribution of MCT and MCTC in vernal conjunctivitis and giant papillary conjunctivitis. J Allergy Clin Immunol, 86(1): 34~40.

Juniper E F, Guyatt G H, Dolovich J. 1994. Assessment of quality of life in adolescents with allergic rhinoconjunctivitis: development and testing of a questionnaire for clinical trials. J Allergy Clin Immunol, 93(2): 413~423.

Kumagai N, Fukuda K, Fujitsu Y, et al. 2006. Role of structural cells of the cornea and conjunctiva in the pathogenesis of vernal keratoconjunctivitis. Prog Retin Eye Res, 25(2): 165~187.

Leonardi A, Fregona I A, Gismondi M, et al. 1990. Correlation between conjunctival provocation test(CPT) and systemic allergometric tests in allergic conjunctivitis. Eye, 4(Pt 5): 760~764.

Leonardi A, Fregona I A, Plebani M, et al. 2006. Th1-and Th2-type cytokines in chronic ocular allergy. Graefes Arch Clin Exp Ophthalmol, 244(10): 1240~1245.

Leonardi A. 2002. Vernal keratoconjunctivitis: pathogenesis and treatment. Prog Retin Eye Res, 21(3): 319~339.

Leonardi A, Curnow S J, Zhan H, et al. 2006. Multiple cytokines in human tear specimens in seasonal and chronic allergic eye disease and in conjunctival fibroblast cultures. Clin Exp Allergy, 36(6): 777~784.

Leonardi A, Brun P, Abatangelo G, et al. 2003. Tear levels and activity of matrix metalloproteinase(MMP)-1 and MMP-9 in vernal keratoconjunctivitis. Invest Ophthalmol Vis Sci, 44(7): 3052~3058.

Leonardi A, Brun P, Tavolato M, et al. 2000. Growth factors and collagen distribution in vernal keratoconjunctivitis. Invest Ophthalmol Vis Sci, 41(13): 4175~4181.

Leonardi A, Jose P J, Zhan H, et al. 2003. Tear and mucus eotaxin-1 and eotaxin-2 in allergic keratoconjunctivitis. Ophthalmology, 110(3): 487~492.

Matsuura N, Uchio E, Nakazawa M, et al. 2005. Emerging drugs for ocular allergy. Expert Opin Emerg Drugs, 10(3): 505~520.

Matsuura N, Uchio E, Nakazawa M, et al. 2004. Predominance of infiltrating IL-4-producing T cells in conjunctiva of patients with allergic conjunctival disease. Curr Eye Res, 29(4~5): 235~243.

Marrache F, Brunet D, Frandeboeuf J. 1978. The role of ocular manifestations in childhood allergy syndromes. Rev Fr Allergol Immunol Clin, 18: 151~155.

McGill J I, Holgate S T, Church M K, et al. 1998. Allergic eye disease mechanisms. Br J Ophthalmol, 82(10): 1203~1214.

McGill J. 2000. Conjunctival cytokines in ocular allergy. Clin Exp Allergy, 30(10): 1355~1357.

Metz D P, Hingorani M, Calder V L, et al. 1997. T-cell cytokines in chronic allergic eye disease. J Allergy Clin Immunol, 100(6 Pt 1): 817~824.

Nathan R A, Meltzer E O, Selner J C, et al. 1999. Prevalence of allergic rhinitis in the United States. J Allergy Clin Immunol, 99(6): s808～s814.

Nivenius E, Montan P G, Chryssanthou E, et al. 2004. No apparent association between periocular and ocular microcolonization and the degree of inflammation in patients with atopic keratoconjunctivitis. Clin Exp Allergy, 34(5): 725～730.

Ono S J, Abelson M B. 2005. Allergic conjunctivitis: update on pathophysiology and prospects for future treatment. J Allergy Clin Immunol, 115(1): 118～122.

Onguchi T, Dogru M, Okada N, et al. 2006. The impact of the onset time of atopic keratoconjunctivitis on the tear function and ocular surface findings. Am J Ophthalmol, 141(3): 569～571.

Ono S J. 2003. Vernal keratoconjunctivitis: evidence for immunoglobulin E-dependent and immunoglobulin E-independent eosinophilia. Clin Exp Allergy, 33(3): 279～281.

Pucci N, Novembre E, Lombardi E, et al. 2003. Atopy and serum eosinophil cationic protein in 110 white children with vernal keratoconjunctivitis: differences between tarsal and limbal forms. Clin Exp Allergy, 33(3): 325～330.

Peroni D G, Boner A L, Vallone G, et al. 1994. Effective allergen avoidance at high altitude reduces allergen-induced bronchial hyperresponsiveness. Am J Respir Crit Care Med, 149(6): 1442～1446.

Singh K, Bielory L. 2006. Hackensack, Epidemiology of ocular allergy symptoms in United States adults(1988－1994). in American College of Allergy, Asthma & Immunology Annual Meeting, 9～15: 34.

Stern M E, Siemasko K, Gao J, et al. 2005. Role of interferon-gamma in a mouse model of allergic conjunctivitis. Invest Ophthalmol Vis Sci, 46(9): 3239～3246.

Tripathi P C, Tripathi R C. 1992. Analysis of glycoprotein deposits on disposable soft contact lenses. Invest Ophthalmol Vis Sci, 33(1): 121～125.

Trocmé S D, Hallberg C K, Gill K S, et al. 1997. Effects of eosinophil granule proteins on human corneal epithelial cell viability and morphology. Invest Ophthalmol Vis Sci, 38(3): 593～599.

Trocme S D, Leiferman K M, George T, et al. 2003. Neutrophil and eosinophil participation in atopic and vernal keratoconjunctivitis. Curr Eye Res, 26(6): 319～325.

Tanaka M, Dogru M, Takano Y, et al. 2004. The relation of conjunctival and corneal findings in severe ocular allergies. Cornea, 23(5): 464～467.

Takano Y, Fukagawa K, Dogru M, et al. 2004. Inflammatory cells in brush cytology samples correlate with the severity of corneal lesions in atopic keratoconjunctivitis. Br J Ophthalmol, 88(12): 1504～1505.

Viinanen A, Munhbayarlah S, Zevgee T, et al. 2005. Prevalence of asthma, allergic rhinoconjunctivitis and allergic sensitization in Mongolia. Allergy, 60(11): 1370～1377.

Wüthrich B, Brignoli R, Canevascini M, et al. 1998. Epidemiological survey in hay fever patients: symptom prevalence and severity and influence on patient management. Schweiz Med Wochenschr, 128(5): 139～143.

（丁珊、胡赓熙）

第十六章　过敏性紫癜

过敏性疾病是一种免疫系统疾病，可以累及人体的各个系统和器官，导致各种各样的病症和临床症状。人类最常见的过敏性疾病有过敏性鼻炎、结膜炎、哮喘、荨麻疹、湿疹、特异性皮炎、过敏性紫癜与胃肠道过敏等。近年来，随着感染性疾病的控制和工业化程度的提高，过敏性紫癜的发病率也呈逐年上升趋势，并且其严重程度已越来越受到人们的关注。过敏性紫癜多有自限性，一般3～6周可自愈，但容易复发，所以在初期容易被忽视，去医院就诊的过敏性紫癜患者大多病情发展严重或是反复发作，且此病临床表现复杂多样，极易误诊。临床上尚无特殊的治疗方法，只能采用常规的对症治疗。

第一节　发　病　率

1801年，Heberden首先报道了第一例男孩患有紫癜伴血尿病例。德国学者Schonlein于1837年发现紫癜性皮疹与关节疼痛之间有关联。Henoch于1868年、1895年分别报道了紫癜在胃肠道和肾脏的表现。Osier也于1895年肯定了肾脏表现在过敏性紫癜发病过程中的重要性。由于皮肤病变并不是该病仅有的特征，最后以首次描述过敏性紫癜出现肾脏损害表现的德国学者Schonlein和其学生Henoch的名字将该病命名为Henoch-Schonlein综合征。

过敏性紫癜（Henoch-Schonlein purpura，anaphylactoid purpura，HSP）又称出血性毛细血管中毒症，是一种较为常见的过敏反应性出血性疾病。机体对某些致敏物质发生过敏反应，主要累及毛细血管，其基本病变是广泛的毛细血管及小动脉无菌性炎症反应，引起血管壁通透性增高，血液成分外渗，导致皮肤、黏膜及某些器官出血，可同时伴发血管神经性水肿、荨麻疹等其他过敏表现。但实验室检查无异常发现，除皮肤紫癜外，尚可有腹部、关节及肾脏受累表现。2006年Dillon列出了一个定义过敏性紫癜的“金标准”：皮肤紫癜并至少伴有以下4种症状之一：①弥漫性腹痛；②关节炎或关节痛；③肾脏损害（血尿和蛋白尿）；④皮肤、胃肠道或肾脏的动脉、血管和静脉经过活检有IgA的沉积。

该病发病率不一，各年龄组均可发病，多发生于3～10岁儿童，占70%～80%，1～15岁多见，发病高峰年龄为6～7岁，成年人（>20岁）和3岁以下婴幼儿甚至新生儿少见，男女之比为2∶1。此病秋、冬季为发病高峰，农村高于城市，比例约为2∶1。儿童及成人HSP一般有紫癜样皮疹、腹痛或紫癜性肾炎、关节炎三联症。HSP多有自限性，一般3～6周可自愈，但容易复发。

由于过敏性紫癜最早是在国外提出的，开始对此病的关注也是在国外如北美洲、欧洲、中东等地区。国外通过对年龄、性别、地区、种族和季节差异等方面的分析，相继进行了过敏性紫癜的流行病学调查。1988年欧洲专家通过流行病学研究发现，每10万名儿童中有13.5～18名（0.0135%～0.018%）儿童发生过敏性紫癜，其中5岁以下发病率为50%，10

岁以下发病率为75%，并且发病以男孩为主。1998～1999年欧洲有调查显示每年100万名成人中有13～14人发生过敏性紫癜，儿童发病率是成人的10倍。2001年，西班牙的调查发现每年每10万名儿童中有10名(0.010%)儿童发生过敏性紫癜。2002年英国科学家通过问卷调查的方式得知每年过敏性紫癜的发生率明显高于他们预估的情况，每10万名儿童中有22.1名(0.0221%)儿童发生过敏性紫癜。2005年台湾的流行病学调查显示每年每10万名17岁以下的儿童中有13～20名(0.013%～0.020%)发生过敏性紫癜。中东地区每10万名12岁以下的儿童有6.7～8.5名发生过敏性紫癜，且其中与家族性地中海热相关的患儿占到5%～10%。随着现代工业化的发展和环境污染的增加，过敏性紫癜的患者逐渐增多，国内尚没有完整的过敏性紫癜的流行病学调查，但现有文献报道某些医院过敏性紫癜患儿已占到同期就诊患儿(如儿内科、皮肤科总患者)的0.4%～2.0%，且呈现逐年上升趋势。

第二节 病 因

大多数过敏性紫癜病例找不到明确病因，但诱因很多，传统上认为可大致归纳为感染、食物、药物及其他因素，其中以细菌或病毒感染较常见，大多数病例在发病前1～3周往往有上呼吸道感染史。

1)感染：如各种细菌、病毒和肠道寄生虫感染，其中细菌和病毒感染约占24%。细菌中以β-溶血性链球菌常见，其次为金黄色葡萄球菌、结核杆菌和肺炎球菌等。病毒中以流感、风疹、水痘、流行性腮腺炎和肝炎等为最常见。寄生虫感染约占23%，以蛔虫感染居多，其次为钩虫。寄生虫侵人机体后其代谢产物或死亡后的分解产物都是异性蛋白质，可诱使机体发生过敏反应。

2)药物：约占4%。常用的抗生素(青霉素、链霉素、红霉素、氯霉素)、磺胺类、解热镇痛药(水杨酸类、氨基比林、保太松、安乃近)、镇静剂(苯巴比妥、水合氯醛、安宁)、激素类(人工合成雌激素、丙酸睾丸酮、胰岛素等)、抗痨药(异烟肼)，以及洋地黄、奎尼丁、阿托品、克尿塞、甲磺丁脲片、碘化物、金、砷、铋、汞等均可致过敏性紫癜。

3)食物：主要对异性蛋白过敏，如鱼、虾、蟹、蛋、鸡、牛奶、水果等。

4)其他：如寒冷、外伤、昆虫叮咬、花粉、接种、结核菌素试验、更年期甚至精神因素等。

通过患者的主诉往往不能正确地查找原因，导致患者过敏性紫癜的迁延不愈或反复发作，近年来开始对疾病的发生原因进行客观的实验室检查，尤其是过敏原的检测已越来越受到重视，通过对患者的血清学和遗传学的研究发现，过敏原是一个很重要的致病因素，目前某些医院已把过敏原检测纳为常规检测项目，常见项目包括吸入性变应原和食入性变应原的检测等。常见的吸入性变应原有粉尘螨、屋尘螨、热带无爪螨、狗毛、猫毛、混合牧草花粉、豚草、艾蒿、美洲大蠊、霉菌(链格孢、毛壳菌、芽枝霉、镰刀菌)、霉素(烟曲霉素、特异青霉素、芽霉素、根霉素)等，其中粉尘螨和屋尘螨是经典检测项目，通过检测大大提高了疾病的确诊率，为疾病的预防和治疗提供了实验依据。

第三节　发 病 机 制

目前研究认为，HSP是一种由免疫复合物介导的系统性小血管炎，血管壁因免疫损伤而使通透性增高，血液和淋巴液渗出，从而引起皮肤、黏膜、内脏器官等多部位病变。过敏性紫癜的确切发病机制尚不清楚，认为主要与过敏反应有关。

一、过敏反应类型

基于过敏反应类型主要存在以下两种学说。

Ⅰ型过敏反应(速发型过敏反应)：致敏原进入机体与蛋白质结合成抗原，刺激抗体形成，产生IgE，后者与肥大细胞和嗜碱性粒细胞表面的受体相结合，当致敏原再次入侵机体时，即与肥大细胞上的IgE结合，激发细胞内一系列酶反应，释放组胺等过敏介质。此外，过敏原与IgE结合后，也能刺激副交感神经兴奋，释放乙酰胆碱。组胺和乙酰胆碱作用于血管平滑肌，引起小动脉及毛细血管扩张，通透性增加，进而导致出血。

Ⅲ型过敏反应(抗原—抗体复合物反应)：致敏原刺激浆细胞产生IgG(也可产生IgA和IgM)，后者与相应抗原在血流中结合成小分子形成可溶性抗原-抗体复合物，能在血流中长期存在，促使血小板和嗜碱性粒细胞释放组胺和5-羟色胺，复合物沉积在血管壁和肾小球基底膜上，激活补体并吸引中性粒细胞，对复合物进行吞噬，并释放溶酶体酶类物质，引起血管炎症及组织损伤。抗原—抗体复合物也可刺激肥大细胞和嗜碱性粒细胞，促其释放血管活性物质，使血管通透性增加，引起局部水肿和出血。

传统观点认为过敏性紫癜主要隶属于Ⅲ型过敏反应。但近几年的临床研究发现，IgE介导的Ⅰ型过敏反应也可能参与过敏性紫癜的部分发病。随着人们的进一步研究和发现，目前大多数学者和文献支持过敏性紫癜的发病机制可能是Ⅰ型和Ⅲ型过敏反应相互结合，而不仅仅是传统的主要认为是Ⅲ型过敏反应。也有学者认为在过敏性紫癜中先发生Ⅰ型过敏反应，而后带动Ⅲ型过敏反应。

二、具体机制

研究显示，具体发病机制主要涉及免疫学异常、凝血机制异常及遗传因素的作用。

(一) 免疫学异常

1. 体液免疫异常

1)免疫球蛋白的改变

HSP患者是各种致敏原刺激过敏体质发生过敏反应，体液免疫上调，B细胞多克隆活化，继而产生自身抗体，目前认为涉及的抗体有IgA、IgE、IgG、IgM等。研究显示，40%～50%的HSP患者血清总IgA水平升高，主要为多聚IgA(pIgA)，且以pIgA1为主。pIgA1免疫复合物主要沉积于表皮、胃肠、肾小球毛细血管上。IgA的合成增加以及清除减少是

IgA 免疫复合物沉积的原因，推测黏膜免疫系统对进入黏膜的抗原产生免疫反应而使 pIgA 增多是 HSP 发病的一个可能机制。也有可能是患者肝脏内 IgA 结合的酶受体（该酶可促进 IgA 的清除）的功能缺陷，导致 IgA 肾病和 HSP 肾炎（Henoch-Schonlein purpura nephritis，HSPN）患者血中 IgA 清除障碍。在 HSP 肾炎中，肾小球系膜沉积物主要是与 J 蛋白形成桥接的 IgA1，而没有分泌型的 IgA2。Saulsbury 等研究认为 IgA1 铰链区 *O*-连接寡糖的糖基改变为关键发病因素，他们发现 HSP 患儿 IgA1 铰链区 *O*-连接低聚糖的 α-*N*-乙酰基半乳糖不完整，与正常的 IgA1 有很大差别。因 IgA1 糖基的改变，使 IgA1 可识别肾小球膜上内源性的凝集素并与之结合，引导 IgA 的沉积。除 IgA 以外，研究显示 HSP 肾炎患者血清 IgE 水平显著升高，同时在皮肤郎格汉斯细胞及乳细胞中发现了 IgE 沉积物，认为超敏反应参与了 HSP 的发病，从而推测在 IgA 复合物存在时，由特定抗原刺激引起 IgE 致敏的效应细胞活化，释放血管活性物质，致毛细血管通透性增加，使外周血管壁 IgA 复合物沉积。另外有报道，HSP 患儿血清 IgG、IgM 水平升高，但也有降低的报道。但大多数人都认为 IgG、IgM 与 HSP 的免疫失衡有关，且增加 HSP 患儿肾脏受累的机会。Saulsbury 发现未并发肾炎的 HSP 患儿其 IgD 水平升高，而并发肾炎的病儿 IgD 水平则不升高。

2）补体

尽管在 HSP 患者的皮肤和肾脏活检标本中显示有补体成分，但补体在 HSP 发病机制中的作用仍有争论。目前认为 HSP 是由于 IgA 或其复合物通过激活补体引起组织的免疫损伤。早期研究发现，HSP 患儿皮肤和肾脏血管壁上有 C5、C6、C7、C8、C9 与 C5b-9 沉积，同一位置上还有 S 蛋白的沉积；补体的激活导致了膜攻击复合物在皮肤和肾脏的聚集，这是 HSP 患儿肾脏损伤的重要因素。已有研究证实 HSP 患者补体的活化经典途径受累，其活化途径主要为旁路途径。另外，植物凝集素途径活化补体的研究还显示，21％～30％的 HSP 患者裂解素水平下降，且裂解素转换酶也有变化，这和腹部症状或肾炎有关，裂解素水平下降是因为旁路途径的激活而致补体消耗所致。

3）其他

抗内皮细胞抗体（AECA）对应的抗原为血管壁内皮细胞，可介导内皮细胞损伤，研究发现 HSP 患者体内 AECA 增加。另有研究发现，HSP 患儿急性期 IgA 抗心肌磷酯抗体（aCL）水平也升高。还有研究表明抗中性粒细胞抗体（ANCA）在多种血管损伤疾病中均被检测到，但在 HSP 患儿体内是否存在本抗体尚存在争议。

2. 细胞免疫异常

HSP 患者常因循环免疫复合物沉积而导致肾小球肾炎，因此该病与体液免疫的关系密切。同时，体液免疫功能的变化与细胞免疫功能的异常（特别是 Th2 细胞功能的异常）又密切相关。研究显示，HSP 患者 CD4 细胞百分比降低，CD8 百分比增高，CD4/CD8 比值下降，使 T 细胞亚群失调及功能低下，为 HSP 患者的重要发病因素，并进一步影响 B 细胞成熟分化和分泌。Th 细胞根据其分泌的细胞因子不同分为 4 个亚群，即 Th0、Thl、Th2 和 Th3。研究发现，HSP 患者的 T 淋巴细胞功能紊乱，HSP 患儿 Th2 类细胞因子中的 IL-4、IL-5 及 IL-6 明显增高，Th2 的特异膜蛋白分子 CD30 表达也显著高于正常水平，Thl 类细胞因子 IL-2 及 IFN-γ 分泌减少，导致 Thl/Th2 功能平衡失调，协同其他因子导致免疫性疾病的发生。另有检查发现患者的 T 淋巴细胞计数降低、T 淋巴细胞功能调节有缺陷、Ts 淋巴细胞功能下降。这导致抑制B淋巴细胞增殖和分化的功能下降，B淋巴细胞的数量和活性增加，分泌的免疫球蛋白特别是IgA增加，IgA参与IC的形成且引起毛细血管的损伤。

3. 炎症机制异常

1)细胞浸润

研究表明，HSP患者肾小球与间质的单核-巨噬细胞大量浸润并参与了肾损害。

2)细胞因子

补体C3沉积，补体Clq、C4和裂解素缺乏是HSP中典型的导致HSP的炎症递质。Gattorno等报道，TNF和TNF诱导产生的黏附因子在HSP患者组织损伤中起重要作用。急性期HSP患者血中TNF-α、IL-6水平升高，TNF-α和IL-1、IL-6在皮损部位表皮细胞内呈颗粒状浸润。一些HSP肾炎患者血清IL-18、IL-2、IL-8的水平显著增高，尿中的TNF-α和IL-18也增多，推测它们在肾小球系膜炎和肾小球损害中起作用。研究显示，炎症细胞和肾固有细胞可释放各种细胞因子而损伤组织，其中IL-1、IL-2(Th1)、IL-6(Th2)、IL-10、TNF-α水平异常。

3)其他

黏附分子、活性氧分子、血管内皮舒张因子NO、血管内皮素、前列环素等在HSP发病中有一定的相关性。

(二)凝血机制异常

有研究表明HSP患儿肾小球内存在凝血异常。研究提示，过敏性紫癜的病理损伤是由于TXB与PGI平衡失调，导致血小板聚集、血管收缩、血栓形成、组织坏死所致。

(三)HSP基因研究

HSP的基因易感性可能涉及人类白细胞抗原(HLA)基因、血管紧张素转换酶(ACE)基因DD型、白细胞IL-1受体拮抗等位基因*PAX*2基因等。

1. 人类白细胞抗原(HLA)的基因多态性

1)过敏性紫癜与HLA-Ⅰ类抗原或基因的关联

经典的HLA-Ⅰ类基因主要指A、B、C座位，它们具有相似的基因结构。自1977年Nyulassy等首次报道HLA-Ⅰ类基因编码产物HLA-Bw35、B27、B18与过敏性紫癜相关后，极大地推动了该领域的研究。血清学方法及分子生物学方法的研究证实过敏性紫癜与HLA-Ⅰ类基因A、B、抗原或等位基因关联。1990年Arellano等报道过敏性紫癜与HLA-Awl9、Awl9-B35相关；过敏性紫癜患者HLA-A30、HLA-A31、HLA-B13、HLA-B35及HLA-B40抗原频率均较对照组明显增高，说明HLA-Ⅰ类基因A、B座位是过敏性紫癜发病的易感基因。

2)过敏性紫癜与HLA-Ⅱ类基因

HLA-Ⅱ类基因区包括约30个基因座位，经典的Ⅱ类基因一般指HLA-DR、HLA-DP、

HLA-DQ 和 HLA-DM。研究过敏性紫癜发现 HLA-DRB1 * 01、HLA-DRB1 * 11 可能为过敏性紫癜的易感基因，而 HLA-DRB1 * 07 可能为过敏性紫癜的抵抗基因。研究发现，过敏性紫癜与 HLA-DQA1 * 0301 等位基因明显升高，HLA-DQ3、HLA-DQ6 基因频率较正常对照组明显降低。研究儿童过敏性紫癜与 HLA-DOA1 的相关性发现 HLA-DQA1 * 0301 等位基因频率较对照组明显增高，而 HLA-DQA1 * 0302 等位基因明显低于对照组，且国内汉族儿童过敏性紫癜患者 HLA-DRB1 * 01 基因频率高于对照组，而 HLA-DRB1 * 08 基因频率低于对照组，蒙古族儿童过敏性紫癜患者 HLA-DRB1 * 11 基因频率高于对照组，说明不同民族过敏性紫癜患者的易感和保护基因可能不同。

3)过敏性紫癜与 HLA-Ⅲ类基因

HLA-Ⅲ类基因区位于 U 类基因与Ⅰ类基因区之间，属于 HLA 内非经典的 HLA 基因，包括 TAP(transorter of antigens and peptide)基因、S 基因、TNF(tumor necrosis factor)基因等，尤其靠近Ⅰ类基因一侧等位基因多数涉及炎症反应。现已有报道，过敏性紫癜患儿急性期 TNF-α 水平明显升高，恢复期降至正常，提示 TNF-α 参与了过敏性紫癜的发病过程。此外，研究显示，位于 HLA-Ⅲ区的补体 C4 基因由 C4A、C4B 两部分等位基因构成，在一条染色体上至少含有 C4A 或 C4B 两种等位基因。C4A 最常见的等位基因是 A * 0301，C4B 最常见的等位基因是 B * 0101。C4A、C4B 又可进一步细分为 0～7 个亚型，因而呈现出复杂的多样性。Jin 等研究表明，补体 C4 基因 2 号位缺失与过敏性紫癜性肾炎易感性密切相关，另外 Abe 发现，C4 基因丢失患儿体内血清中补体 C4 的浓度明显降低，使免疫复合物不能得到有效清除，导致该病的发展，提示 C4 基因的丢失或缺陷有可能直接参与过敏性紫癜肾炎的发病。虽然该区域的研究较少，但该区域内的某些基因与过敏性紫癜的相关性已引起人们的关注和兴趣。

总之，过敏性紫癜与 HLA 的关系密切，过敏性紫癜的易感基因可能位于 HLA 基因区内或与 HLA 基因相连锁。随着人类 HLA 区域全部基因序列测定及基因图谱绘制的完成，已发现该区域 39.8%基因与免疫系统有关，使人们更加确信 HLA 基因直接或间接参与了过敏性紫癜的发生。识别与 HLA 连锁的过敏性紫癜基因将是今后一个时期内的重点工作之一。

2. 血管紧张素转换酶ACE 基因多态性紫癜性肾炎(HSPN)

患儿 ACE 基因多态性中 DD 基因型发生频率显著增高。Yoshioka 等认为血管紧张素转换酶基因多态性缺乏影响 HSP 肾炎和持续蛋白尿的进程。他们发现 DD 基因型易发生中度至重度蛋白尿，且较其他两个基因型(Ⅱ型、ID 型)蛋白尿恢复慢，推测携带 DD 基因型的 HSP 肾炎患者有持续存在蛋白尿的可能，提示 DD 基因型为 HSPN 易患因素。另外 ACE 的 3 种基因型中 DD 型者血浆 ACE 活性最高，进一步影响血浆及组织中血管紧张素水平。血管紧张素有很强的血管活性，促进细胞分裂，刺激肾脏固有细胞增生及促进转化生长因子合成，在 HSPN 肾小球硬化及间质纤维化的形成及发展中起重要作用。

3. 白细胞IL-1 受体IL-1ra 等位基因的基因多态性

研究显示，HSP 患儿抗 IL-1 受体等位基因的频率和携带率显著高于正常人和 IgA 肾病病儿，且与大量血尿有关，推测抗 IL-1 受体等位基因可能是 HSP 肾炎的基因标记。Amoli 等研究发现，HSP 患儿携带 IL-lRN * 2 基因与严重的肾脏受累密切相关，表现为肾病综合征和/或肾功能不全，导致持久性的肾脏功能损害。携带此基因者单核细胞产生 IL-

1ra 能力低下，使机体不能有效拮抗 IL-1 参与直接抗炎作用，故携带 IL-lRN＊2 基因易患 HSPN，认为该基因可能是 HSPN 的一个遗传标志。

4. PAX2 基因多态性

儿童 HSPN 中也可存在 *PAX2* 基因，其在肾小球足细胞和小管上皮细胞的回归表达，且其表达积分和病变严重程度呈正相关。*PAX2* 基因是唯一可在肾脏表达又和肾形态发生密切相关的基因，主要参与早期肾脏足细胞、肾小管上皮细胞分化的调控，对内皮细胞、系膜细胞的发育亦有引导作用。研究发现 HSPN 患者 *PAX2* 基因 1410CT/1521AC 基因型未增加 HSP 的易感性，而增加 HSP 中肾脏受累易感性，但与 HSPN 患者的临床表现及肾脏病理无明显相关性。

第四节　临床表现和病理

一、临床表现和分类

该病起病突然，发病前多数有呼吸道感染、发热、头痛、乏力、纳差等前驱症状，少数可有腹痛、腹泻、呕吐、便血等胃肠道疾病。临床上以皮肤紫癜最多见，可伴胃肠道、关节及肾脏等器官的症状，主要特点是对称性皮肤紫癜、关节痛、腹痛和黑便、血尿。因此，临床上根据病变部位将过敏性紫癜分为单纯皮肤型、关节型、腹型、肾型及混合型。

1. 皮肤型(单纯紫癜型)

为最常见类型，常为起病时的首先表现。临床主要表现为皮肤紫癜。紫癜大小不一，直径 1～10mm，高出皮肤表面，微痒，呈紫红色，压之不退色，可融合成片，或呈疱疹状、荨麻疹样或多形性红斑，并可伴神经性水肿。严重者可融合成大血泡，中心呈出血性坏死。紫癜常对称分布、分批出现、大小不等、颜色深浅不一，多见于四肢伸侧和臀部，以下肢和踝、膝等关节处较为明显(图 16-1)，很少侵犯躯干和头面部位。易反复发作。紫癜一般在 7～14d 内消退，不留痕迹或消退时可遗有淡褐色斑，偶可迁延数周以上。非典型皮肤紫癜容易被

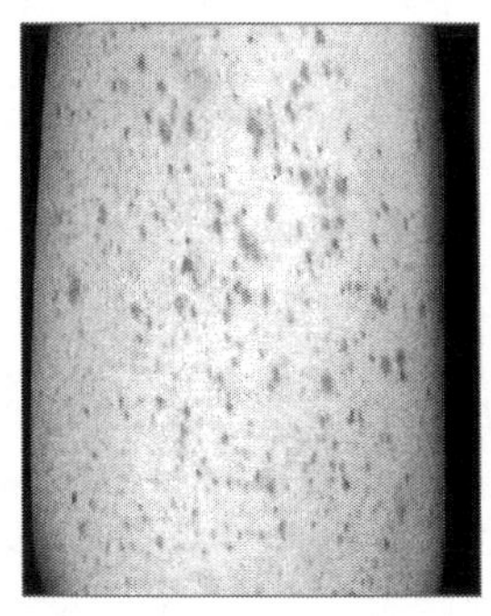

(a)

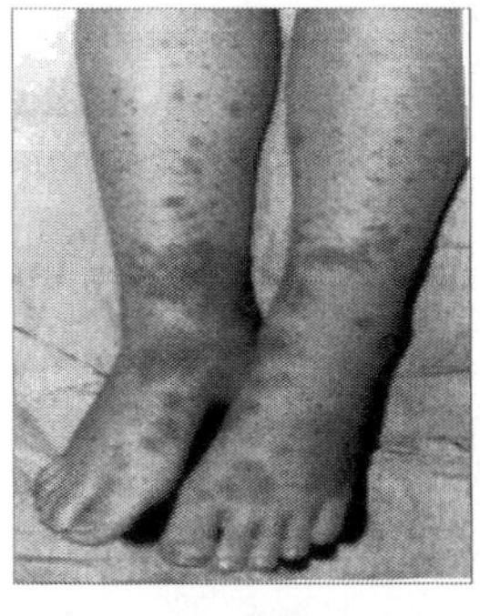

(b)

图 16-1　皮肤型紫癜

(a)散在紫癜；(b)紫癜融合成片

误诊为丘疹型性荨麻疹、系统性红斑狼疮、脑膜炎球菌血症、皮炎或急性出血性水肿，因此对于2岁以下儿童和成人的非典型皮肤紫癜确诊需要进行皮肤活检。

2. 腹型(Henoch 紫癜型)

约65%患儿出现消化道症状，常见急性腹痛，主要是由于消化道黏膜及腹膜脏层毛细血管受累所致。多为阵发性剧烈性绞痛或持续性钝痛，以脐周或下腹部明显，有压痛，但无腹肌紧张[图16-2(a)]。可伴有腹泻及轻重不等的便血，粪便呈柏油样或为鲜红色。重症还可有呕吐，但呕血少见。由于因肠管黏膜下出血与水肿，导致肠功能紊乱，甚至诱发肠套叠[图16-2(b)]，可扪及包块，多见于儿童，偶可发生肠穿孔。如伴有皮肤紫癜，常易误诊为急腹症、胰腺炎或伪膜性肠炎。

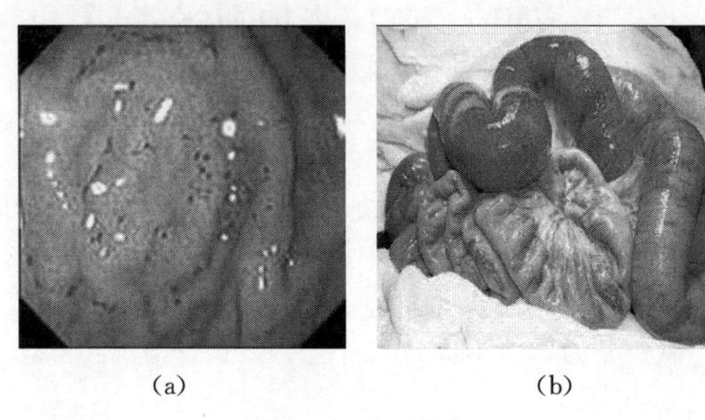

(a) (b)

图16-2 腹型紫癜

(a)胃肠道溃疡；(b)肠套叠

3. 关节型(Schonlein 紫癜型)

患者有关节肿胀、疼痛、关节腔渗出等症状，关节可有轻微疼痛到明显的红、肿、痛及活动障碍。病变常累及大关节，以膝、踝、肘、腕等关节多见，小关节不受累。可单发、多发或呈游走性、反复发作，常易误诊为风湿病。活动时疼痛加重，局部常伴微热，重者有灼热感。关节症状消退后无后遗症。关节肿痛使用非甾体类抗炎药很有效，但有25%的病例关节症状先于紫癜发生。

4. 肾型

肾炎是本病最常见的并发症，病情最为严重，发生率为20%～100%。因泌尿道黏膜毛细血管通透性增加，可出现血尿及微量蛋白尿，随着紫癜的隐退而消失。约1/3～1/2患儿出现肾脏受累，称紫癜性肾炎(HSPN)。一般于皮肤紫癜后2～4周出现，也有于紫癜消退后方出现，但很少先于皮肤紫癜发生。轻重不一，有的仅为短暂血尿，有的很快进展，为肾功衰竭，但少见。主要表现为血尿、蛋白尿、水肿、高血压等急性肾小球肾炎表现。根据临床进展，紫癜肾炎可分为4种类型：迁移性肾炎、肾病综合征、慢性肾小球肾炎、急进性肾炎。C4a、C4b缺乏往往预示病情严重。半数以上患者肾脏损害可逐渐恢复，不能完全恢复者常有蛋白尿、高血压和肌酐升高。应长期随访，定期复查血压、尿蛋白和肾功能。

5. 混合型

两种以上并存时称混合型。少数患者出现紫癜后，病变累及脑膜血管，表现为头痛、呕吐、谵妄、抽搐、瘫痪和昏迷等。少数可累及呼吸系统，表现为咯血、哮喘、胸膜炎、肺炎等。

二、组织病理

主要组织病理改变为无菌性脉管炎，包括毛细血管和小动脉。血管周围有中性粒细胞、淋巴细胞和巨噬细胞等浸润，有时可见嗜酸性粒细胞及浆细胞（图 16-3）。血管壁有纤维素样坏死及血小板填塞，间质水肿，病变严重的可有坏死性小动脉炎。皮肤主要在真皮层血管，真皮层有毛细血管炎性变化，并有出血和水肿，表现为紫癜和荨麻疹。肠管的黏膜层水肿并有血性渗出物，或因不规则肠蠕动而发生肠套叠，关节周围水肿及关节内渗出性水肿，或关节腔有血性渗出物，但不会导致骨质破坏。肾脏多为肾小球局灶性病变，一般仅累及肾小球微血管丛的一部分小叶，也可累及全部小叶或全部肾小球。光镜下肾穿刺发现过敏性紫癜与 IgA 肾病相似。典型的肾小球病变为系膜增生型肾小球肾炎并不同程度的新月体形成（图 16-4）。有些病例呈膜增生性，出现肾小球基底膜双轨现象。脏层和壁层上皮细胞增生，新月体形成，病变从节段到周围，起始为细胞性，最终演变为纤维化。小管间质萎缩改变及间质纤维化与肾小球损伤程度相一致。

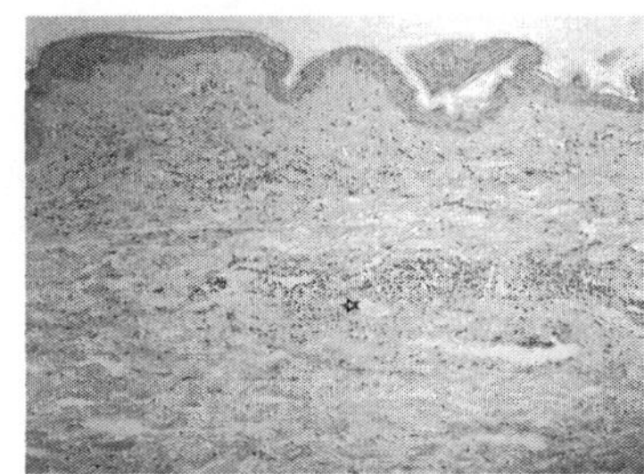

图 16-3　皮肤真皮层有大量中性粒细胞浸润

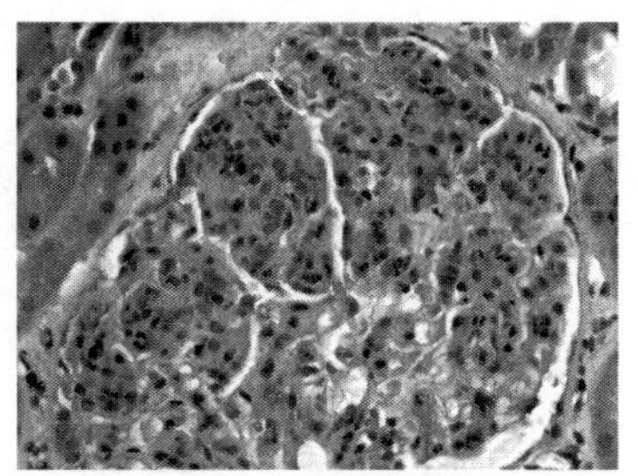

图 16-4　肾小球系膜增殖

第五节　诊断及鉴别诊断

一、诊　　断

根据病史及皮疹特点诊断并不困难，可注意以下几点。

1）有过敏体质或由较肯定的过敏原引发，可进行过敏原检查，以利治疗和预防。

2）有下述临床表现：①前驱症状：在紫癜发生前 1～3 周有低热、上呼吸道感染及全身不适等症状。②典型的皮肤紫癜及相应皮损：四肢出现对称分布，分批出现大小不等的斑丘疹样紫癜，以下肢为甚。③病程中可有腹痛或累及关节或肾脏：紫癜出现前后可有腹痛，便血，关节痛、血尿、蛋白尿及水肿等。

3）实验室检查。①一般检查：多数患者血象无明显变化，合并内脏出血可呈轻中度失血性贫血。白细胞计数正常或轻度升高。寄生虫感染者嗜酸性粒细胞可增加。尿常规结果取决于肾脏受累程度,若并发肾损害时血尿和蛋白尿极为常见,偶可见管型尿。胃肠受累时大便隐血阳性。血沉增高见于2/3病例,抗链球菌溶血素"O"可增高,血清循环免疫复合物增高。严重肾型者尿素氮及肌酐增高。患者的骨髓象均正常,划痕实验可阳性。毛细血管脆性试验阳性。②出凝血检查:部分病例束臂实验可阳性,出、凝血时间和血块退缩实验等均正常。③皮肤或肾脏活检:行病理组织学或电子显微镜检查对非典型病例具有重要的诊断价值。

4)尿常规检查在肾型和混合型时可有血尿、蛋白尿、管型尿等。

二、鉴别诊断

鉴别诊断本病需与下列疾病相鉴别。①单纯皮肤型:需与感染性紫癜、药物性紫癜相鉴别,后者紫癜特点为无特定好发部位、非对称,亦不分批出现。尚需与血小板减少性紫癜鉴别,后者的紫癜特点为散在小点状或片状,无融合倾向,不突出于皮表,不对称分布。②关节型:需与风湿性关节炎鉴别,后者的关节红、肿、热、痛及游走性均较前者明显,且皮疹多为环形红斑或多形性红斑。③腹型:需与急腹症鉴别,后者有腹部肌肉紧张,压痛明显,体温升高,甚至出现中毒性休克,白细胞明显增加。但须注意过敏性紫癜也可有肠套叠及肠穿孔。④肾型:需与肾小球肾炎、IgA肾病等相鉴别,单从临床表现及实验室检查无法区别,但后两者无皮肤紫癜。必要时可行肾活检。⑤女性患者需排除系统性红斑狼疮。成年患者需排除冷球蛋白血症和巨球蛋白血症等所引起的紫癜。

第六节　治疗和转归

一、治　　疗

过敏性紫癜目前尚无特殊治疗方法,一般以去除病因、抗过敏及对症疗法为主。

1. 清除病因和诱因

20%左右的HSP是因为接触过敏原发病,因此可以通过切断过敏原接触途径来治疗HSP。寻找并清除过敏原很重要,停止接触任何可能引起过敏反应的物质,对可疑的食物或药物应暂时不用;或在密切观察下从小量开始应用,逐渐增加。如扁桃体炎及其他感染病灶治愈后,该病也常获得缓解。曾经有驱钩虫后顽固性紫癜得到治愈的报道。避免可疑的药物、食物及其他因素,对可疑的药物或化学物品严防再用;避免应用易致敏的药物,如青霉素、磺胺类药物等;积极查找、治疗感染病灶,如扁桃体炎等;驱除肠道寄生虫;注意保暖及室内卫生,以防止上呼吸道感染;避免食用鱼、虾、蛋、牛奶等富含蛋白质的食品,并多饮水,促进毒性物质的排出。可以通过检查过敏原寻找过敏物质。应向患者做好该病的有关知识及注意事项的宣教,耐心疏导、安慰患者,消除其恐惧心理,鼓励其保持乐观情绪,树立治疗信心。

2. 药物治疗

1)抗过敏药物:扑尔敏 4mg,3 次/d 口服;或苯海拉明或异丙嗪 25mg,3 次/d 口服;西咪替丁 1.2g 加入 5%~10%葡萄糖注射液 250~500ml 静脉滴注,1 次/d,紫癜全部消退后改口服西咪替丁 0.8~1.0g/d,连服 15d。还可静脉注射葡萄糖酸钙等。

2)维生素类:如路丁和维生素 C,可增加毛细血管抵抗力,降低毛细血管的渗透性和脆性。一般用药剂量宜大。维生素 C 以静脉注射为好。路丁 20~40mg 口服,2 次/d;维生素 C5~10g,1 次/d 静脉注射或加入葡萄糖注射液中静脉滴注。

3)止血药:安络血 10mg,2~3 次/d 肌肉注射,或 40~60mg 加入葡萄糖注射液中静脉滴注。止血敏 0.25~0.50g,2~3 次/d 肌肉注射或静脉滴注,对于急性期出血明显者效果好。

4)皮质类固醇激素:肾上腺糖皮质激素早期应用可使 IgA 产生减少或阻止 IgA 沉积于肾小球毛细血管壁与肾小球系膜,抑制抗原-抗体反应,减轻炎症反应,改善毛细血管通透性,具有抗过敏、减轻血液渗出的作用,可以迅速减轻关节疼痛及胃肠道症状。适用于皮损较严重的关节型及腹型过敏性紫癜。对皮肤型、肾型效果不好,一般以强的松 40~60mg,1 次/d 口服;严重者可用氢化可的松 100~200mg 或地塞米松 10~20mg,每日静脉滴注,连续 3~5d,病情好转后改为口服。病情控制后宜用小量维持,逐渐减量停药,一般不超过 30d。病情较重的肾型可能需 3~4 个月。

5)免疫抑制剂:用于少数伴进行性肾脏损害而对肾上腺皮质激素类药物耐药或因产生明显副作用不能耐受激素类药物需要继续治疗的患儿。主要用于肾型的治疗,效果较好。对肾炎或并发膜性、增殖性肾炎,单用激素疗效不佳者,可采用环磷酰胺 2~3 mg/(kg · d)静脉推注,或硫唑嘌呤 2~3mg/(kg · d)口服,或雷公藤多苷片 1mg/(kg · d),分 2-3 次口服。对重症患者可连续服用 3~6 个月,但应注意血象及其他不良反应,儿童应慎用。

6)对症疗法:关节肿痛者可用阿司匹林;腹痛者可用镇静剂,如鲁米那等,同时观察腹部有无肠套叠的体征;消化道出血者,量少时限制饮食,量多时禁食,亦可用普鲁卡因作静脉封闭;有感染者,尤其是链球菌感染时,可用青霉素等抗生素控制感染;有肠寄生虫者,须待消化道出血停止后驱虫。

7)中医中药对该病的疗效较好,适用于各型紫癜。该病在中医中属于发斑的范畴,为邪热伤血所致,与阳斑的证候相似,治则以清热解毒、凉血化瘀为主。应该在有经验的中医师指导下辨证应用。

8)其他:经过上述治疗无效的快速进行性肾脏病病例,采用血浆交换疗法可改善其预后,作用机制不明,可能是通过降低患者血清中 IgA 免疫复合物浓度,去除具有致病性的 IgA 免疫复合物,阻止它沉积于血管壁及肾小球系膜,使病变不能得以继续发展。具体方法是:用纯化的蛋白质成分或新鲜的冰冻血浆作为交换液,每次血浆交换量为患者有效血浆量的 1/4~1/3,可进行多次,依病情调整。这种方法应用不多。终末肾阶段可进行肾脏移植,有的病例因疾病复发需行 2~3 次肾移植,术后仍可因疾病复发而死亡。另外,目前采用激光治疗过敏性紫癜已成为新的关注点。

二、转　　归

过敏性紫癜病例出现皮肤紫癜的占到100%，胃肠道反应的病例占50%～75%，60%～84%患者出现关节损害，20%～100%的患者出现不同程度的肾脏损害，经积极治疗，2周左右可痊愈，但复发率较高，约67%过敏性紫癜病例具有反复发作的倾向，多于起病后一年内复发，可反复多次，肾型病程最长，可达4～5年以上。有肾脏受累者，多数能恢复，少数可发展为慢性肾炎，极少数可因急性肾功能衰竭而死亡。病死率低于5%。目前尚无理想的减少复发的药物。

经过积极治疗，绝大多数患者最终痊愈，但极少数重症病例可于起病时因肠出血、肠套叠、肠穿孔、急性肾功能不全、中枢神经系统病变等而死亡。约52%的病例有不同程度的胃肠道出血，多为自限性，不需特殊处理；需要处理的严重肠道出血发生率为0～8.2%，肠套叠发生率低于3%，常需手术治疗，误诊者可危及生命；肠穿孔、坏死与梗阻是罕见的并发症，均约为0.5%，需外科处理。心脏偶可因冠状动脉炎引起心肌梗死；神经系统可因颅内或蛛网膜下腔出血引起头痛、抽搐 偏瘫及昏迷，甚至死亡，所幸发生极少。肾脏受累是该病常见的特征之一。20%～100%的患儿有不同程度的肾脏损害，可表现为镜下或肉眼血尿、蛋白尿、急性肾炎综合征、肾病综合征及急性肾功能不全，严重者可致死亡。肾脏受累的严重程度是决定疾病远期预后的主要因素。肾脏受累的危险性与器官受累的多少有关，即疾病早期出现的临床症状与体征越多，肾脏受累的危险越大。如早期所有症状与体征均出现者，那么肾脏受累的危险接近或超过50%。有人认为疾病早期(起病30～90d内)无肾脏损害者，以后再出现肾脏病变的可能性很小。有研究揭示有2%儿童会发生肾衰，成人中有1%患者会发展成为慢性肾脏疾病，有一部分恶化为终末期肾，且有10%～20%会发生肾衰。肾脏受累的临床表现与肾脏的组织病理学特点可作为观测本病预后较有用的指标，病初即存在肾病综合征以及病理检查提示大量(50%以上)肾小球新月体形成者，预后不良。至于病初即存在肾功能不全者是否会导致进行性肾功能衰竭有待进一步研究。许多研究者认为，疾病初期不论有无肾脏受累，均应随访至少5年或更长时间。

第七节　过敏紫癜性肾炎

过敏性紫癜主要侵及皮肤、关节、胃肠道及肾脏，其中累及肾脏比较常见，又称为过敏紫癜性肾炎(Henoch-Schonlein purpura nephritis，HSPN)。据统计，该病占我国同期泌尿系疾病住院患儿的5.87%，继急性肾炎和肾病综合征之后居第3位，大多预后良好，但部分迁延不愈，可发展成肾功能不全，因此HSPN是一种可带来严重晚期后遗症的疾病。其发病率也比较高，多见于学龄儿童，高发年龄为6～7岁；成人患者仅占5%，且大多在40岁以下。2岁以下儿童肾脏受累少见，多为皮下水肿，临床上可出现各种肾炎综合征、皮肤紫癜或伴有胃肠和关节症状；9岁以上儿童更易出现血尿、蛋白尿、高血压、水肿、氮质血症等肾炎或肾病综合征表现。对12项研究中的1133名过敏性紫癜患者统计分析得出，患病周期6～36周的患者中，34.2%出现血尿和蛋白尿，这些尿液异常的患者其4周以内的发生率为

85%,6 周以内的发生率为 91%,6 个月以内的发生率为 97%,均出现不同程度的肾脏损害。

过敏紫癜性肾炎主要出现在:①早期出现较多肾外症状者;②消化道症状明显者;③反复发作者;④单纯肾损害者。其发病原因和机制同过敏性紫癜发生的原因和机制类似。但其临床和病理表现尤其独特的方面,主要表现在临床轻重不一、病理改变多样化及临床与病理不完全一致。

一、分　型

目前国内尚无统一的 HSPN 临床诊断标准,2000 年 11 月全国儿科肾小球疾病分类珠海会议上提出诊断草案:在 HSP 病程中(多数在 6 个月内)出现血尿和/或蛋白尿即可诊断。临床根据血尿、蛋白尿、高血压和肾功能受累的程度或其不同组合而分为 6 型:①单纯性血尿或单纯性蛋白尿;②血尿和蛋白尿;③急性肾炎型;④肾病综合征型;⑤急进性肾炎型;⑥慢性肾炎型。

HSPN 以肾小球病变为主,两种基本损害是系膜增生和上皮细胞性新月体形成。目前主要根据国际儿童肾病研究会分类(ISKDC):Ⅰ级,微小病变;Ⅱ级,单纯系膜增生,其中Ⅱa 为局灶性、Ⅱb 为弥漫性;Ⅲ级,系膜增生伴新月体形成<50% ,其中Ⅲa 为局灶性、Ⅲb 为弥漫性;Ⅳ级,系膜增生伴新月体形成达 50%~75% ,其中 IVa 为局灶性、IVb 为弥漫性;Ⅴ级,系膜增生伴新月体形成>75% ,其中 Va 为局灶性、Vb 为弥漫性;Ⅵ级,系膜毛细血管性肾炎(膜增生性肾炎)。肾小管、间质及血管病变也与疾病的不同时期密切相关,早期间质病变轻微,严重者可以出现肾小管坏死及血管炎;晚期主要表现为肾小管萎缩、间质纤维化,病变程度多与肾小球病变程度平行,故病理分级对于判断病情及预后起着十分重要的作用。

HSPN 免疫荧光检查可见免疫球蛋白多分布在肾小球系膜区,血管襻也可有分布,主要为 IgA 沉积,也可以是 IgG、IgM、C_3和纤维蛋白的沉积。免疫病理根据肾小球内沉积免疫复合物不同分为 4 型:单纯 IgA 沉积型,IgA+IgG 沉积型,IgA+IgM 沉积型,IgA+IgG+IgM 沉积型。免疫病理类型与病理分级之间有一定联系,尤其是 IgA+IgG+IgM 型Ⅳ~Ⅵ发生率较高,也是影响预后的原因之一。

由表 16-1 可看出,临床表现与病理分型有一定对应性,但有时也不完全平行,如病理上见较多新月体形成,或显著膜增生性肾炎病变,而临床上无相应肾功能减退,此类多为早期病例,经肾穿刺后即给予积极治疗可使预后大为改观。肾小球疾病的发展和预后不佳不仅与肾小球本身损害相关,而且与肾小管、肾间质病变的严重程度密切相关。肾小管间质病理改变分级:Ⅰ级,间质基本正常,轻度小管变性扩张;Ⅱ级,间质纤维化,小管萎缩<20%,散在炎性细胞;Ⅲ级,间质纤维化,小管萎缩<30%,散在和/或弥漫性炎性细胞浸润;Ⅳ级,间质纤维化,小管萎缩>50%,散在和/或弥漫性炎性细胞浸润。另外,病理Ⅰ、Ⅱ、Ⅲa 预后较Ⅲb、Ⅳ、Ⅴ、Ⅵ好。

表 16-1 HSPN 临床表现与病理分型的联系

临床表现	病理	肾衰危险性
尿轻微改变	Ⅰ、Ⅱ,很少Ⅲ	<5%
血尿伴蛋白尿	Ⅰ～Ⅳ	15%
急性肾炎综合征	Ⅱ～Ⅳ	15%
肾病综合症	Ⅱ～Ⅳ,很少Ⅰ、Ⅴ	40%
血尿肾病综合征	Ⅱ～Ⅴ,多属Ⅴ	>50%
急进性肾炎	Ⅴ、Ⅵ	>50%

二、治　　疗

1. 原则

积极控制免疫性炎症反应，抑制肾小球系膜增生性病变，预防和延缓肾脏慢性纤维化病变形成。

2. 轻型

急性期治疗服用 4 周强的松 0.6mg/(kg·d)后逐渐减量，每 2 周隔日减 5mg，逐渐减量至隔日顿服，维持量为隔日 10mg。同时辅以雷公藤多苷 1mg/(kg·d)和新肾炎胶囊(含大黄素)100mg，2 次/d。经上述治疗至尿蛋白转阴者，可停用激素，继续用雷公藤多苷和新肾炎胶囊维持，总疗程不短于一年。

3. 中型

急性期治疗服用甲基强的松龙(MP)冲击 0.5mg/(kg·d)，4 周后逐渐减量，每 2 周隔日减 5mg，逐渐减量至隔日顿服，维持量为隔日 10mg。辅以雷公藤多苷 1mg/(kg·d)和新肾炎胶囊(含大黄素)100mg，2 次/d 。经上述治疗至尿蛋白转阴者，可停用激素，继续用雷公藤多苷 1mg/(kg·d)和新肾炎胶囊(含大黄素)100mg，2 次/d 继续维持，总疗程不得短于二年。维持期应注重控制慢性纤维化病变的发展，根据病情需要使用血管紧张素转化酶抑制剂(ACEI)或血管紧张素Ⅱ受体拮抗剂(ARB)。

4. 重型

急性期治疗：首选 MMF 方案，次选双选冲击疗法。

(1)MMF 方案

MMF 合并 MP 冲击疗法，适用于重型 HSPN 急性期，WBC<3000/mm^3、$CD4^+$ T 细胞<200 或伴有活动性感染者禁忌，治疗剂量为 2.0g/d×6 个月；1.5g/d×6 个月；1.0g/d×12 个月。总疗程 2 年以上。MP 冲击的使用方法为 0.5g/d，静滴 3 天，根据病情需要可追加一个疗程。强的松 0.5mg/(kg·d)，服用 4 周后逐渐减量，每 2 周隔日减 5mg，逐渐减量至隔日顿服，维持剂量为隔日 10mg。如经上述治疗 6 个月以上疗效不显著者，必须重复肾活检，调整治疗方案。

（2）双冲击疗法

甲基强的松龙（MP）与环磷酰胺（CTX）双冲击疗法，其中 MP 和强的松用法同 MMF 方案。

CTX 用法为 0.75/m²，静脉滴注，每月 1 次，连续用 6 个月改为每 3 个月静滴 1 次，总剂量＜8.0g。经上述治疗病情控制进入慢性期后，停用激素，加用雷公藤多苷 1mg/(kg·d)、新肾炎胶囊（含大黄素，100mg，2 次/d）和血管紧张素转化酶抑制剂（ACEI）或血管紧张素Ⅱ受体拮抗剂（ARB），总疗程需 2 年以上。

5. 其他对症治疗

抗过敏，减轻毛细血管脆性，抗血小板凝聚，缓解胃肠痉挛，稳定血压。传统用药有：抗生素，抗组织胺药，驱虫药，葡萄糖酸钙，维生素 C，芦丁，双密达莫，山莨菪碱，肾上腺皮质激素。

总之，部分病例尤其是轻症常自行缓解，无须治疗。皮质激素对缓解和控制关节症状、腹痛及胃肠道出血有较好疗效，但对防止肾损害效果不佳。近年来采用激素、免疫抑制剂、抗血小板聚集药或抗凝药合用治疗该病。对重症患者有人采用血浆置换或静滴免疫球蛋白以取得较好疗效。ACE 的各种抑制剂（ACEI）和 AⅡ受体拮抗剂能减轻蛋白尿、抑制高血压、保护肾功能、延缓慢性肾损伤进展过程，其疗效在临床上也得到肯定。

英国学者将 HSPN 患儿的临床情况按轻重顺序分为 A、B、C、D 四级用以判断预后：A 级为正常，患儿体检、尿检、肾功能均正常；B 级为轻度尿异常，体检、肾功能正常，镜下有血尿或/和蛋白尿＜lg/24h 或 0.1g/(d·kg)；C 级为活动性肾脏病，蛋白质≥1g/24h 或高血压 GFR＞1.0(ml·s^{-1})/ 1.73m²；D 级为肾功能不全，活动性肾脏病伴 GFR＜1.0(ml·s^{-1})/1.73m²。A、B 级预后是好的，C 级与 D 级则预后不良。

肾组织病理变化越重、带新月体的肾小球越多，预后也越差，因该病的新月体发生率较高，新月体是影响预后因素之一，尤其大量纤维性新月体，临床表现肾病综合征或急进型肾炎者正规治疗后应重复肾活检，可从新月体的转归及间质损害的变化判断治疗效果及预后。HPSN 患儿的随访在发病 2 年以后，临床病情还可有较大变化，故建议至少应随访 5 年，所有 HSPN 患儿，尤其肾活检发现有大量新月体者有必要进行无限期的随访，以便及时发现异常并给予处理。

第八节　过敏性紫癜与尘螨的关系

一、过敏原在过敏性紫癜发病过程中的作用

过敏性紫癜是一种变应性血管炎性综合征，主要累及皮肤、胃肠道、关节和肾脏，病理改变为小血管弥漫性血管炎，其病因可能与感染及过敏反应有关。过去对过敏性紫癜的发病机理的研究主要侧重于抗原抗体复合物，发现 IgA 和 IgG 免疫复合物在毛细血管壁沉积，因此一般认为主要是Ⅲ型过敏反应免疫复合物疾病。但近几年的研究发现，IgE 介导的Ⅰ型速发型过敏反应在发病机理中起一定作用。有试验证明人皮肤组织中的肥大细胞只能被 IgE 致敏，IgE 通过 Fc 段与靶细胞结合，抗原再和细胞表面的 IgE 起特异性反应，引起

靶细胞释放血管活性物质，它可介导全身小血管扩张，小静脉及毛细血管壁通透性增加，组织血管出血、水肿。在这个过程中，过敏原是一个不容忽视的重要触发因素。引起毛细血管和细小血管过敏反应的致敏因素可能有感染、食物、药物、花粉、虫咬、疫苗接种等。上述诸因素作为过敏原与肥大细胞表面的 IgE 交联启动了信号转导机制，诱发过敏反应，可能是造成小血管炎性损害的机制之一。有研究发现在引起疾病反复的诱因中过敏因素占到将近 25%。但过敏原广泛存在于周围环境中，常常比较复杂，过敏性紫癜患者临床上找不到明确的过敏原或常忽视变应原的查找，致使病情迁延反复，给治疗及预防带来困难。

随着人们对过敏性紫癜的进一步认识，开始关注变应原与过敏性紫癜发生的关系。目前临床上多采用检测血清过敏原特异性 IgE 和总 IgE 水平，判断机体对过敏原的敏感性及体质，已有很多使用一系列检测系统检测过敏性紫癜患者对何种过敏原过敏并探讨其与发病的相关性的报道。临床上常采用的体外检测方法有放射性过敏原吸附试验、酶联免疫吸附试验、Pharmacia UniCAP 检测系统、Allergy Screen 检测系统、生物芯片技术等。对过敏性紫癜患者过敏原的检测，可帮助筛查过敏原，寻找诱因，从而指导对疾病的有效预防。IgE 是介导Ⅰ型过敏反应的抗体，IgE 阳性说明机体处于过敏状态，特异性 IgE 阳性说明患儿为某种过敏原致敏。研究发现 60%～80%患者血清总 IgE 升高，提示过敏体质，其中肾型阳性率高于其他型，70%～90%患者可检出过敏原，对 1 种物质过敏者占 20%～30%，对 2 种或 2 种以上物质过敏者达到 70%～85%，说明多数患者被多种过敏原致敏，表明过敏反应也是导致过敏性紫癜的重要因素之一，IgE 介导的Ⅰ型过敏反应参与过敏性紫癜的部分发病。

常见的吸入、食入过敏原是诱发反复发作性过敏性紫癜的主要致病原。这与我国地大物博过敏原种类繁多，存在地区差异性及特异性素质个体、遗传背景及饮食习惯等有关。吸入性过敏原包括尘螨、花粉、霉菌、蒿属、狗/猫毛发皮屑等。食入性过敏原包括蛋白食物组和水果食物组。在蛋白质食物组中最常见的为蟹、虾(占 15.8%)，其次是鱼(10.8%)和蛋类(9.2%)。在蔬菜水果食物组中以番茄/菠菜/芹菜为最高(占 14.2%)，其次是大豆/胡萝卜/南瓜(10%)和生菜/莴苣/蘑菇/黄瓜(10%)，可能与近年大棚蔬菜水果及反季节蔬菜水果增多，栽培过程中添加“助长剂”、“增色剂”以及大量工业废水、废气排放的污染有关。有研究显示过敏性紫癜患者血清过敏原阳性反应中，吸入组过敏原阳性率(61.2%)明显高于食入组(38.8%)，提示吸入性过敏原可能是诱发过敏性紫癜的重要诱因，其与本病发作和预防的相关性有待进一步探讨。

二、尘螨引起过敏性紫癜的概况

世界过敏反应组织公布的 30 个国家过敏性疾病流行病学调查结果显示：总共 12 亿被调查人口中，有 22%免疫球蛋白介导的过敏性疾病患者，如过敏性鼻炎、哮喘、结膜炎、湿疹、食物过敏、药物过敏等。螨是最常见的皮试阳性过敏原。尘螨作为吸入性变应原中的一种主要变应原，在过敏性紫癜的发病中仍然发挥其重要作用。有学者曾对香港地区 44 例过敏患儿的过敏原进行了检测，发现屋尘螨虫是主要的过敏原，这可能与南方潮湿的环境利于虫螨滋生有关。另外，随着我国人民生活水平的提高，许多家庭配备了地毯、空调和湿化装置，这些装置使室内环境有利于尘螨的生长繁殖。我国目前居住条件仍较拥挤，自然通风较差，这可导致室内尘螨的积聚。故过敏性紫癜的患者家里应保持环境通风，经常清洗被褥、枕头，保持干洁。而北方地区气候干燥，有利于花粉的散播，霉菌和花粉则是引起过敏性紫癜的首要诱因，中部地区则介于南方和北方之间，螨和花粉均是重要诱因。从表16-2中可以看出，过敏性紫癜患者中对尘螨过敏的占5%～25%，南方多于北方。

表 16-2 国内医院过敏性紫癜患者尘螨变应原检测情况

医院	时间	病例	阳性情况	
			血清总 IgE 阳性率或 sIgE 总阳性率	尘螨特异性 IgE
泸州医学院附属医院皮肤科	2003.10～2006.4	76	过敏原 IgE 阳性率为 63.2%	粉尘螨阳性率 23.3%
宁夏自治区人民医院儿科	2003.3～2006.10	155	吸入性过敏原 IgE 阳性率为 32.6%	尘螨和粉螨阳性率 20.6%
温州医学院附属台州医院	2001.1～2004.1	40	总 IgE 阳性率为 80% 过敏原 IgE 阳性率为 70%	屋尘和尘螨分别是 20%
浙江省中医院	2005～2006	62	总 IgE 阳性率为 97%	粉尘螨阳性率 18% (包括强阳性率 3%)
吉林大学中日联谊医院皮肤科	2005	176	过敏原 IgE 阳性率为 44.3%	粉尘螨和户尘螨阳性率 17.0%
山东省东营市人民医院皮肤性病科	2001.1～2004.5	130	总 IgE 阳性率为 80.47%	粉螨和尘螨阳性率 15.4% (包括强阳性率 3.1%)
上海交通大学附属儿童医院	1999.1～2002.12	171	过敏原 IgE 阳性率为 40.9%	单纯户尘螨阳性率 12.3% 屋尘螨和户尘螨同时阳性率 8.8%
西安交通大学医学院第一医院儿科	2003.7～2005.7	120	总 IgE 阳性率为 93.3% 过敏原 IgE 阳性率为 85.8%	粉尘螨阳性率 11.7%
广州市儿童医院风湿免疫科	1999～2004	134	总 IgE 阳性率为 60.4% 过敏原 IgE 阳性率为 14.2%	粉尘螨阳性率 6.7%
宁夏医学院附属医院皮肤科	2003	36	总 IgE 阳性率为 53%过敏原 IgE 阳性率为 50%	屋尘和尘螨分别是 5.6%

过敏性紫癜目前病因及发病机制不明，虽多数患儿皮疹能自然消退，但仍有1/3患儿复发。反复紫癜易引起肾脏损害，且预后欠佳，严重影响了患者的生活质量。常规药物治疗，效果差、疗程长、复发率高，而且易于产生激素的副作用。

目前认为本病发病机理是由于蛋白质等抗原刺激人体产生抗体，后者与抗原结合成抗原—抗体复合物，沉积于血管内膜，激活补体导致中性粒细胞的游走、趋化及一系列炎症介质释放引起血管炎症反应。也有抗体吸附于血管及其周围的肥大细胞，当抗原再度进入体内时即与肥大细胞上的抗体产生免疫反应，致肥大细胞释放一系列炎症介质引起血管炎症反应。研究发现只有抗原轻度过剩状态下形成中等大小的可溶性复合物，它既不能为肾小球所滤过，也不能被吞噬细胞吞噬掉，这种复合物停留在血液中，可以沉积在毛细血管基底膜上。采用脱敏治疗可以使抗原极度过剩，从而不能形成中等大小复合物。同时研究证实脱敏治疗可以抑制各种炎性介质的释放，抑制 IgE 合成，阻断变应原与位于肥大细胞膜表面 IgE 的结合。总之，过敏性紫癜是临床研究较为欠缺的一类疾病，其病因和发病机理并不完全清楚，治疗上无特效的疗法。采用脱敏疗法治疗反复发作性尘螨阳性的过敏性紫癜取得了较好的疗效。郭英等采用免疫疗法治疗过敏性紫癜 37 例临床疗效观察发现，治愈率为 64.9%，有效率为 94.6%。12 岁以下和 12 岁以上的两组治愈率 $P<0.05$，具有显著差异。半年后有 5 例复发，但症状比治疗前均明显减轻，整个治疗中无不良反应，提示了免疫疗法治疗过敏性紫癜优于其他常规药物。王忠喜等为了比较特异性免疫治疗及传统治疗对过敏性紫癜的治疗效果，将 47 例过敏性紫癜患者随机分为两组，治疗组 30 例，对照组 17 例，治疗组给予相应的特异性免疫治疗，对照组采用传统的药物治疗方法，比较两组近期和远期疗效。结果表明，治疗组的有效率和对照组无明显差别($P>0.05$)，而其复发率则明显低于对照组($P<0.01$)，认为与传统治疗方法比较，特异性免疫治疗对过敏性紫癜有更好的远期疗效。王建良等为了观察脱敏治疗过敏性紫癜的效果，对反复发作的过敏性紫癜 69 例，单纯采用脱敏治疗一种方法。69 例患者均作了吸人性和食物性变应原皮试，采用特异性免疫治疗后全部于 24～72h 紫癜明显缓解，3～5d 紫癜全部消退 61 例，5～10d 消退 6 例，未完全消退 2 例，腹痛、关节痛、血尿伴随着紫癜的消退而消失。对 69 例患者均随访 2 年，其中 4 例治疗期间仍反复发作而采用其他治疗方法，65 例紫癜消退后 2 年未复发，约占 94%。

由此可见，特异性免疫疗法治疗过敏性紫癜的远期疗效明显好于传统治疗方法，尤其是在预防过敏性紫癜的复发方面，具有较好的效果，是一种值得进一步研究和应用的方法。以上脱敏治疗均是采用皮下注射方式，而舌下免疫治疗过敏性紫癜的研究尚未见报道。

近年来 HSPN 的发病率逐年增高，HSP 历经近两个世纪的临床观察与实验研究，特别是随着免疫学的进步，利用免疫学手段进行研究已经取得了很大的成果。现已认定它是免疫复合物沉积于血管壁，引起血管损伤导致血管的炎症反应，但对其发生机制的研究还有待于深化，只有从多个体、多侧面、多领域的系统观察 HSP 的免疫学的变化，才能更客观得出科学的结论，由于诊断标准和治疗方案还不太规范，对疾病早期是否治、如何治疗及预后，还缺乏大规模前瞻性随机临床对照实验研究，相信随着循证医学的发展和肾活检技术的普及，HSPN 的治疗前景会更好。

主要参考文献

郭英，毛晓天. 1995. 免疫疗法治疗过敏性紫癜 37 例临床疗效观察. 青海医药杂志，25(6)：41.

陆晓琴，陆海萍. 2006. 过敏性紫癜患儿 282 例临床分析. 南通大学学报，26(6)：463～465.

刘素琴. 2005. 过敏性紫癜患者血清过敏原特异性检测. 中国麻风皮肤病杂志，21(5)：375～376.

任少敏，仝林虎，锡林，等. 2002. 内蒙古汉族儿童过敏性紫癜与 HLA-DQA1 基因的关联性研究. 中华医学遗传学杂志，19(1)：58.

宋红霞，杨永民，黄燕萍，等. 2006. 过敏性紫癜特异性 IgE 抗体的检测及病因分析. 中国妇幼健康研究，17(6)：477～479.

王兆芬. 2007. 静海地区过敏性紫癜患者特异性 IgE 检测. 放射免疫学杂志，20(6)：558.

王蓓，曾华松，熊小燕. 2006. 过敏性紫癜患儿血清过敏原特异性 IgE 抗体的检测及意义. 实用医学杂志，22(17)：2035～2036.

王忠喜，李文静，黄爱霞，等. 2005. 特异性免疫疗法治疗过敏性紫癜 30 例. 医药导报，24(9)：780～782.

王建良，赵长锁. 2006. 脱敏治疗反复发作性过敏性紫癜. 西北国防医学杂志，27(4)：308.

许飚，陈德宇，钟建桥，等. 过敏性紫癜患者血清过敏原特异性 IgE 检测分析. 临床皮肤科杂志，36(2)：79.

曾宾，张双船，刘萍，等. 2002. 过敏性紫癜患儿血清白细胞介素-6、肿瘤坏死因子-α、白细胞介素-10 的变化. 实用儿科杂志，17(5)：453～454.

竺培青，何威逊，朱光华，等. 2005. 特异性 IgE 在儿童过敏性紫癜病因诊断中意义. 临床儿科杂志，23(3)：164.

Abe J，Kohsaka T，Tanaka M，et al. 1993. Genetic study on HLA class Ⅱ and class Ⅲ region in the disease associated with IgA nephropathy. Nephron，65(1)：17～22.

Akl K. 2007. Childhood Henoch-Schonlein purpura in Middle East countries. Saudi J Kidney Dis Transpl，18(2)：151～158.

Akbar D H. 2000. Fatal complication of Henoch-Schonlein purpura：case report and literature review. Saudi J Gastroenterol，6(3)：165～168.

Allen AC，Willis FR，Beattie TJ，et al. 1998. Abnormal IgA glycosylation in Henoch-Schonlein purpura restricted to patients with clinical nephritis. Nephrol Dial Transplant，13(4)：930～934.

Amoli M M，Thomson W，Hajeer A H，et al. 2001. HLA-DRB1 * 01 association with Henoch-Sehonlein purpura in patients from northwest Spain. J Rheumatol，28(6)：1266～1270.

Amoroso A，Berrino M，Canale L，et al. 1997. Immunogenetics of Henoch-Schoenlein disease. Eur J Immunogenet，24(5)：323～333.

Amoli M M，Thomson W，Hajeer A H，et al. 2002. Interleukin 1 receptor antagonist gene polymorphism is associated with severe renal involvement and renal sequelae in Henoch-Schonlein purpura. J Rheumatol，29(7)：1404～1407.

Arellano J，Ojeda S，Vargas R，et al. 1990. Histocompatibility antigens and acute vascular purpura. Bol Med Hosp Infant Mex，47(9)：620～623.

Ballinger S. 2003. Henoch-Schonlein purpura. Curr Opin Rheumatol，15(5)：591～594.

Besbas N，Saatci U，Ruacan S，et al. 1997. The role of cytokines in Henoch-Schonlein purpura. Scand J Rheumatol，26(6)：456～460.

Calvino M C，Llorca J，Garcia-Porrua C，et al. 2001. Henoch-Schonlein purpura in children from northwestern Spain：a 20-year epidemiologic and clinical study. Medicine，80(5)：279～290.

Davin J C，Pierard G，Dechenne C，et al. 1994. Possible pathogenic role of IgE in Henoch-Schonlein purpura. Pediatr Nephrol，8(2)：169～171.

Del Prete G，De Carli M，Almerigogna F，et al. 1995. Preferential expression of CD30 by human $CD4^+$ T cells producing Th2-type cytokines. FASEB J，9(1)：81～86.

Dillon M J. 2007. Henoch-Schonein purpura：recent advances. Clin Exp Rheumatol，25：66～68.

Ece A，Kelekci S，Hekimoglu A，et al. 2007. Neutrophil activation，protein oxidation and ceruloplasmin levels in children with Henoch-Schonlein purpura. Pediatr Nephrol，22(8)：1151～1157.

Endo M，Ohi H，Ohsawa I，et al. 2000. Complement activation through the lectin pathway in patients with Henoch-Schonlein purpura nephrltis. Am J Kidney Dis，35(3)：401-407.

Gattorno M，Picco P，Barbano G，et al. 1998. Differences in tumor necrosis factor-alpha soluble receptor serum concentrations between patients with Henoch-Schonlein purpura and pediatric systemic lupus erythematosus：pathogenetic implications. J Rheumatol，25(2)：361～365.

Gardner-Medwin J M，Dolezalova P，Cummins C，et al. 2002. Incidence of Henoch-Schonlein purpura，Kawasaki disease，and rare vasculitides in children of different ethnic origins. Lancet，360(9341)：1197～1202.

Gedalia A. 2004. Henoch-Schonlein purpura. Curr Rheumatol Rep，6(3)：195～202.

Gonzalez-Gay M A，Garcia-Porrua C. 1999. Systemic vasculitis in adults in northwestern Spain，1988～1997：Clinical and Epidemiologic Aspects. Medicine，78(5)：292～308.

Graham S. 2012. Management of Henoch-Schönlein purpura Paediatrics and Child Health，22(8)：327～331.

Jin D K, Kohsaka T, Koo J W, et al. 1996. Complement 4 locus Ⅱ gene deletion and DQA1 * 0301 gene: genetic risk factors for IgA nephropathy and Henoch-Schonlein nephritis. Nephron, 73(3): 390～395.

Kaaneko K, Fujii S, Shono T, et al. 2004, Diagnostic value of plasma factor XIII in Henoch-Schonlein purpura. Pediatr Nephrol, 19(6): 702～703.

Lawee D. 2008. Atypical clinical course of Henoch-Schonlein purpura. Can Fam Physician, 54(8): 1117～1120.

Liu Z H, Cheng Z H, Yu Y S, et al. 1997. Interleukin 1 receptor antagonist allele: is it a genetic link between Henoch-Schonlein nephritis and IgA nephropathy. Kidney Int, 51(6): 1938～1942.

McDougall C, Ismail S, Ormerod A. 2005. Acute hemorrhagic edema of infancy. Arch Dis Child, 90(3): 316.

Marco Z, Milena B, Massimo F, et al. 2009. Adjuvant treatments for Henoch-Schönlein purpura nephritis in children: A systematic review. Current Therapeutic Research, 70(3): 254～265.

Moja P, Quesnel A, Resseguier V, et al. 1998. Is there IgA from gut mucosal origin in the serum of children with Henoch-Schonlein purpura? Clin Immunol Immunopathol, 86(3): 290～297.

Narchi H. 2005. Risk of long term renal impairment and duration of follow up recommended for Henoch-Schonlein purpura with normal or minimal urinary findings: a systematic review. Arch Dis Child, 90(9): 916～920.

Neilsen H E. 1988. Epidemiology of Schönlein-Henoch purpura. Acta Paediatr Scand, 77(1): 125～131.

Nutan K, Suchetha R. 2012. Henoch-Schonlein purpura: An update. Indian Journal of Rheumatology, 7, (1): 92～98.

Ozaltin F, Bakkaloglu A, Ozen S, et al. 2004. The significance of IgA class of antineutrophil cytoplasmic antibodies (ANCA) in childhood Henoch-Schonlein purpura. Clin Rheumatol, 23(5): 426～429.

Petersen S, Taaning E, Söderström T, et al. 1991. Immunoglobulin and complement studies in children with Henoch-Schonlein syndrome and other vasculitic diease. Acuta Peadiatr Scand, 80(11): 1037～1043.

Sethuraman G. 2012. Henoch-Schönlein purpura in children and adults Journal of the American Academy of Dermatology, 66(4): 130.

Saulsbury F T. 1987. The role of IgA1 rheumatoid factor in the formation of IgA-containing immune complexes in Henoch-Schönlein purpura. J Clin Lab Immunol, 23(3): 123～127.

Saulsbury F T. 2001. Henoch-Schonlein purpura. Curr Opin Rheumatol, 13(1): 35～40.

Saulsbury F T. 1998. Increased serum IgD concentrations in children with Henoch-Schonlein purpura. Br J Rheumatol, 37 (5): 570～572.

Sano H, Izumida M, Shimim H, et al. 2002, Risk factor of renal involvement and significant proteinuria in Henoch-Schonlein purpura. Eur J Pediatr, 161(4): 196～201.

Saulsbury F T. 1999. Henoch-Schonlein purpura in children. Report of 100 patients and review of the literature. Medicine, 78(6): 395～409.

Schneider P M, Stradmann-Bellinghauser B, Ritmer C. 1996. Genetic polymorphism of the fourth component of human complement: population study and proposal for a revised nomenclature based on genomic PCR typing of Rodgers and Chido determinants. Eur J lmmunogenet, 23(5): 335～344.

Sethuraman G, 2012. Henoch-Schönlein purpura in children and adults. Journal of the American Academy of Dermatology, 66(4): 130.

Stefansson T V, Koka R, Sigurdardqttir S L, et al. 2005. Increased frequency of C4B * Q0 alleles in patients with Henoch-Schonlein purpura. Scand J Immunal, 61(3): 274～278.

Tizard E J. 1999. Henoch-Schönlein purpura. Arch Dis Child, 80: 380～383.

Trapani S, Micheli A, Grisolia F, et al. 2005. Henoch-Schonlein purpura in childhood: epidemiological and clinical analysis of 150 cases over a 5-year period and review of literature. Semin Arthritis Rheum, 35(3): 143～153.

Watts R A, Jolliffe V A, Grattan C E H, et al. 1998. Cutaneous vasculitis in a defined population-clinical and epidemiological associations. J Rheumatol, 25(5): 920～924.

Wiercinski R, Zoch-Zwierz W, Wasilewska A, et al. 2001. Lymphocyte subpopulations of peripheral blood in children with Henoch-Schonlein purpura and IgA nephropathy. Pol Merkur Lekarski, 10(58): 244～246.

Wang L J, Yang Y H, Lin Y T. 2006. Chiang BL. Levels of intracellular adhesion molecule-1 and vascular cell adhesion molecule-1 in children with Henoch-Schonhin purpura. J Microbiol Immunol Infect, 9(2): 109～113.

Yang Y H, Huang Y H, Lin Y L, et al. 2006. Circulating IgA from acute stage of childhood Henoch-Schonlein purpura can enhance endothelial interleukin(IL)-8 production through MEK/ERK signalling pathway. Clin Exp Immunol, 144(2): 247～253.

Yang Y H, Huang M T, Lin S C, et al. 2000. Increased transforming growth factor-beta(TGF-beta)-secreting T cells and IgA anti-cardiolipin antibody levels during acute stage of childhood Henoch-Schonlein purpura. Clin Exp Immunol, 122(2): 285～290.

Yang T H, Chuang Y H, Wang L C, et al. 2008. The immunobiology of Henoch-Schonlein purpura. Autoimmunity Reviews, 7(3): 179～184.

Yang Y H, Hung C F, Hsu C R, et al. 2005. A nationwide survey on epidemiological characteristics of childhood Henoch-Schonlein purpura in Taiwan. Rheumatology(Oxford), 44(5): 618～622.

Yang Y H, Wang S J, Chuang Y H, et al. 2002. The level of IgA antibodies to human umbilical vein endothelial cells can be enhanced by TNF-alpha treatment in children with Henoch-Schonlein purpura. Clin Exp Immunol, 130(2): 352～357.

Yi Z W, Fang X L, Wu X C, et al. 2006. Role of PAX2 gene polymorphisms in Henoch-Schonlein purpura nephritis. Nephrology, 11(1): 42～48.

Yoshioka T, Xu Y X, Yoshida H, et al. 1998. Deletion polymorphism of the angiotensin converting enzyme gene predicts persistent protelnuria in Henoch-Schonlein purpura nephritis. Arch Dis Child, 79(5): 394～399.

（丁珊、胡赓熙）

第十七章　特异性皮炎(异位性皮炎)

特应性皮炎(atopic dermatitis,AD)是一种反复发作的慢性炎性皮肤病,与呼吸道过敏性疾病关系密切。调查显示,半数以上的AD患儿可发展为哮喘,约75%则发展为过敏性鼻炎。与一般过敏性疾病引起的水肿性皮损不同,该病的特点是瘙痒、皮肤干燥和反复皮肤感染,严重影响患者的睡眠、日常活动、学习和工作。由于患儿的剧烈瘙痒,使照顾中重度特应性皮炎患儿的压力相当于照顾只能进行肠内营养的患儿,严重影响患者及其家庭成员的生活质量。该病一般初发于婴儿期,呈慢性病程,部分患者病情可以迁延到成年,发病率可随年龄的增长而下降,病情亦可逐渐减轻。该病的病因还不清楚,与遗传、环境和免疫有关,常伴有皮肤屏障功能障碍。该病目前还无根治手段,但随着对其发病机理研究的深入,对其的治疗将有可能从对症治疗发展成为更特异性的治疗。本章将探讨该病的可能发病机制及综合治疗方法,包括预防方法、避免激惹、症状处理及患者教育。

第一节　流 行 病 学

特应性皮炎在世界范围的发病率是2%～20%,儿童为8%～20%,成人为1%～2%。该病发病主要在婴儿期,45%在出生后6个月内,60%在1岁前和85%在5岁前。我国1998年流行病学调查显示,学龄期青少年(6～20岁)的总患病率为0.70%,2002年城市学龄前儿童(1～7岁)的患病率为2.78%。最新ISAAC全球调查数据显示,6～7岁年龄组儿童特应性皮炎的患病率为0.9%(印度)～22.5%(厄瓜多尔),在亚洲和拉丁美洲较高;13～14岁年龄组患病率从0.2%(中国)～24.6%(哥伦比亚),非洲和拉丁美洲最高。男生比女生发病率高。另一项全球性的调查研究显示,AD发病最高的区域并非哮喘发病最高的区域,而是散在的一些区域,如斯堪的纳维亚和南非的一些地区。相反,AD低发病率的地区却是哮喘和过敏性鼻炎低发的地区,提示遗传与环境综合作用影响其发病率。

该病的发病率在全球有上升的趋势,一项研究显示,与20年前对比,9～12岁的患儿发病率升高了2倍,18岁的成人则升高了5倍以上。ISAAC的一项55个国家的多中心儿童调查研究显示,发展中国家的儿童发病率有上升的趋势,尤其是6～7岁年龄段的儿童,而发达国家13～14岁年龄段儿童发病率有下降的趋势。环境污染和室内过敏原(尤其是尘螨)的增多、母乳喂养的减少、父母对子女的关注增多也被认为与AD发病率升高有关。一些研究表明,暴露于室内环境中的挥发性有机化合物(VOC)可破坏表皮屏障,并加强不良反应,屋尘螨(HDM)、空气污染物(如吸入颗粒物,PM_{10})、硫化氢、二氧化氮和甲醛可能会增加AD的发病率和严重性。Moore等的研究显示,母乳喂养对预防3月龄的婴儿湿疹具有保护作用,但随后(跟踪至12个月)则无保护作用。Zeiger等的一项前瞻性研究显示,在孕期的后3个月及哺乳期限制母亲的饮食,以及限制2岁前婴儿的饮食,预防组在1岁时的发病率减少,但2岁时的发病率无明显差别,且7岁时对照组与预防组之间亦无明显差别。但一项大型综述分析结果显示,母乳喂养对预防过敏性疾病有作用,尤其是特异质的儿童。因此，如果母乳不足的话，对婴儿进行蛋白水解的配方乳喂养有助于减少过敏性疾病的发病率。

AD 患者起病较早，1 岁发病者约占全部患者的 50%左右，约 90%的患者在 5 岁前起病。Vicker 等 20 年来跟踪研究显示，约 84%的患者成人后不再患病。另一项研究显示，婴儿期就起病的 AD 中，仅 18%在 11～13 岁时不再患病，而 65%的患者仅程度减轻而已。Kissling 等的研究显示，在 2 岁前起病的 AD 患者有 72%在 20 年后疾病复燃。芬兰的一项调查显示，50%以上的轻症患者半数有成年后复发的倾向，而中重度青少年患者中 77%～91%终身患病。德国的一项多中心调查研究显示，0～7 岁的 1314 名孩子中，2 岁前 AD 的发病率为 21.5%，而 3 岁后完全再发率为 43.2%，间歇性发病的占 38.3%，每年有 AD 症状的占 18.7%。一般说来，该病具有家族史、伴有哮喘或枯草热、起病年龄晚、皮炎严重者病程较长。

第二节　遗　　传

最新的一项大型回顾研究显示，大多数 AD 患者具有特应质，且具有特应质的 AD 患者病情更重、病程更长。特应质患者具有对环境中的过敏原产生特异性 IgE 抗体的遗传易感性，Th2 型细胞因子分泌增多，引起嗜酸性粒细胞浸润。研究显示，早期起病(3 月龄前)、病情较重的或有哮喘家族史的 AD 儿童，呼吸道过敏性疾病的发病率显著增加，且 AD 患儿比无 AD 儿童的哮喘症状更重。一项前瞻性跟踪研究显示，仅有 15%的 AD 患儿在 7 岁前无呼吸道过敏症状。小鼠实验也证实，通过局部皮肤过敏原刺激诱发局部的皮肤炎症，小鼠可产生 Ig 抗体升高、嗜酸性气道浸润及气道高反应等系统性免疫应答反应。AD 和过敏性哮喘的患者靶器官均有嗜酸性粒细胞浸润，嗜酸性粒细胞通过特异性的趋化因子与 CCR3 受体作用定位到相应的靶器官，诱发局部炎症反应。AD 和哮喘患者靶器官可检测到 IgE 与朗格汉斯细胞。

另外，特应质个体的异常免疫反应可以通过骨髓移植转移产生，对过敏原或非特异性刺激物[如月桂醇硫酸酯钠(SLS)]可产生皮肤超敏反应，这也与哮喘或过敏性鼻炎患者相似，提示特应质个体的异常免疫应答与系统性免疫失调的关系。总之，特应质决定了 AD 与过敏性鼻炎、过敏性眼角膜炎、过敏性哮喘发病的密切相关性，系统性免疫调节与局部放大的炎症反应是这些疾病的发病免疫机制。

第三节　发病机制与病理

特应性皮炎的发病机制目前尚不清楚。一般认为，该病是在一定遗传背景和/或环境因素作用下，造成机体的皮肤屏障和免疫功能障碍，导致变应性或非变应性炎症反应。皮肤屏障功能障碍为过敏原局部致敏或微生物定植创造条件，是诱发或加重皮肤炎症的重要基础。

一、遗传因素

遗传肯定是与 AD 发病相关的，如果父母双亲有遗传过敏病史，其子女患 AD 的概率显著增加。More 等的研究显示，若双亲中一方患病，子女发病风险增加 2 倍；若双亲均患病，子女发病风险增加 3 倍。与普通人群对比，同卵和异卵双生的双胞胎患特应性皮炎的共同发病率分别是 7 倍和 3 倍。皮肤屏障和免疫功能的多种基因多态性与特应性皮炎相关。一组 Th2 细胞因子(如 IL-4、IL-5、IL-13 基因)在染色体 5q31 上的基因多态性，也与特应性皮炎发病密切相关。位于染色体 1q21 的上皮分化复合物(epidermal differentiation complex，EDC)的基因突变与特应性皮炎有关。EDC 包含了一组基因，如中间丝蛋白(filaggrin，FLG)、外皮蛋白、兜甲蛋白和蛋白 S100，均在上皮的功能中起重要作用。中间丝蛋白基因的两个功能缺失型突变，可导致中间丝聚合蛋白表达缺陷，引起上皮屏障功能异常，从而导致 AD 的持续性皮肤炎症反应。另外，研究发现 SPINK5 基因突变与 AD 有关，它的表达产物 LEKT1 可抑制两种丝蛋白酶，其功能与脱皮和炎症有关。位于染色体 14q11 的 T 细胞受体 α 和 δ 链的基因位点和位于染色体 11q13 上的 IgE 高亲和力受体(FcεRI)的 β 链基因位点也与特应性皮炎有关。

二、变　应　原

AD 的发病与过敏原的关系还很难确定。尽管 80%～85%的 AD 患者的血清 IgE 水平升高，对食物和吸入过敏原的速发皮肤反应及体内试验反应阳性，但是 May 等在 1976 年就证实，对食物过敏原皮肤试验阳性的 AD 患者，对食物过敏原激发试验的结果可以是阴性的。不过，最近临床试验显示，食物过敏原可以导致 50%的 AD 患儿病情加重，食物过敏原导致过敏最常见的受累器官是皮肤。避免食物过敏原可减轻皮肤症状及肥大细胞释放组胺减少。在 AD 患者的皮肤破损处也克隆到了食物过敏原特异性 T 细胞，因此，食物过敏原在 AD 发病中还是有一定作用的。

随着 AD 患者年龄的增长，吸入过敏原成为特应性皮炎的主要诱因，粉尘螨、屋尘螨、花粉、草籽、动物皮屑和真菌等是重要的气传过敏原。其中又以寄生于地毯、床单、沙发、空调户尘螨为主要致敏原。过敏原斑贴试验显示，对尘螨过敏原反应阳性的患者具有过敏原特异性 IgE 阳性的上皮朗格汉斯细胞。一组双盲、对照试验显示，用标准化屋尘螨过敏原对 AD 患者进行支气管激发试验，患者有不同程度皮损出现。这些屋尘螨诱导的皮炎患者都有哮喘病史，大部分在 AD 发病前都有呼吸道过敏症状，且 AD 的严重程度与对气传过敏原致敏程度有关。研究显示，反复过敏原刺激可导致慢性炎症反应和 Th2 细胞扩增。接触粉尘螨、屋尘螨、花粉、动物皮毛可使 AD 患者病情加重，减少环境中的粉尘螨有助于减少 AD 的发病，过敏原特异性过敏原治疗对 AD 患者是有效的。因此，吸入过敏原也是 AD 患者的主要诱因，临床上应做好过敏原评估及患者教育。

三、微　生　物

微生物也在 AD 的起病中起重要作用。有一些亲脂性酵母(*Malassezia sympodialis*)和皮肤癣菌红色毛癣菌(*Trichophyton rubrum*)与 AD 患者特异性 IgE 水平升高有关。这些 AD 患者主要有颜面部和颈部症状、皮肤试验阳性、放射免疫吸附试验阳性和特异性组织胺释放试验阳性。对这些患者进行真菌治疗可改善皮肤症状。最近的研究显示，一些中、重度 AD 患者与阴性对照及仅有哮喘无 AD 的患者相比，糠秕马拉色菌(Chaff Malawi color bacteria)和互隔交链孢霉特异性抗体明显升高。Leung 等的研究显示，金黄色葡萄球菌分泌的外毒素是一种超抗原,可引起 AD 患者的持续性皮肤炎症反应或病情加重。半数的 AD 患者皮肤有金黄色葡萄球菌定植,具有其特异性 IgE 抗体,这些抗体的水平与 AD 严重程度相关。金黄色葡萄球菌主要分泌 SEA 和 SEB 两种外毒素以及中毒性休克综合征毒素 1,这些毒素激发可诱导具有毒素特异性 IgE 抗体患者的肥大细胞释放组织胺,而无特异性 IgE 抗体的个体激发实验阴性。对超抗原阳性 AD 患者外周血及皮损处的皮肤归巢 T 细胞(cutaneous lymphocyte antigen,CLA)的研究显示,这些 T 细胞在超抗原诱导下进行了 T 细胞受体 V-beta 克隆增殖。另外,超抗原可加重普通过敏原诱发皮肤炎症的作用,它们可增加过敏原特异性抗体的产生,抑制调节性 T 细胞的功能,诱导激素耐药。SEB 直接涂抹在皮肤可诱发皮炎。

四、自 身 抗 原

自身抗原在 AD 的发病中也起一定作用,Valenta 等对 20 个 AD 患者的血清进行免疫印迹,发现 60%的 AD 患者有针对自身抗原的 IgE 抗体,而其他特应质个体或健康对照无此发现。

早期被鉴定出来的自身抗原包括 Hom s1,其蛋白质系列与在一个鳞状细胞癌患者上发现的可与细胞毒性 T 细胞结合的抗原类似。后续研究还发现可与 NAC 的 α 链、BCL7B 癌基因、细胞角蛋白Ⅱ、钙结合序列结合的自身 IgE 抗体。有研究发现一种桦树过敏原(肌动蛋白抑制蛋白,profilin)特异性 IgE 可与人的肌动蛋白抑制蛋白结合,类似的是,烟曲霉特异性抗体可与人和真菌的超氧化物歧化酶结合,提示自身抗原的存在可能是由于它们与外源型过敏原具有相似的抗原决定簇。研究推测,自身抗原-IgE 复合体可通过结合到效应细胞表面诱发速发性免疫反应或通过抗原提呈细胞提呈给 T 细胞引起迟发性免疫应答反应。

五、皮 肤 屏 障

特应性皮炎往往伴随有皮肤屏障功能的异常,包括经皮失水增多、内在型蛋白溶解酶水平的增高、神经酰胺水平的升高。肥皂可升高皮肤的 pH,增加内在型蛋白溶解酶的活性,导致上皮功能的缺损。上皮细胞屏障可能被屋尘螨和金黄色葡萄球菌释放的外源型蛋白酶进一步破坏,尤其是缺少内在型蛋白酶抑制剂的患者。中间丝蛋白(filaggrin,FLG)缺失,可引起上皮屏障功能异常,从而导致 AD 的持续性皮肤炎症反应。

六、免　疫　学

特应性皮炎的起病过程包括免疫和非免疫两个方面,其中免疫环节是中心环节,免疫介导的炎症涉及以下几个环节:朗格汉斯细胞和皮肤树突状细胞提呈过敏原、Th1/Th2 平衡失调、嗜酸性粒细胞、肥大细胞与特异性 IgE 抗体参与并扩大炎症反应过程、角质形成细胞产生细胞因子及炎症介质参与炎症反应等。

特应性皮炎和原发性 T 细胞缺陷的患者都有血清 IgE 抗体升高和湿疹性皮损,提示 T 细胞缺陷是特应性皮炎的免疫学基础。在 Wiskott-Aldrich 综合征的患者,骨髓移植可纠正免疫学缺陷，治疗患者的皮肤病。另外，非特应性个体接受特应性个体的骨髓移植可发展出过敏症状和阳性皮肤反应。因此，特应性皮炎是骨髓来源的免疫缺陷，而不是局部的皮肤缺陷。

特应性皮炎(AD)可分为外源型和内在型。外源型AD具有升高的血清总IgE水平及过敏原特异性IgE抗体，而内在的或者非过敏性AD表现出正常血清总IgE水平和缺乏特异性IgE抗体。内在型AD的发病率大约是20%，女性占多数。内在型AD的免疫特征在于低表达白细胞介素IL-4、IL-5和IL-13，高表达IFN-γ。也有研究显示，尽管大部分AD患者对普通过敏原无反应，但对微生物超抗原可产生IgE抗体。

以下详述特应性皮炎发病的免疫特点。

(一)免疫调节失平衡

AD患者有很多免疫调节功能失常，包括：IgE抗体生成增多，对多种过敏原产生的特异性IgE抗体水平升高；Th2型细胞因子增多，Th1型细胞因子减少；AD患者的B细胞和单核细胞上表达的CD23增多，皮肤抗原提呈细胞上的FcεRⅠ表达增多；外周血中生成皮肤归巢细胞(CLA)2型细胞因子的细胞增多，生成皮肤归巢细胞(CLA)1型细胞因子的细胞减少；表皮T细胞趋化因子及胸腺活化调节因子水平升高；上皮角质细胞分泌的抗微生物多肽减少；单核细胞分泌的环磷酸腺苷磷酸二酯酶水平升高等。

AD患者的B细胞可分泌过敏原特异性IgE抗体，包括食物过敏原、吸入过敏原、微生物和内毒素等；IgE抗体的水平与AD的发病率及严重程度密切相关。IgE抗体可在过敏原刺激下结合肥大细胞上的特异性受体诱导其脱颗粒，产生瘙痒和红斑等速发免疫应答反应。IgE介导的迟发性免疫反应则由一系列趋化因子和T细胞作用产生。需要补充的是，IgE抗体并非诊断AD所必需的，因为AD患者分为内在型和外源型，它们的IgE抗体水平是不同的，外源型AD皮肤来源的T细胞可与B细胞相互作用产生特异性IgE抗体，而内在型AD患者则无该表现。金黄色葡萄球菌可通过超抗原诱导内在型AD患者产生超抗原特异性IgE，诱发特应性皮炎。

Th1/Th2型细胞因子(尤其是Th2型细胞因子)与特应性皮炎的发生关系密切，不同时期皮损中细胞因子表达水平有差别。众所周知，Th辅助细胞根据其分泌的细胞因子不同分为Th1和Th2型，Th0细胞既能分化为Th1细胞也能分化为Th2细胞，其分化方向取决于局部细胞因子环境、遗传背景、病理因素及参与细胞激活的共刺激信号等因素。局部细胞因子环境是决定Th细胞分化的重要因素。Th1细胞由IL-12诱导分化，Th1细胞上的IL-12受体可被IL-12和IFN-γ上调，被IL-4下调；相反，IL-4诱导促进Th2细胞分化。特应性皮炎患者外观正常的皮肤和急性皮损中的T细胞，以及外周血T细胞均呈现Th2型，即IL-4、IL-5、IL-13表达增高和IFN-γ表达降低，单核细胞分泌的IL-10和前列腺素E2水平升高。特应性皮炎皮损中IL-10 mRNA亦呈高表达。IL-4与IL-13是IgE特异性同型转换因子或IgE合成的必需因子，它们还诱导VCAM-1的表达，VCAM-1可使带有其相应配体VLA-4的T细胞、嗜酸性粒细胞和嗜碱粒细胞选择性粘附浸润至过敏性组织炎症部位。IL-4可抑制IFN-γ，抑制Th1分化，单核细胞分泌的IL-10和前列腺素E2也可抑制IFN-γ生成，有研究显示，AD患者Th1细胞分泌的IFN-γ减少(IFN-γ是与血清IgE抗体水平负相关),中和 IL-4 及 IL-10 的生成可恢复 IFN-γ 分泌水平。另外,有研究发现肥大细胞是分泌 IL-4(66%)和 IL-13(20%)的主要细胞之一。因此,可以推测 Th2 细胞、肥大细胞和单核细胞活化与 AD 患者免疫失调有关(图 17-1)。

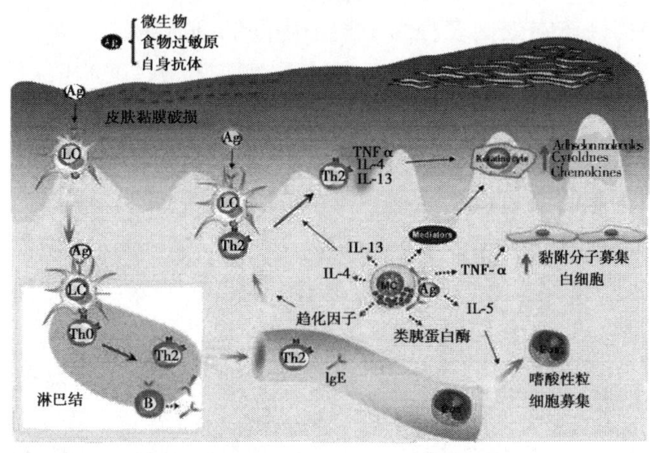

图 17-1 IgE 抗体、Th 细胞、嗜酸性粒细胞、肥大细胞、角化细胞在 AD 中的作用
(引自 Liu et al. ,2011)

AD 患者表皮和真皮的朗格汉斯细胞 CD86 表达显著增多,用 CD86 中和抗体可完全抑制过敏原特异性 T 细胞的增殖。研究显示,这些辅助分子产生的 Th1 或 Th2 反应是不同的。CD86 在 AD 患者的 B 细胞上的表达显著比正常对照或银屑病患者高,而 CD80 表达在三组中无差异。血清总 IgE 抗体水平与 CD86 在 B 细胞的表达呈正相关,提示 $CD86^+$ B 细胞对 IgE 抗体生成的作用。纯化的 $CD86^+$ B 细胞在体外比 CD86-B 细胞生成 IgE 水平明显增高,抗 CD86 单抗可显著减少外周血单核细胞在 IL-4 和抗 CD40 单抗刺激下产生的 IgE 抗体,且 $CD86^+$ B 细胞表达的 IL-4 受体和 CD23 表达比 $CD80^+$ B 细胞显著增多。因此,$CD86^+$ B 细胞对 IgE 抗体生成有一定的作用。

从 AD 患者分离的白细胞分泌环磷酸腺苷(cAMP)—磷酸二酯酶(PDE)水平增高,而单核细胞分泌的环磷酸腺苷—磷酸二酯酶水平最高。AD 患者的单核细胞可通过分泌增多的 PGE2、增加 PDE 活性和分泌 IL-10,抑制 IFN-γ 的生产,而诱导 T 细胞功能失平衡。另外,GM-CSF 在 AD 患者的增加也可刺激单核细胞的存活和抑制其灭活,引起慢性炎症反应。

调节性 T 细胞在 AD 的作用也引起了关注。研究显示,超抗原可抑制调节性 T 细胞的功能,同时也观察到 $CD4^+$ $CD25^+$ T 调节细胞在超抗原刺激后产生的免疫抑制功能减弱。最新研究显示,AD 患者的外周血 Tr1 细胞显著升高,$CD4^+$ $CD25^+$ $FOXP3^+$ 调节性 T 细胞的绝对数量和百分比在外周血中无明显差别,而在皮肤活检标本中 $FOXP3^+$ 调节性 T 细胞数量增多。所有特应性斑贴试验阳性的皮肤样本均显示有表皮树突状细胞聚集,其中混合 $FOXP3^+$ 调节性 T 细胞,提示 $FOXP3^+$ 调节性 T 细胞与 AD 患者的皮肤炎症有关,但具体机制还有待进一步探讨。

(二)免疫病理性特点

对 AD 患者的正常皮肤进行普通病理性检查,结果显示有轻度上皮增生和零星淋巴细胞浸润真皮,急性湿疹性皮损处则表现为上皮细胞间和细胞内的水肿。T 细胞来源的 IFN-γ 可增加上皮角质细胞 Fas 受体(CD95)表达,导致棘层松解(细胞间吸附减少),随后出现细胞间水肿的病理表现。零星的淋巴细胞浸润可能在上皮出现,同时也有显著的淋巴细胞和单核细胞,少量的嗜酸性粒细胞、嗜碱性粒细胞及中性粒细胞在血管周围浸润。在慢性苔藓化皮损区,表皮细胞明显过度角质化,且朗格汉斯细胞浸润增多,真皮层以单核巨噬细胞浸润为主。肥大细胞数量增多,但无脱颗粒。

对 AD 患者的急性和慢性皮损处进行免疫组化染色显示,淋巴细胞主要为 CD3、CD4 和 CD45 的记忆 T 细胞,即它们曾经接触过过敏原。这些细胞通常表达 CD25 和人白细胞抗原 HLA-DR,提示具有皮损内的活化。AD 皮损处的血管内皮细胞表达高水平的 E-选择素,肥大细胞、单核细胞、朗格汉斯细胞和角质化细胞可表达 IL-1 和 TNF-α,诱导 E-选择素生成。几乎所有在 AD 皮损内的 T 细胞都表达 CLA(淋巴细胞归巢受体),它可与血管黏附因子(E-选择素)结合,将 CLA^+ T 细胞靶向到表皮炎症位点的重要因子。而大部分哮喘患者气道分离的记忆或效应 T 细胞都无 CLA 表达。另外,尘螨致敏的 AD 患者增殖的 T 细胞主要为 CLA^+ T 细胞,而尘螨致敏的哮喘患者增殖的 T 细胞为 CLA-T 细胞,提示 T 细胞亚群靶器官定向的机制是基于组织选择性受体表达。

另外,AD 皮损处的血管内皮细胞还表达高水平的血管细胞黏附分子(VCAM-1)和 CD54。VCAM-1、迟发抗原-4、CD54 和白细胞功能相关抗原的相互作用与 T 细胞迁移至皮损处也有关。

与正常人上皮朗格汉斯细胞不同的是,慢性 AD 患者表皮和真皮的朗格汉斯细胞表达 CD1b、CD36 和 HLA-DR 表面抗原,它们是自身休眠 T 细胞的有力激活子。另外,AD 皮损处的朗格汉斯细胞或巨噬细胞表面结合有 IgE 抗体。表达 CD1a 的炎症性树突状细胞也在表皮皮损处发现。它们在特异性信号刺激下可上调 AD 皮肤细胞表达高亲和力 IgE 受体(FcεR Ⅰ)。这些细胞的数量在内在型和外源型 AD 患者无明显差别,但是,FcεR Ⅰ在内在型 AD 患者的 $CD1a^+$ 上皮树突状细胞表达减少。

AD 患者血清中的嗜酸性粒细胞数量正常,而活化的嗜酸性粒细胞在慢性皮损区比急性皮损区明显增多,这些细胞裂解可释放颗粒蛋白成分至皮损的真皮上层。嗜酸性粒细胞释放的主要碱性蛋白在整个真皮上层可检测到,少量在真皮可检测到。主要碱性蛋白在受损皮肤比未受损皮肤沉积得多,通过其细胞裂解功能诱导 AD 的发病,诱导嗜碱性粒细胞和肥大细胞脱颗粒。

在急性皮损区,肥大细胞数量正常但处于脱颗粒状态;在慢性皮损区,活化的肥大细胞明显增多,尤其是 T 淋巴细胞较多的真皮乳头区。目前还不清楚这些肥大细胞是由别处迁移而来还是原位增生的。这些肥大细胞与血管内皮细胞相邻,肥大细胞可释放促血管形成因子刺激血管生成而增强炎症反应。免疫治疗也可影响皮损区肥大细胞的数量。

通过 AD 患者皮肤活检发现,即使在剧烈搔抓处及金黄色葡萄球菌定植和感染处也未能检测到多态核中性粒细胞(PMN),AD 患者的 PMN 缺陷包括吞噬功能和产生活性氧产物的能力减弱。AD 患者的 PMN 化学亲和能力下降，这可能是由于化学亲和受体的表达下降或配体结合缺陷和/或配体信号缺陷有关，AD 的缺陷可能导致皮肤防御能力下降，因此，PMN 缺陷与 AD 病情严重程度和皮肤炎症相关。

角化细胞在 AD 中的作用也被越来越重视，角化细胞还可在 TNF-α 和 IFN-γ 的刺激下分泌高水平的 RANTES，它是胸腺基质淋巴生成素(TSLP)的重要来源。TSLP 是一种类 IL-7 细胞因子，可激活树突状细胞产生 IL-4 和 IL-13 等 Th2 细胞因子。表达 TSLP 的小鼠可产生类似 AD 的皮肤改变。除了生产促炎症细胞因子，角化细胞还分泌抗微生物多肽，如人 β 防御素和抗菌肽，在皮肤先天免疫中发挥重要作用。IL-4、IL-13 和 IL-10 可抑制 TNF-α 和 IFN-γ 诱导角化细胞分泌抗微生物多肽，因此 AD 患者皮肤易受微生物的感染。

(三)细胞因子

细胞因子在 AD 患者皮损处的表达揭示了其炎症的本质。Hamid 等用原位杂交技术显示，AD 患者的急性和慢性皮损区及 AD 患者的正常皮肤都有大量 IL-4、IL-5、IFN-γ 的 mRNA 表达，活检显示，AD 患者的正常皮肤仅有显著的 IL-4^{+} 细胞，而急性和慢性皮损区有显著的 IL-4^{+} 细胞和 IL-5^{+} 细胞。慢性皮损区与急性皮损区相比，IL-4^{+} 细胞较少，而 IL-5^{+} 细胞较多。在慢性皮损区和急性皮损区，T 细胞占表达 IL-5^{+} 细胞中的大部分，在慢性皮损区，嗜酸性粒细胞比急性皮损区多，该研究显示，尽管急性和慢性皮损区均有 IL-4、IL-5 基因的激活，但急性皮损区主要以 IL-4 表达为主，慢性皮损区主要以 IL-5 表达和嗜酸性浸润为主。同样可观察到急性皮损区的 IL-4 受体表达增多，慢性皮损区 IL-5 和 GM-CSF 受体表达增多。

IL-13 在急性皮损区比慢性皮损区表达也增多。在临床上，IL-4 和 IL-13 水平上升是急性特应性皮炎损害的特征表现。而在慢性皮损区，IL-4 与 IL-13 表达相对少于急性皮损区，而 IL-12^{+} 细胞和 IFN-r 表达增加，提示急性期以 Th2 型为主，慢性期则 Th1 型反应增强。这可能与慢性过敏原耐受有关。

内在型和外源型 AD 患者的细胞因子表达也有不同。内在型 AD 的免疫特征在于低表达白细胞介素 IL-4、IL-5 和 IL-13，高表达 IFN-γ。中和 IL-13 对内在型 AD 的较低的 IgE 水平无影响。

最近研究显示，AD 患者具有 CLA^{+} T 细胞，可高表达 IL-31，这种细胞因子在 AD 患者和 ACD 患者(一种瘙痒性皮炎)也有升高，小鼠过度表达 IL-31 可诱发剧烈瘙痒和皮炎。金黄色葡萄球菌可诱导 IL-31 快速表达，提示金黄色葡萄球菌在 AD 患者皮肤的定植可能是患者瘙痒原因之一。

(四)趋化因子

CC 家族的趋化因子，如 RANTES、MCP-4 和嗜酸性粒细胞趋化因子，在 AD 患者皮损处均有升高，可引起嗜酸性粒细胞和 T 细胞化学趋化到皮肤组织。IL-4 可促角质细胞、成纤维细胞和内皮细胞释放嗜酸性细胞趋化因子引起嗜酸性粒细胞趋化至皮损区，嗜酸性粒细胞也可释放 IL-16(一种 CD4^{+} T 细胞趋化因子)，该趋化因子被认为是炎症加重的重要因子，在急性皮损区比慢性皮损区的表达显著增加，皮肤 T 细胞趋化因子 CTACK/CCL27 可吸引 CLA^+ T 细胞至皮肤组织，化学亲和因子 CCR3 也可在嗜酸性粒细胞和 T 细胞上检测到，它可介导 RANTES、MCP-4 和嗜酸性粒细胞趋化因子的活性，在 AD 患者的皮损区和非皮损区表达都有增加。白三烯 B4 在 AD 患者接触过敏原时释放，引起炎症细胞趋化的初始潮。

研究显示，大量的趋化因子参与了 AD 的免疫病理进程，AD 患者的真皮上的树突状细胞和表皮的郎格汉斯细胞可表达 CCL18，CCL18 可结合至外周血 CLA^+ T 细胞，在 T 细胞皮肤归巢中起一定作用，另外，CCL18 的表达可由过敏原或金黄色葡萄球菌内毒素 B 诱导。主要由肥大细胞分泌的 CCL1 可在 AD 患者接触过敏原或金黄色葡萄球菌产物时选择性上调，结合于 T 细胞和 DC 细胞的一亚群上的 CCR8，提示 CCL1-CCR8 在 AD 患者皮肤炎症反应中的作用。另外，肥大细胞还可被 CD30-Fc 融合蛋白激活，在不脱颗粒的情况下，分泌 IL-8 和 MIP，诱导白细胞浸润至炎症部位。值得一提的是，皮肤 T 细胞趋化因子和胸腺活化调节化学因子水平升高与 AD 患者病情的严重度相关，经治疗后下降，可作为治疗有效的生物学指标。

（五）非免疫性因素

神经-内分泌因素（如情绪紧张、焦虑、抑郁等）和药物反应也参与皮肤炎症的形成。

第四节 临床症状与体征

特应性皮炎的临床症状多样，无特征性皮损和特殊的实验室诊断标准。因此，其诊断是基于主要和相关的临床症状。对其症状和体征进行标准化的尝试包括 SCORAD（湿疹面积）和 EASI（严重指数），但这些现在还只限于临床研究。AD 的症状表现为慢性、复发性、瘙痒性皮疹，皮肤瘙痒症对诊断十分重要。皮疹可表现为红斑、丘疹、水疱、糜烂、渗出、干燥、苔藓化、色素沉着等多形态损害。急性期皮损以剧痒性红斑性丘疹和水疱为特征，并经常伴有广泛抓痕和严重渗出及糜烂；亚急性期皮损以红斑、抓痕和缩小的丘疹为特征；慢性期皮损以皮肤增厚性斑块、苔藓样变和纤维化丘疹为特征。在慢性特应性皮炎患者中这三种皮肤反应形式可同时存在。

根据皮疹发生、发展和分布特点，可将特应性皮炎分为婴儿期、儿童期和成人期三个阶段。婴儿期（1 个月至 2 岁）：表现为婴儿湿疹，皮损多分布于面颊、额部和四肢伸侧，也可累及尿布区，尿布区累及的话则多数伴有念珠菌感染，并可累及腹股沟皱褶（图 17-2）。皮损常呈急性或亚急性表现，伴剧烈瘙痒，反复发作。儿童期（2～12 岁）：多由婴儿期演变而来，也可以不经过婴儿期，皮损多发生于肘窝、腘窝、小腿伸侧和臀大肌。干燥和苔藓化明显，瘙痒剧烈。儿童成熟后特应性皮炎严重程度常降低，但当再暴露于外源型刺激物时其皮肤表现为易瘙痒和炎症。青少年、成人期（＞12 岁）：皮损与儿童期类似，多为局限性干燥性皮损，主要发生在肘窝、腘窝、颈前等，也可发生在面部和手背。青少年、成人期皮损严重程度轻重不一，除肘窝、膝窝外，还可泛发至全身，严重时可出现红皮症。另外，特应性皮炎可以伴随有一系列皮肤特征性改变。

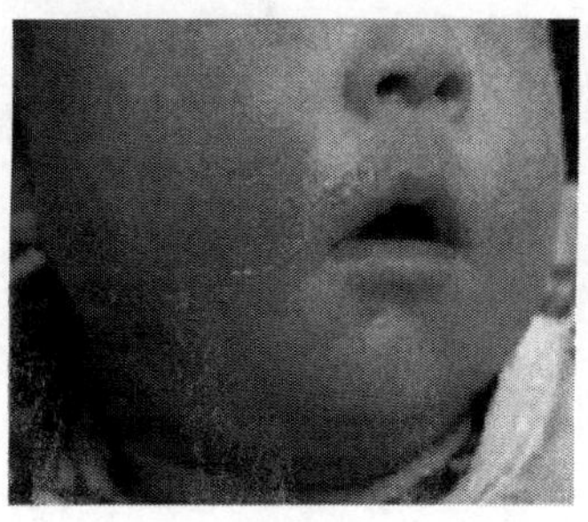
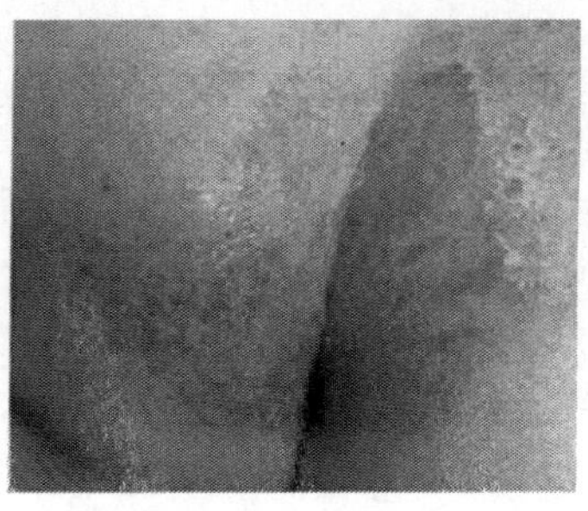

图 17-2 婴幼儿 AD 患者的皮肤症状

特应性皮炎按严重程度可分为轻度、中度、重度,分别占 80%、18%、2%。根据特应性皮炎有无合并全身性过敏性疾病,可分为单纯型和混合型,前者仅表现为皮肤受累,后者合并其他过敏性疾病如过敏性哮喘和过敏性鼻炎。单纯型又分为内源型和外源型,内源型患者血清总 IgE 水平正常,且对食物或吸入过敏原不过敏。外源型患者的过敏原特异性 IgE 阳性、血中总 IgE 水平或外周血嗜酸粒细胞数增加等。内源型特应性皮炎约占 20%,临床容易漏诊,应引起重视。

第五节 诊断与鉴别诊断

一、诊 断

目前,国内外有多种诊断标准,包括美国 Hanifin 和 Rajka 标准、英国 Willlam 标准和康克非标准等,其中英国 William 标准内容简洁、使用方便,其特异性、敏感性与美国 Hanifin 和 Rajka 标准和康克非标准相似,适用于门诊工作,故推荐使用。年长儿童或成人的新发特应性皮炎还需考虑进行其他疾病的鉴别诊断。

(一)美国 Hanifin 和 Rajka 标准

具备以下 3 条主要特征和 3 条次要特征即可诊断为特应性皮炎。

主要特征:

1)瘙痒;

2)典型的皮疹形态与分布;

3)慢性或慢性复发性皮炎;

4)个人或家族过敏性疾病史。

次要特征:

1)早年发病;

2)干皮症/鱼鳞病/掌纹症;

3)过敏性结膜炎/食物不耐受/外周血嗜酸性粒细胞增高/血清 IgE 增高/ Ⅰ型皮试反应;

4)皮肤感染倾向(金黄色葡萄球菌、单纯疱疹病毒)/损伤的细胞免疫;

5)面部苍白/ 白色划痕/乙酰胆碱延迟发白；

6)毛周隆起/非特异性手足皮炎/旦尼-莫根(Dennie-Morgan)症(眼周黑晕)。

(二)英国 William 诊断标准

1)最近 12 个月内出现皮肤瘙痒,及伴随有以下 5 条中的至少 3 条；

2)屈侧皮炎湿疹史,包括肘窝、腘窝、踝前、颈部(10 岁以下儿童包括颊部)；

3)个人有哮喘或过敏性鼻炎病史(或 4 岁以下儿童的一级亲属中有过敏性疾病史)

4)近年来全身皮肤干燥史；

5)屈侧可见湿疹(或 4 岁以下儿童在面颊部/前额和四肢伸侧可见湿疹)；

6)2 岁前就出现皮肤症状(适用于 4 岁以上患者)。

(三)并发症

眼部并发症是 AD 较常见的并发症。AD 患者的角膜通常可检测到 IgE^{+} 郎格汉斯细胞,它们捕捉空气中的过敏原,提呈给组织浸润的 T 细胞,引起炎症反应。特应性角结膜炎通常是双边的,症状包括痒、刺痛、流泪和大量黏液分泌,通常并发眼睑炎和慢性睑缘炎,由于角膜疤痕可引起视力损害,持续摩擦角膜可导致圆锥角膜,还可诱发青春期或青壮年白内障。

AD 患者易皮肤感染或皮肤定植微生物。由于 Th2 型细胞因子 IL-4 增加及 Th1 型细胞因子 IFN-γ 减少,易诱发病毒感染,如单纯疱疹病毒、水痘病毒等,后者可导致致死性湿疹牛痘。最新研究显示皮肤抗菌肽的减少与 AD 患者易感染病毒也有关系。研究显示,AD 的炎症皮肤分泌的黏附因子,如纤维连接蛋白和纤维蛋白原,使其感染金黄色葡萄球菌的概率达 90%,而正常人仅 5%。AD 患者还易感染真菌,如并发脚气病可导致疾病急性发作。AD 患者感染红色毛癣菌的概率是普通人的 3 倍。AD 患者还易感染合轴马拉色菌,主要发作于患者头部和颈部。

此外,AD 患者通常患有非特异性手部皮炎,通常由非特异性刺激物或工作环境需要反复湿手所导致。

二、鉴别诊断

(一)皮肤病

1)脂溢性皮炎:该病一般有家族史,皮损常发生在头、面、胸背中上部及腋窝等皮脂分泌多的部位,损害为鲜红色或黄红色斑,上覆油腻性鳞屑,血清 IgE 正常。

2)湿疹:常无家族史,无一定好发部位。

3)慢性单纯性苔藓:皮损为苔藓样变和多角形扁平丘疹,无个人和家族遗传过敏史,无特殊的皮损和发生发展规律,无血清和皮肤点刺试验的异常。

此外还有眉风癣、牛皮癣、接触性皮炎(刺激性或过敏性)、钱币状皮炎、玫瑰糠疹、鱼鳞癣等。

(二)肿瘤

皮肤T淋巴细胞瘤(蕈状真菌病、塞扎莱综合征)、急性婴幼儿网细胞增生症(郎格汉斯细胞增生症)、(表皮)松解坏死型游走性红斑伴发胰腺癌等。

(三)免疫缺陷症

高IgE综合征、威斯科特-奥尔德里奇综合征、重度联合免疫缺陷症、Omenn综合征(一种色体隐性遗传性重度联合免疫缺陷症)、IPEX综合征(免疫失调、多内分泌型,与肠病相关、X染色体连锁遗传病)等。

(四)感染性疾病

人类获得性自身免疫缺陷病毒相关性湿疹、疥疮、念珠菌病、花斑糠疹等。

(五)先天性代谢异常疾病

内塞顿(氏)综合征、苯丙酮尿症、肠病性肢端皮炎、必需氨基酸缺陷症、生物素缺陷症、婴儿期起病的多发性羧酶缺乏症等。

第六节　临床评估与控制(预防)

一、严重程度评估

特应性皮炎的严重程度评分系统包括特应性皮炎评分(Scoring of Atopic Dermatitis,SCORAD)和湿疹面积和严重程度指数(Eczema Area and Severity Index,EASI)。两者在研究所最常用。在门诊,当患者出现新发的皮疹,需要升级治疗(如低效升至中效的局部激素)或需求进一步医学指导时,应行进一步的综合评估或咨询。另外,患者有全身性或接近全身性特应性皮炎时,应请专家对最近住院病史及运用全身性皮质醇激素史、疱疹性湿疹、眼部症状等进行综合评估。

二、日常基本护理

纠正皮肤干燥、保护皮肤屏障功能和止痒是治疗特应性皮炎的关键措施。在急性期,每日用温水沐浴1～2次,每次10～20min,沐浴后应即刻使用保湿剂或药物,以保持皮肤的水合状态而保护屏障功能。慢性期可每日沐浴1次。最新研制出的修复皮肤屏障功能的乳膏包括Atopiclair乳膏、MimyX乳膏、Epiceram乳膏,均为处方制剂。

三、瘙痒和睡眠问题的处理

瘙痒是特应性皮炎最令人烦恼的问题，易干扰睡眠和日常活动。特应性皮炎瘙痒的机制现在还不完全清楚，似乎是非组胺介导的，第一代组胺药对特应性皮炎的作用主要是依靠其镇静作用。因此，这些药物的使用最好是在休息时。无镇静作用的第二代组胺对控制特应性皮炎的瘙痒无效。其他镇静药包括多塞平、苯二氮安眠药、非苯二氮安眠药、水合氯醛、可乐宁，有证据显示，神经肽和阿片类受体可能与特应性皮炎的瘙痒有关，最近的一些对照试验显示，局部环丙甲羟二羟吗啡酮（阿片受体拮抗药）的使用对减轻特应性皮炎的瘙痒有效。然而，神经肽的作用和阿片受体与瘙痒的发病机制关系、运用这些受体拮抗药物的有效性还需进一步研究。环孢菌素 A 可通过抑制大量炎症细胞因子的转录而快速抑制瘙痒。

四、食物过敏的评估和处理

食物过敏原可诱发特应性皮炎是肯定的。研究发现，69%的重度特应性皮炎和 53%的中度特应性皮炎患儿对食物过敏。双盲对照的食物激发试验证实食物过敏原能引起特应性皮炎的病情恶化，尤其在年幼儿童。因此，对食物过敏的评估十分重要。

研究显示，在特应性皮炎患者皮损中可分离出抗原特异性 T 细胞，血清中也可检测出抗原特异性 IgE 抗体。在总水平 IgE 升高的特应性皮炎患者血清中，85%可检测到食物和环境过敏原的特异性 IgE 抗体。近年来，特异性 IgG 水平对诊断食物过敏的价值亦受到重视。研究发现，在特应性皮炎患者中，对食物过敏（包括牛奶和鸡蛋）的患者的血清特异性 IgE 水平和特异性 IgG 水平均显著高于对照患者，且 sIgG 抗体的阳性率高于 sIgE 抗体。在过敏性疾病中，sIgG 抗体升高可能出现在 sIgE 抗体升高之前。在婴儿期测定鸡蛋 sIgG 抗体和亚群可能是临床早期诊断 sIgE 过敏的辅助手段，但 sIgE 与 sIgG 的关系和确切免疫机制仍需深入研究。

临床病史是评估食物过敏的重要因素。应询问患者或患者家属过敏反应发生的时间（速发或迟发反应）及症状类型（荨麻疹、瘙痒加重、呼吸困难、呕吐、腹泻）。对牛奶、鸡蛋、黄豆、小麦、花生、干果、海鲜过敏占所有过敏的大多数（90%以上），其中又以鸡蛋最为常见。因此，询问是否进食这些食物及症状反复发作的一致性对排除大多数食物过敏有帮助。

其他评估方法包括皮肤过敏试验和双盲、对照试验食物过敏原经口激发。幼儿的阴性皮肤过敏试验高度提示非 IgE 反应（＞95%）。但约有 10%的特应性皮炎儿童食物过敏并非由 IgE 介导，其血清 IgE 水平不升高，点刺试验阴性，而斑贴试验阳性，这与机体对食物的迟发变态反应有关，禁食致敏食物可使大多数该部分患者病情得到明显改善。另外，阳性皮肤过敏试验的阳性预测价值只有 50%。血清特异性 IgE 水平，如 ImmunoCAP 检测结果所示，对常见过敏原有超过 95%的阳性预测价值，且血清总 IgE 和抗原特异性 IgE 测定有助于判定特应性皮炎病情严重程度和活动度。这些预测价值有助于决定是否进行食物过敏经口激发，尤其是限制一些特殊食物将不利于幼儿的营养和发育时。食物过敏原经口激发只有在能及时处理好过敏反应的特定场所进行。双盲、对照试验食物过敏原经口激发是诊断食物过敏的金标准。特应性皮炎患者,如果有食物过敏病史和特异性 IgE 抗体,应避免进食特异食物过敏原,不管该过敏原是否会激发皮肤过敏反应。对多种食物过敏的特应性皮炎儿童,进行饮食方案的咨询有助于避免特异性食物过敏原和添加营养成分。

五、吸入过敏原的评估

吸入过敏原对诱发特应性皮炎的作用还有争议,对屋尘螨是否可诱发特应性皮炎的随机、双盲、对照试验得出的结论不同,但是,屋尘螨免疫治疗可改善特应性皮炎症状的研究提示屋尘螨可诱发特应性皮炎。对屋内进行吸尘、热水洗床单和使用防螨床上用品可减轻屋尘螨过敏患者的特应性皮炎症状,尤其是合并有呼吸道过敏症状的患者。其他对花粉和宠物毛诱发特应性皮炎的研究有限,支持的数据仅限于零星的斑贴试验阳性报道。有研究显示,桦树花粉相关食物(如苹果、芹菜)可加重特应性皮炎症状。因此,对患者进行独立危险因素评估,避免可能的吸入过敏原是有必要的。

六、患者教育

特应性皮炎病程漫长、易复发、难根治,患病时皮肤瘙痒、干燥的症状严重,且会伴有一系列的皮肤病症,包括干皮症、皮肤感染倾向等,尤其在冬天,由于皮肤缺乏水分和油脂,瘙痒和干燥症状会更为严重,这就给患者的身心造成了负担,严重影响他们的生活质量。研究显示,AD 患者对 AD 急性发作的处理常不够及时。为了帮助患者尽早摆脱特应性皮炎的困扰,恢复健康的生活,患者教育和医患配合十分重要。患者应该对疾病治疗方法和过程有清晰的认识,在生活中尽量避免或减少接触诱发因素,如避免进食致敏的食物过敏原及减少环境中尘螨过敏原的接触,临床医生也应做好疾病的跟踪回访工作,以保证治疗的顺应性。

第七节　治　　疗

一、局部药物治疗

1. 激素

局部糖皮质激素仍是目前特应性皮炎治疗的一线药物。应根据患者的年龄、皮损部位及病情程度选择不同类型和强度的糖皮质激素制剂。一般轻度患者,使用弱效糖皮质激素就足够,面部、颈部及皱褶部位应选用弱效的糖皮质激素。中至重度患者应使用足够量的中效糖皮质激素,如果考虑激素的副作用,仅仅使用弱效糖皮质激素则不能尽快控制病情,从而导致持续性的特应性皮炎,这可能加重患者对激素的恐惧心理而使依从性降低。尽管局部激素的安全性和有效性已有大量研究证实,但是对激素副作用的恐惧心理还是使人们对局部激素的依从性大大降低。因此,对患者的反复教育十分关键。

激素停药过快常可致病情反复,但长期使用可引起一些皮肤不良反应(如皮肤萎缩、毛细血管扩张、膨胀纹、多毛症、糖皮质激素性痤疮、细菌感染、紫癜等),长期大面积应用有时可致系统性不良反应(肾上腺皮质功能不全、库欣综合征、青光眼、白内障及月经周期紊乱等)。

湿裹局部糖皮质激素对于重症特应性皮炎患者是有效的,但是应注意潜在的皮肤二重感染,因此,治疗必须在有经验的内科医生指导下进行。

如果患者长期依赖中至强效的糖皮质激素,则需要考虑用其他药物治疗,如钙调神经磷酸酶抑制剂,因此,对于慢性较厚的皮损外用时,应选用较为强效的糖皮质激素制剂,短期内控制病情后,改用弱效抑制剂或非糖皮质激素类药物。

2. 钙调神经磷酸酶抑制剂

此类药物包括他克莫司软膏和吡美莫司乳膏,对特应性皮炎有良好疗效,具有较强的选择性抗炎作用,且可相对较长时间地用于所有的发病部位,尤其是面颈部和其他皮肤柔嫩部位。不良反应主要是用药后局部短时间的烧灼和刺激感,尚未发现明显的系统不良反应(两药的经皮吸收均少),也无糖皮质激素的不良反应。

3. 外用抗生素制剂

由于细菌或真菌可通过产生超抗原或作为过敏原而诱发或加重病情,在使用糖皮质激素的同时,尤其是治疗有渗出性皮损时,早期加用抗细菌或抗真菌药物可有利于控制病情,但也有引起皮肤激惹的可能,应避免长期使用。近来有研究显示,每天用含 1.5%的三氯卡板的肥皂洗澡可减少金黄色葡萄球菌的定植,有效改善患者症状。

4. 重组人IFN-γ

IFN-γ 可抑制 IgE 生成和抑制 Th2 细胞功能。局部皮下重组人 IFN-γ 可减轻 AD 的症状,减少循环血中的嗜酸性粒细胞数量。临床改善与血中白细胞、嗜酸性粒细胞、淋巴细胞计数,以及淋巴细胞中 CD4∶CD8 比例转正常是相关的。一项研究肯定了重组人 IFN-γ 皮下治疗的长期安全性和有效性。

5. 止痒剂

5%多塞平乳膏或非留体抗炎药物可在短期内有效地减轻瘙痒症状,可与糖皮质激素制剂或钙调神经磷酸酶抑制剂交替使用。

二、系统治疗

1. 糖皮质激素

原则上尽量不用或少用此类药物,尤其是儿童。但对病情严重的患者可予中小剂量短期用药(一般 1 周),并采用早晨顿服法,有助于缓解特应性皮炎的皮肤红肿,但停药过快可能引起特应性皮炎症状反弹,故病情好转后应及时逐渐减量、停药,并加强每天皮肤护理(如勤洗澡),以免长期使用带来的不良反应或停药过快而致病情反跳。

2. 其他系统性免疫抑制剂

研究显示,口服环孢菌素A对治疗难治性AD的疗效经安慰剂对照试验证实,持续或间断的环孢菌素A治疗[5mg/(kg·d)]在疗效和安全性方面是无差别的,但其治疗效应不长,停止治疗则症状反复。由于担心进展性或不可逆的肾损害,到目前为止没有治疗是持续的。一项研究对严重AD成人患者治疗了48周,起始治疗8周[2.5mg/(kg·d)],根据病情调整剂量,结果显示,对改善皮损面积、瘙痒和睡眠干扰有明显疗效。

硝酸咪唑硫嘌呤可用于严重特应性皮炎患者的症状控制。这些免疫抑制剂潜在的长期副作用包括肿瘤、肾损害和肝毒性。由于缺少长期应用的安全性数据,这些药物通常不推荐用于儿童特应性皮炎的治疗。

3. 抗感染药物

对于病情严重(特别是有渗出者)或已证实有继发细菌或真菌感染的患者,可短期(7~10d)给予抗感染药物,但切忌滥用。对感染性牛痘湿疹需要进行系统性无环鸟苷治疗。

4. 抗组织胺药物治疗

研究显示组胺不参与AD患者的瘙痒发病机制,第一代组胺药由于具有镇静作用,因此和镇静药一样对改善睡眠、减轻瘙痒有帮助。

5. 其他

曲尼司特、甘草酸和复合维生素等可选择用于特应性皮炎的治疗,有辅助治疗作用,用于特应性皮炎治疗可能有效,但通常需较长期维持用药。

三、实验性治疗

1. 过敏原特异性免疫治疗

对于部分混合型特应性皮炎以及外源型特应性皮炎迁延不愈者,过敏原免疫治疗(皮下或舌下含服)显示有一定的潜在价值。过敏原免疫治疗的潜在不良反应包括过敏反应和特应性皮炎的恶化。一项双盲对照试验研究显示,AD患者过敏原特异性免疫治疗24个月可显著改善84%患者症状,对照组仅40%,但这一研究未能用标准化的过敏原进行免疫治疗。一项多中心的随机研究显示,对AD患者进行1年的尘螨过敏原特异性免疫治疗具有剂量依赖性的疗效。另一项研究显示,用屋尘螨类过敏原皮下注射免疫治疗AD患者4周后,主管和客观SCORAD评分显著改善,血清中耐受性细胞因子IL-10的水平增加,而趋化因子CCL17和IL-16降低,血清中过敏原特异性IgE下降,IgG4增加。可以推测SCIT降低血清中趋化因子水平,从而阻断AD患者启动炎性反应。一项开放非对照试验运用标准化舌下含服屋尘螨疫苗舌下含服治疗轻度至中度AD患者,结果显示,SLIT治疗1年后SCORAD平均减少46%,59%的患者SCORAD减少程度>30%,35%的患者SCORAD减少程度<30%。SLIT治疗有很好的耐受性,进行SLIT治疗可允许逐渐减少皮质类固醇或免疫抑制剂的治疗。由于AD患者的特应性体质,多种过敏原可诱发其产生特异性炎症反

应，可加重疾病并可诱发哮喘，因此，对AD患者进行特异性免疫治疗有助于减轻AD患者症状及预防哮喘的发生。最新一项韩国的研究显示，SLIT治疗有很好的耐受性和安全性。但目前用标准化过敏原对AD进行双盲、对照试验的数据还较少，有待进一步开展试验研究。

2. 人源IgE单抗

人源IgE单抗对治疗过敏性哮喘有效，已被FDA批准用于治疗中重度和重度哮喘，人源IgE单抗可与外周血中的IgE抗体结合，抑制IgE抗体与多种细胞上的FceR Ⅰ和FceR Ⅱ受体结合，由于肥大细胞上的FceR Ⅰ受体依赖于血清中的IgE抗体滴度，因此人源IgE单抗通过多种途径抑制IgE抗体介导的超敏反应。用人源IgE单抗治疗3位AD患者的早期研究是失败的，但是该试验的设计有一定缺陷，即不能确定人源IgE单抗的治疗量是否足以中和血清中的IgE抗体。后续的研究证实，抗IgE单抗治疗是有效的。一项研究对3名体内IgE滴度为1990～6120IU/ml的11～13岁患儿进行每周两次450mg人源IgE单抗治疗，共10次，获得显著疗效。另一项研究对7名体内IgE滴度为265～2020IU/ml的7～58岁AD患者进行为期7个月、每周2次、375mg人源IgE单抗的治疗，大多数患者获得明显疗效。还有一项对11人(体内IgE滴度1000IU/ml)进行为期10周、每周2次、150mg人源IgE单抗治疗，2名患者严重程度降低50%，4名患者减少了25%～50%，3名患者减少20%以下，2名患者症状恶化。一项对中重度持续性哮喘和AD的前瞻性研究显示均有显著疗效。还有一些个案报道，对传统治疗无效的患者用IgE单抗治疗症状明显好转。但这些试验都是开放性的，进一步的双盲、对照试验还需开展。

3. 中医治疗

中医对特应性皮炎的治疗越来越受重视。中医文献记载，特应性皮炎属“浸淫疮”(《诸病源候论》，公元610年、巢元方著)和“奶癣”(《外科正宗》，1617年、陈实功著)范畴。运用传统中医辨证理论对不同年龄、不同严重度的特应性皮炎患者的皮损、症状、舌象和脉象进行证候学分析的结果显示，患者证候表现复杂，均为多证相兼，无单一证型。证型的概率由高到低依次为：脾虚证、血热血燥证、湿热证、肾虚证、肝郁证。相兼证中，以湿热证、血热血燥证和脾虚证相互重叠者最多，提示特应性皮炎多具有脾虚素质(一部分为肾虚素质)，易受湿、热、燥邪侵袭而发病，精神因素导致的肝郁气滞也是诱发疾病的病因之一。但中药的长期疗效还不肯定，且有效成分还有待研究。

4. 吗替麦考酚酯

吗替麦考酚酯(MMF)是嘌呤生物合成抑制剂，是一种器官移植免疫抑制剂，研究显示，其在皮肤炎症疾病中的有效性和持续性得到了证实，该药物有良好的耐受性。但小剂量治疗是无效的，因此还需对其有效剂量开展试验，并进行更多的对照试验。

5. 其他

一些治疗包括抗白三烯治疗和益生菌治疗的结果还不一致，需要进一步开展更多研究。

四、物 理 疗 法

紫外线光疗对治疗儿童及成人重症特应性皮炎患者都证实有效，且以窄谱中波紫外线(NB-UVB)和 UVAI 的疗效更佳。但是，光疗长期反复使用的致癌性风险还有待评估。进一步研究还需要对该治疗的利弊进行评估，尤其是儿童。一般认为 12 岁以下患者应避免使用紫外线疗法。

综上所述，在特应性皮炎治疗过程中，首先应对患者的病史、病程、严重程度和受累范围等进行评估，根据不同的病情给予相应的综合治疗。教育患者避免过敏原十分重要。由于该病为慢性疾病，需长期治疗，因此对患者进行教育、提高患者依从性，对获得良好疗效非常重要。

主要参考文献

郭艳平，丁凤姝，井鸿，等. 2006. 儿童特应性皮炎 312 例临床分析. 临床皮肤科杂志，35(3)：157.

顾恒，颜艳，陈昆，等. 2000. 我国特应性皮炎流行病学调查. 中华皮肤科杂志，33(6)：379～382.

顾恒，尤立平，刘永生，等. 2004. 我国 10 城市学龄前儿童特应性皮炎现况调查. 中华皮肤科杂志，37(1)：29～31.

Akdis C A，Akdis M，Bieber T，et al. 2006. Diagnosis and treatment of atopic dermatits in children and adults：European Academy of Allergology and Clinical Immunology/American Academy of Allergy，Asthma and Immunology/PRACTALL Consensus Report. Allergy，61(8)：969～987.

Ben-Gashir M A，Seed P I，Hay R J. 2004. Predictors of atopic dermatitis severity over time. J Am Acad Dermatol，50(3)：349～356.

Bilsborough J，Leung D Y，Maurer M，et al. 2006. IL-31 is associated with cutaneous lymphocyte antigen-positive skin homing T cells in patients with atopic dermatitis. J Allergy Clin Immunol，117(2)：418～425.

Bussmann C，Maintz L，Hart J，et al. 2007. Clinical improvement and immunological changes in atopic dermatitis patients undergoing subcutaneous immunotherapy with a house dust mite allergoid：a pilot study. Clin Exp Allergy，37(9)：1277～1285.

Brown S，Reynolds N J. 2006. atopic and non-atopic eczema. BMJ，332(11)：584～588.

Brenninkmeijer E E，Schram M E，Leeflang M M，et al. 2008. Diagnostic criteria for atopic dermatitis：a systemic review. Br J Dermatol，158：754～765.

Cadario G，Galluccio A G，Pezza M，et al. 2007. Sublingual immunotherapy efficacy in patients with atopic dermatitis and house dust mites sensitivity：a prospective pilot study. Curr Med Res Opin，23(10)：2503～2506.

Charman C R，Morris A D，Williams H C，et al. 2000. Topical corticosteroid phobia in patients with atopic exzema. Br J Dermatol，142(5)：931～936.

Choi E J，Lee S Y，Kim H H. 2011. Suppression of dust mite extract and 2，4-dinitrochlorobenzene-induced atopic dermatitis by the water extract of *Lindera obtusiloba*. Journal of Ethnopharmacology，137(1)：802～807.

Cookson W，Anderson H，RMargolis D J，et al. 2012. The persistence of atopic dermatitis and filaggrin(FLG) mutations in a US longitudinal cohort. J Allergy Clin Immunol，130(4)：912～917.

Eichenfield L F，Basu S，Clavarese B，et al. 2007. Effect of desonide hydrogel 0. 05% on the hypothalamic-pituitary-adrenal axis in pediatric subjects with moderate to severe atopic dermatitis. Pediatr Dermatol，24(3)：289～295.

Ellis C N，Drake L A，Prendergast M M，et al. 2002. Cost of atopic dermatitis in the United States. J Am Acad Dermatol，46(3)：361～370.

Emerson R M，Williams H C，Allen B R. 2001. What is the cost of atopic dermatitis in preschool children? Br J Dermatol，144：514～522.

Friedlander S F, Hebert A A, Allen D B. 2002. Fluticasone Pediatrics Safety study Group. Safety of fluticasone propionate cream 0.05% for the treatment of severe and extensive atopic dermatitis in children as young as 3 months. J Am Acad Dermatol, 46(3): 387～393.

Gutman A B, Kligman A M, Sciacca J, et al. 2005. Soak and smear: a standard technique revisited. Arch Dermatol, 141 (12): 1556～1559.

Horii K A, Simon S D, Liu D Y, et al. 2007. Atopic dermatitis in children in the United States, 1997～2004: visit trends, patients and provider characteristics, and prescribing pattens. Pediatrics, 120(3): e527～e534.

Kapoor R, Menon C, Hoffstad O, et al. 2008. The prevalence of atopic triad in children with physician-confirmed atopic dermatitis. J Am Acad Dermatol, 58(1): 68～73.

Kim M E, Kim J E, Sung J M, et al. 2011. Safety of accelerated schedules of subcutaneous allergen immunotherapy with house dust mite extract in patients with atopic dermatitis. J Korean Med Sci, 26(9): 1159～1164.

Krejci-Manwaring J, Tusa M G, Carroll C, et al. 2007. Stealth monitoring of adherence to topical medication: adherence is very poor in children with atopic dermatitis. J Am Acad Dermatol, 56: 211～216.

Krol A, Krafchik B. 2006. The differential diagnosis of atopic dermatitis in childhood. Dermatol Ther, 19(2): 73～82.

Laughter D, Istvan J A, Tofte S J, et al. 2000. The prevalence of atopic dermatitis in Oregon school children. J Am Acad Dermatol, 43: 649～655.

Langan S M, Thomas K S, Williams H C, et al. 2006. What is meant by a "flare" in atopic dermatitis? A systemic review and proposal. Arch Dermatol, 142: 1190～1196.

Leung D Y, Boguniewicz M, Howell M D, et al. 2004. New insights into atopic dermatitis. J Clin Invest, 113: 651～657.

Lipozencic J, Wolf R. 2007. Atopic dermatitis: an update and review of the literature. Dermatol Clin, 25(4): 605～612.

Liu Y J. 2007. Thymic stromal lymphopoietin and OX40 ligand pathway in the initiation of dendritic cell-mediated allergic inflammation. J Allergy Clin Immunol, 120(2): 238～244.

Liu F T, Goodarzi H, Chen H Y. 2011. IgE, mast cells, and eosinophils in atopic dermatitis. Clinical Reviews in Allergy & Immunology, 41(3): 298～310.

Meltzer L J, Moore M. 2008. Sleep disruption in parents of children and adolescents with chronic illness: prevalence, causes, and consequences. J Pediatr Psychol, 33(3): 279～291.

Morar N, Willis-Owen S A, Moffatt M F, et al. 2006. The genetics of atopic dermatitis. J Allergy Clin Immunol, 118: 24～34.

Odijk J V, Kull I, Borres M P, et al. 2003. Breastfeeding and allergic disease: a multidisciplinary review of the literature (1966～2001) on the mode of early feeding in infancy and its impact on later atopic manifestations. Allergy, 58(9): 833～843.

Palmer C N, Irvine A D, Terron-Kwiatkowski A, et al. 2006. Common loss-of-function variants of the epidermal barrier protein filaggrin are a major predisposing factor for atopic dermatitis. Nat Genet, 38(4): 441～446.

Schultz L F, Hanifin J M. 2002. Epidemiology of atopic dermatitis. Immunol Allergy Clin North Am, 22: 1～24.

Schmitt J, Langan S, Williams H C, et al. 2007. What are the best outcome measurements for atopic eczema? A systemic review. J Allergy Clin Immunol, 120(6): 1389～1398.

Spergel J M. 2010. From atopic dermatitis to asthma: the atopic march. Ann Allergy Asthma Immunol, 105(2): 99～106.

Szegedi A, Barath S, Nagy G, et al. 2009, Regulatory T cells in atopic dermatitis: epidermal dendritic cell clusters may contribute to their local expansion. British Journal of Dermatology, 160(5): 984～993.

Thomsen S F, Ultrik C S, Kyvik K O, et al. 2007. Importance of genetic factors in the etiology of atopic dermatitis: a twin study. Allergy Asthma Proc, 28(5): 535～539.

Tokura Y. 2010. Extrinsic and intrinsic types of atopic dermatitis. Journal of Dermatological Science, 58(1): 1～7.

Williams H, Stewart A, von Mutius E, et al. 2008. International study of asthma and allergies in childhood(ISAAC) phase one and three study groups. Is eczema really on the increase worldwide? J Allergy Clin Immunol, 121(4): 947～954.

Williams H C. 2000. Epidemiology of atopic dermatitis. Clinical and experimental dermatology, 25(7): 522～529.

Williams H C, Burney P G J, Hay R J, et al. 1994. The U. K. Working Party's diagnostic criteria for atopic dermatitis. I.

Derivation of a minimum set of discriminators for atopic dermatitis. Br J Dermatol，131(3)：383～396.

Zeiger R S，Heller S. 1995. The development and prediction of atopy in high-risk children：follow-up at age seven years in a prospective randomized study of combined maternal and infant food allergen avoidance. J Allergy Clin Immunol，95(6)：1179～1190.

Zuberbier T，Orlow S J，Paller A S，et al. 2006. Patients perspectives on the management of atopic dermatitis. J Allergy Clin Immunol，118(1)：226～232.

(喻海琼、刘志刚)

第十八章　尘螨过敏性疾病的预防

第一节　概　　述

随着人们生活水平和社会经济的不断发展，由于空气的污染、家庭生活条件的极大改善、人工食品增多及生活精神压力的增加等因素，近30年来，过敏性疾病至少增加了近3倍，已经成为了全球性的公共卫生问题。世界变态反应组织（World Allergy Organization，WAO）对全球30个国家的约12亿总人口进行了过敏性疾病流行病学调查，结果显示，其中22%（25 000万人）患有IgE介导的过敏性疾病，包括过敏性哮喘、过敏性鼻炎、过敏性湿疹、结膜炎、食物过敏、药物过敏和过敏性休克等，严重影响了儿童和成人的身体健康和生活质量。根据世界卫生组织（World Health Organization，WHO）统计，全球约有1.5亿哮喘患者，其中成人50%及儿童中的80%以上均由过敏因素诱发，且每年死于哮喘的人数达18万以上。WHO最新公布的调查数据显示，人群中平均10人就有1人患过敏性鼻炎，并且以每年10%的速度递增，而目前我国的过敏性鼻炎患者人数就已高达1亿多人。因此，面对过敏性疾病的流行及增长趋势，迫切需要建立和制定有效的干预措施来降低其发病率，其中对过敏性疾病的预防则显得尤为重要。

2005年6月28日，WAO联合各国过敏反应机构共同发起了对抗过敏性疾病的全球倡议，将每年的7月8日定为“世界过敏性疾病日”，旨在通过增强全民对过敏性疾病的认识，共同来预防过敏反应及过敏性哮喘。从世界首个过敏性疾病日的主题“重视和预防过敏性疾病”到2011年第7个过敏性疾病日的“摆脱过敏、控制鼻炎、远离哮喘、自在人生”，不仅体现了人们对过敏性疾病认识逐步加深的一个过程，而且也显著地体现了对过敏性疾病预防的重要性。

一、过敏性疾病的三级预防

过敏性疾病主要是指IgE介导的Ⅰ型变态反应。过敏性疾病的发病原因错综复杂，主要涉及两个方面：①具备易发生变态反应的特应性体质；②环境因素。患者的体质主要包括遗传倾向、机体免疫状态、精神心理状态、内分泌和健康状况等，通过运动等增强体质，可以降低过敏性疾病的发病率。本书重点讨论环境因素对过敏性疾病的诱发作用及其预防。

过敏性疾病与接触过敏原直接相关。因此，查出过敏原，采取有效的预防措施非常重要。过敏原是过敏反应发生的必要条件，避免接触过敏原就可以避免过敏的发生，这是一种经济而有效的办法。不同过敏性疾病的过敏原可能不同，也可能相同，患者要根据自身疾病的特点选择性地采取过敏原避免以及预防措施。

对于过敏性鼻炎患者，若单一过敏原致敏可以在发病季节避开该过敏原，则这类过敏可不用任何其他治疗，避开过敏原即可；对于宠物所致的过敏性鼻炎，移走就可以使症状完全缓解，最好将宠物置于卧室外甚至户外；若是羽毛过敏，应去除羽绒枕，而改用涤纶枕或用塑料膜严密封闭的枕头；对真菌过敏的患者，应避开潮湿发霉的地下室、堆积燃烧的树叶、干草、稻草、霉草等，并消毒或破坏霉烂的物质；对于特应性皮炎患者，应尽量避免皮肤刺激，包括羊毛衣物、刺激性肥皂、温度的剧烈变化、化学物质及吸烟等。

目前，"预防策略"已经成为过敏性疾病防治的核心。当然，过敏性疾病的预防也是一个需要长期坚持进行的工作。首先要让患者正确认识到过敏反应是一种全身性疾病，同时也是一组反复发作的慢性疾病，一名患者可能同时罹患几种过敏性疾病，对于过敏性疾病的治疗需要一个长期复杂的过程。过敏性疾病患者或家属需要经常了解有关过敏的知识，在日常生活中适当地加以注意和预防。通过掌握和了解过敏性疾病的种类、症状，理解过敏性疾病是全身性疾病的特点；通过学习掌握基本的自救措施，如控制哮喘急性发作的必要手段；最后还要理解和掌握过敏性疾病预防及治疗的基本知识。让患者认清以上措施对于有效预防过敏性疾病的加重是很有意义的。

鉴于过敏性疾病病因、发病机理、临床症状等的复杂性和特殊性，过敏性疾病的预防可分为初级预防、二级预防和三级预防。

初级预防又称病因(发病前期)预防，是最积极的预防措施。它是指采取各种措施来控制或消除影响健康的危险因素，使健康人免受致病因素侵害，防患于未然。同时，进行宣传教育，旨在提高卫生知识水平，并采取各种措施促进人体健康，包括主动预防免疫接种(active vaccination)等。

二级预防即临床前期(发病期)预防，指在疾病的临床前期做到"早期发现、早期诊断、早期治疗"，从而使疾病能够得到尽早治愈而不致加重和发展。对于过敏性疾病，就是对大组人群进程筛查，发现致敏者，以便对确有发病危险的人群采取早期临床干预措施。

三级预防又称临床(发病后期)预防，指针对发病后期采取治疗措施，防止疾病恶化，预防并发症和病残。对已丧失劳动能力或残废者，通过康复医疗，促进身心方面早日康复，使其能够参加社会活动并延长寿命，提高生存质量，包括职业咨询，如对哮喘或接触性皮炎患者，可能要改换职业或工作场所等。我们所说的预防措施通常指三级预防，而一级预防和二级预防对正常人群来说也是十分必要的。

为进一步规划过敏性疾病的预防措施，WAO 就三级预防原则制定了《过敏反应和过敏性哮喘预防指南》(Johansson SGO，2004)，具体内容如下。

1. 初级预防

Ⅰ避免吸烟和被动吸烟，特别在孕期和幼儿期。禁止在工作场所吸烟。

Ⅱ避免住房潮湿。减少室内空气污染。

Ⅲ全部母乳喂养 4～6 个月，哺乳母亲不需特种饮食。

Ⅳ对尘螨、蟑螂、动物皮毛高敏感的幼儿，减少接触这些吸入性过敏原。

Ⅴ清除工作环境中的致敏原和强刺激物，如不能完全清除，提供防护措施，防止接触。

2. 二级预防

Ⅰ治疗婴幼儿及儿童的特应性皮炎，以防止呼吸道过敏反应。

Ⅱ诊疗上呼吸道疾病(过敏性鼻结膜炎)，以减少发展为哮喘的危险。对室内尘螨、宠物或蟑螂等敏感的幼儿，应减少接触这些过敏原，防止发病。

Ⅲ对职业性过敏原敏感并产生症状的人员，应避免接触职业性过敏原。

3. 三级预防

1)牛奶过敏的婴儿禁用牛奶蛋白，如需补充营养，尽量使用低过敏原性食品配方，以加强症状控制。

2)对室内过敏原(如尘螨、蟑螂和动物皮屑等)过敏的哮喘、鼻结膜炎或湿疹患者，应清除或减少接触这类过敏原，以加强症状控制，防止病情加重。

3)药物治疗首先要针对基础的炎症过程。

4)已确诊对阿司匹林或其他非甾体类抗炎镇痛药过敏的患者，应严禁使用这类药物。

5)教育患者认识过敏性症状、哮喘和过敏反应(anaphylaxis)等的重要性，并指导预防、评估和治疗各种症状的自我处理方法，以进一步优化过敏性疾病的控制。

6)充分认识和掌握哮喘及过敏反应等的常规处理方法。

7)在过敏性疾病(如哮喘)的预防和治疗中，对环境控制产生的效应和药物治疗的效果进行对比分析、衡量效价比等。

二、尘螨的预防

环境因素主要包括过敏原、刺激性气体、机体感染、居住区域及环境、气候、药物、运动中过度通气等。大量研究已从不同角度证实，过敏性疾病主要由环境中的过敏原引起。过敏原主要包括尘螨、花粉、真菌等吸入性的过敏原，以及花生、牛奶等食入性过敏原。本章节主要讨论尘螨致敏的过敏性疾病的预防。

尘螨是一种体形微小的节肢动物，其广泛分布于人类的居室和工作环境中，在与人体接触密切的床单、被褥、枕垫、衣服、沙发套和地毯等处生存繁殖。自 1964 年荷兰科学家 Voorhorst 和 Spieksma 首次报道尘螨过敏原以来，尘螨受到西欧、美国、日本等国学者的广泛重视。全球性分布的尘螨主要有两种，即尘螨亚科的屋尘螨和粉尘螨，占所有螨数量的 80%～90%。研究显示，多达 83.7%以上的哮喘患者对尘螨过敏。我国临床调查表明，所有过敏性疾病患者中对尘螨皮试呈阳性的达到 71.3%以上，哮喘、鼻炎等的发生与尘螨过敏有密切的临床相关性。在我国 15 个城镇屋舍进行的尘螨调查结果显示，城市房舍的尘螨检出率均在 40%以上，上海、深圳等地更是高达 66.67%。因此，尘螨已成为过敏性疾病防治最重要的研究对象。

研究表明，降低室内尘螨数量，或减少与尘螨的接触时间，可以大大缓解过敏患者的症状，降低尘螨导致的过敏性疾病的发病率。但社会发展和生活方式的不断变化，使得人们在室内环境中生存、活动的时间日益延长，如何降低室内环境中尘螨过敏原的数量、避免与尘螨接触而引起的过敏性疾病就显得尤其重要。根据过敏性疾病初级预防的指导原则和尘螨的特性，对尘螨过敏性疾病的病因预防可以从以下方面进行。

首先，脱敏疗法，即“标准化过敏原疫苗特异性免疫治疗”法，该方法是临床过敏性疾病的常用治疗方法，同时也可以用于过敏性疾病的预防。在明确机体对尘螨过敏的情况下，通过皮下小剂量注射，并逐渐增加剂量至最佳剂量，维持巩固一段时间，当患者再次接触尘螨时，对尘螨产生过敏反应的可能性大大减小，从而降低了发病率。但使用此方法应注意全身过敏反应的发生，必须由具有丰富专业知识及临床经验的医生实施此方法。

其次，可以采用尘螨消杀的方法，清除室内环境中的尘螨过敏原，减少患者与尘螨过敏原的接触时间。由于尘螨在室内环境中广泛分布，与人体接触紧密，因此对尘螨的杀灭和清除比较困难，可通过多种方法综合进行，包括物理方法（如改善室内环境、定期清扫室内灰尘、高温清洗被褥、减少地毯使用面积等）、化学方法（如杀螨剂的使用等）。常用措施如表 18-1 所示。

表 18-1　常用尘螨防制方法

杀灭尘螨		清除（或变性）尘螨过敏原		预防尘螨孳生
杀螨剂	物理方法	清除过敏原	固定过敏原	
反丙烯除虫菊酯， 苯甲酸苄酯 植物精油等	被动方法： 中央暖气加热、电热毯； 空气调节（如湿度在 40%以下）； 太阳晒干等 主动方法： 除螨空气净化器； 蒸汽清洁； 沸水清洗、干洗等	干真空处理 湿真空处理 空气过滤等	床罩、枕头罩等	设计、构建“低致敏原”环境的室内居住环境、家用织物等生产过程中的防螨处理等

第二节　杀灭尘螨

目前对尘螨过敏性疾病临床治疗方面的研究日益受到人们的重视，但对尘螨过敏性疾病做到防患于未然同样是尘螨过敏防治中举足轻重的关键环节。对过敏性疾病的认识要树立以预防为核心的观念，重视对尘螨的预防和控制工作，加强对尘螨防治的卫生宣传工作，使人们充分认识到尘螨危害的严重性，树立“预防为主，防治结合”、“重视和预防过敏性疾病”等正确的观念。尘螨广泛分布于人们生活、工作的室内环境中，数量众多，繁殖迅速，体型微小，致敏性强，其致敏的症状包括：打喷嚏、流鼻涕、鼻塞、咳嗽、目痒、鼻痒、喉痒、结膜炎、红眼、眼睛肿胀等。杀灭尘螨即通过化学杀螨剂、物理手段等方法减少尘螨的有生数量，抑制尘螨的大规模繁殖。物理方法简便、经济，但难以去除深藏的过敏原；化学方法则存在不良气味和毒性残留等不足。所以，目前使用安全的天然植物驱避剂已是国际上积极研究的发展方向。

一、化学杀螨方法

从 20 世纪 70 年代开始，人们研究了大量的杀螨活性物质，包括肉豆蔻、肉豆蔻油、咖啡因、尼古丁、水杨酸苯酯、印楝素、拟除虫菊酯、苯甲酸苄酯、桉树油、单宁酸、茶树油、游霉素等。杀螨剂的产品有喷雾剂、泡沫剂、粉末剂、涂料等多种形式。同时，大量的杀螨活性化合物被加入床垫、枕头、地毯、衣服等纺织品中用于防螨，如合成除虫菊酯、噻苯咪唑、氧化三丁基锡、三氯苯氧氯酚、纳米银颗粒、有机锡化合物、硼酸盐等。杀螨剂主要是通过模拟或抑制新陈代谢内源性关键分子，阻止化学反应或新陈代谢通路，从而起到杀螨的效果（表 18-2，图 18-1）。

目前使用的杀螨剂主要是苯甲酸苄酯、拟除虫菊酯、有机氯类等。苯甲酸苄酯是研究、使用最广的家用杀螨剂。苯甲酸苄酯对尘螨的确切杀灭机制还不是很清楚，但研究表明，活性可能与其是优良的脂质溶剂相关。与尘螨接触后，苯甲酸苄酯能够溶解尘螨体表的脂质，造成体内水分的流失而脱水死亡。通过食入，在尘螨肠道中，苯甲酸苄酯可以被水解产生苯甲酸，引起消化系统毒性。此外，杀菌剂中加入苯甲酸苄酯后杀螨效果较好，如 Paragerm AK 就是一种由植物精油主要成分水杨酸苯酯、麝香草酚、松油醇、柠檬油、氯酚、液状石蜡等和苯甲酸苄酯组成的杀螨剂。但由于实际使用中需要较高浓度的苯甲酸苄酯，且其产品如泡沫剂、湿粉剂等较难透过织物，用药频次较高，用药后还需要真空清洁来清理死的尘螨和过敏原等，因此在使用上较为繁琐。将单宁酸等可以导致过敏原变性失活的化合物与苯甲酸苄酯混用，对尘螨具有较好的杀灭活性，但同样由于难以深入床垫、地毯等内部杀螨而使其实际应用效果受到影响。

拟除虫菊酯主要是通过干扰节肢动物的神经传递而导致麻痹和死亡。钠离子通道的快速开启和轴突的去极化作用导致的钠离子梯度变化是轴突神经脉冲传递的主要原因。拟除虫菊酯可以与钠离子通道结合，影响其正常的关闭和开启，造成神经长期处于去极化的状态。合成的拟除虫菊酯反丙烯除虫菊具有较好的杀螨活性，但应用中的效果并不理想。

以上杀螨剂由于毒性大、耐药性、环境污染、人们认知水平有限等问题，大部分产品没有得到推广使用。编者所在课题组长期从事天然产物中杀螨活性物质的研究工作，已经从细辛、藿香、薄荷、玫瑰等多种天然产物中发现安全、有效的杀螨活性成分，对尘螨具有良好的接触和熏蒸杀灭活性，制成的喷雾剂使用便捷、无残留、效果好，故研制出一种高效、低毒、环保的杀螨剂是该领域的方向。

表 18-2　细辛精油及主要有效成分杀螨活性研究

材料	尘螨数量	剂量/(μg/cm²)	方法	死亡率/%(± SE)
细辛精油	192	42.7	A	100±0.0
	165	42.7	B	4.7±4.1**
甲基丁香酚	186	14.0	A	100±0.0
	174	14.0	B	7.9±2.3**
苯甲酸苄酯*	195	93.0	A	100±0.0
	201	93.0	B	42.2±5.4**
邻苯二甲酸二丁酯*	183	141.4	A	0.0
	189	141.4	B	0.0

注：A，接触法；B，熏蒸法；* 阳性对照；** $P<0.05$(t-test)

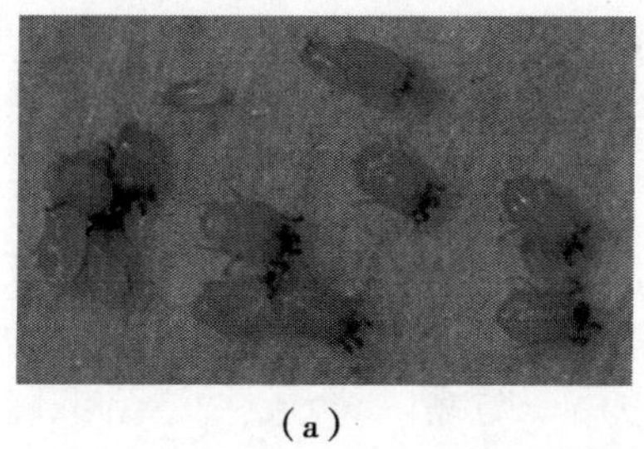

(a)

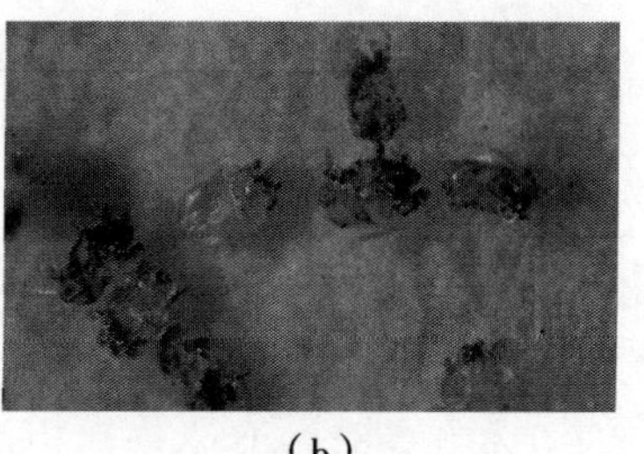

(b)

图 18-1　细辛精油对尘螨杀灭活性研究

(a)细辛精油作用前(活螨)；(b)细辛精油作用后(死螨)

二、物理杀螨方法

1. 温度和湿度

尘螨对生存环境的温度、湿度较为敏感，研究表明，温度超过 40℃，尘螨即脱水死亡，湿度低于其要求的值也会死亡。因此，多种调节环境温湿度的措施和方法都可以用于尘螨的防治。

控制室内湿度是常用手段之一。室温条件下，相对湿度超过 40%时尘螨的生长繁殖速度明显加快。可以采用机械通风系统降低室内湿度。由于这种通风系统并非专业设计用于除湿的，所以应用受到居住地地域和气候的限制，如在瑞典通风系统具有降低尘螨密度的作用，但在英国北部则效果不明显。抽湿机是另一种方法。抽湿机的长时间使用可以显著降低室内过敏原和有生尘螨的数量，但这种方法受抽湿机功率、地毯等织物厚度、季节等的影响，也适用于气候相对干燥的地区。美国俄亥俄州的一项跟踪调查显示，在温和的气候中，长期维持室内湿度低于 50%可以显著降低室内尘螨过敏原的数量，对尘螨过敏性疾病的预防具有重要作用。

相比之下，加热对地域、气候的依赖性较小。加热的第一种做法是适当升高室内整体温度，引起尘螨脱水死亡，如带有地热加热的室内，尘螨数量相对较低。第二种做法是将各种织物用较高的温度（如 50～55℃）进行清洗处理。研究表明，采用过热蒸气清洗可以大大降低尘螨的数量，超过 110℃的蒸汽可以深入到地毯内部将尘螨杀死，同时，蒸汽还可以导致过敏原的变性从而失去致敏作用。室内蒸汽清洗器已经商品化，连续使用 4 个月即可做到室内基本无螨。强阳光和紫外线照射也具有较好的尘螨杀灭作用，且是一种简单、便捷、安全的方法。澳大利亚悉尼的夏季，地毯在阳光下照射 6h，湿度可以从 76%降低到 30%，温度可以从上午 9 点的 25℃升高到下午 5 点的 55℃，所有尘螨都脱水而死。此外，还可以采用超过 55℃的热水清洗来杀灭尘螨。冷冻的方式对尘螨的杀灭和清除也具有较好的效果，如低于－20℃维持 30min 时对尘螨的致死率可以达到 100%。

2. 电场和电压

使用带有特殊处理技术的机械装备对尘螨可以起到较好的杀灭作用。例如，空气净化器是一款装有高效过滤系统的空气净化机，主要通过电场来杀灭病原体和尘螨，通过产生强电磁场，在一定条件的电压作用下，依靠空气中的物质在强电场中产生的等离子体及受激粒子杀灭尘螨。其作用机制有以下几种。①高能活性团作用（等离子体作用）：在强电场中，空气中的水、氧气等物质通过放电产生大量具有强氧化作用的活性氧离子、高能自由基团等高能物质，极易同尘螨外壳和体内细胞的蛋白质、核酸等物质发生氧化作用，使尘螨体内蛋白质变性，细胞发生凋亡，从而导致死亡。②高速粒子作用：在强电场的作用下，大量分子被带上电子或者释放出电子，带上电子的物质或者电子在电场的作用下进行加速运动，这种带有很大动能的电子或者粒子能够破坏尘螨表皮结构，致使尘螨脱水而死。③紫外线作用：在等离子体形成过程中，会释放一定量的紫外线，这些高能紫外光子能使尘螨蛋白变性，从而达到杀灭作用等。

3. 通过优化室内设计防螨

对室内布局进行优化设计，尽可能减少尘螨的宜居空间和环境，具有明显的清除尘螨作用，如将地毯改为陶瓷的地砖、抛光的木质地板等，这样可以适当减少尘螨的生活和产卵区域，减少尘螨所需食物的累积和储存场所。在意大利的一项调查显示，室内工作场所中的软座椅亦是适宜尘螨生存、繁殖的孳生地，长期使用硬质座椅对降低尘螨过敏原的数量有明显的作用。通过缩小地毯和其他织物的使用面积，减少或隔离尘螨生存区域，结合降低室内湿度等措施，是清除尘螨的一种生态学方法。

第三节　清除尘螨过敏原

一、清洗及防螨床罩

用较热的水(如温度高于 60℃)洗可以杀灭尘螨，用低温的水洗则可以清除织物、床垫等上的过敏原。洗衣店常用的添加剂如苯甲酸苄酯、茶树精油、桉树精油等可在低温水洗的情况下杀灭尘螨，同时清除其中的部分过敏原。一般的敲打、洗涤和晾干对尘螨及过敏原的清除效果并不明显。除上述方法外，还可以对床垫、卧具等加特制的防螨床罩等，降低尘螨和过敏原在空气中的密度。为了探讨控制尘螨对特应性皮炎的效果，Tan 等对 48 例特应性皮炎患者进行了 6 个月的尘螨控制效果研究。实验组 28 例采用 Goretex 防螨床单、苯甲基苯甲酸苄酯杀螨剂和高性能真空吸尘器；对照组 20 例采用棉布床单、水和传统的家用吸尘器。床垫、卧室和起居室地毯每月进行 1 次尘土取样检测，结果表明，通过有效控制尘螨，可大大减轻特应性皮炎的严重程度。

二、真空清洁器(吸尘器)

使用高功率的真空清洁器(如吸尘器等)对减少尘螨的数量有明显作用，但这种技术只是一种清除技术，不能杀灭尘螨，可以作为杀灭尘螨方法的补充。相对于死的尘螨而言，活尘螨用真空清洁器清除的难度较大，因为尘螨的四肢可通过吸盘的方式较早地吸附在织物纤维的表面，因此，要选用较大功率的吸尘器。目前有多种形状和形式的真空清洁器可供家庭选择使用，以清除地毯、床罩、被褥等织物上的尘螨。

一般的真空清洁器由于其工作原理的特殊性，虽然可以降低地毯等织物上尘螨的数量，但却会增加空气中过敏原的含量。在真空清洁器内增加滤膜、过滤器，阻挡直径$>1\mu m$的颗粒通过，或者选用多层灰尘袋，则对上述问题有一定的改善。此外，Der p 1 等尘螨过敏原都是水溶性的，采用湿真空清洁的方法或许可以提高尘螨和过敏原的清除效率，但实际应用证明，这种方法的效果并不明显。

三、空调及除螨空气净化器

目前的防螨措施主要是针对室内家具或者床上用品表面灰尘中的尘螨及其过敏原，如针对枕头、床垫的防螨套被大量的应用。但是人们发现，虽然防螨套能够明显降低灰尘中螨数量和螨过敏原，却在减轻过敏患者症状和室内空气中尘螨抗原含量方面效果不一。Liu 等在国际上首次报道室内空调滤网灰尘中可孳生大量尘螨，在夏季 70%～80%家庭空调灰尘中有尘螨的孳生，最高达到 2000 多只/g 灰尘，并证实通过空调送风可使室内空气中尘螨抗原含量升高，空调送风是导致室内尘螨抗原含量升高的一种重要传播方式。因此，防螨措施中，除了控制室内物体表面的尘螨及其过敏原外，更主要的是运用联合手段降低室内空气中过敏原的含量。未来研制出除螨（杀螨）的空调是该产业的重大课题。

国内外研究资料表明，近年来城市居民每天有 70%～90%的时间在各种室内环境中度过。WHO 研究表明，当室内环境空气中尘螨抗原含量达 2μg/ml 时可致敏，当抗原含量>10μg/ml时可导致哮喘的发作。因此，除螨（防螨）和降低室内空气中尘螨抗原的含量对预防及干预（哮喘等）过敏性疾病至关重要。因此，根据尘螨生活史，建议每个月要清洗一次空调滤网，以除去滤网中的灰尘和可能孳生的尘螨及其尘螨的排泄物等过敏原。同时，研制一种可降低室内空气中尘螨抗原含量、可预防和干预哮喘的方法和技术，对于从源头上阻断过敏性疾病的发生具有重要意义。

总体上，避免接触尘螨等过敏原是过敏性疾病防治的重要环节，尽管其实际临床效果对不同的个体也存在差异，但尘螨过敏性疾病的预防无疑是未来过敏性疾病防治发展的重点方向之一。

主要参考文献

贾家祥，陈逸君，胡梅，等. 2007. 居室螨虫的危害及有效防治. 中国洗涤用品工业，(3)：58～61.

李隆术. 2005. 储藏产品螨类的危害与控制. 粮食储藏，34(5)：3.

李静，吴海强，刘志刚. 2009. 肉桂提取物对粉尘螨杀灭的实验研究. 中国人兽共患病学报，25(10)：964～967.

李静，吴海强，刘志刚. 2009. 丁香花蕾油对粉尘螨杀灭活性的研究，中国寄生虫学与寄生虫病杂志，27(6)：158～160.

刘晓宇，马忠校，赵莹颖，等. 2013. 粉尘螨在空气净化器作用下扫描电镜形态观察. 南昌大学学报(医学版)，53(1)：45～48.

马忠校，刘晓宇，王媛媛，等. 2013. 空气净化器降低室内尘螨过敏原含量及其免疫反应性的实验研究. 中国人兽共患病学报，29(2)：152～156.

邵洁. 2012. 儿童过敏性疾病的早期预防. 临床儿科杂志，30(4)：398～400.

吴莹莹，刘晓宇 马忠校，等. 2012. 空气净化器处理后粉尘螨过敏原光谱学研究. 南昌大学学报(医学版)，52(12)：67～71.

殷明德. 2005. 世界变态反应组织变态反应和变应性哮喘预防指南. 29(2)：117.

杨庆贵，李朝品. 2006. 室内粉螨污染及控制对策. 环境与健康杂志，23(1)：81～82.

Abbott W S. 1987. A method of computing the effectiveness of an insecticide. J Am Mosq Control Assoc，3(2)：302～303.

Arshad S H，Bateman B，Sadeghnejad A，et al. 2007. Reducing Infant exposure to food and dust mite allergens reduced the incidence of asthma and allergy at age 8 years. J Allergy Clin Immunol，119：307～313.

Asher I，Baena-Cagnani C，Boner A，et al. 2004. World Allergy Organization guidelines for prevention of allergy and allergic asthma. Int Arch Allergy Immunol，135(1)：83～92.

Bush R K. 2008. Indoor allergens，environmental avoidance，and allergic respiratory disease. Allergy Asthma Proc，29(6)：

575～579.

Collins D A. 2006. A review of alternatives to organophosphorus compounds for the control of storage mites. J Stored Prod Res,42：395～426.

Dai X J,Koji S,Mikiko T. 2011. Mite allergen is a danger signal for the skin via activation of inflammasome in keratinocytes. Journal of Allergy and Clinical Immunology,127(3)：806～814.

Dekeyser M A. 2005. Acaricide mode of action. Pest Manag Sci,61：103～110.

Fain A,Guerin B,Hart B G. 1990. Mite and Allergic Disease. Allerbio,Varennes en Argonne,France：190.

Gaffin J M,Phipatanakul W. 2009. The role of indoor allergens in the development of asthma. Curr Opin Allergy Clin Immunol,9(2)：128～135.

Jacquet A. 2011. The role of innate immunity activation in house dust mite allergy. Trends Mol Med,17(10)：604～611.

Jeong E Y,Kim M G,Lee H S. 2009. Acaricidal activity of triketone analogues derived from *Leptospermum scoparium* oil against house-dust and stored-food mites. Pest Manag Sci,65(3)：327～331.

Kim E H,Kim H K,Ahn Y J. 2003. Acaricidal activity of clove bud oil compounds against *Dermatophagoides farinae* and *Dermatophagoides pteronyssinus* (Acari：Pyroglyphidae). J Agric Food Chem,51(4)：885～889.

Kim H K,Yun Y K,Ahn Y J. 2008. Fumigant toxicity of cassia bark and cassia and cinnamon oil compounds to *Dermatophagoides farinae* and *Dermatophagoides pteronyssinus* (Acari：Pyroglyphidae). Exp Appl Acarol,44(1)：1～9.

Kim H K,Kim J R,Ahn Y J. 2004. Acaricidal activity of cinnamaldehyde and its congeners against *Tyrophagus putrescentiae* (Acari：Acaricidae). J Stored Prod Res,40:55～63.

Kim S I,Na Y E,Yi J H,et al. 2007. Contact and fumigant toxicity of oriental medicinal plant extracts against *Dermanyssus gallinae* (Acari：Dermanyssidae). Veterinary Parasitology,145：377～382.

Kwon J H,Ahn Y J. 2002. Acaricidal activity of butylidenephthalide identified in *Cnidium officinale* rhizome against *Dermatophagoides farinae* and *Dermatophagoides pteronyssinus* (Acari：Pyroglyphidae). J Agric Food Chem,50(16)：4479～4483.

Lee C H,Park J M,Song H Y,et al. 2009. Acaricidal activities of major constituents of essential oil of *Juniperus chinensis* leaves against house dust and stored food mites. J Food Prot,72(8)：1686～1691.

Lee H S. 2004. Acaricidal activity of constituents identified in *Foeniculum vulgare* fruit oil against *Dermatophagoides* spp. (Acari：Pyroglyphidae). J Agric Food Chem,52(10)：2887～2889.

Leung T F,Ko F W,Wong G W. 2012. Roles of pollution in the prevalence and exacerbations of allergic diseases in Asia. J Allergy Clin Immunol,129(1)：42～47.

Maas T,Kaper J,Sheikh A,et al. 2009. Mono and multifaceted inhalant and/or food allergen reduction interventions for preventing asthma in children at high risk of developing asthma. Cochrane Database Syst Rev,8(3)：CD006480.

Pollart S M,Ward G W,Platts-Mills T A E. 1987. House dust sensitivity and environmental control. Immunol Aller Clin North Am,7：447～461.

Rim I S,Jee C H. 2006. Acaricidal effects of herb essential oils against *Dermatophagoides farinae* and *D. pteronyssinus* (Acari：Pyroglyphidae) and qualitative analysis of a herb *Mentha pulegium* (pennyroyal). Korean J Parasitol,44(2)：133～138.

Ring J. 2004. Prevention in the focus of allergy management. ACI Int. J World Allergy Org,16：173.

Semic J A,Simpson A,Woodcock A. 2006. Dust mite allergen avoidance as a preventive and therapeutic strategy. Curr Allergy Asthma Rep,6(6)：521～526.

Warner J O,Kaliner M A,Crisci C D,et al. 2006. Allergy practice worldwide:A report by the world allergy organization specialty and training council. Int Arch Allergy Immunol,139(2)：166～174.

Williamson E M,Priestley C M,Burgess I F. 2007. An investigation and comparison of the bioactivity of selected essential oils on human lice and house dust mites. Fitoterapia,78(7～8):521～525.

Wu H Q,Li J,He Z D,et al. 2010. Acaricidal activities of traditional Chinese medicine against the house dust mite. *Dermatophagoides farinae*,Parasitology,137：975～983

Wu H Q,Li L,Li J,et al. 2012. Acaricidal activity of DHEMH,derived from patchouli oil,against house dust mite. *Der-*

matophagoides farinae. Chem Pharm Bull, 60(2): 178～182.

Wu H Q, Li J, Zhang F, et al. 2012. Essential oil components from *Asarum sieboldii* Miquel are toxic to the house dust mite *Dermatophagoides farinae*. Parasitology Research, 26, 111(5): 1895～1899.

（吴海强、刘志刚）

第十九章　尘螨过敏性疾病的诊断

第一节　概　　述

过敏反应是引起哮喘、鼻炎、眼结膜炎、紫癜及皮炎的发病机制之一，然而一些患者的类似症状并不是由于过敏引起。过敏性疾病诊断可以帮助医生确认患者的症状是否由过敏引起，以及寻找引起患者过敏的过敏原。在进行准确的过敏诊断的基础上，医生才可以采取适当的治疗方案对患者进行治疗，如避免接触过敏原、药物治疗或者免疫治疗等。

一般对过敏性疾病的诊断需要结合对患者临床病史及病症的分析。对患者病症的分析是对患者进行诊断的第一步，不同过敏性疾病的症状在本书的前面章节中已有介绍，本章将介绍进行过敏性疾病诊断的一般性方法，包括患者病史的分析和身体检查、体内检测试验和体外检测试验等。

接触某种过敏原与过敏症状出现的相关性很大程度上说明患者很可能对该过敏原过敏。出现这种情况，应当进一步通过检测患者体内特异性 IgE(specific IgE，sIgE)的方法进行确证。速发型(Ⅰ型)过敏反应的一个重要标志是血清 IgE 水平的增高，因此检测患者血清中 sIgE 水平可以作为诊断过敏性疾病的重要依据。目前的过敏性疾病诊断方法主要基于对游离在血清中或者结合在细胞表面的 sIgE 的检测(表 19-1)。在了解患者症状和病史的基础上进行有针对性的体内体外检测是进行过敏性疾病诊断的一般方法。

表 19-1　IgE 介导的过敏性疾病检测方法

分类	检测方法		检测的 IgE
体内试验	皮肤试验	点刺试验 皮内试验 斑贴试验	皮肤肥大细胞上结合的特性 IgE
	激发试验	鼻激发试验 支气管激发试验 眼结膜激发试验	皮肤肥大细胞上结合的特性 IgE (与黏膜的相互作用)
体外试验	血清特异性 IgE 检测	RAST：放射性过敏原吸附试验 ELISA：酶联免疫吸附试验 Phadia CAP 系统	血清游离的特异性 IgE
	介质释放检测 嗜碱性粒细胞激活检测		皮肤嗜碱性粒细胞上结合的特异性 IgE
检测新技术	生物传感器 生物芯片		血清游离的特异性 IgE

体内检测(*in vivo*)主要是皮试,是指人为给定皮肤微量的受试过敏原检测皮肤是否发生风团和红晕反应(wheal and flare reaction),从而鉴定患者是否对该过敏原过敏的方法。与体外检测相比,体内检测的优点是:灵敏度高、特异性强、操作简单、检测成本低、出结果快速,其灵敏度是目前任何一种体外检测方法所不能达到的,因此经常是检测过敏原的首选方法。皮试根据给定过敏原的方法不同可分为点刺试验(prick test)、皮内试验(intracutaneous test)和斑贴试验(patch test)。通过皮肤试验检测速发型过敏的过敏原包括气传性过敏原、食物、昆虫刺蛰、青霉素等。皮肤斑贴试验主要用于迟发型过敏(比如接触性过敏性皮炎)检测,常见的该类过敏原包括橡胶、药物、防腐剂、染发剂、金属和树脂等。

体外检测(*in vitro*)是指通过实验室生物化学方法检测患者血清中或者嗜碱性粒细胞表面的特异性 IgE 来确定过敏原的方法。与体内测试相比,体外测试的优点是:①不受抗组胺药物的干扰;②如果皮肤状况不适合做皮试(如大面积湿疹),只能通过体外检测方法来确定过敏原;③可以准确定量;④可以将血清长期储存以备再次检测;⑤绝对的安全。虽然皮试的风险也是非常小的,但还是存在产生过度反应的可能。体外检测的方法很多,主要有放射性过敏原吸附试验(RAST)、酶联免疫吸附试验(ELISA)、Phadia CAP 系统以及其他一些体外检测方法。

虽然体内检测和体外检测检测的都是体内 sIgE,但是二者不是可以相互替代的。前者不仅反映了 sIgE 的存在,而且反映了浆细胞的完整性以及血管和神经系统可以准确地响应。许多因素会影响皮试的结果,包括季节、一天当中的不同时间、受试皮肤所在区域等。流行病学的研究证实皮试结果主要取决于受试皮肤对组胺的反应。抗组胺药物,包括一些抗抑郁剂,会影响皮试的结果。

尘螨引起的过敏性疾病主要包括过敏性哮喘、过敏性鼻炎、过敏性结膜炎、过敏性紫癜以及过敏性皮炎(又称特应性皮炎),此外,尘螨过敏还能够加重某些食物过敏(如无脊椎动物虾、蜗牛引起的食物过敏)。尘螨过敏性疾病的检测可以通过体内和体外的检测方法进行。

本章将对过敏性疾病诊断的一般性方法进行详细的介绍。第二节主要介绍如何通过患者的症状、临床病史、身体检查的方法判断其是否属于过敏,以及如何初步筛选可能引起过敏的过敏原,从而指导进一步的 sIgE 检测。第三节介绍体内检测方法,主要是皮肤试验。常用的皮肤试验有以下三种:点刺试验、皮内试验和斑贴试验,其中点刺试验是目前检测尘螨过敏性疾病最为有效的方法。第四节主要介绍过敏性疾病诊断的体外检测方法,体外检测方法主要是检测血清 sIgE。在回顾血清 sIgE 检测方法发展历史的基础上分别详细介绍 RAST、ELISA 以及目前最为常用的 Phadia CAP 系统的方法。第五节将介绍两种新方法在过敏检测中的应用——生物传感器和生物芯片。

第二节　临床病史和体检

一、获取临床病史在过敏性疾病诊断中的作用

获取患者的临床病史是一种重要的诊断工具,尤其在过敏性疾病的诊断中其重要性更为突出。过敏症状可能有瘙痒、皮疹、打喷嚏、流鼻涕、流泪、耳痛、喉痛、咳嗽、呼吸困难、胃

肠疾病等，患者在就诊时应当向医生详细阐述在什么情况下出现不适症状，如接触某种植物花粉或者动物。在一些情况下，有必要填写一个标准的病史表格，这些表格可以在一些有关过敏的教科书中找到。病史可以提供诊断所需要的一些重要信息，以方便采取针对性的诊断试验。

二、获取临床病史时需要注意的问题

1. 主要症状

进行过敏性疾病诊断的第一步是详细了解患者的主要症状。在了解症状时，应当从患者有哪些不适开始，而不是对某种物质过敏。对患者自己陈述的症状应当做详细的记录，包括那些不相关的症状。在记录时，应当列出每种症状的严重程度并评估其对患者的重要性。几个过敏症状可能会同时存在，这有可能源自同一个过敏性疾病。相反，单一的症状如鼻塞则可能并不是由于过敏引起的。如果是单侧的症状，无论是发生在眼部、鼻部或者肺部，提示为非过敏性疾病。

2. 既往病史

要得到患者目前症状的既往病史，应该问清楚患者什么时候第一次出现目前的症状，包括主要症状的细节，如鼻塞、哮喘、瘙痒、皮疹以及全身性过敏反应等。真正的过敏性疾病患者经常会在很多年前有过敏病史。收集症状发生的一些相关因素，如年龄、怀疑的过敏原、特定的环境、地理位置、季节以及对以前治疗方案的反应等，都是很有帮助的。

有些患者发生过敏具有周期性，这时应当收集关于症状的发生频率、每次发生持续的时间、与某些特定活动的关系、地点、接触物、食物、感染、情绪、是否月经期、什么季节，或者一天中的哪个时段等数据。仅仅在特定季节出现或者在某些特定季节加重的呼吸道症状预示着很可能是季节性花粉过敏。当使用某种商品食物时出现而使用在家自己做的该种食物时不出现的症状，暗示很可能是某种食物添加剂或者某种未被注意的食物过敏。

在家或者工作场所使用空调、清洁剂、棉织品软化剂、地毯，接触宠物或其他动物，吸烟或者被动吸烟等，这些对于确定过敏原都可能是很重要的。

询问患者应当包括其在家可能接触到的特定花粉或者其他刺激物，如尘螨、香烟烟气、火炉、木材燃烧烟气、香水以及清洁剂等。还有患者经常造访的地方，如果患者症状在学校或者工作地点加重，过敏原刺激物很可能存在那个地方。详细了解与患者症状相关的环境因素虽可能揭示出一些不能被其他方法检测出来的过敏原，但具有很强的主观性，必须进一步通过特异性 IgE 检测的方法进行确认。

3. 对患者身体状况的了解

有时患者可能具有一些与其他过敏性疾病或者非过敏性疾病相关的症状，为排除这些因素的影响，应当询问患者有关鼻子、眼睛、耳朵、头、胸、皮肤和肠胃的一些症状。如果患有慢性呼吸道症状的儿童同时伴随有遗传性过敏性的湿疹，则提醒医生该儿童可能患有哮喘。对患者病史的了解还包括患者心情的变化，工作、学校和家庭所产生的压力以及其他非医学情况，这些都会影响到患者的健康状况。情绪因素可以既影响疾病的症状又影响患者的感觉。

4. 治疗史

曾经的非过敏性疾病或外科手术可能与患者现在的症状存在联系，例如，曾经是早产儿并在出生时做过较长时间氧气治疗的儿童可能存在支气管、肺方面的发育异常，可出现类似哮喘的症状。另外，患者对以前类似症状治疗的反应也是非常有用的信息，抗组胺药物治疗有效意味着支持过敏性反应的可能性，免疫疗法有效则非常确定地说明患者的症状是由过敏性疾病引起的。还需要列出患者进行药物治疗的详细清单以及患者曾经对哪些药物过敏等。

5. 家族病史

现在已经得到公认，过敏性疾病具有遗传性，当然不一定是指特定的症状或者对某种特定的花粉过敏具有遗传性。哮喘具有家族聚集性，这是很常见的。家族中的过敏史，尤其是父母和同胞兄弟姐妹中有过敏史者，对于过敏性疾病的诊断具有支持作用。当然，通过家族史诊断过敏性疾病可能是不正确的，并且家族中没有相关过敏史也并不能排除患者过敏的可能。

三、体　　检

体检(physical examination)的项目要根据患者的症状、临床病史及年龄等因素而定。一般应当特别关注常见过敏性疾病影响的部位：眼、鼻、口咽部、耳、胸部和皮肤等。

眼：过度流泪、球结膜水肿、眼皮皮炎、眼充血、畏光。

鼻：鼻甲肿大，出现苍白或颜色变化，鼻塞、鼻痒，流涕不止，鼻息肉。

口咽部：经口呼吸，牙齿咬合不正，口臭，扁桃体肿大。

耳：发红。

胸部：畸形，听诊有异常呼吸音，肺活量异常。

皮肤：皮疹，感染。

第三节　体内检测方法

体内检测方法主要是指皮肤试验(skin test)，即皮试。皮试是用来确定患者对某种过敏原是否过敏的首选方法，可以证实或者排除导致过敏反应的因素，如气传过敏原、食物过敏原、某些药物和动物毒素等。它通过给皮肤小量过敏原刺激来检测机体是否发生特异性IgE过敏反应，阳性反应会通过皮肤的风团和红晕反应反映出来。除了皮肤试验外，体内检测方法还有激发试验(challenge test)。

一、皮肤试验(皮试)

皮肤试验早在19世纪就被用来检测导致一些过敏性疾病的过敏原。1865年，为了检测花粉是否为过敏性鼻炎的致病原因，Blackley在自己身上进行了皮肤试验。皮肤试验的广泛使用开始于20世纪初Rufus I. Cole对一位荞麦过敏患者进行的皮肤划破(scaification)试验和 Oscar Schlosss 对一名对鸡蛋过敏的儿童进行的皮肤划痕(scratch)试验，在随后的短短几年时间内，皮肤试验在全球范围内应用于临床过敏性疾病检测。

根据受试抗原的给定方法不同，皮肤试验可分为点刺试验、皮内试验和斑贴试验。

1. 点刺试验(prick test)

(1)点刺试验的原理和优点

皮肤点刺试验是常用的过敏原检测方法。其原理是让微量可疑过敏原进入皮肤，如果皮肤肥大细胞上有相应的 IgE，则过敏原与之结合，经过一系列的变化，肥大细胞脱颗粒释放组胺等炎性介质，这些介质使局部血管扩张，渗出增加，最后出现风团和红晕反应，临床根据风团和红晕反应的变化确定患者的过敏原。

皮肤点刺试验是欧洲及美国公认的最方便、经济、安全、有效的过敏原诊断方法，其优点是安全性和高灵敏度、检测简单、患者无痛苦、出结果快速等。研究发现，点刺试验引发全身性过敏反应的概率小于 0.02%，因此其安全性是比较好的。国内外研究证实，在支气管哮喘或者过敏性鼻炎患者中，皮肤点刺试验、皮内试验及血清 sIgE 检测具有较高的灵敏性和特异性，但在吸入性过敏原的检测中，皮肤点刺试验更为有效。目前浙江我武生物科技股份有限公司自主研制的粉尘螨点刺诊断试验获 SFDA 新药证书和生产批文，已实现产业化并进入临床推广应用。

(2)点刺试验的具体操作步骤

点刺试验的具体操作步骤如图 19-1 所示。

1)常规消毒：患者手臂放松，平放于桌上，用酒精清洁其前臂掌侧皮肤。

2)滴点刺液：依次将过敏原点刺液、阴性对照(生理盐水)、阳性对照(组胺)滴在消毒后的皮肤上，液滴之间距离为 3～5cm(间距不可小于 2cm)，防止点刺后的红晕互相融合。

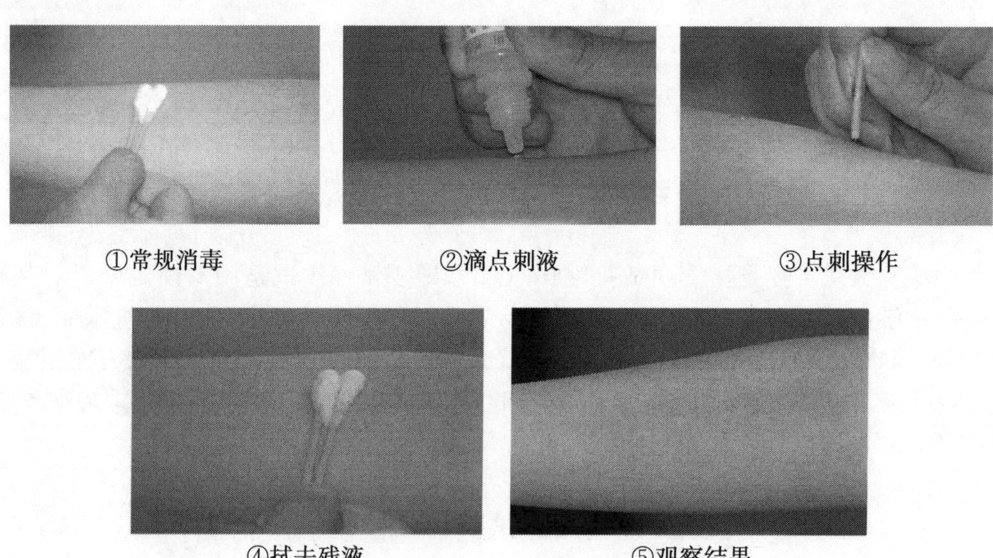

①常规消毒　②滴点刺液　③点刺操作

④拭去残液　⑤观察结果

图 19-1　点刺试验操作步骤

3)点刺操作：绷紧皮肤，避开血管，点刺针透过液滴垂直刺入皮肤(刺破皮肤但不出血，使针尖下面有少量点刺液进入皮肤，点刺针停留 1s 后提起)，不同的液滴需更换新的点刺针。

4)拭去残液：点刺 2～3min 后拭去皮肤上的残留点刺液，注意不要交叉污染。

5)观察结果：点刺 10～15min 后观察结果，测量阴性对照、受试抗原点刺液、阳性对照的点刺部位产生风团的面积并记录。为了精确测量风团和红晕的面积大小，应当注意：①用油性笔描绘风团及红晕四周边线；②用透明胶带将油性笔描绘的圈转移到心电图纸上；③比较受试抗原及阳性对照的风团所占格子数来确定受试者对受试抗原的反应强度。

在临床上，目测比较风团面积是判定点刺试验结果最简便的方法，以阴性对照风团或红晕面积做校正，比较受试抗原(如尘螨)与阳性对照风团或红晕的面积，若受试抗原风团和红晕面积为阳性对照面积的 25%以上，即可判断该患者对该受试抗原过敏。点刺试验结果判定可分为不同的等级，详见表 19-2。

表 19-2　点刺试验结果的判定

反应性	符号	试验结果
阴性	－	与阴性对照试验相同
可疑	±	点此部位稍隆起，红晕不明显
阳性	＋	点刺部位稍隆起，周围绕以轻度红晕
中阳性	＋＋	隆起面积直径 3mm 以上，并绕以较大面积的红晕，但无伪足
强阳性	＋＋＋	隆起部有伪足，并绕以极明显的红晕
极强阳性	＋＋＋＋	点刺处丘疹有 2 个以上伪足，发痒，周围皮肤红肿明显

(3)点刺试验应当注意的问题

点刺试验可能产生局部过敏反应，全身性不良反应发生率极低。处理时一般不需用药，可在 1h 内自行缓解。试验前应当询问患者过敏史，对高敏患者应准备好休克抢救措施。点刺试验的禁忌证有：严重影响全身状态的疾病；试验部位发生病理变化；怀孕期；接受 β 受体阻滞剂或 ACE 抑制剂治疗者；肾上腺素禁忌证。

试验中阳性对照出现阴性结果(假阴性)的可能原因有：①抗组胺药物的干扰，受试者在试验前至少 3d 停用所有抗组胺药物，如果服用了息斯敏，则点刺试验前需停药至少 1 周；②皮质激素类药物的影响，试验前 1d 不应使用全身性皮质激素，并避免在点刺试验部位使用皮质激素油膏；③点刺针未刺破表皮，阳性对照液未进入皮肤。

试验中阴性对照出现阳性结果(假阳性)的可能原因有：①点刺时用力过度，导致皮肤出血；②阴性对照与阳性对照液或受试抗原混合造成的干扰；③皮肤划痕症及荨麻疹的影响。试验前先对患者做简单的皮肤划痕症试验，并询问患者有无荨麻疹病史。皮肤划痕症试验是指用钝圆针用力划皮，观察皮肤是否出现三联反应。三联反应是指：3～15s 出现红线条；15～45s 红线条两侧出现红晕；1～3min 隆起成苍白或淡红色风团性线条。如果皮肤具此三联反应并且观察 3～5min 依然不消退，称为皮肤划痕症阳性。

2. 皮内试验(intracutaneous test)

皮内试验是将稀释的抗原注射至皮内，一般用于药物过敏的诊断。当通过点刺检测患者对某种药物是否过敏呈阴性，而这种药物又有很大的嫌疑时，一般需要再用皮内试验的方法进一步进行过敏诊断。

皮内试验适用于皮肤灵敏度较低的患者。皮内试验具有更高的灵敏度，因此可以用来进一步寻找被其他方法遗漏掉的过敏原。但是皮内试验的特异性较差，并且具有更高的风险性，因此并不是检测过敏性疾病的首选方法。

由于皮内试验的灵敏度很高，因此通常要使用稀释的过敏原进行试验，一般使用1∶100的浓度。试验一般在受试者上臂外侧进行，用注射器将试验抗原注入皮内，使局部产生一个直径3～4mm的圆形小丘，不应有出血。皮试前应将注射器内的气泡完全排出，以防止空气注入皮内，出现假阳性反应。每种过敏原浸液的皮试量为0.01～0.02ml，以组胺作为阳性对照液、不含受试抗原的稀释液作为阴性对照。当同时试验多种抗原时，相互间至少间隔4cm，以免结果互相混淆。15～20min后观察结果。

试验结果通过测量产生风团的大小给出，常以mm为单位。(－)：阴性，试验部位无反应或者出现与阴性对照相类似的小丘疹或红晕；(±)，可疑，试验部位出现小于5mm的丘疹；(＋)：阳性，丘疹直径为5～10mm；(＋＋)：中阳性，丘疹直径为10～15mm；(＋＋＋)：强阳性，丘疹直径＞15mm，并伴有伪足；(＋＋＋＋)：极强阳性，丘疹直径＞15mm，并伴有全身症状如发痒、皮肤潮红、憋气、哮喘发作等。仅有红晕反应，红晕＞20～30mm，仍可视为阳性反应。皮内试验结果的判定标准见表19-3。如果点刺试验呈阳性，皮内试验就不需要而且应该避免。食物过敏原皮内试验很难提供有用的信息，因此是不必要的。

表19-3 皮内试验结果的判定

反应性	符号	试验结果
阴性	－	试验部位无反应或者出现与阴性对照相类似的小丘疹或红晕
可疑	±	试验部位出现小于5mm的丘疹
阳性	＋	丘疹直径为5～10mm
中阳性	＋＋	丘疹直径为10～15mm
强阳性	＋＋＋	丘疹直径大于15mm，并伴有伪足
极强阳性	＋＋＋＋	丘疹直径大于15mm，并伴有全身症状如发痒、皮肤潮红、憋气、哮喘发作等

3. 斑贴试验(patch test)

斑贴试验是皮肤试验的一种。与点刺试验和皮内试验来检测IgE介导的Ⅰ型过敏反应不同，斑贴试验是用来检测T细胞介导的Ⅳ型(迟发型)过敏反应。斑贴试验用来检测与皮肤接触的物质是否能导致接触性皮炎(contact dermatitis)。接触性皮炎分为两种：刺激性接触性皮炎(irritant contact dermatitis)和过敏性接触性皮炎(allergic contact dermatitis)。刺激性接触性皮炎是由于皮肤过量的长时间接触刺激物引起的，不涉及免疫系统的参与。过敏性接触性皮炎是因为接触过敏原引起的，发生过程涉及免疫系统的参与，所有接触过敏原的区域都会出现皮疹，在避免接触过敏原后皮疹消失。过敏性接触性皮炎属于T细胞介导的Ⅳ型超敏反应，即迟发型超敏反应。

斑贴试验时将受试抗原直接贴敷于皮肤表面检测皮肤的反应性。受试抗原如为软膏，可直接涂抹在皮肤上；如为固体，可与蒸馏水混合或浸湿后涂抹在皮肤上；如为水溶液，可浸湿纱布后敷贴在皮肤上。尽管有些严重的过敏患者在贴敷后24h即出现反应，一般至少固定48h后观察局部皮肤的炎症情况。在病历上记录下斑贴试验的过敏原和位置。告诉受试者保持斑贴试验局部皮肤的干燥，避免剧烈运动，48h后阅读结果。有时需要再贴上斑贴，进行第二次和第三次的阅读结果，以检测更迟发的反应。

金属镍过敏是最常见的一种接触性过敏，尤其在年轻女性中多见，与接触含镍的耳环、手表、皮带、拉链和其他首饰相关。

斑贴试验的解释可通过以下标准：无反应为(－)；轻度瘙痒、潮红为(±)；皮肤出现红斑、瘙痒为(＋)；皮肤出现水肿、红斑、皮疹为(＋＋)；皮肤出现显著红斑、丘疹、水泡为(＋＋＋)。阳性反应说明患者对受试抗原过敏，但是应排除其他因素所导致的假阳性；阴性结果表明患者对受试抗原不过敏。斑贴试验结果判定标准见表19-4。

表19-4　斑贴试验结果的判定

反应性	符号	试验结果
阴性	－	贴敷部位无反应
可疑	±	轻度瘙痒、潮红
阳性	＋	皮肤出现红斑，微弱瘙痒
中阳性	＋＋	皮肤出现水肿、红斑、皮疹，瘙痒明显
强阳性	＋＋＋	皮肤出现显著红斑、丘疹、水泡
极强阳性	＋＋＋＋	渗出，脱皮，糜烂

解释斑贴试验中重要的一点是确定斑贴试验反应与患者的临床情况是否相关，一些斑贴试验的阳性反应仅仅代表许多年前的暴露。

4. 影响皮试的因素

同其他诊断方法一样，不适当的操作和对皮试结果不恰当的解释可能会产生假阳性或者假阴性的结果。即使皮试结果呈阳性，也不一定说明症状由IgE介导的过敏引起，没有症状的患者也可能出现皮试阳性结果的情况。这不仅仅是皮试的缺点，其他检测方法也可能出现假阳性和假阴性的情况。对皮试结果的正确解释有赖于医生对皮试结果和患者病史相关性的仔细分析。

过敏原浸液的质量对于皮肤试验非常重要，应该尽可能使用通过生物学方法进行标准化且主要过敏原已标明生物学单位或者浓度的过敏原。也可以采用纯度更高、组分明确的重组过敏原。

皮试结果呈阳性可能并不表示受试者对该抗原过敏，但是可能具有一定的预测价值。Settipane和Hagy报道了他们对903位大学新生为期7年的跟踪研究。与预期一样，有些学生皮试结果呈阳性，有些呈阴性。并不是所有阳性结果的学生都有过敏性疾病(过敏性鼻炎或者哮喘)，但是皮试呈阳性的学生在随后4年发展为过敏性疾病的概率明显高些。随着时间的推移，在阳性组和阴性组之间的预测价值减小，可能由于之前未被检测到而之后发展成为过敏性疾病的属于遗传性过敏。

阳性检测结果对于确定过敏性疾病是有帮助的，然而皮试结果呈阴性，尤其在两种方法(如点刺试验和皮内试验，或者与某种检测sIgE的体外试验)都呈阴性的情况下，可以比较确定地证明该患者不是由受试抗原引起的。当然这也根据抗原的种类略有不同。有些抗原的结果稳定且容易判定，如花粉、尘螨和动物皮屑；而另外一些抗原如食物却不容易判定结果。食物过敏检测显得较为复杂，因为机体可能与食物消化的中间产物反应或者通过其他一些机制反应而不能被皮试所检测到。一项试验比较了食物提取物进行皮试和食用该食物引起过敏的相关性，结果显示商品食物二者相关性为 58.8%，新鲜食物二者相关性为 91.7%。

皮试的响应也因人而异，有些人具有更清楚、更明显的阳性结果。医生需要注意受试抗原的稳定性和浓度，并且能够处理过强的反应，包括过敏反应。试验时以组胺作为阳性对照，以生理盐水或者不含抗原稀释液作为阴性对照。皮试要在正常的皮肤上做，抗组胺药物、抗抑郁剂及一些镇痛药物可抑制风团和红晕反应，因此在皮试之前应当停药 3～7d 甚至 10d 以上。

对于孕妇，需要做特殊的考虑，包括实验结果是否真实以及是否具有治疗意义。虽然皮试本身是无害的，但过强的反应会影响正在发育的胎儿。皮试结果的记录应在适当的时间进行，一般在加入抗原后 15～20min。

皮试反应可能因受试者年龄不同而有差异，老人和婴儿的反应性差些。在色素沉积较多的皮肤上，实验结果较难判定。皮试不要在有损伤的皮肤上进行，以避免与试验反应混淆。肾衰竭、癌症、糖尿病以及脊髓损伤等慢性疾病患者的皮肤敏感性会较常人差。短期使用皮质类固醇药物对皮肤灵敏性无影响，但是长期使用的患者皮肤灵敏性也会变差。

过敏性疾病诊断的准确性依赖于对受试过敏原的选择。患者的接触史、存在疑问的可能过敏原以及是否可以得到适合测试的过敏原材料决定了选择受试过敏原的数量和种类。存在于空气中的过敏原，包括花粉、尘螨、真菌、动物皮毛、昆虫毒液、食物蛋白和抗生素等是已经确定的引起 IgE 介导疾病的过敏原。用于药物过敏检测的过敏原目前还不成熟，并且很多情况下还不能得到这样的受试过敏原，因为可能存在引发过敏反应的危险。

二、激发试验

有时皮试和血清 IgE 检测的结果不一致，或者与临床病史以及其他一些发现不一致。如果临床病史提示患者可能对某种抗原过敏，而 IgE 检测结果与之相矛盾时，体内激发试验可能是澄清患者敏感性的合适方法。皮试结果呈阳性而血清 IgE 检测呈阴性的情况可能是因为大量 IgE 结合在细胞表面受体上，导致游离在血清中含量降低。而相反的情况(皮试结果呈阴性而血清 IgE 检测呈阳性)在膜翅目昆虫毒液过敏的患者身上也有报道，这些患者的激发试验呈阳性。

由于存在较大的诱发全身性过敏反应的可能性，激发试验应该在能够获得急诊抢救的条件下完成。常用的激发试验有眼结膜、鼻黏膜及支气管激发试验。眼结膜激发试验是指将受试抗原(如花粉等)稀释后滴在眼结膜上，观察有无眼痒、流泪和充血等阳性表现。鼻黏膜激发试验是将浸有受试抗原的标准大小滤纸放于一侧鼻黏膜上，也可采用定量喷雾器喷入一侧鼻腔内，另一侧鼻腔作为空白对照，观察是否出现鼻痒、喷嚏、流清涕、鼻塞、鼻黏膜苍白、水肿等表现。

支气管激发试验(bronchial challenge test)在临床上较为常用，用来进行哮喘的诊断。让患者直接吸入雾状药物(如组胺或者尘螨)观察患者的反应，通过刺激物的量化测量及与其相应的反应程度，判断气道反应性的高低程度。支气管受到药物刺激后，平滑肌痉挛，支气管口径变窄。因直接测定支气管的口径比较困难，通常是以某些肺功能指标在药物刺激前后的变化来间接反映支气管口径的变化。最常用的肺功能指标为：最大呼气流量、肺总阻力以及比气道传导率等。支气管激发试验是判断支气管哮喘较为敏感的试验，其结果与患者过敏史、临床症状和 RAST 的结果之间有较好的相关性，在哮喘的病因诊断、临床疗效考核等方面具有重要的作用，受到国内外的重视。但此法需要一定的检测条件及技术，并易引起患者的严重发作，使其临床应用受到限制。

第四节　体外检测方法

IgE 是伴随Ⅰ型过敏反应（速发型过敏反应）产生的抗体，因此通过体外生物化学的方法检测血清中 sIgE 的含量成为检测过敏性疾病的重要方法。IgE 抗体也可以结合在含有 FcR1 的细胞表面，如嗜碱性粒细胞表面，因此检测嗜碱性粒细胞上的 IgE 为临床上体外检测过敏性疾病提供了第二种方法。相比而言，血清中 IgE 的检测更为常用。

一、发展历史概述

20 世纪初，人们已经意识到免疫和过敏反应是外源性物质与免疫系统相互作用引起的。1921 年，Prausnitz 和 Kustner 发现速发型过敏反应可以通过血清转移到正常人的皮肤，证明血清中含有与速发型过敏反应相关的因子，这被称为 Prausnitz-Kustner 实验（P-K 反应）。直到 60 年代中期，Ishizakas 等才利用免疫化学的方法证明该血清因子是一种免疫球蛋白，其性质不同于已知的免疫球蛋白 IgG、IgA、IgM 和 IgD。它在血清中的浓度很低，因而之前一直未被发现，正是这种免疫球蛋白导致了豚草过敏原皮肤试验的风团反应和红斑的发生。因为该因子与红斑（erythema）相关，将之称为免疫球蛋白 E（immunoglobulin E，IgE）。几乎与此同时，瑞典人 Johansson 和 Bennich 也独立地发现了一种新的骨髓瘤蛋白，它是一种独特的免疫球蛋白，称为 IgND。微量的这种骨髓瘤蛋白可以阻断 P-K 反应。随后的研究证实，两个研究组发现的为同一种物质，世界卫生组织（WHO）在 1968 年将 IgE 列为一种新的免疫球蛋白。

由于骨髓瘤细胞技术的出现，很自然下一步就是生产针对 IgE 的抗体用于检测血清中 IgE 的含量。运用放射性免疫测定技术（radioimmunoassay），不久便产生了血清总 IgE 含量测定的方法，然而这样的检测与临床过敏性疾病并没有很好的相关性。为了检测血清中 sIgE 的水平，研究者在总 IgE 检测方法上做了改进，将抗原提取物中的蛋白结合在纤维素固相介质上，检测对该抗原特异的 IgE。sIgE 的含量与患者是否对特定抗原过敏具有一致性。Phadia 公司（原 Pharmacia 公司）在 1974 年最早将这种检测方法商品化，称为 Phadebas RAST。

由于有了过敏性疾病检测新的客观方法，sIgE 检测技术在随后取得了很大的发展，许多新的受试抗原被引入到检测当中。由于 sIgE 检测技术的流行，许多商业公司和实验室改进和开发出新的检测 sIgE 的方法。这些方法的基本原理都是一样的，所不同的是使用不同的固相介质以扩大抗原结合容量、交联所用化学试剂、抗原的准备方法、检测所用抗体，以及将放射性标记换成酶标记等。到20世纪80年代末，市场上已有很多用于sIgE检测的商业产品。

1992年，Phadia公司(原Pharmacia公司)开发了一种新的检测sIgE的技术。该系统提供了一个较大的结合抗原蛋白质的表面，提高了抗原提取物的质量，使用了针对IgE的单克隆抗体和多克隆抗体用于增加检测的范围，采用自动操作以减少错误的发生，增加了检测的输出量，并且使用了WHO 75/502做了一个6点校准曲线作为IgE定量的标准。这种新的检测技术称为Phadia CAP系统，它代替了当时在市场上占统治地位的Phadebas RAST。许多研究证实CAP系统可以准确和精确地定量测定多种抗原物质特异性的IgE含量。

在长期的发展过程中，IgE检测技术取得了巨大的发展，固相结合介质的结合能力更强，非放射性标记检测以及在IgE对照的准备上使用了WHO制定的标准。这些进步导致了检测技术的革命性发展，从第一代的检测技术RAST和MAST，到第二代IgE检测技术Auto CAP、Matrix等，再到第三代定量检测自动分析技术。目前两种广泛使用的第三代检测技术有Immuno CAP系统(瑞典Phadia公司)和Immulite 2000(diagnostic products corporation)。它们检测IgE的化学机制与最初的RAST是类似的，但是使用了非放射性同位素标记，具有很快的检测速度，以及更高的检测精度、准确度和灵敏度。这些方法给出IgE的单位是kIU/L，可同WHO IgE75/502全血清IgE标准直接比较。在用Immuno CAP的测试中，1kIU/L抗原特异性IgE相当于2.44μg/L全血清IgE。

血清特异性IgE检测方法相比皮试在临床上给出结果更慢，并且一般来说检测某种特定抗原的成本更高，然而它可以使得在一次试验中检测多种抗原成分(表19-5)。将不同种类的抗原如尘螨、动物皮毛、草木花粉、真菌孢子等结合在单一的固相介质中，可以检测多种血清中的特异性IgE。由于过敏原提取物的成分复杂，鉴定主要抗原物质常常需要花费很长时间。一旦鉴定出主要抗原物质，下一步就是克隆该基因、测序，然后大量提取重组表达的过敏原蛋白。纯化的重组过敏原蛋白可以用于诊断和免疫治疗过敏性疾病。

体外检测血清特异性IgE的方法具有很高的特异性，但是灵敏性较皮试差。对于气传性过敏原和食物过敏的检测很有用，但是对于毒液和药物过敏的检测并不是常规方法。

表19-5 血清特异性IgE检测的发展历史

检测方法	抗原吸附材料	吸附材料性质	第几代
Phadebas RAST	CNBr活化的纸介质	固相，标记抗体	1
Cellulose RAST	CNBr活化的纤维素颗粒	固相，标记抗体	1
Agarose RAST	CNBr活化的Sepharose CL-4B颗粒	固相，标记抗体	1
FAST荧光免疫吸附检测	Allergenics	固相，标记抗体	1
CLA(MAST)	Hitachi Threaded pipette	固相，标记抗体	1
CAP系统	Pharmacia：sponge SP	固相，标记抗体	2
Matrix	Abbott Laborattories	固相，标记抗体	2
AlaSTAT	Diagnostic Products Corp	液相，标记抗原	2
Immulite 2000	Diagnostic Products Corp	液相，标记抗原	3
UniCAP系统	Pharmacia：sponge SP	固相，标记抗体	3

二、血清特异性IgE 检测方法

血清特异性 IgE 水平的临界值是 0.35KU/L,超过该值即为阳性。但是一些过敏患者的 IgE 水平低于该临界值,故血清特异性 IgE 检测的敏感性通常低于皮肤点刺试验。

1. 放射性过敏原吸附试验(RAST)

RAST(radioallergosorbent test)是第一种发展出来的检测抗原特异性 IgE 的方法。其基本原理是将受试抗原结合在固相载体上,与血清反应结合其中特异性 IgE,洗去未结合的血清成分后,用放射性标记的抗 IgE 抗体(二抗)识别结合的 IgE,系统中的放射性反映了结合二抗的多少,通过与对照血清比较对 IgE 进行定量分析。RAST 通过 γ-计数仪定量检测结合的 IgE。检测的基本原理是抗原-抗体的特异性结合反应,由于需要洗去非特异性的结合,因此必须首先将抗原或者抗体结合在适当的固相载体上,即免疫吸附。1966 年,Wide 和 Porath 成功发展出了该项技术。

RAST 最初的形式采用了纸盘固相介质通过共价连接结合受试抗原,然后结合血清中所有亚型的抗原特异性抗体(主要是 IgE、IgG 和 IgA)。经缓冲液冲洗去除未结合的血清中蛋白质后,用 I^{125} 标记的 IgE 多克隆抗体检测结合的 IgE。将含有白桦树花粉引起过敏的患者血清稀释成不同浓度作为 IgE 含量的标准,制成一个标准曲线,试验结果通过与标准比较分成不同的等级,这种半定量的检测方法称为第一代 IgE 检测方法。第一个商品化的检测由瑞典的 Phadia 公司(原 Pharmacia 公司)开发,称为 Phadebas-RAST,原理如图 19-2 所示。

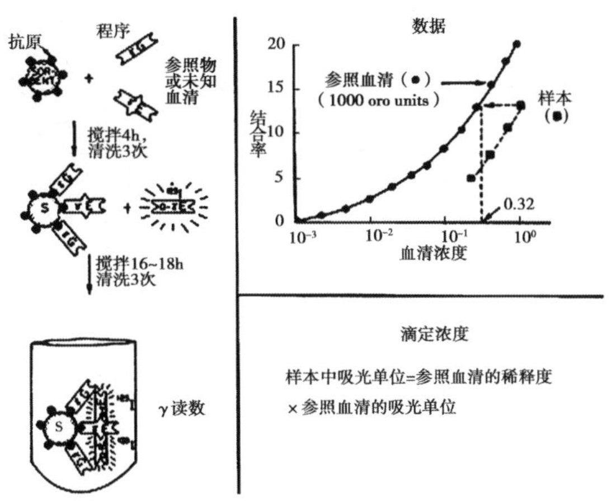

图 19-2 Phadebas RAST 检测血清特异性 IgE 示意图

检测的操作过程:将抗原结合在溴化氰(CNBr)活化的纸盘固相介质上,与血清孵育 4h 后,用缓冲液洗 3 遍后加入 I^{125} 标记的抗 IgE 抗体(二抗)孵育 16～18h,用缓冲液洗 3 遍后用 γ-计数仪定量检测结合的 sIgE。将白桦花粉特异性 IgE 稀释不同倍数作标准曲线(图右上),计算出 sIgE 的相对含量。如上图数据,如果将白桦花粉 sIgE 的浓度定义为 1000 单位,则血清中 sIgE 的浓度为 320 单位经过一些主要的改进，通过 WHO 给出的标准进行内校，实现了血清特异性 IgE 的定量检测，这样的检测称为第二代 IgE 检测方法。现在实现的自动化操作定量检测称为第三代 IgE 检测方法。

最初 RAST 检测的只有很少的受试过敏原，后来发展成为 500 多种受试过敏原。RAST 建立的多抗原筛选方案对于排除某种过敏原很有参考价值，如果出现阳性结果，则需要进一步参考临床病史和使用更为有效的针对某一抗原的 IgE 检测方法。

由于 RAST 检测方法费用昂贵，花费时间长，放射性同位素易过期且污染环境，不同来源试剂盒的参比血清不同而不易相互比较，待检血清含有相同特异性 IgG 时可干扰正常结果，故目前已逐渐被测定帽(CAP)过敏原检测法所代替。

2. 酶联免疫吸附试验(ELISA 检测)

ELISA(enzyme-linked immunosorbent assay)的基本原理同 RAST 一样，主要不同在于将放射性标记换成了催化化学发光反应的酶标记，从而可以避免放射性可能对操作人员造成的伤害以及对环境造成的污染。当酶(如过氧化物酶)催化适当的底物(如 ABTS 或者 TMB)反应产生颜色变化时，就可以作为检测信号。当然，这个信号必须在抗原或者抗体存在的条件下才能产生，因此需要将该酶连接在合适的抗体上。Avrameas 和 Pierce 分别发展出了这种连接技术。1971 年，瑞典斯德哥尔摩大学的 Perlmann 和 Engvall，以及荷兰的 Schuurs 和 Weemen 分别独立发表了 ELISA 操作的论文。

ELISA 的操作方法是：①将过敏原吸附在固相载体表面，一般是聚苯乙烯或者聚氟乙烯 96 孔板的小孔内壁。可溶性的蛋白质、糖蛋白等过敏原均可以吸附在聚苯乙烯或者聚氟乙烯凹孔板上，使用纯化的过敏原可以提高实验的准确性和敏感性；②加入 BSA 蛋白封闭，以避免血清中的蛋白直接吸附在固相载体表面；③将血清样品加入孵育，使其中的 IgE 与抗原结合；④洗去未结合的血清组分，加入酶标记的二抗(抗 IgE 抗体)；⑤洗去非特异性结合的二抗；⑥加入底物使其在酶的催化下发生化学发光反应等，用酶标仪检测信号并计算 IgE 的浓度(图 19-3)。

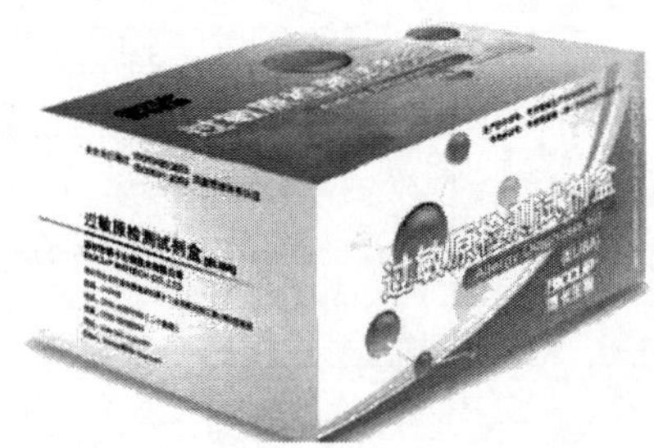

图 19-3 过敏原 sIgE 检测试剂盒(深圳市博卡生物技术有限公司)

如果将荧光基团标记在二抗上，则可以通过激发光照射，分析荧光强度来推算血清中特异性 IgE 的含量，这叫做荧光 ELISA。

3. CAP 系统

固相介质上的抗原是检测特异性 IgE 的主要组分，由于许多提取抗原的不均一性和及使用不同的化学试剂交联和标记抗原，增加了其成分的复杂性和多变性。为了增加抗体的结合量，许多糖类物质曾被使用过，如纤维素和琼脂糖。然而在临床诊断上具有重大突破的进步来自于 CAP 的使用。该方法将抗原共价结合在胶囊状的亲水多聚物介质上，由于该多聚物被制备成类似小杯子的形状，因此叫做 CAP。CAP 结合抗原蛋白质的能力比纸介质以及纤维素和琼脂糖都要强，尤其是它在 Pharmacia CAP 系统中的使用进一步增强了结合抗体的能力，使得检测更为迅速、灵敏度更高。免疫印迹实验证明，事实上所有血清样品中的 IgE 均结合在了 ImmunoCAP 的抗原上。

测定帽(CAP)过敏原检测系统是目前国际上广泛应用并公认较为可靠的过敏原定量体外检测系统，主要原理为酶联免疫荧光测定法(fluorescent enzyme immunoassay, FEIA)。其过程为：将标准血清或患者血清加入到固有相，再将酶标抗 IgE 二抗加入到固有相中，最后测定荧光并与标准曲线比较。

UniCAP 100 是 Pharmacia 公司以 ImmunoCAP 技术为基础所设计的全自动实验室检测系统，包括体外检测试剂和高度自动化的仪器。UniCAP 100 仪器外形和 ImmunoCAP 的结构如图 19-4 所示。从简单的血样，UniCAP 可快速而准确地得到检测结果。其主要特征如下。

1)高灵敏度及高特异性。CAP 系统建立于新型固相载体——ImmunoCAP 上，是装在小胶囊中的亲水性载体聚合物，由一种经 CNBr 活化的纤维素衍生物合成，有极高的与过敏原结合的能力。其优良的反应条件和较短的扩散距离，使患者的检出率与以往方法相比提高了 15%。来自美国、欧洲和亚太区的临床结果说明，与独立的皮试结果相比，CAP 系统得出的结果与变态反应专家的临床诊断有更好的相关性。

2)高效率。整个分析步骤从进样到打印报告只需 3h，方便快捷，配合全自动的分析系统，大大减轻了实验室人员的工作量，符合现代临床实验室对高效率的要求。

3)WHO 标准。CAP 系统提供了国际认可的定量单位，符合 WHO 的 IgE 75/502 标准，结果可与全世界其他 CAP 系统的数据相比较，方便建立统一的诊断标准。

4)全自动操作。从样品和试剂的分配、孵育、冲洗、检测、计算到最后的结果打印，整个过程都是自动操作的(图 19-4)。

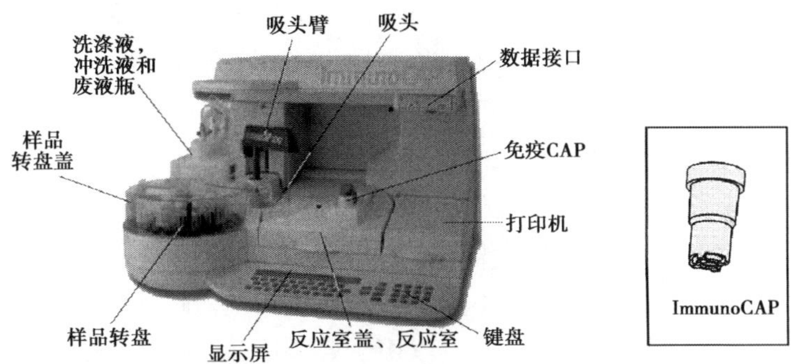

图 19-4 ImmunoCAPTM100 仪器外形和 ImmunoCAP 示意图

4. 检测特异性IgE 注意事项

使用检测特异性 IgE 诊断过敏性疾病过程中可能出现的错误。

1)不确定抗原是否可以特异性吸附在固相介质上。抗原应该能够有效地结合在固相介质上,并且过量,这样才能保证检测的准确性。

2)用来检测非 IgE 介导的过敏反应,如阿司匹林过敏。荨麻疹、血管性水肿、支气管痉挛和过敏症都反映出肥大细胞的激活,通常表明这是由药物特异性 IgE 抗体所介导的免疫机制。然而,某些药物(如放射对比造影剂、阿斯匹林或万古霉素)可直接激活肥大细胞,或通过非免疫机制的作用,而无需先前的暴露。

3)用来检测食物特异性 IgG 抗体。食物过敏由未被完全消化的食物大分子进入血管被免疫系统识别引起,参与食物过敏的有些是特异性 IgG 抗体。1982 年,Firer 等发现主要是 IgG 中的 IgG1 和 IgG4 参与了过敏反应。由 IgG 介导的食物过敏反应多表现为亚急性和慢性疾病,并有其自身特点。在进行过敏原检测时应当注意,不能用特异性 IgE 检测的方法来检测由特异性 IgG 介导的食物过敏疾病,否则将可能出现错误的检测结果。

三、其他体外检测方法

1. 血清总IgE 检测

利用纯化出的 IgE 的 Fc 片段可以得到针对人 IgE 的多克隆抗体,将纯化的抗人 IgE Fc 抗体借助于化学基团交联于固相载体上,与患者血清反应结合血清中的 IgE。然后再利用放射性标记的抗人 IgE Fc 抗体结合被捕获的 IgE,通过 γ-计数仪定量检测结合的 IgE,这样检测的是全血清 IgE。

虽然检测患者血清中总 IgE 含量曾在过去广泛应用,但是总 IgE 不能作为是否过敏的判断标准。然而在解释特异性 IgE 水平时,也应当考虑总 IgE 水平。总的 IgE 水平升高可能与多种临床上并不相关的 IgE 有关。而如果总 IgE 很低,则某种特异性 IgE 的水平高就具有临床意义。

2. 组胺检测

过敏原与嗜碱性粒细胞表面的 IgE 结合诱发炎性介质的释放,包括组胺和 LTC4(白三烯的一种)。检测时,将浓度递增的抗 IgE 抗体或者过敏原加入到肝素化的全血中孵育。一般加入 IL-3 增加灵敏度。孵育结束后,离心取上清,用免疫化学的方法检测其中组胺或者 LTC4 的浓度。试验过程中,以不经处理的全血作为对照。该方法目前处于实验室研究阶段,在临床上还很少用来进行过敏性疾病的检测。

德国拜发集团研制的最新产品组胺检测仪 HISTAREADER™ 501(图 19-5)创新性地将组胺释放过程发生在包被有玻璃纤维的微量滴定板上,当用不同稀释度的过敏原刺激嗜碱性粒细胞时,玻璃纤维可以选择性地吸附释放的组胺,该仪器通过荧光测定法可以读出嗜碱性粒细胞释放组胺的含量。该仪器可以用于各类吸入性、食入性以及药物等过敏性疾病的临床诊断,在细胞层面对其他体外过敏诊断方式起到了补充作用。

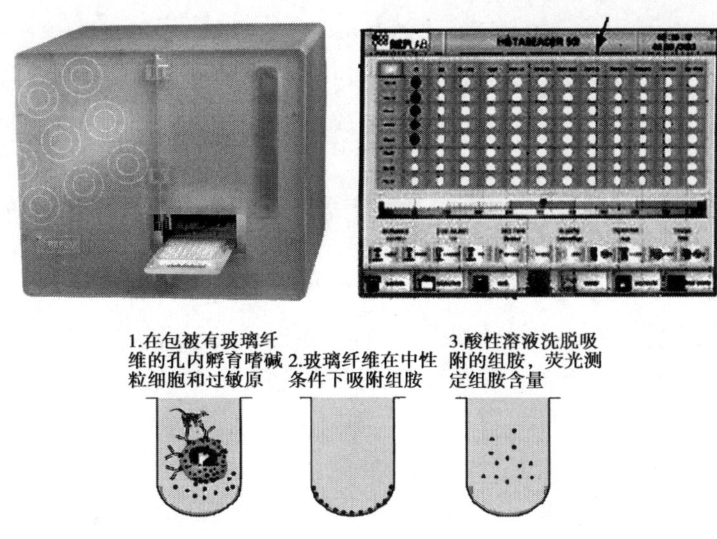

图 19-5　HISTAREADER™501 仪器外形和 HISTAREADER™501 示意图

3. 流式细胞仪对嗜碱性粒细胞激活的检测

20 世纪 90 年代末，人们发现在过敏原刺激后，嗜碱性粒细胞表面的蛋白质(如 CD45、CD63 和 CD203c)表达上调。通过流式细胞仪检测的方法可以对这种被过敏原激活的嗜碱性粒细胞进行区别和检测。然而一些技术问题限制了这种方法在临床上的广泛应用，如全血要及时送到实验室并且由熟练的技术人员在当天完成实验。

第五节　过敏性疾病诊断新技术

一、生物传感器

生物传感器(biosensor)是一种结合生物识别机制和适当物理化学传感器的装置，当特定生物分子(分析物)在检测器表面的浓度发生变化时，可以产生一个可测量的信号。它包括以下三部分：①可以通过生物工程生产的敏感生物元件，如生物组织、微生物、细胞受体、抗体、核酸等；②传感器或者探测器，通过物理化学、光学、压电效应、电化学的方式工作，将待分析物与敏感生物元件的相互作用装换成另外一种容易测量或者定量的信号；③附带的电子器件或信号处理器，主要负责将信号以用户可读的方式呈现出来。

1. 光纤传感器(optical fiber transducer)

(1)基本原理

光纤传感器是通过光导纤维将输入变量转换成调制的光信号的传感器。光导纤维，简称光纤，一般是由玻璃或者合成树脂(如聚苯乙烯)制成的纤维，光线可以沿着纤维通过全反射的方式传播。因此无论纤维如何弯曲，当光线从它的一端射入，绝大部分的光线可以传送到另一端。

光纤传感器的原理有两种：一种是被测参数引起光导纤维本身传输特性的变化，即改变光导纤维环境如应变、压力、温度等，从而改变光导纤维中光传播的相位和强度；另一种是以激光或者发光二极管为光源，用光导纤维作为光传输通道，把光信号载送入或者载送出敏感元件，再与其他相应的敏感元件配合构成传感器。前者属于物性型传感器，后者属于结构型传感器。

结构型光纤传感器可以用来进行过敏性疾病诊断，基本原理与ELISA相似。具体说来，首先将受试抗原吸附在光导纤维的一端，然后与患者血清孵育，洗去未结合的血清成分后，将光导纤维参与反应的一端与催化化学发光反应的二抗孵育，加入底物后产生化学发光反应，发出的光经过光导纤维传递到另一端，并在这一端利用CCD拍照等方法检测光的强弱，根据光的强弱定量分析血清中是否含有针对抗原的特异性IgE。

(2)优点

光纤传感器检测血清特异性IgE耗时短，并且可以实现不同受试抗原之间的组合，与生物芯片相比，省去了一些不必要的测试，达到更好的资源配置。通过光纤传感器进行过敏性疾病诊断目前正处于研发阶段。

2. 表面等离激元共振生物传感器(surface plasmon resonance, SPR)

目前已经商品化的、用以检测生物大分子相互作用的生物传感器有表面等离激元共振生物传感器和共振镜生物传感器(resonant mirror, SM)，它们在免疫学领域的应用越来越多。SPR传感器的商品名为BioCore，由Phadia公司开发。

(1)基本原理

表面等离激元共振是一种物理光学现象，在了解SPR之前，我们首先介绍以下三个概念：表面等离激元、全内反射和隐失波。

表面等离激元(或称表面等离子体激元)是一种存在于金属表面的电磁波，其振动方向平行于金属-绝缘体界面，能量分布随着远离金属表面距离呈指数衰减并在金属表面达到能量最大值。它可以被电子或者光波激发。

全内反射(全反射)是指当光波从光密介质(较高折射率的介质，如玻璃)进入到光疏介质(较低折射率的介质，如水溶液)时，如果入射角大于临界角，折射光消失，只有反射光的现象。从几何光学的角度看，当发生全反射时，所有的光都会沿反射方向传播。实际上，有一部分光的能量会穿过界面渗透到光疏介质，平行于界面传播，这部分光叫做隐失波(evanescent wave)。隐失波在垂直界面方向呈指数衰减，深度约为100nm。

如图19-6所示，一束偏振光以大于临界角的方向入射到玻片和金膜的界面，所产生的隐失波激发金膜中的自由电子产生表面等离子体。改变入射角的方向，使隐失波的频率与金属表面等离子体的振动频率相等，二者发生共振，光能被吸收，此时反射光的强度降至最低。这种现象叫做表面等离激元共振(SPR)，这时的入射角称为共振角(SPR角)。金膜的厚度一般在几十纳米，其表面等离子体的振动频率对结合在表面的生物大分子的质量非常敏感，这可以通过SPR角的变化反映出来。

实际运用中，将抗原(或者抗体)结合在金膜上，结合的方法有物理吸附、共价连接、单分子膜吸附等方法，使得抗体(或者抗原)溶液流过金膜表面。分别测量结合之前和结合之后SPR角的变化，可以定量分析二者的结合反应。

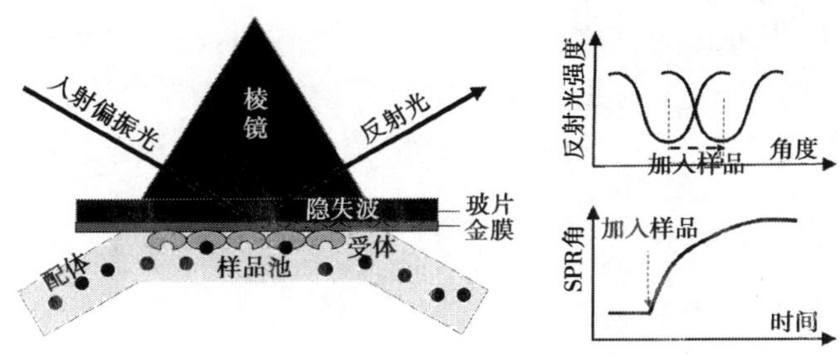

图 19-6 SPR 传感器原理

左图为 SPR 传感器原理示意图；右上图为探测器接受到的反射光强度随入射角度的变化曲线，最低点代表 SPR 角；右下图为加入样品后，SPR 角随时间的变化曲线，反映了样品中生物大分子结合到传感器芯片的过程

(2)优点

SPR 生物传感器的检测信号来自生物反应引起传感器表面性质变化，进而通过光学信号反映出来，因此与 RAST 和 ELISA 等检测技术相比较，SPR 生物传感器不需要进行放射性或者酶的标记，并且检测速度快，灵敏度高，可以进行实时观测。使用 SPR 传感器进行过敏性疾病诊断目前正在研究中。

二、生 物 芯 片

1. 生物芯片的基本原理

生物芯片(microarrays or biochip)是为了分析基因组中基因表达而发展起来的一种工具。20 世纪 90 年代初，DNA 芯片被用来鉴定核酸，进而被用来分析 RNA 的表达。由于在细胞水平上检测蛋白表达的需要，用来检测蛋白质的芯片也被开发出来。各种各样的蛋白质(纯化的重组蛋白或者天然抗原)被固定在固相载体上，用微量的血清与芯片在标准条件下孵育，血清中的抗体特异性地与某种或某些抗原反应，而未结合的血清成分被洗掉，接着加入荧光标记的二抗或酶标记的二抗，从而通过激光在芯片上扫描或者化学发光反应的方法检测血清中特异性 IgE。

同 DNA 芯片一样，该技术在固相介质的表面进行，如玻璃片。为了固定蛋白质，玻璃表面经过了硝化纤维或者胶状结构的修饰。各种抗原蛋白质通过机器人技术点在修饰过的玻璃表面，目前可以点 30 000 个，理论上可以固定的蛋白质数量是不受限制的。将芯片与患者的血清样品反应，然后通过荧光或化学发光反应来检测特异性 IgE。相应的软件通过比较试验结果和已知 IgE 浓度的标准曲线，计算并给出半定量的分析结果。一般来说，整个检测过程不超过 5h，并且整个操作过程都很简单。

生物芯片检测的主要操作过程如下：

Ⅰ搜集常见的过敏原；

Ⅱ通过重组 DNA 技术表达纯化重组抗原，也可使用纯化的天然蛋白。20 世纪 80 年代末，第一个抗原被成功克隆和在大肠杆菌中得到重组表达，即尘螨中的主要抗原蛋白 Der p 1。从此，许多新的抗原蛋白得到了克隆和重组表达，通过纯化的抗原蛋白进行过敏性疾病诊断得到了很快的发展。

Ⅲ预处理玻璃片，将纯化的抗原分子固定形成微阵列，得到过敏检测芯片。在固定蛋白质抗原到固相介质时，一定要特别注意固定时可能引起的蛋白质三维结构的破坏，因为抗原性的维持有赖于蛋白质三维结构的完整性。因此，只有在固定后抗原结构依然完整时才能有效地识别 IgE。

Ⅳ将芯片与微量血清孵育结合 IgE，洗去未结合的血清组分后，加入荧光标记（或者酶标记）的抗 IgE 抗体检测血清中 IgE。

Ⅴ通过扫描荧光强度信号分析得到患者 IgE 反应性的总体情况。

2. 生物芯片的优点

生物芯片最大的优点是它可以实现使用很少的样品，在一次试验中同时检测成千上万的受试抗原。这使得将人们已经识别的所有抗原分子或者抗原决定簇一次性结合血清中的 IgE 成为可能，并且生物芯片还可以方便地将新的抗原分子和抗原决定簇加入，扩大检测范围。

生物芯片的另一个优点是它可以实现确定成分（分子水平）的检测。以往的方法是将过敏原的提取物进行测试，由于抗原提取物是许多物质的混合物，我们并不能确定患者对其中的哪一种成分敏感，而分别对每种成分进行传统方法的检测不具有可操作性。生物芯片技术可以实现对确定成分的检测，这可能解释交叉反应以及为什么有些患者对多种花粉过敏，而其中很多他们并没有接触过。交叉反应是某种抗原诱发产生的抗体与另外一种抗原发生反应，这两种抗原具有某种相似性。一般来说，抗原-抗体反应具有特异性（specificity），即某种抗体只能同特异的抗原发生反应。但是许多抗原物质是一个大分子的复合物，并且每种大分子可能含有多个抗原决定簇（epitope）。因此，接触某种抗原物质可能引起针对某种大分子或者某种抗原决定簇的多种免疫反应。发生交叉反应的可能原因是不同的过敏原具有相同的或者结构相似的抗原决定簇。

除此之外，基因芯片操作简单快速，只需要微量的抗原，便于自动化操作，能够平行化检测。如果检测用的二抗不是抗 IgE 的抗体，而是其他类型免疫球蛋白抗体，则可以分析血清中存在的其他类型的抗原特异性抗体。因此它不仅可以检测抗原特异性 IgE，还可以对抗原特异性 IgG 和 IgM 进行检测。这些抗体在 IgE 的检测中竞争性地与抗原结合，起到一定的屏蔽作用。

进一步将新的分子或者抗原决定簇加入到生物芯片检测的范围，以使所有人群可能敏感的过敏原都能通过生物芯片来检测，是生物芯片未来发展的方向之一。虽然目前生物芯片并不是实验室检测过敏原的常规技术，但是相信在不久后生物芯片将成为体外过敏原检测的标准方法。

通过生物芯片检测患者对过敏原中的哪一种成分敏感，还可能指导我们改进治疗的方案。值得一提的是，对于一些重要的抗原，通过重组 DNA 或者合成多肽方法生产可明显降低其过敏原性，用于免疫治疗可以增加治疗的安全性以及特异性。因此，生物芯片不仅在过敏性疾病的诊断上具有很好的发展前景，它还可能对过敏性疾病的治疗很有帮助。同时，生物芯片的发展也会使得我们进一步理解过敏反应的机制。

主要参考文献

陈家杰，吉坤美，刘志刚. 2010. 实时定量 PCR 技术检测食品中花生过敏原 Ara h 1 基因成分. 食品研究与开发，12：188～193.

陈家杰，朱海，叶卫翔，等. 2009. 双抗体夹心 ELISA 法测定食物中大豆过敏原蛋白成分. 食品研究与开发，30(5)：105～109.

吉坤美，陈家杰，詹群珊，等. 2009. 胶体金免疫层析法检测食品中花生过敏原蛋白成分. 食品研究与开发，30(5)：101～104.

刘志刚. 2006. 肺脏免疫学及免疫相关性疾病：变态反应性疾病的诊断. 北京：人民卫生出版社：415～428.

刘志刚，李佳娜，顾耀亮，等. 2010. 时间分辨免疫荧光法测定食物中花生过敏原成分. 食品科技，35(2)：241～245.

马慧，刘志刚，吉坤美. 2008. 德国小蠊过敏原化学发光免疫法的建立及应用. 中华检验医学杂志，31(2)：203～204.

乔秉善. 2002. 变态反应学实验技术. 第 2 版. 北京：中国协和医科大学出版社：105.

王勤，刘志刚，吉坤美. 2006. 化学发光免疫法检测美洲大蠊 sIgE 水平的研究. 中国寄生虫学与寄生虫病杂志，24(6)：471～472.

王勤，刘志刚. 2007 德国小蠊变应原皮内试验与血清 sIgE 检测的相关性. 热带医学杂志，7(8)：726～728.

吴序栎，吉坤美，李佳娜，等. 2009. 双抗体夹心 ELISA 法测定食物中虾过敏原成分 食品科技杂志，34(8)：240～243.

詹政科，刘萍，吉坤美，等. 2009. 双抗体夹心 ELISA 法测定食物中牛奶过敏原蛋白成分. 中国乳品工业，37(5)：44～47.

Alonso R, Botey J, Pena J, et al. 1995. Specific IgE determination using the CAP system: comparative evaluation with RAST. J Invest Allergol Clin Immunol, 5: 156～160.

Barinaga M. 1991. DNA chips speed genome initiative. Science, 253: 1489.

Bennich H, Ishizaka K, Johansson S G, et al. 1968. Immunoglobulin E, a new class of human immunoglobulin. Bull WHO, 38: 151～152.

Bock S A, Lee W Y, Remigio L, et al. 1978. Appraisal of skin tests with food extracts for diagnosis of food hypersensitivity. Clin Allergy, 8(6): 559～564.

Bochner B S. 2000. Systemic activation of basophils and eosinophil markers and consequences. J Allergy Clin Immunol, 106 (suppl): S292～302.

Cantani A, Micera M. 2003. Epidemiology of atopy in 220 children. Diagnosis reliability of skin prick tests and total and specific IgE levels. Minerva Pediatr, 55: 129～142.

Dolen W K. 2001. Skin testing and immunoassays for allergen-specific IgE. Clin Rev Allergy Immunol, 21(2～3): 229～239.

Ewan P W, Coote D. 1990. Evaluation of a capsulated hydrophilic carrier polymer(the immunoCAP) for measurement of specific IgE antibodies. Allergy, 45: 22～29.

Ferrer M, Sanz M L, Sastre J, et al. 2009. Molecular diagnosis in allergology: application of the microarray technique. J Investig Allergol Clin Immunol, 1: 19～24.

Firer M A, Hosking C S, Hill D J. 1982. Cow's milk allergy and eczema: patterns of the antibody response to cow's milk in allergic skin disease. Clin Allergy, 2(4): 385～390.

Gleich G J, Jones R T. 1975. Measurement of IgE antibody by RAST. I. Technical considerations in the performance of the test. J Allergy ClinImmunol, 55: 334～345.

Golden D B K, Kagey-Sobotka A, Norman P S, et al. 2001. Insect sting allergy with negative venom skin tests. J Allergy Clin Immunol, 107: 897～901.

Hiller R, Laffer S, Harwanegg C, et al. 2002. Microarrayed allergen molecules: diagnostic gatekeepers for allergy treatment. FASEB J, 16(3): 414～416.

Hamilton R G, Adkinson N F Jr. 2004. *In vitro* assays for the diagnosis of IgE-mediated disorders. J Allergy Clin Immunol, 114: 213～225.

Hagy G W, Settipane R. 1976. Risk factors for developing asthma and allergic rhinitis. A 7-year follow-up study of college students. J Allergy Clin Immunol, 58(2): 330～336.

Ishizaka K, Ishizaka T. 1967. Identification of IgE antibodies as a carrier of reaginic activity. J Immunol, 99: 1187～1196.

Iwamoto I, Yamazaki H, Kimura A, et al. 1990. A novel liquid phase enzyme immunoassay AlaSTAT for IgE antibody determination. Arerugi, 39: 1374～1379.

Johansson S G, Bennich H. 1967. Immunological studies of an atypical(myeloma) immunoglobulin. Immunology, 13: 381～394.

Liccardi G, DAmato G, Caonica G W, et al. 2006. Psdderalacqia. Syntemic reaction rm skin testing: literature review. J Investig Clin Immunol, 16(2): 75～78.

Lidholm J, Ballmer-Weber B K, Mari A, et al. 2006. Component resolve diagnostics in food allergy. Curr Opin Allergy Clin mmunol, 6(3): 234～240.

Lin M S, Tanner T, Lynn J, et al. 1993. Non fatal systemic allergic reaction induced by skin testing and immunotherapy. Ann Allergy, 79: 557～562.

Lundquist U. 1975. Research and development of the RAST technology. In: Evans Advances in Diagnosis of Allergy: RAST. Miami, FL: Symposia Specialists. 85～99.

Li T M, Chuang T, Tse S, et al. 2004. Development and validation of a third generation allergen-specific IgE assay on the continuous random access Immulite 2000 analyzer. Ann Clin Lab Sci, 34: 67～74.

Li Y, Ren J, Nakajima H, et al. 2007. Surface plasmon resonance immunosensor for IgE analysis using two types of anti-IgE antibodies with different active recognition sites. Analytical Sciences, 23(1): 31～38.

Malkin R, Martinez K, Marinkovich V, et al. 1998. The relationship between symptoms and IgG and IgE antibodies in an office environment. Environ Res, 76: 85～93.

Moneret Vautrin D A, Halpern G M, Brignon J J, et al. 1993. Food specific IgE antibodies: a comparative study of AlaSTAT and Pharmacia RAST Phadebas CAP Systems in 49 patients with food allergies. Ann Allergy, 71: 107～114.

Mullett W M, Lai E P, Yeung J M. 2000. Surface plasmon resonance-based immunoassays. Methods, 22(1): 77～91.

Ownby D R, Adkinson N F, Hamilton R G, et al. 1994. Multi-center comparison of Abbott Matrix aero to Pharmacia standard RAST, modified RAST and skin puncture tests. Eur J Clin Chem Clin Biochem, 32: 631～637.

Pathak S S, Savelkoul H F. 1997. Biosensor in immunology: the story so for. Immunol Today, 18(10): 464～467.

Paganelli R, Ansotequi I J, Sastre J, et al. 1998. Specific IgE antibodies in the diagnosis of atopic disease: clinical evaluation of a new in vitro test system, UniCAP, in six European allergy clinics. Allergy, 53: 763～768.

Perrick D, Stafford C T, Armstrong E, et al. 1991. Modification of the fluorescent allergosorbent test(FAST) as an inhibition assay for determination of cross-reactivity among aeroallergens. J Allergy Clin Immunol, 87: 98～103.

Prausnitz C, Kustner J. 1921. Studien uber die Uberempfindlichkeit. Cent Backt, 86: 160.

Schellenberg R R, Adkinson N F Jr. 1975. Measurement of absolute amounts of antigen-specific human IgE by a radioallergosorbent test(RAST) elution technique. J Immunol, 115: 1577～1583.

Sheah-Min Y, Choon-Kook S. 2001. The relevance of specific serum IgG, IgG4 and IgE in the determination of shrimp and crab allergies in Malaysian allergic rhinitis patients. Asian Pac J Allergy Immunol, 19(1): 7～10.

Stanworth D R, Humphre J H, Bennich H, et al. 1967. Specific inhibition of the Prausnitz-Kustner reaction by an atypical human myeloma protein. Lancet, 2: 330～332.

Tripathi A, Booth B H. 2002. Diagnosis of immediate hypersensitivity. In: Grammer L C, Greenberger PA. Patterson's Allergic Diseases, 6th ed. Philadelphia, PA: Lippincott Williams & Wilkins: 145～157.

Valenta R, Vrtala S, Focke-Tejkl, et al. 1999. Genetically engineered and synthetic allergen derivatives: candidates for vaccination against type I allergy. Biol Chem, 380: 815～824.

Wide L, Bennich H, Johansson S G. 1967. Diagnosis of allergy by an *in vitro* test for allergen antibodies. Lancet, 2: 1105～1107.

Wohrl S, Vigl K, Zehetmayer S, et al. 2006. Heperformance of a component-based allergen-microarray in linical practice. Allergy, 61(5): 633～639.

Ymen L. 1990. Die neue Generation der Allergie-Testung: Pharmacia CAP system *in vitro* Diagnostica das Wissenschaftliche. Magazin Thema, 1: 18～22.

（丁珊、胡赓熙）

第二十章　尘螨疫苗免疫治疗及机理

第一节　概　　述

一、免疫治疗的定义

免疫治疗(immunotherapy)指通过诱发、刺激或增强人体自身免疫系统等手段达到疾病预防和治疗的疗法。免疫疗法也叫做生物应答调节剂(biological response modifier, BRM)疗法。免疫系统是人体抵抗疾病的自身防卫系统,通过给予机体一定的外源刺激(如BRM等),激活人体的免疫系统,从而达到预防、治疗疾病的目的。免疫治疗的概念最初是在肿瘤治疗中提出来的,基本理论是利用肿瘤抗原,或者结合外源免疫刺激因子(如白细胞介素2等),在体内激发机体自身的免疫保护机制,从而达到治疗肿瘤或预防复发的作用。后来,免疫治疗的概念逐渐推广到其他疾病的治疗中,包括对于过敏性疾病(如过敏性鼻炎、过敏性哮喘等)的免疫治疗,也是人们俗称的脱敏治疗。

二、免疫治疗的分类

过敏性疾病的免疫治疗主要包括非特异性免疫治疗(non-specific immunotherapy)和过敏原特异性免疫治疗(allergen-specific immunotherapy,SIT)。非特异性免疫治疗主要是指采用多种免疫调节剂促使患者失衡的免疫功能得以改善或恢复正常。例如,对于过敏性哮喘患者,通过药物的免疫调节作用,增强哮喘患者的免疫功能,减少其呼吸道感染的机会,降低其气道反应性,从而达到防治哮喘的目的。因为这种免疫治疗并不是针对患者的特异性过敏性反应病因,因此称为非特异性免疫治疗。该疗法的指导思想是从整体上对患者的机体免疫系统进行调节,但是由于患者个体差异较大,不同患者对于同一免疫调节剂(或者免疫疗法)的反应存在较大差异,因此在临床应用上存在较大的局限性。本章节主要介绍过敏性疾病的特异性免疫治疗。

过敏原特异性免疫治疗(SIT)俗称脱敏疗法(desensitization),或被称为减敏疗法(hyposensitization)。Noon和Freeman通常被认为是过敏原免疫治疗领域的始祖。1911年,他们在伦敦StMary医院首次成功应用梯牧草花粉浸液治疗该花粉所导致的过敏性疾病。他们对患者机体给予浓度逐渐增高的梯牧草花粉粗提液用以缓解他们的过敏症状,在临床上观察到了明显的效果,当时被称为脱敏疗法。他们的这一系列实验也被认为是利用过敏原进行免疫治疗的开始。此后免疫治疗逐渐被更多的人接受,并且得到不断的改进,用于治疗其他过敏原引起的各种过敏性疾病,如过敏性哮喘等。过敏原特异性免疫治疗(SIT)指的是在临床上确定过敏性疾病患者的过敏原后,将该过敏原制成过敏原提取液并配制成各种不同浓度的制剂,通过一定的给药途径(如皮下注射、口服、舌下含服等)与患者反复接触，剂量从小到大，浓度由低到高，从而提高患者对该种过敏原的耐受性，当患者再次接触此种过敏原时，不再产生过敏现象或过敏现象得以减轻。尽管近80年来，国内外学者对该疗法的疗效争论不休，但目前多数学者均肯定其疗效，并在世界范围内得到广泛应用。1997年日内瓦世界卫生组织(WHO)过敏原免疫治疗工作组会议，公布了WHO立场文件(Allergen immunotherapy：Therapeutic vaccines for allergic disease)，成为全球过敏性疾病的治疗指南。由于过敏原的标准化有了很大进展，会议决定把过敏原浸液(allergen extract)改称为特异性过敏原疫苗(specific allergen vaccine，SAV)，纳入药品管理和注册范围。1997年柏林国际过敏反应研讨会明确指出了SAV的适应证、开始治疗的最佳时机和疗程。全球哮喘防治创议(Global Initiative for Asthma，GINA)也把SAV归入治疗规范之中。2006年7月及10月，欧洲变态反应学会和临床免疫学会(EAACI)在学会的杂志Allergy上又相继出版了关于过敏原特异性免疫治疗的2个增刊，提出了抗原特异性免役治疗的欧洲标准，肯定了舌下脱敏疗法的疗效，足以见得目前对过敏原特异性免疫治疗的肯定和重视。

三、特异性免疫治疗的机理

越来越多的研究表明，包括过敏性哮喘、过敏性鼻炎等在内的过敏性疾病的发生往往是由于人体免疫系统发生失衡引起的。在正常身体机能下，免疫系统内的两种重要免疫细胞Th1和Th2的比例维持着一定的平衡。Th1/Th2之间的平衡决定了过敏性炎症的转归。Th2增多的时候，它可以分泌较多的白细胞介素-4(Interleukin-4，IL-4)，从而刺激B淋巴细胞分泌更多的IgE，增加了肥大细胞和嗜酸性粒细胞的敏感性，此外还可以分泌白细胞介素-5(IL-5)，有利于嗜酸性粒细胞的增殖、存活和分化等。除了免疫细胞的失衡，机体其他一些因素也参与了这个过程，因此过敏性疾病的发生是很多综合因素导致的结果。特异性免疫治疗的基本原理是通过调节过敏性疾病的细胞免疫应答和体液免疫应答，干扰Ⅰ型过敏反应的自然发展进程，同时也可预防发生新过敏原的过敏性反应发生以及防止由过敏性鼻炎发展为过敏性哮喘等。迄今为止，特异性免疫治疗的具体机制还未完全阐明，但是根据目前的实验数据，基本上达到一些共识，通过免疫治疗，可以促使Th1/Th2的平衡向Th1方向倾斜。当Th1占优时，可以分泌较多的干扰素(interferon-γ，IFN-γ)和IL-2。IFN-γ可以抑制IgE的合成以及Th2细胞的产生，而IL-2可以活化T细胞，促进细胞因子的合成，刺激自然杀伤细胞(natural killer cell，NK)的细胞增殖，增强NK细胞的杀伤活性，以及诱导淋巴因子激活的杀伤细胞(lymphokine activated killer cell，LAK)产生，促进B细胞增殖和分泌IgG4中和抗体等。免疫治疗还可以导致细胞间黏附分子-1(inter-cellular adhesion molecule-1，ICAM-1，又叫CD54)的表达降低，从而抑制效应细胞的活化等。此外，通过反复注射过敏原可以使机体产生特异性IgG抗体，该类抗体可以与以后进入机体的相应过敏原(抗原)直接结合形成免疫复合物，最后被单核吞噬系统所清除，起着阻断或减少过敏原与IgE抗体结合的作用。因为当IgE与过敏原结合然后被肥大细胞或嗜碱性粒细胞上存在的IgE特异受体识别，可以引起效应细胞的脱颗粒，从而引起过敏反应。因此，这类IgG抗体也被称为阻断性抗体或保护性抗体。

四、特异性免疫治疗的适应证和禁忌证

过敏原特异性免疫治疗是迄今为止对过敏性疾病进行病因治疗的最直接方法。过敏原特异性免疫治疗的适应证主要包括：

Ⅰ Ⅰ型呼吸系统过敏性疾病，吸入致敏物明确，且难以有效避免；

Ⅱ部分食物、药物所致的Ⅰ型过敏反应，由于职业或其他原因无法避免；

Ⅲ昆虫过敏反应，已查明致敏昆虫者；

Ⅳ皮试证实有阳性反应，但治疗极端需要，且无其他待用药物，如狂犬病抗血清、破伤风抗血清等，可以审慎地用脱敏疗法治疗。

因此，过敏原特异性免疫治疗主要用于过敏性哮喘、过敏性鼻炎、花粉症、过敏性皮肤病和蜂毒过敏症等Ⅰ型过敏性疾病的预防和治疗。

此外，过敏原特异性免疫治疗有较为严格的禁忌证，包括但不局限于：

Ⅰ非Ⅰ型过敏反应患者。患有Ⅲ型过敏反应的患者，有可能通过注射过敏原形成新的免疫复合物使病情加重；

Ⅱ合并严重自身免疫性疾病或恶性肿瘤的患者。如患者伴有胶原性疾病、自身免疫性疾病、淋巴组织增生性疾病等较为严重的免疫性疾病时禁忌使用，以免加重病情；合并严重异位性皮炎者慎用；

Ⅲ合并高血压、冠心病等不宜使用肾上腺素治疗的患者，禁忌使用。因为过敏原特异性免疫治疗可能引起全身过敏反应甚至过敏性休克，此类患者不能用肾上腺素进行急救，使危险性大大提高。用β受体阻滞剂治疗者亦不宜接受该类治疗；

Ⅳ缺乏依从性患者不宜使用。成功的免疫治疗要求患者与医师配合，长期和定期接受治疗，完成疗程，如患者缺乏合作或有严重心理障碍不宜进行该类治疗。

五、特异性免疫治疗的过敏原选择

特异性免疫治疗的基础是过敏原的选择。确定诱发过敏性疾病的特异性过敏原是该疗法的关键，也是制定特异性免疫治疗的前提和基础。通常引起过敏性疾病的过敏原包括草/树花粉、尘螨、动物皮毛、食物、真菌等。引起过敏性疾病的过敏原很多，主要有吸入性过敏原、食物性过敏原及接触性过敏原。适合于脱敏治疗的过敏原主要包括：

Ⅰ螨(屋尘螨、粉尘螨、热带螨等)，花粉类(白桦和桦木科花粉、禾草花粉、豚草花粉等)；

Ⅱ一些动物(猫、狗过敏原)；

Ⅲ蜂毒。

目前很多过敏性疾病患者的致病过敏原并不是单一的螨虫或花粉类过敏原。对于多种过敏原过敏的患者，在考虑能否进行脱敏治疗前要先明确其主要过敏原和次要过敏原，如果其主要过敏原是已明确的适合脱敏的吸入性过敏原，则这些患者可考虑脱敏治疗；若其主要过敏原不是已明确地适合脱敏的吸入性过敏，原则上这些患者不适合进行脱敏治疗。对于食物性过敏原过敏患者目前多不主张进行脱敏治疗，主要是采用避免接触。

过敏原提取液是经典的、应用最广泛的特异性免疫治疗制剂。但是过敏原粗提液由于直接从大自然中取得，不同批次的原材料之间很难保持一致，存在极大的变异性。因此1997年1月，WHO在日内瓦召开会议，提出用过敏原疫苗（allergy vaccine）代替过敏原提取物（allergy extract），以说明其作为疫苗的免疫学特征，即能够改变或下调过敏性疾病的免疫反应，因此WHO提出了过敏原疫苗的标准化。

过敏原的选择除了从天然致敏物进行生产提取以外，近年来，利用基因工程重组技术生产重组过敏原蛋白疫苗、低致敏疫苗及DNA疫苗也开始显示出良好的应用前景。

重组蛋白疫苗利用基因重组技术对引起过敏反应的过敏原进行基因定向改造，通过改变特异位点的氨基酸序列，如降低过敏原与IgE的结合能力，同时不影响甚至增强与抗原提呈细胞（antigen processing cell，APC）的结合能力，不仅增加了临床用药的安全性，同时还可以增加免疫治疗的疗效。

六、特异性免疫治疗的方法

过敏原特异性免疫治疗的方法目前主要有两种，即皮下免疫疗法和鼻内或舌下含服免疫疗法。早期的大多数免疫治疗，是通过长时间定期皮下注射一定剂量的过敏原制剂达到“脱敏”的目的。而舌下脱敏的原理是让患者由低剂量开始舌下含服过敏原制剂，剂量逐渐增加，刺激人体免疫系统逐渐产生耐受性，使得患者再次接触该过敏原时，过敏症状明显减轻或者完全消失。舌下免疫治疗不仅有与传统皮下注射相当的疗效，而且在安全性、使用方便性等方面具有更大的优势。基于舌下途径的特殊性，舌下或口服给药途径发生严重全身不良反应的概率较低，大大减少了过敏性休克发生的概率，舌下免疫治疗常见不良反应多为口腔刺痒、舌肿胀，通常能很快缓解。另外，舌下免疫治疗的剂量递增阶段较皮下注射明显缩短，患者通常能在治疗后半个月内达到有效剂量。再者，舌下含服可以在家中进行，患者不用去医院注射过敏原，因此舌下给药脱敏也被认为是依从性最好的剂型。由于给药方便、副作用少和疗效可靠，舌下含服特异性免疫治疗已经逐渐引起人们的重视，并得到了广泛的应用，尤其是在西欧国家。

第二节　免疫治疗的分类

目前对于过敏性疾病的特异性免疫治疗，主要是针对过敏性鼻炎、过敏性哮喘和特应性皮炎等。因此，免疫治疗根据过敏性疾病特异性免疫治疗的给药方式主要可以分为两类，即皮下抗原注射免疫治疗和舌下（或鼻下）含服免疫疫苗治疗；而根据所用的抗原（制剂）类型主要可以分为天然过敏原疫苗（院内制剂，标准化抗原疫苗）、重组过敏原疫苗（重组蛋白疫苗、多肽合成疫苗）、DNA疫苗等。下面分别就这两种分类方法进行简单介绍。

一、皮下抗原注射免疫治疗

皮下抗原注射免疫治疗（subcutaneous immunotherapy，SCIT）是传统的治疗过敏性疾病的特异性免疫疗法，也是早期俗称的“脱敏疗法”，是到目前为止研究最多的特异性免疫疗法。在临床上确定过敏性疾病患者的过敏原后，将该过敏原(包括过敏原提取液、重组过敏原蛋白或人工合成过敏原多肽等)配制成不同浓度，通过皮下注射的方式与患者反复接触，剂量从小到大，浓度由低到高，从而提高患者对该种过敏原的耐受性，当患者再次接触此种过敏原时，不再产生过敏现象或过敏现象得以减轻。已有的大量临床试验证明，皮下免疫治疗疗效比较确定，能改善临床过敏症状、减少对症药物的用量，并从根本上改变过敏性疾病的病程。皮下注射特异性免疫治疗对尘螨、桦树花粉、草花粉、豚草花粉、猫、霉菌等过敏原引起的过敏性疾病的症状如鼻炎、哮喘有改善作用。因此，皮下注射疗法也是传统的治疗过敏性哮喘及过敏性鼻炎的特异性免疫疗法，是目前公认的脱敏疗法。同时，皮下注射疗法也是美国 FDA 唯一批准的用于治疗过敏性疾病的特异性免疫疗法。

尽管如此，皮下注射免疫治疗也有自身的缺陷。由于反复皮下注射经常带来全身不良反应，甚至可能引起严重的全身性过敏反应，因此在治疗中应标明主要过敏原生物学单位或质量的疫苗最佳剂量。每次注射主要过敏原 5～20μg 对大多数过敏原疫苗来说是最佳剂量。据 WHO 编写的过敏性鼻炎及其对哮喘的影响(Allergic Rhinitis and its Impact on Asthma，ARIA)统计，在所有关于过敏性疾病的皮下注射免疫治疗的研究中，约有 14%发生全身性过敏反应。全身反应分为速发型全身反应(发生在注射后 30min 内)和迟发型全身反应(发生在注射 30min 后)。有文献报道，在德国平均每 10 000 次注射就有可能发生一次严重的不良反应，大约每 250 000 次注射就有可能发生一次过敏性休克，因此每次注射都必须在专业的医师实时监控下进行。此外，对患者来说，皮下注射意味着一般每周需要就诊两次，给患者生活带来不便，而且增加患者的医疗费用，使得患者的依从性下降。

二、舌下含服免疫治疗

舌下含服免疫治疗(sublingual immunotherapy，SLIT)是近年来 WHO 提倡的针对过敏性哮喘及过敏性鼻炎等疾病的新疗法。该疗法是在一段时间内，让患者由低剂量开始通过舌下含服过敏原制剂(溶液或片剂)，然后逐渐增加含服剂量(剂量递增阶段)，在 3～5 周内达到饱和剂量并维持一段时间(剂量维持阶段)，使患者的免疫系统耐受该过敏原，当再次接触该过敏原时，不再产生过敏性症状，或者是达到症状的明显减轻和生活质量的改善。据国外大量医学文献报道，患者经 1～3 年舌下脱敏治疗后，能达到缓解甚至根除变应性鼻炎症状的效果，明显减少轻、中度过敏性哮喘患者的哮喘发作次数并降低其发病严重程度，部分患者甚至能达至完全无症状状态。更为重要的是，所用患者均可大大减少使用类固醇的次数及剂量。由于舌下脱敏治疗的有效性及安全性，世界卫生组织于 2001 年正式推荐舌下脱敏治疗为可替代传统注射方式的脱敏疗法，适用于成人及儿童患者。

舌下含服免疫治疗在药理机理方面与皮下注射不同的地方是给药途径的不同。皮下注射是直接将药液注射到真皮与肌肉组织之间，即皮下组织层中，实现药物的缓慢吸收。SLIT 的给药可分为两个步骤，即疫苗首先在舌下保持 1～2min，然后吞咽入胃(即舌下含服、吞咽过程)。舌下含服及吞咽比单纯舌下含服或单纯吞咽都更有效，其原因可能是此过程增加了过敏原与口腔黏膜接触的时间，并提示过敏原在通过胃肠道时被胃肠道吸收，促进了口腔黏膜耐受的诱导。虽然 SLIT 非常便于应用，但是对于过敏原舌下含服吸收的过程和机理至今仍不是非常清楚。众所周知，舌下组织是高度血管化的，血管直接流向颈静脉，舌下使用小分子合成药物可被迅速吸收并进入血液，而不经过肠和肝。例如，治疗心绞痛时舌下含服硝酸甘油，血药浓度可以在 5min 内即达到峰值，其生物利用度达到 70%。有人认为，舌下黏膜有一定的黏膜吸收能力，可以直接吸收 15kDa 以下的分子，但是对于包括过敏原在内的大多数蛋白质，其分子质量远远大于 15kDa，使得黏膜吸收的解释变得很困难。也有人提出，由于舌下有丰富的毛细血管，大部分过敏原经毛细血管吸收进入血液。有实验表明，通过舌下黏膜并没有明显的过敏原吸收。例如，舌下含服放射标记的犹大墙草花粉主要过敏原后，有显著数量的过敏原(高达使用量的 20%左右)在舌下黏膜表面存在，时间可以长达 2h，甚至在彻底清洗口腔后也有过敏原存在，而在血液中并没有检测到放射性活性存在。仅在吞咽接触胃黏膜后，放射性活性可以迅速在血液中检测到，在 2h 内达到高峰。另外一种观点认为舌下存在的朗格汉斯样树突状细胞(Langerhans-like dentric cell，LDC)可以在舌下含服过程中捕获过敏原，在捕获过敏原后，成熟并迁移至邻近的引流淋巴结(如颌下)，产生免疫调节作用。也有人认为舌下黏膜和消化道的其他黏膜系统一样，具有很多抗原提呈细胞(APC)，这些细胞在接触抗原后捕捉到过敏原存在信号，从而启动抗原提呈反应，介导脱敏过程。因此，舌下含服的药理吸收可能是一个复杂的过程，包括了舌下黏膜吸收、血管吸收、LDC 捕获、APC 捕获等。

舌下含服疗法相对于皮下注射疗法，具有使用方便、安全性高等特点，这样使得患者在家中接受免疫治疗成为可能，因此患者的依从性大大增强。舌下含服治疗最常见的不良反应是服药后口和舌下发痒、胃肠道不适。除此之外，也有报道出现头痛、鼻炎、便秘或荨麻疹等，但是还未见报道有过敏性休克等全身性过敏症状。舌下含服免疫治疗目前在美国应用较少，虽然承认其治疗是有效的，但是有专家认为其疗效介于安慰剂和皮下注射免疫疗法之间，因此目前还未得到 FDA 的批准。舌下含服免疫治疗在欧洲应用广泛而且已经比较成熟。尤其是近十年来，欧洲发表了关于该疗法的大量研究结果，证实了舌下含服与皮下注射两种给药途径是等效的，并能够在早期达到高剂量(即更早达到剂量维持阶段)，而且舌下含服具有低风险性和低强迫性。在审查分析了过往的临床试验结果后，WHO 于 2001 年也正式推荐舌下含服免疫治疗为可替代传统皮下注射方式的免疫疗法。

三、突击免疫疗法

突击免疫疗法(rush immunotherapy，RIT)又称快速脱敏疗法，于 1933 年第一次被描述。这种技术能使过敏性患者在一个工作日内达到过敏原提取物的维持剂量。在 4h 内每隔 30min 注射一次，结束后经 1～2h 的观察，保证机体无严重副反应。快速脱敏疗法具有许多优点，它不但缩短了常规脱敏治疗的时间，而且保证了临床治疗效果。但由于抗原液在短时间内大量、迅速进入机体，亦使特异性脱敏治疗的副作用发生概率相对增加。提高其安全性的一个有效的方法是在治疗的第一天经术前用药处理可显著降低危险系数。国内外目前对快速脱敏疗法的报道不多，主要有以下观点。

Kohno 等研究证明，利用快速脱敏治疗(RIT) 能降低气道反应性，具有抗炎功效，对变应性哮喘是一种有效的治疗方法。

洪彦科等观察了快速脱敏疗法治疗儿童变应性哮喘的近期疗效。他们的研究中未见采用快速脱敏而出现严重过敏反应或哮喘加重的情况发生。隔日 1 次的皮下注射，剂量少，疼痛轻,患儿大多数都能主动接受。只要患儿能接受,特别是对重度哮喘患儿最好选用快速脱敏疗法。

何文萍等为了探讨快速脱敏疗法治疗过敏性鼻炎的临床疗效及安全性,选择62例过敏性鼻炎患者进行快速脱敏。他们的结果显示,快速脱敏疗法治疗过敏性鼻炎有效率达87%,近期治疗效果较为满意,轻度不良反应发生率为38.7%,无严重不良反应发生,提示快速脱敏疗法治疗过敏性鼻炎较为安全有效。

综上所述,快速脱敏作为治疗过敏性疾病的快速疗法有广阔的应用前景。

四、天然过敏原疫苗

自1911年Noon和Freeman首次用花粉过敏原治疗该花粉所致的过敏性鼻炎取得成功,至今已近一个世纪。在早期的传统脱敏治疗中,过敏原制剂主要是从有机原材料中提取过敏原,制成过敏原粗提液(浸液),也就是俗称的院内制剂。过敏原粗提液是经典的、应用最广泛的特异性免疫治疗制剂。但是过敏原粗提液由于直接从大自然中取得,不同批次的原材料之间很难保持一致,存在极大的变异性。此外,该方法在保留过敏原活性的同时并不能去除无关物质,使生产和治疗存在很多局限性。而免疫治疗的成功与否很大程度上取决于过敏原制剂的质量和标准化。过敏原制剂必须标准化的另一个原因是过敏原制品的剂量或主要过敏原含量必须标定后才能使特异性免疫治疗达到治疗的安全性和有效性。低剂量过敏原免疫治疗通常达不到临床效果,而剂量过高则可能会引起过强的不良反应。因此,WHO在1997年1月提出用过敏原疫苗代替过敏原提取物,以说明其作为疫苗的免疫学特征,并提出了过敏原疫苗的标准化(standardization)要求,从以下三个方面进行评估:组成成分最佳并且一致;不同批次及厂商之间的疫苗主要致敏蛋白含量一致;总过敏原效价一致。因此,标准化过敏原的要求应该是:①明确过敏原的构成组分;纯化;③过敏原中各组分的比例保持恒定;④稳定总效价;⑤批间效价保持稳定。

由于分子生物学技术在变态反应学中的应用,过敏原疫苗制剂纯度高且稳定,加上治疗方案的改进和标准化,以及应用多种给药途径使特异性诊断的敏感性、免疫治疗的疗效和安全性逐渐提高,成为目前诊断、治疗过敏性疾病的一项重要措施。目前标准化的过敏原疫苗已经逐步取代了传统的院内制剂,在临床上得到越来越广泛的应用,其有效性和安全性也得到了验证。

五、重组过敏原疫苗

过敏原疫苗的标准化极大地促进了特异性免疫疗法在过敏性疾病治疗上的应用。但是由于天然提取的过敏原疫苗尽管最大限度地按照疫苗的标准化要求进行制备,在保留过敏原活性的同时还是不能去除无关物质,因此在治疗上存在一些自身固有的缺陷。有文献报道,利用桦树花粉的过敏原提取液对患者进行桦树花粉特异性免疫治疗,发现提取液里含有的其他物质对29%的患者诱发了新的过敏反应,使机体产生新的IgE。因此,人们也在寻找疗效更好、安全性更高的替代疫苗。

随着现代分子生物学技术的发展,特别是基因工程技术的发展,绝大部分重要的过敏原基因已经被鉴定和克隆，因此推动了重组过敏原疫苗的出现，并且已经开始进入临床试验。所谓的重组过敏原，就是利用分子生物学手段从原有生物（如尘螨、花粉植物）中克隆得到致敏蛋白（过敏原蛋白）的基因片段，然后克隆到一定的表达载体中，转入宿主细胞（如大肠杆菌、酵母或哺乳动物细胞）进行蛋白质表达。通过蛋白质分离和纯化，最终获得高纯度的过敏原蛋白组分。通过这种方法得到的重组蛋白（过敏原）可以应用于临床上对于过敏性疾病的诊断，更重要的是在治疗方面有高度的敏感性、特异性和低免疫原性（致敏性）等优点，在提高临床免疫治疗安全性的同时也保证了疗效。

重组过敏原包括两种形式：一种是不改变过敏原原有的结构，即野生型或天然型过敏原（wild type，WT），只是采取分子克隆技术，在各种表达载体中表达提取过敏原，以提高过敏原的纯度和质量，这种方法取得的过敏原保留了原过敏原的所有特性和功能；第二种方法是改变其结构，仅表达其部分结构，如 T 细胞表位序列、免疫原性序列等，而不保留其他部位，如酶活性结构等。这种利用基因工程技术改造方法得到的重组过敏原既保留了其免疫原性，又可以降低其引起过敏反应的概率（低致敏疫苗），展现出良好的应用前景。

重组过敏原由于其蛋白质组分确定，在临床诊断上可以对患者的过敏原进行精确的分子分型（molecular profile）。例如，利用重组过敏原微阵列（recombinant-allergen micoarray）技术，可以对患者"量体裁衣"地进行治疗方案设计和治疗药物（重组过敏原）的选择，实现患者的个体化治疗（tailored therapy）。已有大量实验表明，应用重组过敏原疫苗进行皮肤试验和体外血清学试验，证实它和相应的天然过敏原提取物一样安全、有效，而且由于重组过敏原疫苗制剂稳定、纯度高，诊断实验的标准化也大大提高。目前，一些重组过敏原的免疫治疗已经进入了临床试验阶段。重组过敏原相对于天然提取物具有明显的优势，重组蛋白的确定组分意味着其活性成分确定，因此可以实现完全的标准化生产。尽管如此，重组的天然型过敏原蛋白仍有可能保留了能诱发 IgE 应答的某些表位，有些过敏原的免疫性较低，因此在机体内诱导阻断性 IgG 抗体的能力也较低。

目前，大多数的各种过敏原蛋白（包括花树花粉、尘螨等）已经被克隆鉴定，甚至有些过敏原蛋白的晶体结构也已经被解析，因此这对临床设计、开发有效而安全的过敏原疫苗（低致敏疫苗）有着重要意义。为了解决重组野生型过敏原的致敏性（IgE 应答）和免疫性（IgG 应答）问题，人们利用基因工程技术对过敏原的结构进行定向改造。过敏原的一个 B 细胞免疫优势表位通常可由几百个氨基酸组成，而利用基因重组技术只需将关键的几个氨基酸进行免疫修饰就可以破坏 IgE 识别表位，抑制机体产生 IgE，从而降低临床治疗过敏性疾病导致过敏反应的风险，可以更迅速地达到个体治疗的最佳剂量，保证患者的依从性，提高疗效。通过这种方法得到的改造后的过敏原与野生型相比，与 IgE 的结合力明显降低，同时又可诱导人体保护性免疫应答，即阻断性 IgG 抗体的产生。通过对乳胶过敏原蛋白 Hev b 6.01 的半胱氨酸残基进行突变，得到的突变体和从乳胶过敏患者血清中提取的 IgE 的结合能力显著减弱。通过对经过基因改造的苹果过敏原蛋白 Mal d 1 进行研究发现，改造后的低致敏突变体蛋白促嗜碱性粒细胞释放组胺的能力大大降低，在临床对照试验中发现可以减弱患者的皮试反应和过敏性反应。例如，Schramm 等对猫尾草过敏原 Phl p 5b 进行免疫重组修饰，采用逐步位点导向碱基突变在 T 细胞表位以外区域的 IgE 结合表位诱发点突变和碱基缺失，突变产物显著降低了 IgE 结合力，但几乎都保留 T 细胞免疫应答能力。Niederberger 等对桦树花粉中的过敏原蛋白 Bet v 1 进行定向基因改造，在不影响其免疫原型的基础上使其致敏性大大降低。在临床上对 124 例患者进行了随机双盲对照实验，发现用重组的 Bet v 1 蛋白进行免疫治疗的患者体内的 IgE 含量显著下降，同时特异性阻断抗体 IgG 的含量大量增加，提示着定向改造后的重组过敏原在临床上具有更好的治疗效果。

此外，利用基因工程重组技术还可以设计得到杂交过敏原(hybrid allergen)蛋白，也就是将不同过敏原的重要抗原表位(如 T 细胞抗原表位)融合表达在一条多肽链上，增加了它们的免疫能力，使它们在产生免疫原性的同时又不能和 IgE 结合，因此在增强免疫治疗效果的同时也增加了安全性。有研究报道，将三种不同的蜂毒蛋白主要过敏原融合表达在一条多肽链上，其致敏性大大降低，同时利用动物模型发现该融合蛋白也可以减缓小鼠对蜂毒蛋白的过敏性反应。有意思的是，有研究者构建了过敏原和 FcγRI(IgE 受体)融合表达蛋白，发现该蛋白质可以有效地抑制由原过敏原蛋白诱发的嗜碱性粒细胞和肥大细胞的脱颗粒，这也是首次报道通过特异性过敏原介导的嗜碱性粒细胞和肥大细胞脱颗粒的抑制作用。

除了利用基因工程技术制备重组过敏原疫苗(野生型或者突变型低致敏疫苗)之外，另外一个新兴领域是利用多肽合成技术制备多肽疫苗。其主要的原理是按照过敏原蛋白抗原中的某段抗原表位(氨基酸序列)，通过生物技术或化学合成方法制备能引起保护性免疫应答的多肽。该技术的前提是需要知道该过敏原蛋白的三维结构以及能引起细胞免疫反应的抗原表位(epitope)，如 T 细胞、B 细胞抗原表位，这样得到的多肽抗原既可以诱导 T、B 细胞应答，同时又不会和 IgE 有交叉反应，因此不会像全长过敏原那样激活效应细胞从而导致过敏反应。评价合成肽疫苗的临床试验是最近几年才逐渐展开的，包括猫过敏原 Fel d 1 合成多肽、蜂毒蛋白磷脂酶 A_2(Api m 1)等。Norman 等以不同剂量的猫过敏原 Fel d 1 的肽段治疗猫过敏症患者，结果证实，注射大剂量 Fel d 1 肽段可以改善鼻部和肺部的过敏症状。但 Simons 等报道 Fel d 1 肽段治疗没有减轻患者在速发和迟发阶段的皮肤反应。虽然临床试验证实含有免疫优势表位的肽段可以减轻过敏症状，但还不能肯定迟发阶段是否存在副作用，抑制效应是否会存在数年。Oldfield 对猫过敏性哮喘患者通过间断性逐渐增量注射 Fel d 1，发现患者暴露于猫过敏原再次激发疾病的保护性免疫期可延长至 1 年或更久。治疗用肽段为 12 个氨基酸合成的折叠肽段，含有使大多数人过敏的过敏原的 T 细胞表位，可明显减轻迟发型反应。这一结果提示可通过增大多肽抗原被 T 细胞识别的结构来代替完整过敏原，免疫效果可能会增强，但缺点是结构不确定，难以重复制备相同的多聚物。最近的研究发现，利用多肽抗原混合物进行免疫治疗可以发挥积极的作用，包括：Th1 和 Th2 细胞对过敏原系统应答能力的减弱；调节型 T 细胞(Treg 细胞)的诱导；速发和迟发阶段的皮肤反应减弱等。还有人认为，理想的多肽必须同时存在 T 细胞和 B 细胞的表位，才足以刺激机体产生有效的免疫反应，而且不同的化学连接方式将影响免疫原性。尽管多肽抗原的研究才逐渐展开，其序列选择、结构设计、给药方式和剂量、作用机理、临床疗效还有待深入研究，但是多肽疫苗的优势，如低成本、低致敏性、安全性等，显示出该类疫苗在过敏性疾病临床治疗上具有很好的应用前景。

六、DNA 疫苗

DNA 疫苗(DNA vaccine)又称核酸疫苗或基因疫苗，是将编码免疫原或与免疫原相关蛋白的基因片段插入到带有真核启动子的表达质粒 DNA 上，它可经一定途径进入动物体内，被宿主细胞摄取后转录和翻译表达出抗原蛋白，此抗原蛋白能刺激机体产生非特异性和特异性两种免疫应答反应，从而起到免疫保护作用。DNA 疫苗具有许多优点，如 DNA 接种载体(如质粒)的结构简单，物理化学性质稳定，提纯质粒 DNA 的工艺简便，因而生产成本较低，且适于大批量生产，所以制备技术较过敏原蛋白纯化技术简单。DNA 疫苗的质粒纯度高、构象均一，仅编码目的蛋白而不会翻译出无关的病毒或细菌蛋白。与蛋白质类疫苗相比，DNA 疫苗不含蛋白质组分，不会因机体对载体蛋白本身的免疫应答而使应用受到限制。此外，DNA 分子很稳定，可制成冻干 DNA 疫苗，因而便于运输和保存等。因此 DNA 疫苗成为 20 世纪 90 年代以来的研究热点，开辟了制备过敏原疫苗的新领域。

疫苗的质粒 DNA 通过一定途径(如肌肉或皮下注射等)被导入机体后，可被机体细胞所摄取，但是机理尚不十分清楚。不过现有的实验结果证明，肌细胞、上皮细胞和黏膜细胞都具有较强的摄取 DNA 分子的能力。被摄取后的质粒 DNA 分子在特定启动子作用下即可在细胞核内转录，然后被移至细胞质内翻译成对应的过敏原蛋白分子，而表达出的蛋白质分子则诱导机体产生免疫反应。目前关于 DNA 疫苗的工作机理，主要有以下几种观点。

1)当 DNA 被细胞摄取表达后，有些过敏原蛋白分子可以直接被体细胞如肌细胞、角质化细胞等摄取并表达分泌出抗原蛋白，巨噬细胞摄取加工这些抗原蛋白后，得到的抗原肽与 MHC-II 分子一起提呈给 $CD4^+$ T 细胞，由此诱导机体免疫应答。

2)被分泌到胞外的另一部分过敏原蛋白分子可以被某些抗原提呈细胞(如树突状细胞)吞噬、降解，然后与这些细胞内质网内产生的Ⅱ型组织相容性复合体抗原类分子结合，再被提呈到辅助性 T 淋巴细胞，从而刺激淋巴细胞最终引发免疫应答的产生。

3)当 DNA 被细胞摄取表达后，这些表达的蛋白质分子在细胞内可以被某些蛋白酶特异或非特异地加工、降解成只含 8～12 个氨基酸长度的小肽。其中一部分与细胞中 MHC-I 分子结合提呈到细胞表面，然后与 $CD8^+$ T 细胞(T 淋巴细胞中执行杀伤功能的细胞毒亚群)表面分子结合，刺激细胞毒性 T 淋巴细胞的产生。

经这三条途径所诱导产生的免疫反应既包含了体液免疫能力(即特异性抗体)，也包含了具有较长记忆时间和较强细胞杀伤力的细胞免疫反应。免疫系统的反应程度与不同的免疫部位、细胞的表达程度和是否增加免疫调节基因有关。

DNA 疫苗概念的提出始于半个多世纪前。但是利用 DNA 疫苗进行过敏性疾病免疫治疗的概念是由 Raz 等于 1996 年才首先提出来的。Raz 在小鼠上比较了 β-半乳糖苷酶的蛋白免疫和编码 β-半乳糖苷酶基因的肌肉注射。他发现肌肉注射编码 β-半乳糖苷酶的基因后，机体内主要产生的是 IgG1 型抗体，而进行蛋白免疫主要产生的是 IgG2 及 IgE 型抗体。进一步他们发现，当分别将从免疫后小鼠的脾脏分离出来的 $CD4^+$ Th 细胞进行体外的抗原刺激后，β-半乳糖苷酶基因免疫组的 T 细胞主要分泌的是 IFN-γ，而蛋白免疫组的 T 细胞主要分泌的是 IL-4 和 IL-5，而不是 IFN-γ，提示 DNA 疫苗主要引起 Ⅰ 型 T 辅助细胞(Th1)反应，而蛋白疫苗可能主要引起Ⅱ型 Th 细胞(Th2)反应，而且皮下 DNA 疫苗注射还可以显著降低抗原特异性 IgE 的水平。该研究首次提出 DNA 疫苗可能在过敏性疾病的治疗中具有潜在的应用前景。在这之后，陆续有研究开始转向 DNA 疫苗的免疫治疗，在各种动物模型上也取得了一定的效果，证明 DNA 疫苗的有效性和可行性。

除了传统的抗原蛋白基因的导入(也就是 DNA 疫苗)之外，研究还发现将寡聚核苷酸

(oligodeoxynucleotide)偶联到过敏原上不仅可以增强过敏原的免疫反应,同时还可以降低原过敏原的致敏性,当然这种通过偶联得到的复合物已经超过了 DNA 疫苗的范畴。Meri 等发现,将一段含有免疫刺激序列(immunostimulatory sequence,ISS)。ISS 是一段 6 核苷酸序列,5′端为 2 个嘌呤,3′端为 2 个嘧啶,中间的胞嘧啶为非甲基化形式,该结构又称为 CpG 结构。ISS 具有广泛的免疫调节作用,能活化 NK 细胞、巨噬细胞和树突状细胞等抗原提呈细胞,增强 NK 细胞的杀伤活性、巨噬细胞的吞噬作用,并增强细胞毒性 T 细胞反应。该寡核苷酸用硫代磷酸偶联到纯化后的豚草 Amb a 1 过敏原上,制备得到一种新型的过敏原制剂。在体外,该复合物制剂的致敏性比原过敏原降低了 30 倍,而且能特异地增强 Th1 反应,同时降低 Th2 反应,而且所用的剂量比单纯用 Amb a 1 和 ISS 的混合物要降低 50～100 倍。此外,该复合物制剂能增加抗 Amb a 1 IgG 型的抗体产生,而降低 IgE 型抗体的产生。在临床上,他们发现该复合物制剂能显著减轻患有豚草花粉过敏性鼻炎患者的症状。在使用该复合物制剂治疗后,患者体内的 IL-4 表达水平明显下降,而 IFN-γ 表达水平明显增高,提示着体内 Th1 和 Th2 型细胞之间平衡的偏移。

虽然 DNA 疫苗具有诸多的优点,例如,其不仅可以诱导机体产生保护性中和抗体,而且由于其表达过敏原蛋白的时间较长,能够强化 B 细胞和 T 细胞的记忆,所以可以引起持久的体液和细胞免疫应答。DNA 疫苗在机体内合成的过敏原蛋白较外来蛋白抗原所引起的过敏反应等副作用少而且症状轻。此外,可将编码不同过敏原的基因构建在同一质粒中,或将不同抗原基因的多种重组质粒联合应用,从而制备多价疫苗和混合疫苗。过敏原 DNA 疫苗尽管有许多优点,但也存在一些问题。

1)首先是 DNA 疫苗应用的安全性问题。当外源 DNA 疫苗导入到体内,被细胞摄取后,DNA 分子可能会整合到细胞内的染色体中,引起基因突变,导致细胞转化、癌变,从而诱发肿瘤。

2)DNA 疫苗表达的外源抗原在新环境中提呈,可能不诱导适当的免疫应答,甚至产生免疫耐受,尤其是在长期表达抗原的情况下,如果免疫应答过强,可能出现过度刺激而产生交叉反应,严重时可导致自身免疫或过敏反应。若长期低水平表达抗原可能持续被低水平的抗体清除,不会产生适当的免疫应答;若长期高水平表达抗原,可导致超免疫性,使接种者长期处于免疫抑制状态,易受其他病原体感染。

过敏原 DNA 疫苗作为一种新型免疫制剂,尽管目前已经在各种动物模型上得到了验证,但目前尚未见在人体诱导有效免疫应答的报道。因此,DNA 疫苗在用于人体过敏性疾病治疗之前,还有很长的路要走。例如,在过敏原 DNA 疫苗的构建、生产和使用方面也还有许多需要改进的地方,包括如何确定过敏原 DNA 疫苗的免疫效果、稳定性及安全性等。不过,随着技术手段的进步,我们有理由相信在不久的将来,过敏原 DNA 疫苗的应用有望成为人类防治过敏性疾病的重要手段。

第三节 免疫治疗的机理

由于不同研究小组运用的治疗方法、治疗剂量、制剂类型和治疗方案等都存在差异,同时由于所用过敏原制剂的异质性(heterogeneous allergen preparation),所以迄今为止,特异性免疫治疗的具体机制还未完全阐明。尽管如此,基于已有的文献报道和实验数据,人们还是得到几点共识。一般认为免疫治疗可以降低血清中过敏原特异性的 IgE 水平、诱导生成封闭性 IgG 抗体、影响免疫反应的效应细胞、纠正 Th1/Th2 细胞的平衡失调、诱导调节性 T 细胞（$CD45^+CD25^+$ Treg 细胞）、诱导外周耐受等。

免疫治疗可提高机体对过敏原的耐受性，减轻速发相和迟发相的炎症反应，防止新的过敏原产生，阻止过敏性鼻炎发展为哮喘，调节细胞免疫和体液免疫对过敏原的应答等。通过诱导 IgG1、IgG4 和 IgA 的产生，进而与 IgE 竞争过敏原，降低抗原提呈细胞对过敏原的捕获提呈。免疫治疗后 IgG 抗体含量升高，Th1/Th2 比例升高，IL-10 和 TGF-β 表达增加，对调节性 T 细胞的功能发挥重要作用。另外，免疫治疗可减少肥大细胞数量并降低炎症细胞释放炎症介质的能力，降低 T 细胞对过敏原暴露的反应性。下面对过敏原疾病免疫治疗的机制进行简要总结。

一、抗原提呈细胞功能的调节

抗原提呈细胞（APC），特别是树突状细胞（dentric cell，DC）通过解读环境里面的相关抗原信号（如病原相关分子信号）来调控机体的免疫应答和耐受能力。DC 对于免疫耐受的调节能力依赖于其自身的成熟和激活状态，因此可以被一些具有免疫调节功能的物质所影响。机体内气道里面的树突状细胞参与调节了肺部的免疫反应，因此决定了肺部对遇到的新抗原的免疫耐受能力。这些树突状细胞分布在整个气道的黏膜表面，当肺部气道遇到新的抗原后，它们可以在 12h 之内捕获这些抗原并且迁移至肺部纵膈淋巴管内富含 T 细胞的区域。在免疫治疗后，机体内缺乏一些促炎症反应的信号（pro-inflammatory signal），因此气道内的树突状细胞处于一种独特的成熟状态，介导了淋巴管内 T 细胞的免疫耐受功能。目前已有一些实验数据支持这种观点，研究发现这些树突状细胞可以特异地诱发 T 细胞，特别是 IL-10 分泌性 T 细胞（属于调节型 T 细胞-1，TR-1）发挥其免疫耐受调节功能，而这些调节型 T 细胞对于免疫治疗发挥其正向疗效（beneficial action）具有重要的作用。非成熟树突状细胞对 T 细胞的重复刺激可以导致没有增殖能力的 TR-1 细胞的积累；而成熟的树突状细胞，特别是具有分泌 IL-10 能力的树突状细胞对于抗原的提呈作用可以诱导 TR-1 细胞的分化，从而抑制免疫炎症反应。在小鼠哮喘模型中，通过对肺部树突状细胞的去除和适应性移植的实验结果表明，树突状细胞能保护过敏原引发的过敏反应，具有十分重要的调节作用。在临床试验中，人们也发现，在免疫治疗后，包括 B 细胞、单核细胞、巨噬细胞在内的抗原提呈细胞分泌的 IL-10 都有增高，该现象因此提示了 TR-1 细胞的增高。

二、T 细胞反应的调节

免疫系统内两种重要的免疫细胞 Th1 和 Th2 的比例维持着一定的平衡，Th1/Th2 之间的平衡决定了过敏炎症的转归。健康人体内的 $CD4^+$ T 细胞和过敏性疾病患者体内的 $CD4^+$ T 细胞可以识别过敏原上相同的 T 细胞表位，但是前者却不会诱发对该过敏原的 IgE 应答，而后者却能诱发 IgE 应答从而导致过敏反应的发生。因此，人们推断导致这种区别主要在于对过敏原应答质的不同（quality of response），而非量上的变化，如 Th1 细胞和 Th2 细胞对过敏原的应答差别可能决定了过敏性疾病的发生。近来的研究表明，免疫系统的主动调节而非被动响应，对于过敏原系统性免疫耐受的诱导和维持是必需的。T 细胞对于食物过敏原、花粉过敏原等产生应答的研究发现，过敏原可以主动诱导 Th1、Th2 及 TR-1 细胞反应，过敏原特异性 IL-10 分泌型 T 细胞、IFN-γ 分泌型 T 细胞和 IL-1 分泌型 T 细胞的比例决定了对于该过敏原的免疫反应，即正常应答或病理性应答：较少数目的调节型 T 细胞和较多数目的 Th2 型细胞导致了过敏的发生。多个研究发现，过敏原特异性 IL-10 分泌型 TR-1 细胞和 $CD4^+CD25^+$ 调节型 T 细胞（Treg）的活性在过敏性疾病患者的体内均有所下降，而它们的活性可以被特异性免疫治疗所激发。

特异性免疫治疗可通过以下几种方式来调节 T 细胞对于过敏原的免疫应答（图 20-1）：

1）提高过敏原特异性 Th1 和 Th2 细胞分泌细胞因子之间的比例，使 Th1/ Th2 的比例发生偏移；

2）诱导 IL-10 介导的抗原表位特异性 T 细胞对过敏原的无反应性（anergy）；

3）促进过敏原特异性调节性 T 细胞的产生，从而抑制效应性 T 细胞对于过敏原上 T 细胞抗原表位产生应答；

4）促进具有调节活性细胞因子的产生。

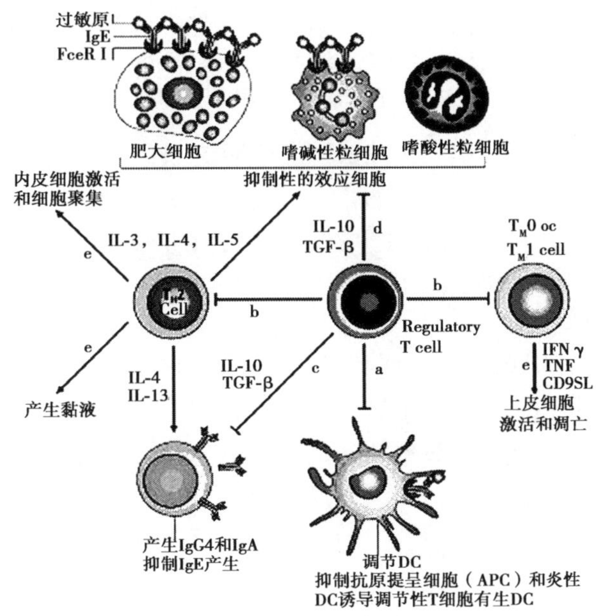

图 20-1 调节性 T 细胞和相关的细胞因子在过敏原特异性免疫治疗中的机制

调节性 T 细胞和细胞因子，如 IL-10 和 TGF-β 等，参与调节过敏原特异性免疫应答的 5 种方法：（a）抑制抗原提呈细胞（APC），从而抑制 Th1 和 Th2 细胞的产生；（b）直接抑制 Th1 和 Th2 细胞；（c）抑制过敏原特异的 IgE 的产生，诱导过敏原特异的 IgG4 和/或 IgA 的产生；（d）抑制肥大细胞、嗜碱性粒细胞和嗜酸性粒细胞；（e）直接抑制与 Th2 细胞相关的一些生理活动（黏膜的产生、内皮细胞的激活等），抑制 Th1 细胞相关的一些生理活动（内皮细胞的激活和凋亡等）

有研究发现在过敏原特异性免疫治疗后，血液和组织里面的 IL-10 mRNA 水平和蛋白质都有明显增强。此外，也有报道发现细胞转化生长因子-β（TGF-β）的产生也有增多。在体外培养的 T 细胞中加入抗 TGF-β 的特异性抗体并对其进行封闭，发现这些 T 细胞的功能受到了抑制，提示 TGF-β 也参与了调控调节性 T 细胞的功能。已经证实 IL-10 可以参与调节过敏反应过程中效应细胞的功能，例如，IL-10 可以抑制 IgE 依赖性人肥大细胞的激活，通过使 Th0 和 Th2 细胞进入休眠状态，从而抑制 IL-5 的产生。除此之外，IL-10 还可以抑制粒/巨噬细胞集落刺激因子（GM-CSF）的产生，抑制激活的嗜酸性粒细胞上 CD40 的表达，促进嗜酸性粒细胞的死亡等。研究还发现，某些 Th1 诱导型物质，通过抗原提呈细胞膜上的 Toll 样受体（Toll-like receptor，TLR），能特异性地诱导调节性 T 细胞，而不会导致过敏反应，因此当与过敏原联合应用时可以减轻患者的不良反应。

过敏原特异性免疫治疗引发的体液免疫和细胞免疫的改变与天然状态下机体内发生的免疫调节具有相同的特征。例如，许多养蜂人尽管经常被蜜蜂叮咬，而且皮试反应和 IgE 蜂毒测试都呈阳性，但是当他们被蜜蜂叮咬的时候并不会发生过敏反应，可能是因为他们的体内产生了蜂毒特异的 IgG。有报道说长期暴露于蜜蜂叮咬的环境中，可以使机体的 IgG 免疫应答从 IgG1 型向 IgG4 型转变。通过对养蜂人机体免疫应答的研究表明，他们在自然状态下就系统性地接触了大量蜂毒中的主要蛋白成分，这个过程与临床上利用蜂毒蛋白进行过敏原特异性免疫治疗的机理是相似的：免疫治疗和天然暴露的结果都是引起系统性的 T 细胞免疫应答，主要是通过过敏原特异性 IL-10 分泌型 T 细胞的产生、单核细胞和 B 细胞分泌 IL-10 的增强来实现的。同样的现象在暴露于高浓度动物皮屑的儿童中也有发现，他们体内 IL-10 与抗原特异性阻断抗体 IgG4 的含量均明显增加。

三、抗体反应的调节

Cooke 等通过实验发现，在特异性免疫治疗后患者的血清中含有过敏原特异性的某些因子，可以预防急性皮肤过敏反应。这些因子后来被证实为过敏原特异性的 IgG 蛋白，它可以与 IgE 竞争性结合过敏原，从而阻断 IgE 和过敏原形成的复合体导致的过敏反应，因此这类 IgG 抗体也被称为阻断性抗体，提示 IgG 的产生反映了特异性免疫治疗的结果。尽管如此，过敏原特异 IgG 的产生和特异性免疫治疗疗效之间的关系现在还存在着一定的争议。有研究发现血液中过敏原特异性 IgG 的含量和免疫治疗的临床有效率存在正相关性，而有的研究却报道说未观察到此关联。然而，也有意见认为，IgG 的功能活性，而非它的绝对含量，可能是一个更恰当的衡量指标，而且也有数据表明 IgG 的功能活性似乎和免疫治疗的疗效在临床上存在相关性。此外，由特异性免疫治疗诱发的抗体反应在功能上是属于异质性的，这或许可以解释在临床上观察到的与 IgG 保护性作用相矛盾的结果。过敏原特异性 IgG 可以和过敏原特异性 IgE 一样由同样的抗原表位所诱导产生，这样产生的 IgG 可以与 IgE 竞争性结合过敏原，从而发挥阻断作用。相反的，过敏原特异的 IgG 的产生也可能是由其他的抗原表位所诱导的，因此这样得到的 IgG 不能与 IgE 竞争性地结合过敏原，即使机体内的 IgG 浓度较高，也无法发挥阻断作用。更有甚者，有些 IgG 的特异性导致它们可以交叉放大过敏原-IgE-FcεR Ⅰ(IgE 受体)形成的复合体信号，从而增强效应细胞的功能，加剧过敏反应。

尽管如此，特异性免疫治疗或者天然过敏原暴露所诱发的 IgG 在过敏反应中，对细胞产生的功能和活性是多种多样的，而且被证实可以减轻过敏症状。例如，免疫治疗诱发的 IgG 被证实可以特异性地减少由 IgE-过敏原介导的肥大细胞、嗜碱性粒细胞的脱颗粒，从而减轻过敏性炎症反应。也有研究发现，在呼吸道分泌物中可以检测到使用重组低致敏过敏原进行免疫治疗所诱生的 IgG，且可以减轻由于过敏引起的急性呼吸道症状。由季节性暴露而诱导产生的过敏原特异性 IgG 可以减缓血液中 IgE 含量的增加。其他关于免疫治疗诱生 IgG 的作用机制还包括：抑制 IgE 介导的过敏原提呈作用；减弱对于过敏原的延迟性过敏；减少过敏原特异性 IgE 分泌型 B 记忆淋巴细胞的数量（通过抑制 B 淋巴细胞激活信号的传递，包括亲和成熟、记忆诱导和分化等）。

通过对免疫治疗诱生 IgG 的亚型进行分析发现，IgG1，特别还有 IgG4 的含量有显著的增高（10～100 倍），而 IgG2 型的含量则没有明显的变化。有实验证明，经过免疫治疗的患者的血清可以特异性地抑制过敏原与 IgE 复合体和 B 细胞膜上 FceRⅡ的结合，而当把血清中的 IgG4 的活性特异性地去除之后，这种抑制活性也随之丧失，这和上述报道的结果是一致的，提示了 IgG4 在免疫治疗中的重要作用。对这一现象通常的解释是由于 IgG4 独特的结构特征所决定的，即其独特的铰链区结构导致了它与其他类型的免疫球蛋白家族成员相比，对 Fcγ（IgG 受体）具有较低的亲和力，它与抗原的分离能力和重新聚合能力也与其他成员有所不同。此外，IgG4 并不能锚定补体，因此可以抑制其他免疫球蛋白的免疫复合物形成，从而发挥抗炎作用。事实上，有研究发现细胞因子 IL-10 对 IgE 和 IgG4 分泌（IL-4 和 IL-13 依赖型）的调节能力存在差异。IL-10 可增加 IgG4 的合成，而抑制 IL-4 介导的 IgE 合成转换。IL-10 被证实可直接诱导天然 B 淋巴细胞转换为分泌 IgG1，为免疫治疗后血清中 IgG1 含量的增高提供了一种可能的解释。有意思的是，有研究发现 IFN-γ 可以抑制 IgG1 而促进 IgG2 的产生，这和临床上的观察是相反的，即经过免疫治疗后 IgG1 的含量是远高于 IgG2 的，可能的解释是 IFN-γ 的作用被环境中其他的细胞因子如 IL-4 和 IL-10 减弱了。

除了 IgG 之外，近来也有研究发现在免疫治疗过程中，TGF-β 可以特异性地增加过敏原特异性 IgA，意味着其他类型的抗体也可能对免疫治疗的疗效有所贡献。

四、效应细胞的调节

机体对外来抗原的特异性无应答，即外周 T 细胞免疫耐受，可以克服急性和慢性过敏反应，过敏原特异性免疫治疗可以有效地调节肥大细胞和嗜碱性粒细胞活化的阈值，降低 IgE 介导的组胺释放能力。此外，IL-10 可以抑制肥大细胞释放促炎症因子和脱颗粒，减弱嗜酸性粒细胞的活性，抑制 Th0 和 Th2 细胞分泌 IL-5 的能力等。长期免疫治疗不仅可以降低呼吸道黏膜或皮肤对过敏原的急性期反应，而且也可以降低机体的迟发相反应（late-phase reaction，LPR）。LPR 和肥大细胞介导的急性期反应不同，它包括在过敏原接触部位对嗜酸性粒细胞和活化 T 细胞的招募、激活和维持等。成功的免疫治疗不仅可以增加机体对过敏原产生过敏性反应（急性或者后期）的阈值，同时也可以减弱机体对非特异性刺激产生的过敏性应答，如鼻腔、支气管结膜等对非特异性刺激的过敏反应反映了局部炎症的产生，而免疫治疗可以减缓这种临床症状。有观察发现，在对桦树花粉过敏的患者进行免疫治疗后，患者血液中的嗜酸性粒细胞阳离子蛋白（eosinophil cationic protein，ECP，嗜酸性粒细胞活化标志物）、中性粒细胞和嗜酸性粒细胞特异性趋化因子等都明显下调，对花粉过敏患者的组织切片进行分析发现，免疫治疗后，嗜酸性粒细胞和肥大细胞在鼻黏膜、呼吸道黏膜等组织的浸润均明显下降。

第四节 尘螨与免疫治疗

尘螨隶属于节肢动物门，是现代屋宇生态系统中的重要成员，与人类的日常生活、卫生保健有着密切的关系，也是导致人类过敏性疾病的主要过敏原之一。尘螨的过敏原主要包括螨体、螨蜕下的皮及活螨的排泄物、分泌物等。人长期接触或一次性接触大量这些过敏原，可引起多种过敏性疾病，如过敏性哮喘、过敏性鼻炎、特应性皮炎等。由于尘螨的易致敏性和广泛分布性，导致过敏性疾病的发病率迅速增加，严重降低人类的健康和生活质量。对于尘螨疾病的防治主要包括：减少对尘螨致敏原的接触和暴露；尘螨的特异性免疫治疗(脱敏治疗)。

一、尘螨过敏原和特异性免疫疫苗

(一)尘螨过敏原

尘螨属于节肢动物门、蛛形纲、真螨目、麦食螨科，目前研究得最多、能引起人体过敏反应的尘螨主要包括粉尘螨(*Dermatophagoides farinae*，Der f)、户尘螨(*Dermatophagoides pteronyssinus*，Der p)和埋内欧尘螨(*Euroglyphus maynei*，Eur m)等。1989 年，WHO 统一了各种过敏原的命名，其原则为采用过敏原生物学名的属名前三个拉丁字母、种的第一个字母，最后一个罗马数字代表该过敏原提纯的时间先后次序，因此，第一个提纯的户尘螨过敏原的科学术语应为 Der p 1。尘螨的提取物(排泄物)中有 30 多种蛋白质成分可诱导尘螨过敏患者产生 IgE 抗体，自从 Thomas 克隆表达出 Der p 1 以后，已陆续发现主要的 24 组尘螨过敏原。其中 1、2、3、9、11、14、15、24 组过敏原是结合 IgE 的主要蛋白组分。尘螨第一组过敏原(Der f 1，Der p 1)和第二组过敏原(Der f 2，Der p 2)是研究得最多的主要过敏原。通过对致敏蛋白组分特点的分析，构建出在酶学、免疫学以及结构方面更适用于治疗的重组过敏原，为尘螨过敏性疾病的诊断和特异性免疫治疗奠定基础。

(二)尘螨特异性免疫疫苗

尘螨的特异性免疫疫苗根据来源和制备方式主要分为两种：尘螨过敏原提取液和重组尘螨过敏原。早期的尘螨疫苗主要采取的是前者，也就是通过对尘螨虫体或者代谢培养基进行浸液提取、纯化得到粗制的过敏原混合物，其优点是制作成本低、混合过敏原致敏性高；缺点是难以实现疫苗的标准化，批次之间存在差异。重组尘螨过敏原的出现是现代分子生物学技术发展的产物，通过基因工程，将尘螨的致敏蛋白克隆、表达、纯化得到高纯度的蛋白质作为免疫疫苗，其优点是成分均一、质量稳定可靠，可以实现标准化制备。此外，还可以通过体外基因定向突变改造技术对致敏原的 IgE 结合位点进行突变改造得到低致敏疫苗等。

1. 尘螨过敏原提取液

尘螨过敏原提取液是经典的特异性免疫治疗所用制剂的主要形式。尘螨过敏原的提取液制备一般从尘螨虫体干粉萃取、纯化，也可以从尘螨的代谢培养基里纯化制备。尘螨虫体经粗、细筛依次筛选，去除杂质，并以丙酮清洗、灭活、脱脂，37℃恒温干燥后即得到尘螨干粉。取尘螨干粉加入碳酸氢盐-盐水提取液或苯甲醇无菌生理盐水，置4℃冰箱内48～72h，然后将提取液过滤、透析、滤器除菌，以负压将浸液滤入消毒容器中即可得到粗制尘螨过敏原浸液。这种传统工艺配制的尘螨粗浸液含有多种过敏原及杂质，未经标准化，特异性较差。因此，有必要利用免疫生化方法进行提纯并分析其主要成分的理化性质，从而进一步制备纯化的疫苗制剂。尘螨过敏原的分离纯化有以下几种方法。

(1)沉淀分离法

有机溶剂(丙酮、乙醇、聚乙二醇等)沉淀和盐析法是利用蛋白质的溶解度差别进行分离。现多采用硫酸铵分级沉淀法，即先以低盐浓度使杂蛋白沉淀，再用高浓度获得目的蛋白沉淀。沉淀分离法成本低廉、操作简便，但提取率较低，故多作为纯化尘螨过敏原浸液的最初步骤。

(2)层析

层析法包括离子交换层析、凝胶过滤层析和亲和层析。离子交换层析是利用不同蛋白质在相同pH条件下所带的电荷数不同，通过离子交换介质从而达到分离纯化的目的。离子交换剂有阳离子交换剂和阴离子交换剂，当被分离的蛋白质溶液流经离子交换层析柱时，带有与离子交换剂相反电荷的蛋白质被吸附在离子交换剂上，随后用改变pH或离子强度的方法将吸附的蛋白质洗脱下来。凝胶过滤层析依据分离物质的分子大小不同及凝胶的分子筛作用来进行分离，现在广泛应用的材料介质是葡聚糖凝胶、交联琼脂糖凝胶和聚丙烯酰胺基葡聚糖。凝胶过滤层析除盐速度快、不影响过敏原组分的生物活性；但分辨能力受限于凝胶介质本身，样品的不断稀释影响了过敏原的获得率。实际操作中常将沉淀法、离子交换层析、凝胶过滤等方法联合应用，以获取最佳的分离效果。上述生化纯化方法虽然可以提高过敏原的纯度，但耗时长、过程繁琐、获得率低。

此外，国内已有对尘螨的大规模、规范化培养，从代谢培养基中提取、纯化尘螨的致敏原蛋白。由浙江我武生物科技股份有限公司的产品粉尘螨舌下滴剂“畅迪”已经成功获得国家食品药品监督管理局(SFDA)的批准进入市场，成为我国第一个实现了标准化规范生产的舌下脱敏尘螨疫苗。“畅迪”的主要活性成分为粉尘螨致敏原活性蛋白，其大概的制备工艺包括：粉尘满三级种子库的建立、传代及保存→人工饲养尘螨→代谢培养基的处理及收获→脱脂、干燥→提取、纯化获得致敏原浸出液→三级过滤→除菌过滤得原液→质量控制→配制→包装。

“畅迪”尘螨疫苗的标准化规范主要有：总蛋白含量一致、蛋白质组成一致、主要致敏蛋白含量一致、主要致敏蛋白组分一致、致敏原总生物活性一致等。通过标准化规模制备的该舌下含服尘螨疫苗，通过随机、双盲、多中心、安慰剂平行对照临床试验，证实舌下含服该疫苗可以显著改善过敏性鼻炎患者的症状，并且在相当程度上减轻轻度—中度过敏性哮喘患者的症状，具有较高的安全性。

2. 重组尘螨过敏原

许多不同种属的螨可能具有一致的、种特异性的共同过敏原，有的还具有高度多样性，这无疑降低了过敏原的特异性，使临床上难以确定何种成分诱发过敏性疾病，从而对患者进行特异性的个体化用药。此外，天然的过敏原成分复杂，在长期使用过程中易导致 IgE 介导的过敏反应。重组过敏原采用纯化得到的组分均一的致敏蛋白，甚至还通过基因工程技术对过敏原进行改造，减少 IgE 结合的抗原表位，且保持过敏原 T 细胞识别结构域，因此有效降低了 IgE 介导的过敏反应。尘螨重组过敏原最初都是在大肠杆菌系统中表达的，大肠杆菌表达系统的优点是得量大、成本低，但原核表达系统表达的蛋白容易形成包涵体，没有翻译后修饰，不能真正模拟天然的过敏原。为获得大量的特异性较强的致敏蛋白，许多研究者通过改变表达系统、更换载体、增加或减少序列修饰片段来达到此目的。

国外有研究人员在酵母系统高效表达 rpro-Der p 1(recombinant pro-Der p 1，重组 Der p 1 前体)，该重组体与 npro-Der p 1(native pro-Der p 1，天然 Der p 1 前体)相比，IgE 的反应性降低，还可以减少嗜碱性粒细胞释放组胺，从而降低过敏反应，体外放射性过敏原试验(RAST)结果反映 nDer p 1 结合 IgE 的能力是 rpro-Der p 1 的两倍。国内有研究人员利用大肠杆菌构建了能大量表达 Der p 1 的基因工程菌，表达产物以重组蛋白包涵体的形式存在，包涵体经洗涤与溶解、亲和层析纯化后，经过复性得到纯度较高的重组过敏原蛋白。用屋尘螨过敏性哮喘患者阳性血清经 Dot-ELISA 检测结果表明，经复性并纯化的 Der p 1 蛋白呈强阳性反应，而重组蛋白与正常人血清呈阴性反应，提示纯化后的融合蛋白 Der p 1 具有较高的纯度及较强的免疫活性，可望作为有效的屋尘螨过敏原诊断试剂和疫苗的候选分子。此外，国内还有研究者在宿主大肠杆菌中高效表达了 Der f 1、Der f 2，表达得到的过敏原蛋白也以包涵体的形式存在，通过亲和层析和包涵体变性、复性可以获得纯度较高的蛋白质。使用粉尘螨过敏的患者血清进行体外免疫实验发现，重组的 Der f 1 能和尘螨过敏患者血清中的 IgE 结合，说明重组过敏原具有免疫原性，证明重组过敏原用于体外患者的诊断和开发成治疗疫苗具有一定的可行性。

尘螨重组过敏原研究的目的是为了能更好地应用于临床诊断和治疗。重组过敏原蛋白是纯化的抗原，成分均一、质量可控，容易实现标准化生产和制备。重组抗原既保持了其 T 细胞的活性表位，促进 T 细胞增殖，通过基因工程手段改造又可以降低其 IgE 的结合力，因此对于尘螨重组过敏原的研究目前国内外已经广泛开展，有望对尘螨疾病的免疫治疗开辟新的领域。

除了尘螨的重组过敏原之外，有关尘螨的 DNA 疫苗研究目前国内外也已经开始有报道。国外有研究者将构建的 Der p 1 质粒对小鼠进行肌肉注射后，成功在小鼠体内检测到了抗 Der p 1 的抗体，提示转入的质粒在小鼠体内进行了有效表达，同时具有免疫原性，成功地刺激小鼠对 Der p 1 产生了特异性抗体。此外，他们还发现小鼠经过 DNA 疫苗免疫后，对尘螨刺激诱发的气道炎性反应显著下降，嗜碱性粒细胞的数量以及 Th2 细胞分泌细胞因子的含量都显著下降。国内有研究人员利用尘螨粗提液对小鼠进行刺激建立了小鼠的哮喘模型，然后进行肌肉注射编码 Der p 1、Der p 2 的质粒，观察 DNA 疫苗免疫治疗在小鼠模型中的功效。他们发现经过 DNA 疫苗免疫治疗后，小鼠肺部炎性细胞浸润显著减少，IL-4、IL-5、IgE 的水平都显著下降，IL-10 的水平显著升高，而且 Der p 1 联合 Der p 2 治疗组的效果要优于单用组。Treg 细胞可显著抑制哮喘 $CD4^+$ T 细胞的增殖及炎性介质的分泌，哮喘小鼠不仅出现 $CD4^+CD25^+Foxp3^+$ Treg 细胞数量的减少，而且其功能也可能出现缺陷，而 Der p 1、Der p 2 DNA 疫苗治疗可以诱导 $CD4^+CD25^+Foxp3^+$ Treg 细胞数量的增加，并恢复其功能活性，提示尘螨过敏原质粒 DNA 疫苗可以有效抑制尘螨致敏小鼠气道过敏性炎症。

DNA 疫苗免疫治疗能够为机体抗原提呈细胞提供长期的、内源性表达的过敏原，能降低血清 IgE 水平，减轻气道嗜酸性粒细胞、肥大细胞浸润等气道炎性浸润，缓解哮喘模型小鼠的症状，提示该疗法是一种治疗哮喘安全、有效的措施。尽管如此，目前还未见 DNA 疫苗在临床上的研究报道，主要可能是因为 DNA 疫苗的安全性、特异性以及具体的作用机理还不是特别清楚。不过，DNA 疫苗由于其方便、长效等特点，为将来过敏性疾病的特异性免疫治疗开辟了新的途径和思路。

二、尘螨特异性免疫治疗

尘螨特异性免疫治疗(脱敏治疗)，就是在临床上将尘螨致敏原(提取液、重组致敏蛋白或多肽疫苗等)配制成各种不同浓度的制剂，通过一定的给药途径(如皮下注射、舌下含服等)与患者反复接触，剂量从小到大，浓度由低到高，从而提高患者对尘螨致敏原的耐受性，当患者再次接触尘螨时，不再产生过敏现象或过敏现象得以减轻。1997 年日内瓦 WHO 过敏原免疫治疗工作组会议公布了 WHO 的立场文件“全球过敏性疾病的治疗指南”(Allergen immunotherapy：Therapeutic vaccines for allergic diseases)，并且明确指出“免疫脱敏治疗是唯一可以改变过敏性疾病自然进程的疗法”。

尘螨特异性免疫治疗的机理如本章第三节所述。基本作用是通过调节患者 Th1/Th2 型淋巴细胞之间的平衡来阻断过敏原诱导过敏反应的发生，其作用机制可能是上调 Th1 型细胞因子 IL-2、IFN-γ 的分泌，诱导 Th2 应答的下调或 Th2 应答向 Th1 应答转化，从而降低机体对螨类过敏原的特异性反应。此外，通过反复注射尘螨致敏原可以使机体产生特异性 IgG 阻断性抗体，该类抗体可以与进入机体的尘螨致敏原直接结合形成免疫复合物，最后被单核吞噬系统所清除，起着阻断或减少过敏原与 IgE 抗体结合的作用。目前国内外利用尘螨致敏原免疫治疗对过敏性哮喘、过敏性鼻炎、特应性皮炎、结膜炎等疾病开展广泛，并且在临床上观察到了良好的效果。

1. 过敏性哮喘的尘螨免疫治疗

哮喘是一种严重危害健康的常见病和多发病。其发病机制与遗传、环境致敏原、病毒感染等因素有关。环境致敏原中尘螨是值得关注的一种，有研究表明 80%以上的哮喘儿童对尘螨过敏，尘螨致敏原是哮喘最主要的病因之一。采用尘螨提纯致敏原制成的疫苗对哮喘患者进行特异性免疫治疗，在国内外均已长期应用，其安全、高效性已得到肯定。此外，舌下含服尘螨疫苗治疗支气管哮喘的方便性和安全性有助于大力推广应用，以便对哮喘进行病因治疗。GINA 也把哮喘的特异性免疫治疗归入哮喘的治疗规范之中。

过敏性哮喘的吸入性致敏原很多，如屋尘、尘螨、花粉、真菌、动物皮毛等，由于屋尘、尘螨等吸入性过敏原在生活中常常存在，不可能完全避免接触，所以脱敏疗法是良好的适应证。Munir 总结了尘螨所致过敏性哮喘的发病受遗传倾向、环境触发和致敏原暴露三个方面的相互关系：在环境触发因子、遗传倾向、暴露于过敏原（尘螨过敏原 Der p 1 含量≥2μg/g 危险水平）的共同作用下使患者产生致敏，如果再次暴露于过敏原则可发生哮喘症状。在众多的致敏原中，屋尘由于成分复杂、不均一，一般不能用于制备免疫疫苗，而尘螨在诱发过敏性哮喘中占主要地位，因此尘螨可以作为良好的疫苗用于特异性免疫治疗。

目前国内外大量临床试验研究证明，尘螨特异性免疫治疗不仅可以改善过敏性哮喘的症状，同时也可降低气道高反应性和改善肺功能。目前国内一项研究对尘螨过敏的哮喘患者采用标准化屋尘螨过敏原疫苗进行治疗 3 年，在结束治疗后，临床疗效显示：鼻炎和哮喘症状完全控制率达 64.9%，良好控制 35.1%，其中 62%的患者不用任何药物治疗即可达到临床症状完全控制，鼻炎和哮喘症状评分及肺功能的改善情况均显示出良好的疗效。许多国外研究已证明 3 年免疫治疗停止后，不仅可以防止新的过敏症状的发生，而且其临床疗效仍可持续 5～7 年，甚至更长。国外一项对儿童螨性哮喘患者长达 10 年的跟踪研究表明，舌下尘螨含服疫苗进行免疫治疗是安全、长期、有效的。国内有人选取 95 例尘螨过敏原皮试阳性的过敏性哮喘患儿作为观察对象，随机分为两组：粉尘螨疫苗治疗组和对照组。在研究前、后分别取血，测定 Th1、Th2 细胞因子 IFN-γ、IL-2、IL-4 的表达及血清 IgE 水平。经过 1 年的免疫治疗后，治疗组 Th1 细胞因子 IFN-γ、IL-2 表达分别增加了 30.76%、33.23%，而 Th2 细胞因子 IL-4 表达及血清 IgE 的水平分别降低了 31.07%、33.6%，与对照组相比各种细胞因子表达的差异均有统计学意义，提示免疫治疗可以显著纠正 Th1 /Th2 表达细胞因子功能的失衡，减轻患者的变态反应性炎症，证实了尘螨特异性免疫治疗对于过敏性哮喘的有效性。

2. 过敏性鼻炎的尘螨免疫治疗

过敏性鼻炎是接触过敏原后由 IgE 介导的鼻黏膜炎症而引起的鼻部症状性疾病。过敏性鼻炎和支气管哮喘均为呼吸道常见的过敏性疾病，临床上有 78%的哮喘患者患有过敏性鼻炎，而 38%的过敏性鼻炎患者也同时患有哮喘。哮喘和过敏性鼻炎除病变部及临床表现不同外，在多个方面具有相同特征：①鼻和下呼吸道黏膜是一个结构相似的连续体；②具有多种相同的过敏原和触发因素；③具有相同的病理生理学表现，都是以 IgE 介导的呼吸道慢性炎性疾病，具有相同的速发和迟发免疫反应过程，释放的细胞因子和炎性介质相同；④鼻和下呼吸道具有相似的临床症状特征；⑤下呼吸道激发试验可引起鼻黏膜炎症，而鼻激发试验同样可引起下呼吸道炎症。随着对过敏性鼻炎和哮喘发病机制研究的不断深入，免疫治疗已成为治疗过敏性鼻炎和过敏性哮喘中的一个新兴领域。尘螨作为过敏性鼻炎最主要的过敏原，其疫苗在治疗过敏性鼻炎方面同样显示出良好的效果和前景。

国外的某项研究中通过比较舌下含服和皮下免疫两种治疗方式发现，它们都可以有效地缓解儿童过敏性鼻炎的症状。治疗后，尘螨特异性 IgE 含量显著下降，舌下含服实验组无不良反应出现，皮下免疫组仅有 2 例出现副反应。最近国内对过敏性哮喘和过敏性鼻炎的尘螨免疫治疗开展了一项多中心、随机、双盲、安慰剂对照的方法，进行了为期 25 周的临床观察，对舌下特异性免疫治疗药物粉尘螨疫苗治疗过敏性哮喘和过敏性鼻炎的安全性和有效性进行了初步的验证。该研究比较了治疗组和对照组治疗前后在临床指标、皮试反应、体外免疫学指标、不良反应方面的情况。过敏性哮喘治疗组应急用药剂量较基线有所下降，而安慰剂组用药则有所增加，并且过敏性哮喘患者的自我疗效评价治疗组的改善和明显改善率显著性高于安慰剂组。对于过敏性鼻炎，治疗组临床体征评分下降程度及鼻炎症状评分改变量极显著高于安慰剂组。而治疗前后粉尘螨皮试等级变化的无显著性差异，体外免疫指标检测发现治疗结束后治疗组血清粉尘螨 IgE 浓度下降，但与安慰剂组相比差异无统计学意义，可能和治疗时间较短有关。治疗后治疗组和安慰剂组的血清粉尘螨 IgG4 含量均有所升高，治疗组升高程度极显著高于安慰剂组，IgG4 阻断性抗体的增加证实了该疗法的有效性和可靠性。不良事件中主要表现为局部皮疹，少数患者有流涕、头痛、困倦等现象，极少数患者有哮喘轻度发作，两组间不良事件的转归、严重程度、与药物的关系以及采取的措施差异均无统计学意义。该研究证实了尘螨的舌下特异性免疫治疗是一种安全有效的治疗过敏性哮喘和过敏性鼻炎的疗法。

3. 特应性皮炎的尘螨免疫治疗

研究表明尘螨是特应性皮炎最重要的过敏原之一，因此尘螨疫苗也可以作为特异性免疫疗法对特应性皮炎进行脱敏治疗，目前国内外对这方面的临床研究也已经展开，并取得了初步结果。

国外 Werfel 等对 96 例成人特应性皮炎患者进行了多中心、多剂量、随机、双盲对照试验，入组患者的尘螨皮试检测均为阳性，经过皮下注射尘螨疫苗免疫治疗 1 年后，进行疗效评价。研究发现治疗组患者的 SCORAD 评分与对照组相比有显著性下降，并且呈现剂量依赖性，高剂量治疗组的疗效显著好于低剂量组的疗效。此外，治疗组患者对外用皮质类固醇激素的依赖性相对于对照组也明显下降，证实了尘螨疫苗对于特应性皮炎患者(确诊对尘螨过敏)具有良好的脱敏效果。Giovanni 等对 56 例患有特应性皮炎的儿童进行了多中心、随机、双盲、安慰剂对照临床试验。利用的疗法是舌下含服尘螨疫苗，试验持续了 18 个月，同样利用了 SCORAD 评分系统进行疗效的评价。研究发现，治疗组患儿相对于安慰剂对照组在治疗开始后第 9 个月开始就显示良好的治疗效果，不仅 SCORAD 评分显著性降低，同时对于外用药物的依赖也明显减轻。此外，他们还发现该脱敏疗法对于轻-中度的特应性皮炎患儿具有良好的效果，而对于重度特应性皮炎患儿的疗效则不是非常显著。国内对于特应性皮炎的尘螨免疫治疗临床研究开展相对较少，而且目前还未见随机、双盲对照临床试验结果报道。有人报道对 20 例特应性皮炎患者进行了尘螨的皮下疫苗注射，有效率达到 90%，并且随访 3 年发现治疗有效的患者 3 年内未观察到复发，但是由于样本太少，而且不是随机、双盲对照试验，因此关于这方面的研究还有待以后的深入探索。

4. 其他过敏性疾病的尘螨免疫治疗

除此之外，目前国内外利用尘螨疫苗对于过敏性结膜炎的治疗也有零星报道，并且证实该疗法在临床上也有一定的疗效。

国内有人对 58 例春季结膜炎患者进行了尘螨等 20 种过敏原的皮内试验，挑选 23 例尘螨阳性者应用尘螨疫苗特异性脱敏治疗，皮试阴性的 35 例患者为对照组，治疗时间为 7～50 个月。研究发现，总体临床有效率达到 87%，并且脱敏治疗的效果与治疗的时间相关，而和皮试反应强弱结果无关。

三、非特异性脱敏

特异性免疫治疗的本质是让患者按照剂量从小到大、浓度由低到高的顺序反复接触某一种特定的过敏原，从而提高患者对该种过敏原的耐受性，当患者再次接触此种过敏原时，不再产生过敏现象或过敏现象得以减轻。因此从理论上来讲，运用特异性脱敏治疗后，患者只对该致敏原的过敏反应减轻。然而，经过多年的临床试验研究发现，部分患者在经过特定致敏原的脱敏疗法治疗后，对其他过敏原的反应也同时得到了减缓，因此有研究者将这种现象称为特异性免疫治疗的非特异性脱敏，区别于传统意义上的非特异性免疫疗法。目前，关于这种现象的机制还不是很清楚，相关的报道也较少。

研究表明，包括哮喘、鼻炎等在内的过敏性疾病的发生往往是由于人体免疫系统 Th1 和 Th2 的比例发生失衡引起的。Th2 增多的时候，它可以分泌较多的 IL-4 从而促进 B 细胞增殖、分化，刺激 B 淋巴细胞分泌更多的 IgE，增加肥大细胞和嗜酸性粒细胞的敏感性，促进 Th0 细胞向 Th2 细胞分化并抑制 Th1 细胞活化及分泌细胞因子，协同 IL-3 刺激肥大细胞增殖等。此外还可以分泌 IL-5，不仅使嗜酸性粒细胞的数量增加，而且能增强其功能，如刺激嗜酸性粒细胞增殖、分化及活化；IL-5 还能促进嗜碱性粒细胞释放组胺和白三烯等炎症介质，从而提高嗜碱性粒细胞的活性。特异性免疫治疗的基本原理是通过调节过敏性疾病的细胞免疫应答和体液免疫应答，干扰Ⅰ型过敏反应的自然发展进程，同时也可预防发生新过敏原的过敏性反应发生以及防止由过敏性鼻炎发展到哮喘等。由于特异性脱敏治疗是通过调节过敏患者体内 Th1 和 Th2 的平衡，促使 Th1/Th2 的平衡向 Th1 方向倾斜。当 Th1 占优时，可以分泌较多的干扰素 IFN-γ 和 IL-2。IFN-γ 可以抑制 IgE 的合成以及 Th2 细胞的产生，而 IL-2 可以活化 T 细胞，促进细胞因子的合成，刺激自然杀伤细胞 NK 的细胞增殖，增强 NK 细胞的杀伤活性，诱导淋巴因子激活的杀伤细胞 LAK 产生，促进 B 细胞增殖和分泌 IgG4 中和抗体等。免疫治疗还可以导致细胞间黏附分子 ICAM-1 的表达降低，从而抑制效应细胞的活化等，减弱患者对致敏原接触而产生的过敏反应。从本质上来讲，特异性脱敏治疗是从根本上去影响甚至改变患者的免疫系统，降低对外界致敏原的敏感性。因此研究者推测，经过长期的脱敏治疗后，患者体内 Th1/Th2 之间的平衡被调节回倾向于 Th1，而 Th2 型细胞分泌因子的减少也降低了对致敏原引起炎性反应的程度，从而在临床上表现出对其他过敏原的敏感程度也降低的非特异性脱敏现象。

主要参考文献

国华，朱清仙，刘志刚，等. 2008. 粉尘螨—壳聚糖疫苗经鼻免疫治疗小鼠过敏性哮喘的实验研究. 现代免疫学，28(1)：21～25.

国华，朱清仙，刘志刚，等. 2008. 标准化粉尘螨疫苗鼻腔免疫治疗的疗效和机制初探. 中华微生物学和免疫学杂志，28(3)：273～274.

李国平，刘志刚，钟南山. 2005. 重组 Der p 2 变应原诱导小鼠变态反应气道炎症动物模型的建立. 中华微生物学和免疫学杂志，25(7)：564～569.

李国平，熊瑛，刘志刚，等. 2004. 支气管哮喘豚鼠气道上皮细胞信号转导子与转录活化因子 1 表达及其对气道炎症的调控. 中华结核和呼吸杂志，27(5)：306～310.

李湘辉,沈小英,刘志刚,等. 2009. 粉尘螨变应原对树突状细胞作用的研究. 免疫学杂志,25(6):262～269.

刘晓宇,闫浩,李盟,等. 2011. 标准化粉尘螨疫苗免疫治疗哮喘小鼠气道炎症的实验研究. 免疫学杂志,27(12):1029～1032.

沈小英,朱清仙,曾慧红. 2009. 粉尘螨一壳聚糖疫苗治疗过敏性哮喘小鼠肝脏 Bcl-2 的表达. 江西医学院学报,49(5):22～25.

沈小英,朱清仙,刘志刚. 2009. Der f Ⅰ 作用于 DC2. 4 诱发哮喘的机制研究. 寄生虫与医学昆虫学报,10(3)147～151.

覃惠清,张庆平,毛荣清. 2000. 粉尘螨浸液免疫治疗春季性结膜炎. 广西医科大学学报,17: 462～463.

王美华. 2006. 尘螨脱敏治疗特应性皮炎临床观察. 现代医药卫生,18: 2878.

喻海琼,刘志刚,于琨瑛,等. 2006. 重组屋尘螨 2 类变应原疫苗免疫治疗小鼠过敏性气道炎症的研究. 中国寄生虫学与寄生虫病杂志,24(6):414～419.

喻海琼,刘志刚,曾琼. 2007. PLGA 为佐剂的 OVA 纳米疫苗皮下注射可预防小鼠过敏反应性气道炎症和调节 Th1/Th2 反应. 免疫学杂志,23(4):366～369.

于琨瑛,杨慧,刘玉琳. 2007. 屋尘螨变应原重组体免疫治疗的实验研究,中国免疫学杂志,23(7):656～663.

Aalberse R C, van der G R, van Leeuwen J. 1983. Serologic aspects of IgG4 antibodies. I. Prolonged immunization results in an IgG4-restricted response. J Immunol, 130: 722～726.

Akbari O, DeKruyff R H, Umetsu D T. 2001. Pulmonary dendritic cells producing IL-10 mediate tolerance induced by respiratory exposure to antigen. Nature Immunol, 2: 725～731.

Akdis C A, Blesken T, Akdis M, et al. 1998. Role of interleukin 10 in specific immunotherapy. J Clin Invest, 102: 98～106.

Akdis C A, Blaser K. 1999. IL-10-induced anergy in peripheral T cell and reactivation by microenvironmental cytokines: two key steps in specific immunotherapy. FASEB J, 13: 603～609.

Akdis M, Verhagen J, Taylor A, et al. 2004. Immune responses in heal thy and allergic individuals are characterized by a fine balance between allergen-specific T regulatory 1 and T helper 2 cells. J Exp Med, 199: 1567～1575.

Achatz G, Nitschke L, Lamers M C. 1997. Effect of transmembrane and cytoplasmic domains of IgE on The IgE response. Science, 276: 409～411.

Aalberse R C, Schuurman J. 2002. IgG4 breaking the rules. Immunology, 105: 9～19.

Bolhaar S T, Zuidmeer L, Ma Y, et al. 2005. A mutant of the major apple allergen, Mal d 1, demonstrating hypo-allergenicity in The target organ by double-blind placebo-controlled food challenge. Clin Exp Allergy, 35: 1638～1644.

Briere F, Servet-Delprat C, Bridon J M, et al. 1994. Human interleukin 10 induces naive surface immunoglobulin D^+ ($sIgD^+$) B cells to secrete IgG1 and IgG3. J Exp Med, 179: 757～762.

Casale T B, Dykewicz M S. 2004. Clinical implications of the allergic rhinitis-asthma link. Am J Med Sci, 327: 127～138.

Cao L F, Lu Q, Gu H L, et al. 2007. Clinical evaluation for sublingual immunotherapy of allergic asthma and atopic rhinitis with *Dermatophagoides farinae* drops. Chin J Pediatr, 45(10): 736～741.

Cooke R A, Bernhard J H, Hebald S, et al. 1935. Serological evidence of immunity with coexisting sensitisation in a hay fever type of human allergy. J Exp Med, 62(3): 733～750.

Denépoux S, Eibensteiner P B, Steinberger P, et al. 2000. Molecular characterization of human IgG monoclonal antibodies specific for the major birch pollen allergen Bet v 1. Anti-allergen IgG can enhance the anaphylactic reaction. FEBS Lett, 465(1): 39～46.

Djurup R, Malling H J. 1987. High IgG4 antibody level is associated with failure of immunotherapy with inhalant allergens. Clin Allergy, 17(5): 459～468.

DiRienzo V, Marcucci F, Puccinelli P, et al. 2003. Long-lasting effect of sublingual immunotherapy in children with asthma due to house dust mite: a 10-year prospective study. Clinical Experimental Allergy, 33(2): 206～210.

Drachenberg K J, Wheeler A W, Stuebner P, et al. 2001. A well-tolerated grass pollen-specific allergy vaccine containing a novel adjuvant, monophosphoryl lipid A, reduces allergic symptoms after only four preseasonal injections. Allergy, 56(6): 498～505.

Drew A C, Eusebius N P, Kenins L, et al. 2004. Hypoallergenic variants of the major latex allergen Hev b 6. 01 retaining human T lymphocyte reactivity. J Immunol, 173(9): 5872～5879.

Durham S R, Walker S M, Varga E M, et al. 1999. Long-term clinical efficacy of grass-pollen immunotherapy. N Engl J Med, 341(7): 468～475.

Ebner C, Schenk S, Najafian N, et al. 1995. Nonallergic individuals recognize the same T cell epitopes of Bet v 1, The major birch pollen allergen, as atopic patients. J Immunol, 154(4): 1932～1940.

Ebner C, Siemann U, Bohle B, et al. 1997. Immunological changes during specific immunotherapy of grass pollen allergy: reduced lymphoproliferative responses to allergen and shift from Th2 to Th1 in T-cell clones specific for Phl p 1, a major grass pollen allergen. Clin Exp Allergy, 27(9): 1007～1015.

Freeman J. 1916. Prophylactic inoculation against hay fever. The Lancet, 187(4827): 532.

Freeman J. 1911. Further observations on the treatment of hay fever by hypodermic inoculations of pollen vaccine. Lancet, 2: 814～817.

Flicker S, Steinberger P, Norderhaug L, et al. 2002. Conversion of grass pollen allergen specific human IgE into a protective IgG1 antibody. Eur J Immunol, 32(8): 2156～2162.

Giovanni B P, Lucia C, Daniela V, et al. 2007. Sublingual immunotherapy in mite-sensitized children with atopic dermatitis: A randomized, double-blind, placebo-controlled study. Journal of Allergy and Clinical Immunology, 120(1): 164～170.

Gleich G J, Zimmermann E M, Henderson L L, et al. 1982. Effect of immunotherapy on immunoglobulin E and immunoglobulin G antibodies to ragweed antigens: a six-year prospective study. J Allergy Clin. Immunol, 70(4): 261～271.

Gurunathan S, Klinman D M, Seder R A. 2000. DNA vaccines: immunology, application, and optimization. Ann Rev Immunol, 18:927～974.

Hsu C H, Chua K Y, Tao M H, et al. 1996. Immunoprophylaxis of allergen-induced immunoglobulin E synthesis and airway hyperresponsiveness *in vivo* by genetic immunization. Nature Med, 2(5):540～544.

Jarman E R, Lamb J R. 2004. Reversal of established $CD4^+$ type 2 T helper-mediated allergic airway inflammation and eosinophilia by therapeutic treatment with DNA vaccines limits progression towards chronic inflammation and remodeling. Immunology, 112(4): 631～642.

Jonuleit H, Schmitt E, Schuler G, et al. 2000. Induction of interleukin 10-producing, nonproliferating $CD4^+$ T cells with regulatory properties by repetitive stimulation with allogeneic immature human dendritic cells. J Exp Med, 192(9): 1213～1222.

Jutel M, Akdis M, Budak F, et al. 2003. IL-10 and TGF-β cooperate in the regulatory T cell response to mucosal allergens in normal immunity and specific immunotherapy. Eur J Immunol, 33(5): 1205～1214.

Jeannin P, Lecoanet S, Delneste Y, et al. 1998. IgE versus IgG4 production can be differentially regulated by IL-10. J Immunol, 160(7): 3555～3561.

Karamloo F, Schmid-Grendelmeier P, Kussebi F, et al. 2005. Prevention of allergy by a recombinant multi-allergen vaccine with reduced IgE binding and preserved T cell epitopes. Eur J Immunol, 35(11): 3268～3276.

Kawano Y, Noma T, Yata J. 1994. Regulation of human IgG subclass production by cytokines. IFN-γ and IL-6 act antagonistically in The induction of human IgG1 but additively in The induction of IgG2. J Immunol, 153(11): 4948～4958.

Larché M, Wraith D C. 2005. Peptide-based therapeutic vaccines for allergic and autoimmune diseases. Nature Med, 11(4): S69～S76.

Li G P, Liu Z G, Ran P X, et al. 2004. Activation of signal transducer and activator of transcription 5(STAT5) in splenocytes proliferation of asthma mice induced by ovalbumin. Cellular and Molecular Immunology, 1(6):471～474.

Li G P, Liu Z G, Qiu J, et al. 2005. DNA vaccine encoding Der p 2 allergen generates immunologic protection in recombinant Der p 2 allergen-induced allergic airway inflammation mice model. Chinese Medical Journal, 118(7):534～540.

Li J, Liu Z G, Wu Y J, et al. 2008. Chitosan microparticles loaded with mite group 2 allergen Der f 2 alleviate asthma in mice. Journal of Investigational Allergology and Clinical Immunology, 18(6):454～460.

Lin X P, Gao J, Zheng Ya, et al. 2007. Efficacy evaluation of specific immunotherapy with standardization allergen vaccine of dermatophagoides pteronyssinus. Chin Arch Otolar Head Neck Surg, 14: 7～40.

Li G P, Liu Z G, Zhong N S, et al. 2006. Therapeutic effects of DNA vaccine on allergen-induced allergic airway inflammation in mouse model. Cell Mol Immunol, 3(5): 379～384.

Li G P, Liu Z G, Liao B, et al. 2009. Induction of Th1-Type immune response by chitosan nanoparticles containing plasmid DNA encoding house dust mite allergen Der p 2 for oral vaccination in mice. Cellular Molecular Immunology, 6(1): 45～50.

Liu C X, Liu Z G, Li Z L, et al. 2010. Molecular regulation of mast cell development and maturation, Mol Boil Rep, 37(4): 1993～2001.

Liu Z G, Guo H, Zhu Q X, et al. 2009. Local Nasal Immunotherapy: efficacy of *Dermatophagoides farinae* chitosan nanovaccinein murine asthma. International Archives of Allergy and Immunology, 150(2): 221～228.

Liu Z G, Yang H, Fu Y Y, et al. 2006. Purification and immunogenicity analysis of the recombinant allergen Der p 1 from *Dermatophagoides pteronyssinus*. Journal of Tropical Medicine, 6: 656～659.

Lambrecht B N, Pauwels R A, Fazekas D S G B. 2000. Induction of rapid T cell activation, division, and recirculation by intratracheal injection of dendritic cells in a TCR transgenic model. J Immunol, 164(6): 2937～2946.

Mark L, Cezmi A A, Rudolf V. 2006. Immunological mechanisms of allergen-specific immunotherapy. Nature, 6: 761～771.

Medical D, Spital B Z, Bern, et al. 2005. Bee venom allergy in beekeepers and their family members. Curr Opin Allergy Clin. Immunol, 5(4): 343～347.

Moreno C, Cuesta-Herranz J, Fernández-Távora L, et al. 2004. Immunotherapy safety: a prospective multi-centric monitoring study of biologically standardized therapeutic vaccines for allergic diseases. Clin Exp Allergy, 34(4): 513～514.

Movérare R, Elfman L, Vesterinen E, et al. 2002. Development of new IgE specifities to allergenic components in birch pollen extract during specific immunotherapy studied with immunoblotting and pharmacia CAP system. Allergy, 57: 423～430.

Muller U, Helbling A, Bischof M. 1989. Predictive value of venom-specific IgE, IgG and IgG subclass antibodies in patients on immunotherapy with honey bee venom. Allergy, 44(6): 412～418.

Müller U, Akdis C A, Fricker M, et al. 1998. Successful immunotherapy with T-cell epitope peptides of bee venom phospholipase A2 induces specific T-cell anergy in patients allergic to bee venom. J Allergy Clin Immunol, 101(6 Pt 1): 747～754.

Munir A K. 1998. Risk levels for mite allergen: are they meaningful, where should samples be collected, and how should they be analyzed? Allergy, 53(Suppl 48): 84～87.

Niederberger V, Horak F, Vrtala S, et al. 2004. Vaccination with genetically engineered allergens prevents progression of allergic disease. Proc Natl Acad Sci USA, 101(Suppl. 2): 14677～14682.

Nikolahik W H, Weichel M, Blaser K. et al. 2002. Intracutaneous test with recombinant allergens in cystic fibrosis patients with allergic bronchopulmonary aspergillosis and aspergilus allergy. Am J Respir Crit Care Med, 165(7): 916～921.

Norman P S. 1998. Immunotherapy past and present. J. Allergy Clin. Immunol, 102(1): 1～10.

Nouri-Aria K T, Wachholz P A, Francis J N, et al. 2004. Grass pollen immunotherapy induces mucosal and peripheral IL-10 responses and blocking IgG activity. J Immunol, 172(5): 3252～3259.

Ohkawara Y, Lim K G, Xing Z, et al. 1996. CD40 expression by human peripheral blood eosinophils. J Clin Invest, 97(7): 1761～1766.

Oldfield W L, Kay A B, Larche M. 2001. Allergen-derived T cell peptide induced late asthmatic reactions precede the induction of antigen-specific hyporesponsiveness in atopic allergic asthmatic subjects. J Immunol, 167(3): 1734～1739.

Pierkes M, Bellinghausen I, Hultsch T, et al. 1999. Decreased release of histamine and sulfidoleukotrienes by human peripheral blood leukocytes after wasp venom immunotherapy is partially due to induction of IL-10 and IFN-gamma production of T cells. J Allergy Clin Immunol, 103(2 Pt 1): 326～332.

Platts-Mills T, Vaughan J, Squillace S, et al. 2001. Sensitisation, asthma, and a modified Th2 response in children exposed to cat allergen: a population-based cross-sectional study. Lancet, 357(9258): 752～756.

Qiu J, Li G P, Liu Z G, et al. 2006. DNA vaccine encoding Der p 2 allergen down-regulates STAT6 expression in mouse model of allergen-induced allergic airway inflammation. Chinese Medical Journal, 119(3): 185～190.

Raz E, Tighe H, Sato Y, et al. 1996. Preferential induction of a Th1 immune response and inhibition of specific IgE antibody formation by plasmid DNA immunization. Proc Natl Acad Sci USA, 93(10): 5141～5145.

Rak S, Lowhagen O, Venge P. 1988. The effect of immunotherapy on bronchial hyperresponsiveness and eosinophil cationic protein in pollen allergic patients. J Allergy Clin Immunol, 82(3 Pt 1): 470～480.

Rak S, Hakanson L, Venge P. 1990. Immunotherapy abrogates The generation of eosinophil and neutrophil chemotactic activity during pollen season. J Allergy Clin Immunol, 86(5): 706～713.

Reisinger J, Horak F, Pauli G, et al. 2005. Allergen-specific nasal IgG antibodies induced by vaccination with genetically modified allergens are associated with reduced nasal allergen sensitivity. J Allergy Clin Immunol, 116(2): 347～354.

Royer B, Varadaradjalou S, Saas P, et al. 2001. Inhibition of IgE-induced activation of human mast cells by IL-10. Clin Exp Allergy, 31(5): 694～704.

Schandené L, Alonso-Vega C, Willems F, et al. 1994. B7/CD28-dependent IL-5 production by human resting T cells is inhibited by IL-10. J Immunol, 152(9): 4368～4374.

Schramm G, Kahlert H, Suck R, et al. 2003. Variants of allergen Phl p 5b and reduction of anaphylactogenic potential. Revue francise d'allergologie et d'immunologie clinique, 43(1): 56～58.

Simons F E, Imada M, Li Y, et al. 1996. Fel d 1 peptides: effects on skin tests and cytokine synthesis in cat-allergic human subjects. Int Immunol, 8(12): 1937～1945.

Tarzi M, Klunker S, Texier C, et al. 2006. Induction of interleukin-10 and suppressor of cytokine signalling-3 gene expression following peptide immunotherapy. Clin Exp Allergy, 36(4): 465～474.

Tulic M K, Fiset P O, Christodoulopoulos P, et al. 2004. Amb a 1-immunostimulatory oligodeoxynucleotide conjugate immunotherapy decreases the nasal inflammatory response. J Allergy Clin Immunol, 113(2): 235～241.

Van Neerven R J, Wikborg T, Lund G, et al. 1999. Blocking antibodies induced by specific allergy vaccination prevent the activation of $CD4^+$ T cells by inhibiting serum-IgE-facilitated allergen presentation. J Immunol, 163(5): 2944～2952.

Van Oort E, de Heer P G, van Leeuwen W A, et al. 2002. Maturation of *Pichia pastoris*-derived recombinant pro-Der p 1 induced by deglycosylation and by the natural cysteine protease Der p 1 from house dust mite. Eur J Biochem, 269(2): 671～679.

Verhoef A, Alexander C, Kay A B, et al. 2005. T cell epitope immunotherapy induces a $CD4^+$ T cell population with regulatory activity. PLoS Med, 2(3): e78.

Vermaelen K Y, Carro-Muino I, Lambrecht B N, et al. 2001. Specific migratory dendritic cells rapidly transport antigen from the airways to the thoracic lymph nodes. J Exp Med, 193(1): 51～60.

Weiss R, Hammerl P, Hartl A, et al. 2005. Design of protective and therapeutic DNA vaccines for the treatment of allergic diseases. Curr Drug Targets Inflamm Allergy, 4(5): 585～597.

Werfel T, Breuer K, Ruéff F, et al. 2006. Usefulness of specific immunotherapy in patients with atopic dermatitis and allergic sensitization to house dust mites: a multi-centre, randomized, dose-response study. Allergy, 61(2): 202～205.

Wolfowica C B, Huang F T, Chua K Y. 2003. Expression and immunogenicity of the major house dust mite allergen Der p 1 following DNA immunization. Vaccine, 21(11～12): 1195～1204.

Wu K, Sun K, Bi Y T, et al. 2008. DNA vaccines against house dust mite inhibit cytokine secretion of $Foxp3^+$ regulatory T cells in asthma mice. Acta Academiae Medicinae Militaris Tertiae, 30: 374～377.

Zhang X. 2008. The study on the SLIT in balance of Th1/Th2 cytokines in children with allergic asthma. Journal of Pediatric Pharmacy, 14: 28～30.

Zhu D, Kepley C L, Zhang K, et al. 2005. A chimeric human-cat fusion protein blocks cat-induced allergy. Nature Med, 11: 446～449.

（丁珊、胡赓熙）

第二十一章　尘螨过敏的药物治疗

第一节　概　　述

过敏性疾病可以发生在全身不同的脏器或部位，因此根据过敏反应发生部位的不同分为不同类型的过敏性疾病。过敏反应发生在上呼吸道可引起变应性鼻炎，发生在支气管可引起哮喘，发生在皮肤可引起荨麻疹、湿疹或皮炎，发生在眼睛则引起过敏性结膜炎，发生在消化道则引起过敏性肠炎，发生在血管或血液系统则可引起过敏性休克和过敏性紫癜，发生在咽喉部则可诱发喉头水肿。总体来讲，由尘螨引起的过敏性疾病主要有以下5种类型：过敏性哮喘、变应性鼻炎、特应性皮炎、过敏性结膜炎及荨麻疹。由于其诱发因素的复杂性，治疗策略也具有多样性。世界卫生组织（WHO）对过敏性疾病的治疗提出了一个综合性的治疗方案：患者教育、避免接触过敏原（具体内容详见第十九章）、对症药物治疗和特异性免疫治疗。

药物治疗属于对症治疗，可以较快地控制临床症状，但因为不能改变疾病的自然进程，疾病会逐渐加重。同时，药物治疗应考虑以下因素：疗效；安全性；药物的费用/疗效比；患者的选择；治疗目的；尽可能按照《指南》推荐；严重程度和疾病的控制；并发症等。过敏性疾病用药物防治的目的是预防或消除过敏原与抗体作用所引起的病理生理效应，较少针对某一种特异性过敏原，因此能普遍用于过敏性疾病，但一旦停药有时会复发，难以达到根治目的，而且长期用药要考虑其副反应。关于过敏性疾病的具体药物治疗手段在下面的章节会有详细介绍。

对症治疗只能控制过敏症状，而特异性免疫治疗有希望从根本上消除过敏反应。特异性免疫治疗的原理是使患者从小剂量开始接触过敏原，剂量逐渐增加达维持剂量，继续使用足够疗程，使患者机体的免疫系统产生免疫耐受，再次接触过敏原时，过敏症状明显减轻或者不再发生。这种治疗方法是一种对因治疗，是唯一可以阻断过敏性疾病自然进程的方法。它通过调节患者的免疫系统，使临床症状明显缓解或者完全消失，疗效可以持续多年甚至终身，还有很好的预防作用，如预防变应性鼻炎转化为哮喘、预防新的过敏症发生；但其有一个起效周期，疾病急性发作的时候需要用对症药物控制症状。利用特异性免疫疗法治疗过敏性疾病的具体应用及其免疫治疗作用机理在第二十章节有详述。

第二节　过敏性哮喘的药物治疗

支气管哮喘（以下简称哮喘）是由多种细胞包括气道的炎性细胞和结构细胞（如嗜酸性粒细胞、肥大细胞、T淋巴细胞、中性粒细胞、平滑肌细胞、气道上皮细胞等）和细胞组分参与的气道慢性炎症性疾病。这种慢性炎症导致气道高反应性，通常出现广泛多变的可逆性气流受限，并引起反复发作性的喘息、气急、胸闷或咳嗽等症状，常在夜间和/或清晨发作、加剧，多数患者可自行缓解或经治疗缓解。哮喘的发病机制不完全清楚。目前认识的主要机制有：①气道的慢性炎症是哮喘发病的共同环节；②导致慢性气道炎症的形成和持续的机制复杂可能涉及变态反应、免疫应答、气道的损伤与修复、植物神经功能障碍等多个环节；③气道慢性炎症导致气道反应性增高和气道重构，引起哮喘的症状和肺功能的改变。

有观点认为，哮喘气道阻塞并由此引发的咳嗽、急促呼吸困难、胸闷和气喘等症状都是由支气管气道平滑肌收缩以及炎症引起的。即使在没有黏液阻塞的情况下，支气管气道平滑肌收缩也可能产生非常严重的后果，导致气道的缩小甚至关闭，进而危及生命。哮喘中的气道炎症包括：黏膜、黏膜下层和外膜的水肿；细胞浸润，尤其是嗜酸性粒细胞、激活型辅助性T淋巴细胞以及肥大细胞渗透平滑肌束造成的；呼吸道分泌物（包括分泌的黏液及嗜酸性粒细胞）的增加；毛细血管扩张；平滑肌增生；上皮细胞基底膜下方胶原沉积过多。

全球哮喘防治创议（the Global Initiative for Asthma，GINA）提出了阶梯式治疗方案，根据患者的不同病情选择适当的药物和剂量，并根据治疗过程中的病情变化进行升级或降级治疗，即用药的数量和次数在哮喘恶化时增加（升级治疗），在哮喘控制稳定后减少（降级治疗）。这一方案的目标就是使用尽可能少的药物而达到理想的控制哮喘的效果。治疗方案也同时强调在每个级别的治疗中，均应避免和控制患者的诱发因素。在确定哮喘的严重程度后，医生必须决定是从较高的级别开始治疗，以尽快控制哮喘并随后减少治疗（降级治疗），还是从较低的级别开始治疗并按需增加治疗（升级治疗）。通常情况下，应当从相当于初始病情严重程度所适合的那一级开始治疗。一旦哮喘控制稳定持续3个月，就可以考虑减少治疗即降级治疗。如果患者用药技术正确、遵守用药方案、环境控制（过敏原或其他触发因素）良好，但哮喘控制不佳，或在目前所处的治疗级别没有达到控制哮喘症状的目的，就应考虑向上调整至较高一级的治疗级别。具体治疗方案见图21-1。

根据哮喘病情控制分级制订治疗方案

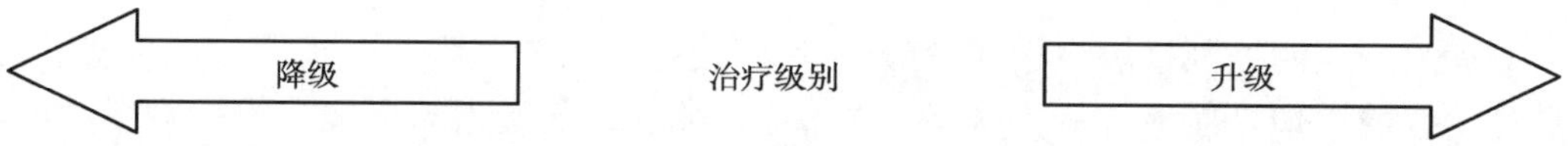

← 降级　　治疗级别　　升级 →

第1级	第2级	第3级	第4级	第5级
哮喘教育、环境控制				
按需使用短效 β_2 受体激动剂				
控制性药物	选用1种	选用1种	加用1种或以上	加用1种或2种
	低剂量的ICS	低剂量的ICS加LABA	中高剂量的ICS加LABA	口服最小剂量的糖皮质激素
	白三烯调节剂	中高剂量的ICS	白三烯调节剂	抗IgE治疗
		低剂量的ICS加白三烯调节剂	缓释茶碱	
		低剂量的ICS加缓释茶碱		

图21-1　过敏性哮喘阶梯式治疗方案

传统上，治疗哮喘的药物主要分为两大类：舒张支气管平滑肌（支气管扩张剂）和抑制气道炎症（抗炎药）。也有一些具有双重功效的药物（白三烯调节剂）和药物组合（吸入糖皮

质激素加上长效 β_2-受体激动剂）。

目前，哮喘治疗药物按其总体功效分为两大类：快速缓解药物和长期控制药物。①快速缓解药物，是指按需使用的药物。这些药物通过迅速解除支气管痉挛从而缓解哮喘症状，其中包括速效 β_2-受体激动剂、全身用激素、吸入性抗胆碱能药物、短效茶碱及短效口服 β_2-受体激动剂等。②长期控制药物，是指需要长期每天使用的药物。这些药物主要通过抗炎作用使哮喘维持临床控制，其中包括糖皮质激素、白三烯调节剂、长效 β_2-受体激动剂（LABA，须与吸入激素联合应用）、缓释茶碱、抗 IgE 抗体及其他有助于减少全身激素剂量的药物等。其中吸入糖皮质激素、短效和长效 β_2-受体激动剂是目前治疗哮喘最主要的手段。

一、快速缓解药物

（一）速效 β_2-受体激动剂

吸入性速效 β_2-受体激动剂是治疗紧急气道阻塞最有效的药物，能迅速缓解哮喘症状。最常用的速效 β_2-受体激动剂有：沙丁胺醇、左沙丁胺醇和吡布特罗等。速效 β_2-受体激动剂通常在 5min 内起效，30～60min 内疗效最为显著，疗效能一直持续 4～6h。速效 β_2-受体激动剂有 4 种给药方式：吸入给药、口服给药、注射给药和贴剂给药。

1. 吸入给药

吸入给药包括气雾剂、干粉剂和溶液吸入等方式。这类药物松弛气道平滑肌作用强，通常在数分钟内起效，疗效可维持数小时，是缓解轻至中度急性哮喘症状的首选药物，也可用于运动性哮喘。应按需间歇使用，不宜长期、单一使用，也不宜过量应用，否则可引起骨骼肌震颤、低血钾、心律紊乱等不良反应。

2. 口服给药

口服给药包括沙丁胺醇、特布他林、丙卡特罗片等，通常在服药后 15～30min 起效，疗效维持 4～6h，使用虽较方便，但心悸、骨骼肌震颤等不良反应比吸入给药时明显。缓释剂型和控释剂型的平喘作用维持时间可达 8～12h。长期、单一应用 β_2-受体激动剂可造成细胞膜 β_2-受体的下调，表现为临床耐药现象，故应予以避免。

3. 注射给药

虽然该法平喘作用较为迅速，但因全身不良反应的发生率较高，国内较少使用。

4. 贴剂给药

为透皮吸收剂型，现有产品有妥洛特罗（tulobuterol）。由于采用结晶储存系统来控制药物的释放，药物经过皮肤吸收，因此可以减轻全身不良反应，每天只需贴敷 1 次，效果可维持 24h；对预防晨降有效，使用方法简单。

(二)吸入抗胆碱药物

吸入抗胆碱药物的舒张支气管作用比 β_2-受体激动剂弱，起效也较慢，但长期应用不易产生耐药，对老年人的疗效不低于年轻人，对有吸烟史的老年哮喘患者较为适宜，但对妊娠早期妇女和患有青光眼或前列腺肥大的患者应慎用。常用的抗胆碱药主要为季铵类选择性抗胆碱药，可阻断 M1 及 M3 毒蕈碱受体，降低迷走神经张力而介导支气管扩张，还可减少腺体分泌。代表药物包括噻托溴铵、异丙托溴铵和氧托溴铵等。

噻托溴铵是目前选择性好且长效的品种，对 M1、M3 受体的拮抗作用大于 M2 受体，所以其选择性和长效性优于异丙托溴铵。噻托溴铵作用时间长，每天仅应用 1 次，比溴化异丙托品每天用药 3～4 次更方便。其持久的支气管舒张作用可以改善夜间哮喘症状。近年来对这类药物的深入研究发现它还具有一定的抗炎作用。

二、长期控制药物

(一)吸入型糖皮质激素

吸入型糖皮质激素(ICS)是最有效的控制气道炎症的药物。给药途径包括吸入、口服和静脉应用等，吸入为首选途径。吸入激素的局部抗炎作用强，药物直接作用于呼吸道，所需剂量较小。通过消化道和呼吸道进入血液循环的药物大部分可被肝脏灭活，因此全身性不良反应较少。临床上常用的 ICS 有 4 种，包括二丙酸倍氯米松、布地奈德、丙酸氟替卡松、环索奈德。

有充分的研究结果证明，在长期使用 ICS 治疗哮喘的患者气道活检标本中，检测到他们的典型哮喘的组织学异常明显减少。这些变化包括：黏膜和基底膜中肥大细胞、嗜酸性粒细胞、T 淋巴细胞和树突状细胞的减少；杯状细胞增生以及上皮细胞损伤的减少；血管分布的减少。随着气道炎症被抑制，有益的临床结果还包括：减轻哮喘症状，提高肺功能，改善哮喘患者的生活质量，并减少哮喘发作的频率，降低气道高反应性，减轻发作的严重程度和降低病死率。吸入型糖皮质激素在口咽部局部的不良反应包括声音嘶哑、咽部不适和念珠菌感染。吸药后及时用清水含漱口咽部、选用干粉吸入剂或加用储雾器可减少上述不良反应。

(二)吸入型长效 β_2-受体激动剂

β_2-受体激动剂是有力的支气管扩张剂，通过对气道平滑肌和肥大细胞膜表面的 β_2-受体的兴奋，舒张气道平滑肌，减少肥大细胞和嗜碱性粒细胞脱颗粒及介质的释放，降低微血管的通透性，增加气道纤毛的摆动，从而缓解哮喘症状。这类 β_2-受体激动剂的分子结构中具有较长的侧链，因此具有较强的脂溶性和对 β_2-受体较高的选择性。由于它们高度的 β_2-受体特异性，这类激动剂的副作用少(如对拟交感神经刺激较轻、较少产生不定期的肌肉痉挛和室性心动过速)。其舒张支气管平滑肌的作用可维持 12h 以上。

吸入型长效 β_2-受体激动剂主要有沙美特罗(salmeterol)和福莫特罗(formoterol),它们已经在很大程度上取代了旧的长效支气管扩张剂——口服缓释的沙丁胺醇和茶碱。吸入型长效 β_2-受体激动剂适用于哮喘(尤其是夜间哮喘和运动诱发哮喘)的预防和治疗。2006版 GINA 方案强调了吸入型长效 β_2-受体激动剂不应单独用于哮喘治疗,不再被推荐为任何一步治疗的联合用药,除非与吸入性糖皮质激素(ICS)合用。这两者具有协同的抗炎和平喘作用,可获得相当于(或优于)应用加倍剂量吸入激素时的疗效,并可增加患者的依从性、减少较大剂量吸入激素引起的不良反应,尤其适合于中至重度持续哮喘患者的长期治疗。

(三)白三烯调节剂

由于哮喘是涉及多种炎性细胞和多种炎性介质的气道慢性炎性疾病,而白三烯是重要炎症介质之一,故白三烯受体拮抗剂是治疗哮喘的非糖皮质激素抗炎药,属于控制用药。白三烯调节剂类药物有白三烯受体拮抗剂和白三烯合成阻断剂两种类型。哮喘患者鼻腔和肺泡灌洗液中半胱氨酰白三烯的水平明显升高,病毒感染可显著增加哮喘患者的白三烯水平,这类半胱氨酰白三烯可引起支气管平滑肌收缩、浆液分泌增多及肺内嗜酸性粒细胞浸润等强烈炎症反应。因此白三烯调节剂的作用机制在于通过对气道平滑肌和其他细胞表面白三烯受体的拮抗,抑制肥大细胞和嗜酸性粒细胞释放出的半胱氨酰白三烯的致喘和致炎作用,产生轻度支气管舒张,减轻过敏原、运动和二氧化硫诱发的支气管痉挛,并具有一定程度的抗炎作用。

白三烯调节剂的代表药物有扎鲁司特、孟鲁司特和异丁司特。此类药物尤其适用于阿司匹林哮喘、运动性哮喘和伴有过敏性鼻炎哮喘患者的治疗。目前白三烯受体拮抗剂的地位得到很大提升,该类药物已成为可单独应用的长期控制药物。

(四)茶碱

茶碱类能抑制体内磷酸二酯酶,增加环磷酸腺苷(cAMP)在细胞内的含量,降低支气管平滑肌张力,使气道扩张,是治疗急性哮喘的有效药物。低浓度茶碱具有抗炎和免疫调节作用,今后发展方向主要是小剂量、长效控释制剂的研究。目前常用的茶碱类药物有氨茶碱、二羟丙茶碱、茶碱缓释片、茶碱控释片等。以氨茶碱最为常用,除了扩张支气管作用外,还有增强心肌收缩力、扩张血管和轻度利尿作用。常见的副作用有:胃肠道反应、神经兴奋性增高、心律失常等,严重者可出现抽搐和昏迷。茶碱的治疗剂量和中毒剂量较接近,因此临床上使用氨茶碱时最好能够进行血药浓度监测。茶碱的服用方式主要有两种:口服给药和静脉给药。

1. 静脉给药

氨茶碱加入葡萄糖溶液中静脉注射或静脉滴注,适用于哮喘急性发作且近 24h 内未用过茶碱类药物的患者；但可引起心律失常、血压下降、甚至死亡，在有条件的情况下应监测其血药浓度，及时调整浓度和滴速。

2. 口服给药

口服给药包括氨茶碱和控(缓)释型茶碱，用于轻至中度哮喘发作和维持治疗。联合应用茶碱、激素和抗胆碱药物具有协同作用；但与 β_2-受体激动剂联合应用时易出现心率增快和心律失常，应慎用并适当减少剂量。

三、其他药物

(一)色苷酸钠和奈多罗米

色苷酸钠和奈多罗米是一种独特的非激素类吸入型抗炎剂，确切作用机理还未被完全揭示，认为最终共同的作用环节是阻滞肥大细胞的活化。奈多罗米的疗效优于色甘酸钠。这类药物安全性高，多用于儿童哮喘，尤其对于运动相关性哮喘有效。色甘酸钠主要用于哮喘的预防，其不良反应少，偶尔咽部不适、胸闷、皮疹。

(二)抗组胺药物

口服第二代抗组胺药物(H1 受体拮抗剂)在哮喘治疗中的作用较弱，可用于治疗伴有变应性鼻炎的哮喘患者。这类药物的不良反应主要是嗜睡。阿司咪唑和特非那丁可引起严重的心血管不良反应，应谨慎使用。

第三节　过敏性鼻炎的药物治疗

过敏性鼻炎(allergic rhinitis，AR)是最常见的过敏性疾病，欧洲大约有 9%～42%的过敏性鼻炎患者。2008 年 4 月，由 WHO 参与修订的诊疗指南《变应性鼻炎及其对哮喘的影响》(Allergic Rhinitis and its Impact on Asthma，ARIA 2008 update)公开发表，指出 AR 是个全球性健康问题，常与哮喘同时存在，并强调 AR 是哮喘的发病危险因素之一。在《ARIA 指南》中，有别于传统上将 AR 分为季节性(seasonal)和常年性(perennial)，而是根据鼻部症状的发作时间分为间歇性(intermittent)和持续性(persistent)，同时基于症状严重程度和对生存质量(quality of life，QOL)的影响分为轻度和中-重度。

避免接触过敏原及环境控制是治疗过敏性鼻炎最基本的手段。然而仅仅利用这些干预通常无法缓解症状。局部皮质类固醇的运用及口服抗组胺药物是目前最重要的两种治疗手段，从而组成了现代治疗过敏性鼻炎的两大方法。其他的药物还包括口服和鼻内减充血药、口服皮质类固醇、抗胆碱药物、类脂化合物受体拮抗剂和肥大细胞膜稳定剂等。ARIA(2008)推荐的阶梯式治疗方案如图 21-2 所示，本节将按不同的药物类型进行概述。

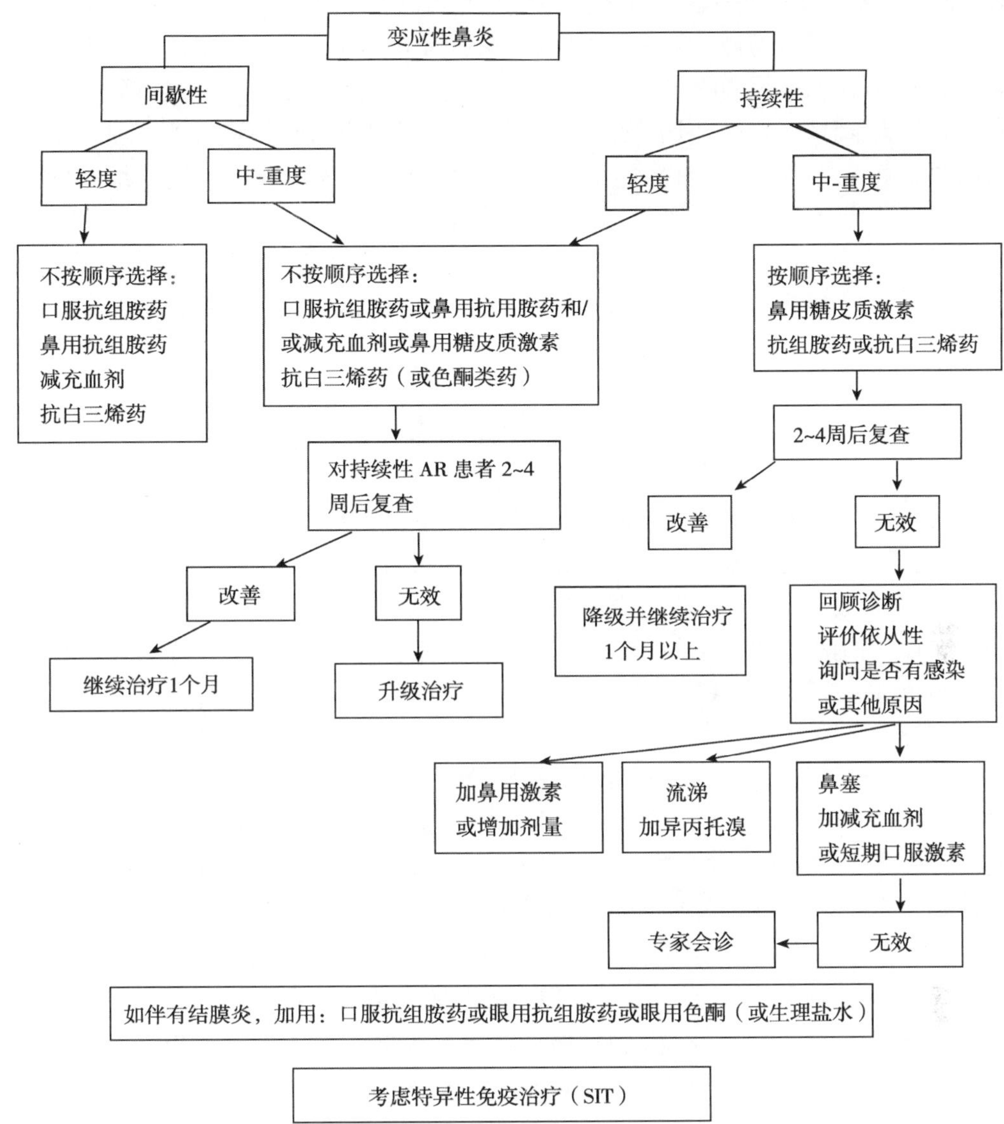

图 21-2 过敏性鼻炎的阶梯式治疗方案(ARIA,2008)

一、抗组胺药物

抗组胺药物(H1受体拮抗剂)是最古老的用于治疗过敏性疾病的药物,可有效控制鼻痒、流涕和喷嚏症状,但对鼻塞的改善作用较轻微。目前抗组胺药物共有两代,即第一代抗组胺药物和第二代抗组胺药物。

第一代抗组胺药物,如柯利西锭、二苯醇胺、盐酸丙吡咯啶等,对H1受体的选择性不高,且具有明显的抗胆碱和镇静作用,因此对大多数患者来说具有较差的风险/效益比。虽然这些药物在夜间较为有效,但在白天患者通常会感到乏力或困倦。更重要的是,这些药物具有损害学习能力的可能,尤其对儿童的影响较大。同时,它们也具有和酒精类似的作用，服用此类药物对于从事相关工作的人来说具有更高的危险系数。

基于第一代抗组胺药物应用的局限性，产生了低镇静或无镇静作用的第二代抗组胺药物，如西替利嗪、盐酸西替利嗪、氯雷他定、地氯雷他定、非索那定、盐酸非索那定、卢帕他定等，具有见效快、药效久、副作用小的优点。由于第二代抗组胺药物具有低镇静或无镇静作用，它们对学习能力及睡眠的影响与安慰剂组相似，可以正常服用。特别是最近用于临床的新型第二代抗组胺药地氯雷他定、左西替利嗪等，除了能够高选择性地拮抗 H1 受体外，还具有较强的抗炎作用，对缓解鼻塞有中等程度的疗效。因此，ARIA(2008)认为，第二代口服抗组胺药对于所有过敏性鼻炎患者而言都是重要的治疗药物，具有良好的效益/风险比，能在用药后 1h 内快速缓解鼻和眼的症状。

二、糖皮质激素

鼻腔黏膜上的炎性反应的早期阶段是炎性介质组胺的释放，晚期阶段是嗜酸性粒细胞和淋巴细胞等免疫细胞的浸润。对于此类炎性反应过程，糖皮质激素是最有效的。抗组胺药一般主要用于炎性反应的早期，而糖皮质激素可作用于早期和晚期阶段。糖皮质激素也可以降低内皮细胞和上皮细胞的通透性；升高交感神经的血管紧张度；降低黏液腺对胆碱刺激的反应性；降低鼻腔黏膜的高反应性。用于治疗过敏性鼻炎的糖皮质激素分为鼻喷和口服两种类型。

鼻喷糖皮质激素已被证明用于治疗过敏性鼻炎的患者是有效的。一些研究表明，糖皮质激素可减少呼吸道上皮细胞分泌的促炎细胞因子的表达和释放，有效地减少上皮郎格汉斯细胞、肥大细胞、嗜酸性粒细胞和 Th2 细胞。在临床上，它们能减少鼻塞并改善睡眠；此外，他们还能够减少白天嗜睡、白天疲劳以及睡眠问题。由于鼻喷类糖皮质激素药物具有局部用药和较低的系统生物活性，被普遍认为是安全的并且对肾上腺的抑制作用很小。目前临床常用的鼻喷剂有二丙酸倍氯米松(BDP)、布地奈德、糠酸莫米松、丙酸氟替卡松和糠酸氟替卡松等。这些制剂具有良好的耐受性，偶尔会有一些局部副作用(发生率 10%左右)，如鼻黏膜刺激感、咽痛、鼻出血等，一般较轻微，而且多为暂时性。改变喷药方式或更换药物有时能减少副作用的发生。ARIA(2008)推荐，鼻喷糖皮质激素是中-重度过敏性鼻炎患者的一线疗法，尤其对持续性过敏性鼻炎的鼻塞症状有良好的缓解作用。

口服糖皮质激素一般不被推荐用于过敏性鼻炎的治疗，因为全身使用激素可能发生严重不良反应，但以下几种情况可考虑短期用药：①严重鼻塞；②一线药物不能控制症状；③伴有鼻息肉，局部用药不能到达整个鼻腔。

三、减 充 血 剂

鼻内充血是过敏性鼻炎最严重的症状之一，减充血剂具有拟交感活性，通过刺激 α1 和 β 肾上腺素能受体，引起鼻黏膜血管收缩而缓解鼻充血以及阻塞症状。减充血剂有鼻喷和口服两种类型。

鼻喷减充血剂能够在 10min 内起效，但在 12h 内疗效就会消失。外用鼻喷减充血剂羟甲唑啉、赛洛唑啉可显著减轻鼻塞症状，但对鼻痒、喷嚏无效，起效时间为 0～5min，维持时间为 2～8h，早期可与抗组胺药合用，但因存在反跳性血管扩张导致药物性鼻炎的风险，连续使用时间不应超过 10d。鼻喷减充血剂主要的副作用包括鼻烧、鼻干燥、鼻黏膜性溃疡以及极少数的室间隔穿孔。

口服减充血剂的疗效开始于 30min 内，可持续长达 6h，在有缓释配方的情况下疗效可持续 8～24h。全身性影响包括易怒、头晕、头痛、震颤、心动过速和失眠，这反过来又可能导致白天嗜睡。口服减充血剂作用较弱，由于可能产生睡眠障碍、青光眼、甲状腺机能亢进和尿潴留等并发症，目前在临床已很少应用。

长期使用一种特定的减充血剂可能导致快速抗药反应以及病症的反弹，因此不推荐长期使用减充血剂。目前，临床上有伪麻黄碱与西替利嗪、氯雷他定等抗组胺药组成的复方制剂可供选择使用。

四、抗胆碱能药

副交感神经使鼻黏膜血管扩张导致鼻液分泌过多，乙酰胆碱能够介导副交感神经的传导。用于治疗过敏性鼻炎的抗胆碱药为异丙托溴铵，主要用于阻断鼻黏膜分泌腺体上的毒蕈碱样受体。鼻用异丙托溴铵能够使鼻黏膜血管收缩，抑制鼻黏膜黏液分泌，主要用于缓解鼻溢液，但不能改善鼻充血、喷嚏、鼻痒等症状。抗胆碱能药物主要副作用为鼻腔干燥和鼻出血，这与使用剂量相关。异丙托溴胺是在鼻溢液为主要症状时的一线治疗用药。异丙托溴胺鼻喷剂起效迅速，一般为 15～30min，适用于以流涕为主要症状，但其他药物治疗效果不理想的 AR 患者，可以与抗组胺药或鼻用糖皮质激素联合使用。

五、肥大细胞膜稳定剂

常用药物有色甘酸钠、奈多罗米钠和酮替芬等，主要通过稳定肥大细胞膜而减少肥大细胞相关炎性介质的释放。该类药物通常与其他药物合用，对鼻痒、喷嚏和流涕的治疗效果优于对鼻塞的治疗，通常用于预防或轻、中度过敏性鼻炎治疗，因此必须在发病季节前使用。该类药物具有极好的安全性，适用于儿童和妊娠期妇女。其缺点是要使用几周后才产生最佳疗效，一般作为过敏性鼻炎的二线药物。

六、白三烯抑制剂

白三烯(LT)包括 4 个促炎性反应因子：LTB4、LTC4、LTD4 和 LTE4。后 3 个炎性反应因子均含有一个半胱氨酸的残基，因此被认为是半胱氨酰白三烯(CysLTs)。半胱氨酰白三烯对过敏性鼻炎有着最重要的调控作用，因此利用白三烯拮抗剂能缓解过敏性鼻炎白天及晚上的症状。白三烯抑制剂也有两种类型：白三烯合成抑制剂和白三烯受体拮抗剂。

齐留通属于白三烯合成抑制剂，通过抑制脂氧化酶来抑制白三烯的合成。实验证明，齐留通能够显著减少鼻塞。同样的，白三烯受体拮抗剂也能有效地缓解过敏症状。例如，普鲁司特能大大减少鼻黏膜肿胀，而扎鲁司特可以显著减少鼻塞、流鼻涕和打喷嚏等症状。孟鲁斯特是目前美国唯一一类获准用于治疗过敏性鼻炎的白三烯受体拮抗剂。它显著提高了春秋季过敏病患的夜间症状（如难以入睡、夜间觉醒和充血性觉醒等）及白天症状（如鼻充血、鼻瘙痒、流鼻涕和打喷嚏等）。同时，孟鲁斯特能减轻降低外周血嗜酸性粒细胞的数量，进一步说明它能系统性降低过敏炎性反应。白三烯受体拮抗剂的疗效与口服抗组胺药相当，但治疗反应的个体差异较大，临床上一般作为过敏性的二线药物，可单用或与抗组胺药联合使用。ARIA（2008）将白三烯受体拮抗剂定位于治疗过敏性鼻炎伴哮喘的重要药物。

第四节　特应性皮炎的药物治疗

特应性皮炎（atopic dermatitis，AD）又称异位性皮炎、异位性湿疹、遗传过敏性湿疹，是一种常见的、与遗传过敏素质有关的慢性复发性、瘙痒性、炎症性皮肤病，病因与发病机制尚不完全清楚，普遍认为是有遗传素质背景的个体在受到外界一个或多个特异性致敏原作用后发生的过敏性疾病。人群中有2%～5%患有特应性皮炎，其中有大于10%～20%发生在婴儿和儿童中，1%～3%发生在成人。对于特应性皮炎的治疗可分为三阶段：基本治疗、局部治疗和系统治疗。

一、基本治疗

对于特应性皮炎的基本治疗应包括：使用最佳的护肤品，通过经常使用护肤剂和皮肤水化剂解决皮肤屏障缺陷的问题，识别并尽量避免特异性和非特异性的促发因子（过敏原），并注重患者的心理治疗。

1. 避免接触过敏原

治疗特应性皮炎的一个很重要的原则就是要尽量避免诱发因素和加重因素的影响。特应性皮炎患者对外界刺激的敏感性增高，为避免刺激，首先要尽量穿着宽松的棉织品衣物，避免接触动物皮屑等过敏原，避免用力搔抓和摩擦，避免过度清洗皮肤，避免用烫水及在含氯的游泳池中游泳；同时还要注意个人卫生，保持皮肤清洁以及适宜的生活环境；温度适宜，以减少汗液的刺激；注重饮食，不吃容易引起过敏的食物。

2. 注重患者的心理治疗

首先建立患者治愈特应性皮炎的信心，以便配合医生的治疗。教会患者利用转移注意力的方法（如读书、绘画、聊天等）减少对瘙痒的感觉。告诉患者搔抓患处会产生严重的后果，必须避免手抓。

二、局部治疗

1. 糖皮质激素

自从20世纪50年代氢化可的松问世以来，糖皮质激素用于特应性皮炎的治疗已有40

余年的历史，目前仍是治疗特应性皮炎的一线药物。糖皮质激素作用的主要机理是通过诱导磷酯酶 A2 抑制蛋白抑制免疫反应和花生四烯酸的释放，下调特应性皮炎皮损中高水平 IL-12 的表达，此外还能够下调胶原的合成，因此糖皮质激素短期应用对控制急性发作具有良好疗效，然而长期应用局部会产生皮肤萎缩、色素沉着、继发感染等副作用，儿童因为体表面积与体重的比例较高，经皮肤吸收的危险增加，还会引起下丘脑-垂体-肾上腺轴的抑制，导致生长迟缓。为尽量减少或避免糖皮质激素的副作用，治疗时应优先选用能够缓解临床症状的弱效糖皮质激素，或者用强效糖皮质激素迅速缓解症状、很快用弱效糖皮质激素取代，强效糖皮质激素连续使用一般不宜超过 2 周，可用弱效糖皮质激素替换或间歇使用，也可以用其他疗法取代。近年来新一类治疗特应性皮炎的非糖皮质激素类抗炎药物以及一些其他的疗法应运而生，给特应性皮炎患者带来了福音。

2. 钙调磷酸酶调节剂

外用免疫调节剂是一类用于治疗特应性皮炎的新型药物。它们不但能有效地治疗特应性皮炎，而且在治疗许多激素敏感型皮肤病中也有很好的疗效。目前应用较多的钙调磷酸酶抑制剂是他克莫司和匹美莫司。二者通过抑制钙调磷酸酶来选择性的抑制 T 细胞的激活。T 淋巴细胞的激活（即抗原提呈细胞上的协同配体与 T 细胞受体结合），导致细胞中游离钙离子水平提高，游离的钙离子结合到钙调蛋白上，进而又激活了钙调蛋白。他克莫司和匹美莫司能够抑制钙调蛋白，防止磷酸酶的去磷酸化活性，抑制炎性细胞因子的释放及 T 细胞增殖。

2000 年 12 月和 2001 年 12 月，美国 FDA 分别批准第一类局部免疫调节剂 0.1%和 0.03%的他克莫司软膏（FK 506，Protopic）和 1%的匹美莫司（SDZASM 981，Elidel），作为短期和长期间歇疗法，可用于 2 岁以上儿童和成人特应性皮炎的治疗。他克莫司用于治疗中、重度特应性皮炎，而匹美莫司则用于治疗轻、中度特应性皮炎，0.03%他克莫司仅用于 2～15 岁的儿童，0.1%他克莫司用于 16 岁以上的儿童和成人。

3. 润肤剂和止痒剂

皮肤干燥和瘙痒是特应性皮炎的两大特征，因此使用良好的润肤剂和止痒剂在治疗特应性皮炎中十分重要。尽管目前缺乏润肤剂对特应性皮炎治疗疗效的直接证据，但由于其可延缓皮肤水分的挥发，并显著延缓特应性皮炎患者所伴有的皮肤干燥，因此润肤剂在特应性皮炎的治疗中应用很广。有研究证明润肤剂可增强特应性皮炎患者皮损对糖皮质激素的治疗反应。润肤剂通常每日至少应外用 2 次；如果需全身外用润肤剂的话，儿童应每周外用 250g，成人每周则至少需要外用 500g。常用的止痒剂为多塞平，即 5%盐酸多塞平霜。Drake 等用 5%盐酸多塞平霜每日 4 次，共 7d，以治疗 AD 患者的瘙痒，有 85%的患者在 24h 内即起效。然而该药是否对皮损的严重程度亦具有改善作用尚需进一步评估。多塞平外用可引起嗜睡和接触性皮炎，因此临床上仅可短期应用。

4. 抗生素

局部抗菌剂，如洗必泰，具有低敏感性和抗药性低的优良特性。它们可以用作润肤剂和“湿-包敷料”疗法的补充用剂。局部抗菌剂与局部类固醇的联合用药较局部类固醇单一用药疗效有很大提高。局部抗生素对于治疗轻度和局部的继发性感染有很好的疗效。外用夫西地酸已经被证明是有效的治疗金黄色葡萄球菌感染药物，其他因素如酵母菌、皮肤癣菌或链球菌等造成的继发性感染已经被证实是特应性皮炎的诱因，应当得到重视。

5. 其他外用制剂

煤焦油具有缓解瘙痒和抗炎作用。有研究表明，中、重度 AD 患者一侧肢体外用煤焦油与另一侧肢体外用 1%氢化可的松的疗效相当。目前在临床上煤焦油主要用来治疗慢性皮损，但它可引起毛囊炎和光敏感的不良反应。其他外用制剂如维生素 B_{12}、甘草凝胶等治疗 AD 的疗效仅被小规模的临床随机试验所证实，推荐用于 AD 的治疗尚需要大样本的临床试验作进一步的评估。

三、系统治疗

1. 糖皮质激素

在特应性皮炎的急性暴发期，患者可短期使用全身性糖皮质激素来达到较好疗效，但是原则上尽量不用或少用此类药物，尤其是儿童。对病情严重的患者可予中小剂量短期用药，并采用早晨顿服法。病情好转后应及时逐渐减量、停药，以免长期使用带来的不良反应或停药过快而致病情反跳。

2. 环孢素A

环孢素是免疫抑制和抗炎药物。T 细胞受体的激活导致胞内钙离子释放，钙离子与钙调蛋白结合激活钙调磷酸酶，导致 NFATc(nuclear factor of activated T-cell)的去磷酸化、入核形成炎性细胞因子(如白细胞介素-2)的转录因子复合体。环孢素能够与亲环素结合阻止 NFATc 的去磷酸化，进而导致表皮的辅助性 T 细胞($CD4^+$)和细胞毒 T 细胞($CD8^+$)的减少。环孢素 A 能够抑制钙调磷酸酶依赖的通路，导致促炎细胞因子如 IL-2 和 IFN-γ水平降低。因此环孢素 A 在治疗儿童和成人特应性皮炎中均有良好的疗效。但由于可能带来的副作用，尤其是肾毒性，环孢素 A 的使用应限于患者重症难治性疾病。治疗分为高剂量[3～5mg/(kg・d)]或低剂量[2.5mg/(kg・d)]的短期或长期治疗。当用最大剂量[5mg/(kg・d)]的环孢素 A 治疗 3 个月以上仍不起作用时，就应该停止利用该药的治疗。但该药起效时间较长，通常治疗 2～3 个月后才有明显效果。

3. 硫唑嘌呤

自从 1959 年以来，硫唑嘌呤就成为一种众所周知的全身免疫抑制剂。它能够影响嘌呤核苷酸的合成，对于治疗严重的顽固性特应性皮炎十分有效。但它也有一些副作用，如骨髓抑制、肝毒性、易感性等。皮肤病学上建议硫唑嘌呤的使用剂量是每天服用 1～3mg/kg，但这也应该基于巯基嘌呤甲基水平(thiopurine methyltransferase level，TPMT)。了解 TPMT 活性基线水平对于大多数使用硫唑嘌呤病患者的治疗和监测都是有益的。

4. 抗组胺药

多年来，特应性皮炎患者皮肤中组胺水平的增高被认为是炎症和瘙痒的原因，而抗组胺药阻断组胺和 H1、H2 受体的结合，拮抗红斑和瘙痒(H1)、红晕(H1 和 H2)、荨麻疹(H1)，从而可用于不同的特应性皮炎和其他瘙痒性疾病的治疗。抗组胺药物的治疗价值主要在于其镇静作用，用于严重瘙痒有关的疾病复发中短期辅助治疗有良好疗效。

20 世纪 40 年代，第一代抗组胺药问世，苯海拉明成为过敏或特应性疾病的标准疗法。随后，第二、三代抗组胺药陆续研发上市，它们有同样的作用途径，且不良反应更小。第一代抗组胺药有较强的镇静作用，可促进患者睡眠，其对 AD 的止痒效果主要依赖于此；此外其还有较强的抗胆碱作用，可抑制胃肠动力，降低其他药物吸收。其最严重的不良反应是室性心动过速。第三代抗组胺药(地氯雷他定、左西替利嗪)比第二代抗组胺药(氯雷他定、非索非那定)活性强，且动物试验表明，地氯雷他定无心脏和中枢神经系统不良反应。由于第二和第三代抗组胺药无镇静作用，因此其仅限于伴有的特应性症状如荨麻疹和过敏性鼻炎/结膜炎的治疗。

5. 白三烯拮抗剂

白三烯拮抗剂(孟鲁司特和扎鲁司特)可用于治疗哮喘和过敏性鼻炎，但其在过敏性鼻炎治疗中的作用还未被完全阐明。扎鲁司特已被批准用于青少年和成人特应性皮炎及哮喘的治疗，但孟鲁司特在慢性过敏性鼻炎中疗效甚微。

6. 干扰素疗法

干扰素是由大多数真核细胞在病毒和非病毒诱导下产生的分泌型糖蛋白家族。在皮肤疾病中有三种形式的干扰素：IFN-α_{2a}、IFN-α_{2b}和 IFN-γ，它们具有抗病毒、抗增殖以及免疫调剂的临床效果。特应性皮炎患者单核细胞体外 IFN-γ 分泌的减少以及 IL-4 介导的 IgE 激活被 IFN-γ 抑制的现象促使了对特应性皮炎患者使用干扰素的评价。Boguniewicz 等为 22 例 AD 患者皮下注射重组 IFN-γ，6 周后，患者症状得到明显改善。IFN-γ 耐受性好，最常见的不良反应是流感样症状。因为价格高、不良反应大、约 20%患者无效和每天注射的不便，IFN-γ 并不合适作为 AD 的一线用药，但可用于其他疗法难控制或不能耐受的中至重度 AD 患者。

7. 免疫调节剂

目前许多新的疗法旨在抑制过敏炎症反应的组成成分，包括细胞因子调节剂(如肿瘤坏死因子抑制剂)、炎性细胞招募阻碍剂(细胞因子受体拮抗剂、CLA 抑制剂)、T 细胞激活抑制剂(alefacept 和 efalizumab)等。对于治疗特应性皮炎，免疫调节剂还处于临床试验阶段。能够干扰 T 细胞激活和转运的试剂，如 alefacept、efalizumab，在治疗牛皮癣中是有效的。它们能够将 Th1 转变成 Th2，或者抑制细胞因子，从而改变免疫进程，目前正在用于治疗牛皮癣和牛皮癣性关节炎的临床试验中。英利昔单抗(infliximab)是一类嵌合型(人—鼠)单克隆抗体，靶向人 TNF-α。英利昔单抗能够结合 TNF-α 可溶性形式，阻碍 TNF-α 和 TNF-α 受体的结合，在治疗克罗恩病、风湿性关节炎和牛皮癣等疾病中有很好的疗效。

8. 光疗法

众所周知，PUVA 能减轻患者瘙痒和皮损发生；UVB 单独或与焦油制剂联合应用，治疗对常规方法抵抗的AD有较好疗效。近年来，有报道UVA和窄波UVB治疗AD有效，紫外线治疗AD的机制在于通过调节角蛋白细胞、树突状细胞和T淋巴细胞而起作用；光疗因为其致癌的潜能，应注意与口服或局部免疫调节剂联合使用，然而激素与光疗联合应用已有几十年，临床上未见感染或皮肤癌的发病有明显增加迹象。光疗法一般不适用于12岁以下的儿童。

第五节　过敏性结膜炎的药物治疗

过敏性结膜炎是一类影响眼表的疾病，属于Ⅰ型变态反应，按发病时间及发病症状分为5类：季节性过敏性结膜炎（SAC）、常年性过敏性结膜炎（PAC）、春季角膜结膜炎（VKC）、巨乳头性结膜炎（GPC）和变应性角膜结膜炎（AKC）。这种由肥大细胞引起的眼表炎症，在急性发作期通常会产生发痒、撕裂、眼睑和结膜水肿、发红和惧光等不良反应，并且有些患者会产生典型的后期症状（与嗜酸性粒细胞增多和中性粒细胞增多有关）。

与其他过敏性疾病一样，这种慢性疾病也可能发展成伴随着眼表皮组织的重塑。重症患者会产生极度的不适，并且眼表遭到严重破坏。对于这种情况，目前还没有高效安全的治疗方案。多数情况下会利用局部糖皮质激素进行治疗，但由于它会增加发生白内障和青光眼的风险而限制了其使用。虽然不同区域的发病率和发病特征各有不同，但过敏性结膜炎的发病机制是相同的，都是由于眼表接触到过敏原引起没膜结合的IgE交联，促发肥大细胞脱颗粒，并且释放一系列的过敏介质和炎性介质。其中，组胺在这个过程中起着十分重要的作用。因此，过敏性结膜炎的治疗分为两大类：非药物治疗和药物治疗。

一、非药物治疗

1. 避免接触过敏原

避免接触过敏原是治疗任何眼部疾病的首选。患者应尽量避免与可能的过敏原接触，如清除房间的破布和毛毯、注意床褥卫生、使用杀虫剂消灭房间的螨虫、避免长时间停留在花粉传播季节的乡村或野外、停戴或更换优质的角膜接触镜及使用质量合格的护理液等。但是由于眼部与外界有较大的接触面并且一直暴露在外部，我们很难完全避免空气中的过敏原与眼部接触。

2. 冷敷以缓解症状

冷敷可以帮助缓解症状，尤其是眼部瘙痒。

3. 人工泪液

润滑是避开过敏原的一种有效方式，有助于隔离和稀释过敏原。眼表面的过敏原可以通过人工眼泪加以稀释并移除。人工泪液由盐水和一种湿润而有黏性的物质如甲基纤维素或聚乙烯醇组成，必要时可一日2～4次局部使用。但是单位剂量所需的无菌包装，使得这些产品非常昂贵，并且它们不能从根本上治疗过敏反应。

二、药 物 治 疗

当避免接触过敏原和非药物治疗的策略无法减轻过敏性鼻炎的症状时，局部及系统的药物治疗就应当用于消除过敏反应。治疗过敏性结膜炎的理想药物应具备以下条件：能快速缓解症状，作用时间长，依从性好，使用安全，局部用药，单一药物且使用方便。SAC 和 PAC 的治疗主要以抑制肥大细胞及其脱颗粒，抑制组胺作用及肥大细胞释放其他介质。临床 VKC 和 AKC 的治疗除使用肥大细胞稳定剂、抗组胺药或者其他受体拮抗剂外，对于症状较重的病例还需使用糖皮质激素、免疫抑制剂等。我们将按不同的药理机制介绍几类过敏性结膜炎的治疗药物。

1. 抗组胺药

口服抗组胺药物曾广泛用于控制过敏性鼻炎的全身症状，但有研究表明，其对眼的作用同安慰剂相当，因此，目前主要致力于开发局部用抗组胺药物。在结膜中，刺激组胺 H1 受体主要产生瘙痒症状，而组胺 H2 受体可能与眼过敏反应中的血管扩张作用有关。抗组胺药主要用于治疗变应性结膜炎的早期反应。其竞争性结合结膜、眼睑细胞上的组胺受体阻断组胺的活化，从而拮抗组胺导致的扩血管、增加血管通透性和刺激感官神经的作用，缓解组胺引起的眼部过敏症状。新一代抗组胺药能更特异地拮抗 H1 受体，并不作用于多巴胺受体、肾上腺素受体和 5-羟色胺(5-HT)受体，不良反应很小，且起效快、作用时间长、依从性好，同时适用于儿童。局部用抗组胺药可单独用于治疗过敏性结膜炎，但如将其与一种血管收缩剂(常用的有苯福林或萘甲唑林)合用，则较单独用这两种药更为有效。

左卡巴斯汀(levocabastine)是一种高选择性 H1 受体阻断剂，不但能抑制组胺的活化，还能抑制结膜上皮分泌 IL-6、IL-8，并抑制 ICAM-1 的表达。该药局部使用起效快，作用时间较长，无明显中枢神经不良反应。最常见的不良反应为眼部中度刺痛和烧灼感，少数可有视物模糊。建议治疗方案为一日 4 次滴眼。

依美斯汀(emedastine)是一种相对选择性 H1 受体阻断剂，能强效抑制磷脂酰肌醇水解，同时抑制上皮细胞分泌 IL-6、IL-8，抑制嗜酸性粒细胞的趋化作用，从而有效遏止炎症反应的加剧。Solomon 等的研究证实，依美斯汀和左卡巴斯汀都能有效控制变应性结膜炎症状，但依美斯汀在缓解眼痒中效果更佳。不良反应为轻度的刺痛和烧灼感，可伴视物模糊，少数有头痛和乏力感。建议治疗方案为一日 2～4 次滴眼。

氮唑斯汀(azelastine)是第二代 H1 受体阻断剂，它首先被发现通过口服或鼻喷的方式在缓解过敏性鼻炎中有较好的临床疗效。它的预防及抗过敏药性可能是通过抑制一系列广泛的其他中间介质以及下调 ICAM-1 来起作用的。氮唑斯汀已经被 FDA 批准作为治疗过敏性结膜炎的药物。

2. 减充血剂

局部用减充血剂作为血管收缩药物，能非常有效地缓解结膜的充血症状，通常与局部抗组胺药物联合使用。血管收缩药物，如苯福林和四氢唑啉，作为拟交感神经药物，通过阻断 α-受体来减少血管堵塞和眼睑水肿。它们并不能消除过敏反应，且作用时间短。减充血剂每天每隔 2h 局部用 1～2 滴，每天最多使用 4 次。局部用减充血剂的副作用包括眼灼热、刺痛和瞳孔放大，长期使用会出现反跳性充血或药物性结膜炎。因此这些药物仅限于短期治疗症状的缓解，不能用于治疗闭角型青光眼。

目前临床上已有抗组胺药和血管收缩剂的复方制剂，如盐酸萘甲唑啉-马来酸非尼拉敏(0.025%/0.3%，那素达)、安他唑啉—四氢唑啉(0.05%/0.4%)，这些药物同时具有抗组胺和缩血管双重活性，可快速控制眼痒和减轻血管充血。萘甲唑林/安他唑啉(antazoline，0.5%/0.05%)是 FDA 批准的唯一用于治疗过敏性结膜炎症状和体征(充血和瘙痒)的减充血剂/抗组胺药复合制剂。

3. 肥大细胞膜稳定剂

肥大细胞膜稳定剂通过抑制细胞膜钙离子内流，稳定肥大细胞膜，从而抑制肥大细胞脱颗粒释放过敏介质以治疗过敏性结膜炎，缓解过敏性结膜炎的症状与体征，如眼痒、结膜充血、流泪、组织水肿，以及炎性介质导致的神经过敏眼痛增强，减少过敏性结膜炎的复发率。该类药还能抑制炎症细胞，如巨噬细胞、单核细胞、嗜酸性粒细胞、中性粒细胞活化。肥大细胞膜稳定剂虽然起效较抗组胺药慢，但治疗严重变应性结膜炎效果更好。

色甘酸钠(sodium cromoglycate)是使用最早、最广泛的第一代肥大细胞膜稳定剂，对所有类型的过敏性结膜炎均有疗效。色甘酸钠最初获准用于治疗较严重的结膜炎如 GPC、AKC 和 VKC，但许多临床医生也将其用于治疗急性 SAC 和 PAC，且具有极好的安全性。该药通过抑制肥大细胞脱颗粒，抑制组胺释放来治疗眼部过敏症状，同时它还能抑制其他炎性介质(前列腺素、LT)释放。建议治疗方案为一日 4～6 次滴眼，至少 1 周。其主要不良反应为短暂刺痛。

洛度沙胺(lodoxamide)为较新的第一代肥大细胞膜稳定剂，它能抑制过敏性结膜炎的早期反应。在一些动物模型中，洛度沙胺阻止组胺释放的作用较色甘酸钠强约 2500 倍。0.1%洛度沙胺能抑制 GPC 患者泪液中白三烯(LT)B 和 LTC 的产生。在过敏原诱发后，洛度沙胺能有效地减少泪液中的类胰蛋白酶、组胺和炎症细胞。早期临床研究表明，对慢性结膜炎如 VKC 患者，0.1%洛度沙胺能缓解上睑乳头状脓肿、边缘征(乳头状脓肿、充血和 Trantas 斑)和结膜分泌物，且较色甘酸钠更强、更迅速。0.1%洛度沙胺还能改善慢性结膜炎(如 VKC、AKC、GPC)的上皮缺损，疗效亦较色甘酸钠显著。建议治疗方案为一日 4 次滴眼。该药主要不良反应为短暂刺痛和烧灼感。

吡嘧司特(pemirolast)为吡啶嘧啶化合物，于 1991 年在日本用于治疗支气管哮喘、过敏性鼻炎和过敏性/春季结膜炎，是一类肥大细胞膜稳定剂。动物模型研究表明，吡嘧司特能抑制过敏性结膜炎的发展，其效力比色甘酸钠强至少 100 倍。吡嘧司特于 2000 年获美国 FDA 批准上市，用于治疗季节性过敏性结膜炎。建议治疗方案为每 3～4h 滴眼 1 次。主要不良反应为结膜充血、刺激感，也可引起过敏反应。

奈多罗米(nedocromil)属于第二代肥大细胞膜稳定剂，它能抑制肥大细胞、嗜酸性粒细胞等多种炎症细胞活化，还能降低感觉神经的敏感度，作用较色甘酸钠强而快。与安慰剂对照相比，奈多罗米在治疗 SAC 时能有效改善临床上的眼部瘙痒等症状。Bisca 的双盲研究也表明，奈多罗米治疗 SAC 的安全性和疗效与色甘酸钠相似，但治疗的 VKC 疗效优于色甘酸钠。建议治疗方案为一日 2 次滴眼。其主要不良反应为暂时性眼部刺激和烧灼感。

4. 双重(多重)作用药物

该类药物具有稳定肥大细胞膜、拮抗组胺受体的双效作用。作为抗组胺药，它能迅速缓解早期反应症状；作为肥大细胞膜稳定剂，它能有效保护机体免受晚期反应的损伤。该类药能治疗并预防 SAC/PAC、VKC、AKC、GPC，且在治疗严重类型变应性结膜炎时效果更好。双效作用药物的效果优于单用肥大细胞膜稳定剂或抗组胺药。

奥洛他定(olopatadine)具有强效抗组胺和稳定肥大细胞膜的双效作用，该药能选择性拮抗 H1 受体，同时能抑制人多核细胞和嗜酸性粒细胞释放脂类炎性介质。一项随机双盲安慰剂对照研究显示，3 岁以上儿童和成人，0.2%奥洛他定一日 1 次滴眼，可有效控制眼部症状，且耐受性佳。SAC 儿童患者，一日 2 次滴眼 0.1%奥洛他定共 6 周，结果提示，其对 SAC 症状和体征的控制作用明显优于 2%色甘酸钠。在奥洛他定与依匹斯汀的疗效比较中，奥洛他定在缓解过敏性结膜炎症状(如眼痒、眼红) 时疗效较依匹斯汀更为显著。建议治疗方案为一日 2 次滴眼。临床应用未见严重不良反应。

依匹斯汀(epinastine)能抑制肥大细胞、中性粒细胞、嗜酸性粒细胞释放炎症介质，同时还能抑制炎症细胞产生氧自由基。它能迅速缓解 SAC 所致的眼部充血、球结膜水肿以及眼睑水肿等症状。近来有研究评估依匹斯汀在眼部过敏性疾病治疗中的疗效，结果发现，0.05%依匹斯汀在治疗眼部过敏性症状时，有良好的疗效和患者依从性。同时该药起效快(多在 3min 内起效)，作用时间也较长(一般大于 8h)。

酮替芬(ketotifen)能稳定肥大细胞、嗜碱性粒细胞，抑制组胺和炎症介质的释放，从而抑制组织水肿、渗出。在一项结膜抗原攻击模型中，于给药后的 5min、12h 分别测试受试者眼症状的严重程度并给予评分，结果显示，酮替芬比奈多罗米更有效且更稳定。建议治疗方案为一日滴眼 2 次。其主要不良反应为滴眼后眼部轻度烧灼感。

依匹斯汀(epinastine)能抑制肥大细胞、中性粒细胞、嗜酸性粒细胞释放炎症介质，同时还能抑制炎症细胞产生氧化基。它能迅速缓解 SAC 所致的眼部充血、球结膜水肿，以及眼睑水肿等症状。近来有研究评估依匹斯汀在眼部过敏性疾病治疗中的疗效，结果发现，0.05%依匹斯汀在治疗眼部过敏性症状时，有良好的疗效和患者依从性。同时该药起效快(多在 3min 内起效)，作用时间也较长(一般大于 8h)。

氮卓斯汀(azelastine)除了能阻断 H1 受体外，还能抑制肥大细胞和嗜酸性粒细胞的钙离子内流，从而抑制细胞的活化以及细胞内过敏介质的释放，同时下调结膜上皮细胞间 ICAM-1 的表达。在美国，氮卓斯汀是唯一获准应用的抗组胺药鼻喷剂。一项随机双盲安慰剂对照临床研究显示，氮卓斯汀具有很强的缓解眼痒和结膜充血、水肿、流泪的作用，且在 3min 内起效，作用持续超 8～10h。建议治疗方案为一日滴眼 2 次。该药的不良反应主要为轻度的刺痛和烧灼感、苦味感。

5. 糖皮质激素

糖皮质激素通过减少细胞因子和趋化因子的释放，减少抗体和炎性介质的形成，稳定溶酶体膜及抑制补体系统而产生强烈的抗炎作用，具有缓解组织充血、水肿、损伤，以及神经致敏导致的疼痛感增强等作用。临床应用适用于其他药物治疗无效，伴有重度急性症状的过敏性结膜炎患者。长期使用糖皮质激素滴眼会增加疱疹性和真菌性角膜炎的发生，延迟伤口愈合，甚至导致角膜软化穿孔。局部使用可能导致晶状体囊下混浊和眼压增高。所以，对于轻或中度的变应性结膜炎（SAC/PAC），应尽量避免使用糖皮质激素；而在治疗VKC/AKC时，必须使用激素治疗，但应使用不良反应较小的药物，推荐使用短效糖皮质激素。糖皮质激素必须在眼科医生的指导下用药。一般在滴用1h后起效，症状缓解后应逐渐减量至停药，同时加用其他安全性高的局部抗过敏滴眼液维持治疗。

目前已有的眼用糖皮质激素包括：0.1%倍氯米松、0.1%地塞米松、0.02%或0.1%氟米龙、1%利美索龙、0.5%氯替泼诺、0.12%或1%泼尼松龙。在治疗VKC时，0.1%倍氯米松、0.1%地塞米松、0.12%或1%泼尼松龙的疗效较好，但不良反应很大；而0.02%或0.1%氟米龙相对前者疗效较弱，但不良反应也小得多。

6. 非甾体抗炎药（NSAID）

非甾体抗炎药是环氧化酶抑制剂，可以抑制前列腺素的产生，同时抑制嗜酸性粒细胞的趋化，从而发挥抗炎、止痛的作用。它可缓解过敏性结膜炎早期反应中的眼痒、结膜充血、流泪等症状，在治疗晚期严重临床表现时也有一定效果。

目前临床上用于治疗过敏性结膜炎的NSAID包括：酮咯酸（ketorolac）、双氯芬酸（diclofenac）、氟比洛芬（flurbiprofen）。0.5%酮咯酸用于治疗急性期SAC，可缓解严重的眼痒。0.1%双氯芬酸在治疗SAC和VKC上也有一定疗效。安慰剂对照研究表明，0.1%双氯芬酸治疗急性SAC，2周能明显改善症状。目前临床治疗过敏性结膜炎时，建议NSAID类药物均为一日4次滴眼。该类药物主要不良反应包括：眼表刺激感，烧灼/刺痛感，干眼，角膜炎，视物模糊。因本类药长期应用对角膜上皮有毒性，可致浅表角膜炎，故持续使用不应超过2周。

7. 免疫抑制剂

临床研究证明，免疫抑制剂治疗严重的变应性结膜炎疗效明显，但尚未获准临床大规模治疗使用。目前用于治疗变应性结膜炎的免疫抑制剂主要有两种：环孢素和他克莫司。环孢素通过影响Th细胞分化，减少IL-2的生成发挥免疫抑制作用。VKC/AKC患者局部使用1%～2%环孢素治疗能较好地改善症状、体征，且无明显的不良反应。他克莫司是作用机制与环孢素相似但化学性质不同的药物。有报道，该药能有效治疗过敏反应引起的严重眼睑病变。还有报道，0.1%他克莫司眼膏治疗严重VKC患者时疗效显著。

第六节 其他过敏性疾病的药物治疗

前面几节重点阐述了几类主要过敏性疾病的药物治疗手段，除了上述常见的过敏性疾病，以下过敏性疾病也越来越引起人们的重视：荨麻疹、过敏性肺炎、过敏性肠炎、过敏性紫癜等。下面将简要阐述一下这几类过敏性疾病的药物治疗手段。

一、荨 麻 疹

荨麻疹又称“风疹块”，是由于皮肤、黏膜小血管扩张及渗透性增加出现的一种局限性水肿反应。临床上表现为大小不等的风团伴瘙痒,有时可伴有腹痛、腹泻和气促等症状。荨麻疹的发病机制较为复杂,至今尚不完全清楚。发病机制有免疫和非免疫介导两种方式,免疫介导包括 IgE 介导和补体系统介导,非免疫介导可直接由肥大细胞释放活性介质引起或由于花生四烯酸代谢障碍所致。除此之外,在临床工作中,大多数荨麻疹为原因不明的特发性荨麻疹。目前药物治疗是荨麻疹的主要治疗手段。对于绝大多数荨麻疹患者,应用以下三类药物可有效地控制症状:抗组胺药物、拟交感神经类药物和皮质类固醇。

抗组胺药物(H1 受体拮抗剂)对于绝大多数荨麻疹有效。抗组胺药是组胺的竞争性抑制剂,即使组胺持续释放,也能够抑制组胺对终末器官的效应。虽然尚无证据表明所有亚型的荨麻疹中均有组胺释放,抗组胺药仍然是改善和控制荨麻疹症状的主要治疗药物。

第一代抗组胺药治疗荨麻疹的疗效确切,但因中枢镇静作用、抗胆碱能作用等不良反应限制其临床应用。第二代非镇静作用或镇静作用较低的抗组胺药具有较好的安全性,应作为治疗荨麻疹的一线用药。对急性荨麻疹可选用其中的 1～2 种。如发病急、皮疹广、有呼吸困难倾向者,立即皮下注射或静脉滴注泼尼松、地塞米松和氢化可的松等,可与抗组胺药物同时应用。对于慢性荨麻疹,可根据风团发生的时间来决定给药时间。如晨起风团较多,则临睡前给予较大剂量;临睡时风团多,则晚饭后给予较大剂量。一种抗组胺药物治疗无效时,可同时给两种药。

拟交感类药物,特别是肾上腺素及麻黄碱,具有 α 受体激动剂活性,可引起皮肤浅层及粘膜表面血管收缩,直接对抗组胺对上述终末器官的作用。通常用于重症急性荨麻疹或与抗组胺药物联合使用。

有些荨麻疹患者必须应用皮质类固醇如口服泼尼松,才能有效控制症状。由于应用皮质类固醇治疗又可能引起长期、严重副作用,因此仅在大剂量、联合应用抗组胺药物治疗无效的情况下考虑使用。

二、过敏性肠炎

过敏性结肠炎是临床上常见的一种肠道功能性疾病,以肠道壁无器质性病变、肠功能紊乱为特点,由肠道敏感痉挛而表现出一系列的症状。该病与精神因素、饮食因素都有一定的关系,每当遇到焦虑、恐惧、愤怒、抑郁等情绪波动或吃了某种食物如鸡蛋、虾、蟹等(异体蛋白)后,可突然出现腹痛、肠鸣、腹泻,泻后痛减,便中带有大量的黏液,或便秘腹泻交替进行。经多方面的消化道检查,并不能发现肠道有器质性病变。

三、过敏性紫癜

过敏性紫癜又称亨—舒综合征(Henoch-Schonlein purpura,HSP),是一种较常见的由 IgA 介导的微血管过敏性出血性疾病,主要侵犯皮肤、关节、胃肠道和肾脏的小血管。该病在儿童及青少年较常见,男性较女性多见,男性较女性的患病比例约为 2 ∶ 1。相当多的患者在紫癜出现之前先有急性呼吸道感染史,也有较少的情况下药物似乎是激发剂,因而对每一个病例都应了解其用药史。

该病的病因尚不明确,相关因素有感染如细菌、病毒等,药物如抗生素、磺胺等,食物如鱼、虾等，以及其他因素如花粉吸入、虫咬等，机体对这些因素产生不恰当的免疫应答，形成IgA等免疫复合物，引起广泛的毛细血管炎，血管壁通透性增加致皮肤、黏膜和内脏器官出血及水肿。同时过敏性紫癜还会有较严重的并发症，如紫癜性肾炎和关节炎。儿童紫癜性肾炎和关节炎的发病率与年龄相关，年龄较大的儿童肾炎和关节炎的发病率较高，而年幼的儿童肾炎和关节炎的发病率较低。

第七节 抗人IgE抗体治疗

一、IgE分子简介

IgE分子和其他免疫球蛋白一样由两条重链和两条轻链组成，由活化的B细胞分化成浆细胞后合成、分泌，其合成主要受T细胞和T细胞因子调控，并与遗传因素、抗原性质和辅助性T细胞、细胞因子等密切相关。在变应性免疫反应中，早幼T细胞在Th2型细胞因子如IL-4、IL-13调控下分化为Th2型细胞，促使B细胞活化、分化为浆细胞并分泌大量IgE。有研究发现，在过敏原刺激后，肥大细胞也能诱导B细胞合成IgE，提示这可能是局部IgE合成的机制。

与其他同种型免疫球蛋白相比，正常人血清中IgE浓度很低，为10～10 000kUP/L，大多数血清IgE低于417kU/L，其原因主要有：血清IgE半衰期短，为1～5d，远低于其他同种型免疫球蛋白；IgE产量低，且只选择性地对某些抗原（过敏原或寄生虫）起反应；IgE可被肥大细胞与嗜碱性粒细胞表面的高亲和力受体所收纳。IgE浓度具有年龄依赖性，新生儿IgE低于2kU/L，以后逐渐增加，直到10～15岁；有过敏倾向的人变化会早些、快些。IgE不过胎盘，不能活化补体经典途径，不耐热，56℃加热几小时即失去活性。

IgE分子的生物学活性主要通过其特异性受体来实现，IgE特异性受体有两种：FCεRⅠ是其高亲和力受体，存在于肥大细胞、嗜碱性粒细胞、嗜酸性粒细胞和人类皮肤朗格汉斯细胞表面；FCεRⅡ即CD23，是其低亲和力受体，表达于B细胞、单核/巨噬细胞、嗜酸性粒细胞、NK细胞、DC、朗格汉斯细胞和血小板表面。FceRⅠ与IgE分子的结合几乎是不可逆的，当结合在肥大细胞表面IgE有12个以上与抗原反应时即可引起IgE分子的交联发生，从而导致肥大细胞脱颗粒，进而发生一系列的炎性反应过程。

二、IgE在尘螨过敏中的重要作用

尘螨过敏原经黏膜表面或皮肤进入机体后，可活化浆细胞产生特异性IgE（specific IgE，sIgE），后者与肥大细胞及嗜碱性粒细胞表面的IgE Fc受体结合。当致敏个体再次接触尘螨过敏原时，sIgE发生交联，促使上述细胞脱颗粒，释放组胺、白三烯、过敏性中性粒细胞趋化因子、血小板活化因子、激肽释放酶等化学介质，这些化学介质可作用于皮肤、血管、呼吸道、消化道等效应器官，引起平滑肌痉挛、毛细血管扩张、血管通透性增加、腺体分泌增加等过敏性症状。因此，血清IgE水平的升高也是特应性疾病区别于其他免疫性疾病的标志。

三、抗IgE抗体治疗尘螨过敏的作用机理

抗 IgE 单克隆抗体多具有以下特点：能识别、结合血清中的 IgE 抗体而不是 IgG、IgA 等抗体；能抑制 IgE 与 FceR Ⅰ结合；不与已和肥大细胞结合的 IgE 结合，不会引起脱颗粒反应；能阻断体外被动致敏和体内过敏原刺激后的肥大细胞脱颗粒反应；能与过敏原特异性 IgE 分子非特异性地结合，即能结合所有的游离 IgE 分子。

下面以目前应用较多的抗 IgE 单克隆抗体 Omalizumab(曾被命名为 rhuMAb-E25)为例说明抗 IgE 治疗尘螨过敏的作用机理。Omalizumab 是人工合成的 IgG1 型抗体，它是一种鼠抗人 IgE 抗体，为避免异种蛋白对人体的致敏，只保留鼠抗 IgE 表位点，其余的 95%则采用人 IgG1 抗体代替。Omalizumab 的主要作用原理在于能够与游离的 IgE 分子非特异的结合。当尘螨过敏原导致机体产生大量 IgE 分子时，Omalizumab 能够与游离的 IgE 分子与 FceR Ⅰ特异结合的 C3 区结合，从而阻断了 IgE 分子与表达 FceR Ⅰ分子的效应细胞相结合，由于低亲和力受体 FceR Ⅱ与 FceR Ⅰ结合位点非常相似，因此 Omalizumab 也能非特异性地阻断 IgE 与 CD23 的结合。通过这种方式，Omalizumab 能进一步阻断由 IgE 介导的肥大细胞和嗜碱性粒细胞的脱颗粒作用及下游免疫反应过程。然而 Omalizumab 并不能与已结合在效应细胞上的 IgE 结合，因为其 C3 位点已被 IgE-FceR Ⅰ复合体所覆盖，从而保证了 Omalizumab 与过敏原特异性 IgE 分子非特异性地结合。实验表明 Omalizuma 皮下注射 24h 后血清中游离 IgE 水平较治疗前基线下降约 90%，连续注射一段时间后血清 IgE 水平下降同时伴随效应细胞 FceR 表达水平下降，细胞对类似抗原性刺激的反应也下降。

四、抗IgE治疗尘螨过敏的临床应用

自从 20 世纪 60 年代发现 IgE 分子及其在介导Ⅰ型变态反应中的重要作用后，IgE 就吸引着无数研究人员以此为靶点寻找治疗过敏性疾病的新型治疗方法。抗 IgE 抗体治疗是第一类通过灭活 IgE 抗体阻止肥大细胞被不正常调控，从而抑制了引起过敏的炎性反应过程。

临床抗 IgE 治疗首先碰到的一个问题是血清中 IgE 水平下降到多少时才能使临床症状得到显著改善。在对豚草花粉过敏的季节性变应性鼻炎患者研究发现，只有血清中游离 IgE 水平下降到足够低时才会对鼻炎症状产生保护效果。这提示 Omalizumab 在体内的用量与患者血清中游离 IgE 水平直接相关，而且 Omalizumab 的剂量应远远大于血清中游离 IgE 的量。一般来讲，Omalizumab 与总 IgE(游离的 IgE 和 IgE 复合物)的比值为 10～15 ∶ 1 时，可将血清中游离 IgE 水平降低到能检测到的最低水平，因此用药剂量及剂量比应该基于开始治疗时总血清中 IgE 的水平以及患者的体重；也有研究说，对于当 Omalizumab 剂量达到对于 IU/ml 基线 IgE 水平至少 0.004 mg/(kg·w)时，大部分患者的血清 IgE 水平会下降到一个很低的值，从而控制过敏性疾病症状。

1. 抗IgE治疗过敏性哮喘

几个安慰剂对照随机双盲试验研究观察了 Omalizumab 在成人和儿童中、重度哮喘患

者中的应用，而且部分作者还延长观察期达 52 周，结果表明 Omalizumab 的作用包括：①显著减少哮喘的发作次数和严重程度；②显著降低患者对皮质醇激素（剂量减少 60%）、支气管扩张剂和抗组胺药物的需求；③显著改善患者 FEV1、PEF 以及疾病相关的生活质量；④Omalizumab与 SIT 具有相加作用，二者联合的疗效优于单独应用 SIT；⑤更有意思的是在实施 SIT 的初级阶段，使用 Omalizumab 可以起到一个“保护伞”作用，使 SIT 剂量增加得更快，维持治疗浓度更高，而不良反应更少；⑥降低患者控制哮喘的医疗费用。

同时，还有两种新型抗 IgE 抗体的药物在临床检测中，一种是 RP01，它可以诱导 IgE 特异性抗体的免疫制剂，已经用于治疗过敏性哮喘的Ⅱ期临床；另一种是 Lumiliximab，它也是一种抗低亲和力的 IgE 受体 FceRⅡ的特异性抗体，能够减少循环的 IgE 水平，它也被应用在治疗轻度至中度对敏性哮喘的Ⅰ期临床。

2. 抗IgE 治疗过敏性鼻炎

在过敏性鼻炎发生的过程中，过敏原（尘螨过敏原）刺激机体产生大量 IgE，IgE 的交联引起肥大细胞和嗜碱性粒细胞的脱颗粒，导致典型介质释放，进而产生一系列的被大家熟知的过敏性鼻炎症状。Omalizumab 能够通过减少血清中自由的 IgE 水平来干扰这一过程，并且靶向 IgE 的治疗还能通过干扰它们与低亲和力受体的结合而抑制 Th2 型反应的扩大。利用抗 IgE 抗体的方法来治疗过敏性鼻炎已经被证实是安全有效的，并且 Omalizumab 与其他特异性免疫疗法的联合治疗手段不但能够增加疗效，而且有更高的安全性。目前鲜有专门对于应用 Omalizumab 治疗尘螨过敏的过敏性鼻炎的研究，研究较多的是针对豚草、白桦树花粉过敏以及常年性过敏性鼻炎患者的 Omalizumab 治疗。

1997 年，Casale 等第一次将 Omalizumab 用于治疗豚草引起的过敏性鼻炎患者。他们将 240 名患者随机分为 5 组，181 名患者首先接受静脉注射负荷剂量的 Omalizumab，经过 42d 的观察后，接受 84d 剂量分别为 0. 15 mg/kg s. c. 、0. 15mg/kg i. v. 或 0. 5 mg/kg i. v. 的 Omalizumab 治疗，同时设立皮下注射和静脉注射的安慰剂对照组。结果发现，Omalizumab 能够剂量依赖的降低血清中游离的 IgE 水平。

随后，Casale 等又应用 Omalizumab 每 3～4 周皮下注射 1 次 300mg 安慰剂，对照观察 536 例柏树花粉过敏的季节性过敏性鼻炎患者，经过几次注射，与对照组相比，治疗组患者鼻、眼症状显著改善，急救药的应用显著减少。

在 Chervinsky 等为期 16 周的随机双盲安慰剂对照观察 289 例年龄为 12～70 岁的中、重度常年性鼻炎患者研究中，治疗组（$n=144$）采用 Omalizumab 0. 016mg/kg，每 4 周 1 次，皮下注射。结果发现，治疗组每日鼻炎症状评分显著低于对照组（$P<0.001$）；抗组织胺药物的应用也显著降低（$P<0.005$）。与疾病相关的生活质量显著改善，患者自我评价也显著优于对照组（$P<0.01$）。

五、抗IgE 治疗的前景和挑战

临床试验中 1331 例患者应用 Omalizumab 1 年以上的安全性和耐受性良好，与安慰剂组相比，不良事件发生率无差异。速发型过敏反应少见，Omalizumab 组为 1. 7%，安慰剂组为 2. 7%。在全部临床试验中未发现血清病或类似的Ⅲ型变态反应的表现，另外还检测了所有的患者,并没有抗 Omalizumab 抗体阳性者,也没有相关的出血或血红蛋白减少及血小板计数低于正常者。因此利用 Omalizumab 治疗过敏性疾病具有疗效好、使用简单、安全、经济的特点,可以减少其他药物联用,尤其是提高免疫治疗的效果和安全性,这些都进一步说明了利用抗 IgE 治疗过敏性疾病具有广阔的应用前景。

应用 Omalizumab 后的常见不良反应是注射部位出现炎症反应,即红肿、烧灼、刺痛、瘙痒、风团和硬结等,但治疗组与对照组发生率类似(分别为 45%、43%),其中反应较重者在抗体治疗组略多(分别为 12%、9%) ,这些反应通常在注射后 1 h 内出现,持续不超过 8 d,在随后的注射中常逐渐减轻甚至消失。另一不良反应为荨麻疹,其发生率为 2%~4.9%,多数自行或给予抗组胺药物后消失。

小 结

本章主要介绍了尘螨过敏性疾病的药物治疗手段。对于任何过敏性疾病而言,控制和远离过敏原是最基本的治疗策略,在对待过敏患者时首要考虑的就是隔离过敏原。针对不同过敏性疾病的发病原因不同,有各种各样的药物治疗手段,但要明确的是,药物治疗只是对因治疗,无法从根本上消除过敏性疾病。利用特异性免疫治疗的方法才能实现脱敏或减敏治疗。舌下含服是目前新兴的一种特异性免疫治疗手段,具有服用方便、副作用小等优点,其发展前景十分广阔。

主要参考文献

宁美珍. 2009. 支气管哮喘药物治疗进展. 临床肺科杂志,14(5):652~653.

钱春艳,蔡映云. 2009. 从哮喘诊治指南看哮喘治疗药物的进展. 上海医药,30(4):149~151.

谭英强. 2009. 支气管哮喘的药物治疗. 临床医学工程,16(2):109~111.

赵俊芳,王学谦. 2007. IgE 抗体与过敏性疾病的关系及其检测. 医学综述,13(18):1432~1434.

祝戎飞,刘光辉. 2004. 变态反应性疾病的抗 IgE 治疗. 临床内科杂志,21(2):143~144.

Abelson M B, Gomes P J, Vogelson C T, et al. 2004. Clinical efficacy of olopatadine hydrochloride ophthalmic solution 0.2% compared with placebo in patients with allergic conjunctivitis or rhinoconjunctivitis: a randomized, doublemasked environmental study. Clin Ther, 26(8):1237~1248.

Abelson M B, Paradis A, George M A, et al. 1990. The effects of Vasocon-A in the allergen challenge model of acute conjunctivitis. Arch Ophthalmol, 108:520~524.

Akdis C A, Akdis M, Bieber T, et al. 2006. Diagnosis and treatment of atopic dermatitis in children and adults: european academy of allergology and clinical immunology/american academy of allergy, asthma and Immunology/ PRACTALL Consensus Report. Allergy, 61:969~987.

Berman B, De Araujo T, Lebwohl M. 2003. Immunomodulators. In: Bolognia JL, Jorizzo JL, Rapini RP. Dermatology, Mosby, Edinburgh, 2033~2057.

Bielory L. 2000. Allergic and immunologic disorders of the eye, part 2: ocular allergy. J Allergy Clin Immunol, 106:1019~1032.

Bielory L, Katelaris C H, Lightman S, et al. 2007. Treating the ocular component of allergic rhinoconjunctivitis and related eye disorders. Med Gen Med, 9:35.

Bousquet J, van Cauwenberge P, Khaltaev N. 2001. Allergic rhinitis and its impact on asthma. J Allergy Clin Immunol, 108:S147~S334.

Casale T B, Bernstein I L, Busse W W, et al. 1997. Use of anti-IgE humanized monoclonal antibody in ragweed-induced allergic rhinitis. J Allergy Clin Immunol, 100: 110～121.

Casale T B, Condemi J, LaForce C, et al. 2001. Effect of omalizumab on symptoms of seasonal allergic rhinitis: a randomized controlled trial. JAMA, 286: 2956～2967.

Chervinsky P, Casale T B, Townley R, et al. 2003. Omalizumab, an anti-IgE antibody, in the treatment of adults and adolescents with perennial allergic rhinitis. Ann Allergy Asthma Immunol, 91(2): 160～167.

Chanez P, Bourdin A, Vachier I, et al. 2004. Effects of inhaled corticosteroids on pathology in asthma and chronic obstructive pulmonary disease. Proc Am Thorac Soc, 1(3): 184～190.

Ciprandi G, Turner D, Gross R D. 2004. Double-masked, randomized, parallelgroup study comparing olopatadine 0. 1% ophthalmic solution with cromolyn sodium 2% and levocabastine 0. 05% ophthalmic preparations in children with seasonal allergic conjunctivitis. Curr Ther Res, 5(2): 186～199.

Craig T J, Teets S, Lehman E B, et al. 1998. Nasal congestion secondary to allergic rhinitis as a cause of sleep disturbance and daytime fatigue and the response to topical nasal corticosteroids. J Allergy Clin Immunol, 101: 633～637.

Crompton G. 2006. A brief history of inhaled asthma therapy over the last fifty years. Prim Care Respir J, 15: 326～331.

Donnelly A L, Glass M, Minkwitz M C, et al. 1995. The leukotriene D4-receptor antagonist, ICI 204, 219, relieves symptoms of acute seasonal allergic rhinitis. Am J Respir Crit Care Med, 151: 1734～1739.

Fahy J V, Cockcroft D W, Boulet L P, et al. 1999. Effect of aerosolized anti-IgE(E25) on airway responses to inhaled allergen in asthmatic subjects. Am J Respir Crit Care Med, 160(3): 1023～1027.

Fanta C H. 2009. Asthma. N Engl J Med, 360: 1002～1014.

Feltis B N, Wignarajah D, Reid D W, et al. 2007. Effects of inhaled fluticasone on angiogenesis and vascular endothelial growth factor in asthma. Thorax, 62: 314～319.

Finegold I, Granet D B, D'Arienzo P A, et al. 2006. Efficacy and response with olopatadine versus epinastine in ocular allergic symptoms: a post hoc analysis of data from a conjunctival allergen challenge study. Clin Ther, 28(10): 1630～1638.

Fujishima H, Fukaqawa K, Takano Y, et al. 2006. The early efficacy of topical levocabastine in patients with allergic conjunctivitis. Clin Exp Allergol Int, 55(3): 301～303.

Holgate S T, Polosa R. 2008. Treatment strategies for allergy and asthma. Nature Rev Immunol, 8: 218～230.

Klüken H, Wienker T, Bieber T. 2003. Atopic eczema/dermatitis syndrome-a genetically complex disease. New advances in discovering the genetic contribution. Allergy, 58(1): 5～12.

Knapp H R. 1990. Reduced allergen-induced nasal congestion and leukotriene synthesis with an orally active 5-lipoxygenase inhibitor. N Engl J Med, 323: 1745～1748.

Lipozencic J, Wolf R. 2007. Atopic dermatitis: an update and review of the literature. Dermatologic Clinics, 25(4): 605～612.

Lundgren R, Söderberg M, Hörstedt P, et al. 1988. Morphological studies of bronchial mucosal biopsies from asthmatics before and after ten years of treatment with inhaled steroids. Eur Respir J, 1: 883～889.

MacGlashan D W, Bochner B S, Adelman D C, et al. 1997. Down-regulation of FceRⅠ expression on human basophils during in vivo treatment of atopic patients with anti-IgE antibody. J Immunol, 158(3): 1438～1445.

Möhrenschlager M, Darsow U, Schnopp C, et al. 2006. Atopic eczema: What's new? JEADV, 20: 503～513.

Nelson HS. 1995. β-Adrenergic bronchodilators. N Engl J Med, 333: 499～506.

Owen C G, Shah A, Henshaw K, et al. 2004. Topical treatments for seasonal allergic conjunctivitis: systematic review and meta-analysis of efficacy and effectiveness. Br J Gen Pract, 54(503): 451～456.

Pearlman D S, Chervinsky P, LaForce C, et al. 1992. A comparison of salmeterol with albuterol in the treatment of mildtomoderate asthma. N Engl J Med, 327: 1420～1425.

Philip G, Malmstrom K, Hampel F C, et al. 2002. Montelukast for treating seasonal allergic rhinitis: a randomized, doubleblind, placebo-controlled trial performed in the spring. Clin Exp Allergy, 32: 1020～1028.

Poole J A, Meng J, Reff M, et al. 2005. Anti-CD23 monoclonal antibody, lumiliximab, inhibited allergen-induced responses in antigen-presenting cells and T cells from atopic subjects. J Allergy Clin Immunol, 116: 780～788.

Quraishi S A, Davies M J, Craig T J. 2004. Inflammatory responses in allergic rhinitis traditional approaches and novel treatment strategies. J Am Osteopath Assoc, 104: S7～15.

Roos T C, Gever S, Roos S, et al. 2004. Recent advances in treatment strategies for atopic dermatitis. Drugs, 64(23): 2639～2666.

Settipane R A, Charnock D R. 2007. Epidemiology of rhinitis: allergic and nonallergic. Clin Allergy Immunol, 19: 23～34.

Verbruggen K, Cauwenberge P V, Bachert C. 2009. Anti-IgE for the treatment of allergic rhinitis-and eventually nasal polyps? Int Arch Allergy Immunol, 148: 87～98.

Vernersson M, Ledin A, Johansson J, et al. 2002. Generation of therapeutic antibody responses against IgE through vaccination. FASEB J, 16: 875～877.

Wang B, Rieger A, Kilgus O, et al. 1992. Epidermal Langerhans cells from normal human skin bind monomeric IgE via FceRI. J Exp Med, 175: 1353～1365.

Weiler J M, Bloomfield J R, Woodworth G G, et al. 2000. Effects of fexofenadine, diphenhydramine, and alcohol on driving performance. A randomized, placebo-controlled trial in the Iowa driving simulator. Ann Intern Med, 132: 354～363.

Wood C, Fireman P, Grossman J, et al. 1995. Product characteristics and pharmacokinetics of intranasal ipratropium bromide. J Allergy Clin Immunol, 95(5 Pt 2): 1111～1116.

（丁珊、胡赓熙）